专家推荐

2023年是深入贯彻落实党的二十大精神的开局之年，也是推动卫生健康事业高质量发展的关键之年。医院后勤既是保障医院正常运行的前提，也是实现医院提质增效的有力途径，要更加关注信息化、智能化，注重以人为本、绿色低碳的中国式现代化医院后勤服务保障新生态的构建与创新，着力提升后勤管理品质，助推医院高质量发展。

本书为提升医院后勤管理品质提供了翔实的理论依据和实践参考，在后勤团队建设、设备设施管理、信息技术应用及数字化转型等方面都进行了有益的探索，意义深远。

————侯岩　中国医学装备协会 理事长
国家卫生健康委员会规划发展与信息化司 原司长

医院高质量发展要以人民健康为中心，坚持基本医疗卫生事业公益性，强化"体系创新、技术创新、模式创新、管理创新"。后勤支撑保障体系和管理治理能力提升是医院高质量发展的基础。医院后勤党支部要充分发挥战斗堡垒和先锋模范作用，在把方向、促改革、聚人心等方面发挥战略优势。

本书以党建为引领，以提升医院后勤管理品质和创新服务为核心，打造专业团队，夯实基础管理，创新管理方法，力图构建新时期医院后勤管理新范式，树立公立医院高质量发展的后勤支撑保障先行示范。

————张伟　四川大学 党委副书记
中国医院协会后勤专业委员会 原主任委员

医院后勤管理不仅是一门学科，更是一门科学。在新一代信息技术应用、医院多院区发展、"双碳"目标的综合影响及引领作用下，医院后勤管理加快转型升级成为必然：从"一站式服务"到"后勤指挥中心"，从"耗能大户"到"节能之星"，从粗放式管理到精细化管理，新时期的医院后勤应真正实现后勤不"后"、探索在"前"。

本书由四川省医院协会医院后勤支持保障管理分会组织编写，不仅包含了行业现状和管理要点，丰富了医院后勤管理的内涵与外延，还对主要发展趋势进行了科学预测与深度解读，既对我国医院后勤管理品质提升具有指导意义，又对促进医院后勤管理领域学科研究具有重要的借鉴作用，相信本书的出版将为我国医院后勤管理的发展起到积极的推动作用。

————诸葛立荣　复旦医院后勤管理研究院 院长

四川省医院协会医院后勤支持保障管理分会倾力编撰的《医院后勤管理品质提升》一书是百余位医院后勤管理者珍贵工作经验的凝练与升华，也是我会非常重要的学术研究成果，彰显了协会蓬勃发展的活力与实力。

该书既阐述了党建在后勤管理过程中发挥的作用与价值，又提出了当前医院后勤管理需要提升的主要方向，如房屋建筑与设备设施管理、安全与环境管理等，还提出了前瞻性的管理理念，如精益管理、全生命周期管理；不仅关注医院后勤管理团队"内功"的修炼，而且创造性地提出了以等级评审标准为导向、以加强后勤社会化服务企业遴选与履约管理为辅助的后勤管理"外延"。

————安劬　四川省医院协会 会长

医院后勤管理品质提升

YIYUAN HOUQIN GUANLI PINZHI TISHENG

主 审 黄 进　王晓东　杨 锐　杜 栩

主 编 谭西平　独 晓　谢 磊　梁海斌

中国质量标准出版传媒有限公司
中国标准出版社
北京

图书在版编目（CIP）数据

医院后勤管理品质提升 / 谭西平等主编 . —北京：中国质量标准出版传媒有限公司，2023.8
ISBN 978-7-5026-5191-6

Ⅰ.①医… Ⅱ.①谭… Ⅲ.①医院—后勤管理 Ⅳ.①R197.32

中国国家版本馆 CIP 数据核字（2023）第 142524 号

中国质量标准出版传媒有限公司 出版发行
中 国 标 准 出 版 社
北京市朝阳区和平里西街甲 2 号（100029）
北京市西城区三里河北街 16 号（100045）
网址 www.spc.net.cn
总编室：（010）68533533　发行中心：（010）51780238
读者服务部：（010）68523946
中国标准出版社秦皇岛印刷厂印刷
各地新华书店经销

*

开本 787×1092　1/16　印张 27.25　字数 502 千字
2023 年 8 月第一版　2023 年 8 月第一次印刷

*

定价：198.00 元

如有印装差错　由本社发行中心调换
版权专有　侵权必究
举报电话：（010）68510107

《医院后勤管理品质提升》编委会

主　审： 黄　进　王晓东　杨　锐　杜　栩
主　编： 谭西平　独　晓　谢　磊　梁海斌
副主编： 代　勇　王　增　李元富　黄　毅　喻永红　刘万利　崔　旺　何　宁
　　　　　罗鸿宇　王学杰　陈　晖　刘利达

编写委员（排名不分先后）

张　澍	李雪梅	张栋良	黄世清	倪　毅	汪　剑	郝思佳	袁　加
蒋太刚	曹　敏	叶　欢	周　然	傅宏佳	张宏伟	吴嘉禹	姚　莉
张　俊	黄学超	肖　鹰	周宗仁	钟佩航	贺　晓	姚　勇	朱春堂
童学江	朱道星	王大军	李　琴	邓云清	丁新民	刘　旭	叶东矗
白春雷	邱绿建	唐米琦	崔　军	陈　锐	林　诚	杨　扬	任　杨
杜鹏飞	袁　杨	郑　阳	罗瀛宇	闫　昶	邓　刚	邓　磊	曲盛铭
韩　川	党　珊	李慷旭	肖成坤	倪　伟	蒋　礼	陈晓娟	王　刚
杨燕霞	徐少飞	史雪琼	李建川	杨　雷	尹　星	刘山兴	张红卫
黄　雷	马　黎	向　钱	王　瑜	谈　音	陈　波	罗　晋	王　莉
陈星宇	宋德伟	冯　一	刘　建	刘　力	鲁　未	张晓娅	郭　琪
曾雪冰	张冬雪	曾　希	周　婷	王　睿	唐泽君	石　彬	李静宜
秦　磊	邓小凤	熊　莉	王剑西	朱　智	吴　川	石　弘	谭　晖
万红霞	丁　林	封　雯	雷飞亚	黎　志	凌　芳	黄诗瑶	李学红
李月华	陈　静	李　脊	肖　磊	李小强	顾　锂	叶静雅	陈博宽
义　超	陈　辉	林　毅	吴凯程	田贵全	杨彬林	丁艳蕊	张雪梅
啜　强	熊　莉	陈　磊	包　满				

审稿委员（排名不分先后）

辜玉刚	姜　洁	沈崇德	陈　梅	胡道涛	李志安	涂宣成	肖伟智
黄如春	曹雁南	崔建义	包海峰	陈　阳	任　宁	杨冀峰	雷　敏
周　政	樊效鸿	张永恒	冯胜刚	杨宗凯	杨　培	张建堂	仇　滔
冯光成	马秀清	陈海勇					

图书策划：北京筑医台文化有限公司

编委会秘书：梁　菊　何芙蓉　靳　秋

参编单位（排名不分先后）

四川大学华西医院	中国医学科学院阜外医院
四川大学华西第二医院	首都医科大学附属北京地坛医院
四川大学华西第四医院	上海市第六人民医院
四川大学华西口腔医院	中国医科大学附属盛京医院
四川省人民医院	中山大学中山眼科中心
四川省肿瘤医院	华中科技大学同济医学院附属协和医院
成都中医药大学附属医院	华中科技大学同济医学院附属同济医院
西南医科大学附属医院	山东大学齐鲁医院
西南医科大学附属中医医院	西安交通大学第一附属医院
四川大学华西天府医院	江苏省人民医院
四川大学华西厦门医院	厦门市第三医院
四川大学华西空港医院	无锡市人民医院
成都市龙泉驿区第一人民医院	湖北医药学院附属人民医院
成都市新都区人民医院	成都第一骨科医院
通用医疗三六三医院	爱玛客服务产业（中国）有限公司
通用医疗成飞医院	山东润一智能科技有限公司
成都市第三人民医院	艾信智慧医疗科技发展（苏州）有限公司
成都市第五人民医院	四川港通医疗设备集团股份有限公司
德阳市人民医院	上海益中亘泰（集团）股份有限公司
遂宁市中心医院	武汉华康世纪医疗股份有限公司
南充市中心医院	重庆海润节能研究院
绵阳市中心医院	四川省卫生健康委员会项目管理中心
四川泰康医院	四川省医疗卫生服务指导中心
成都上锦南府医院	四川省医院协会

前 言

国家卫生健康委和国家中医药管理局为贯彻落实《国务院办公厅关于推动公立医院高质量发展的意见》的要求，制定并发布了《公立医院高质量发展促进行动（2021—2025）》，文件明确提出，以公立医院高质量发展指数为标尺，促进我国公立医院医疗服务和管理能力再上新台阶；文件还指出，要不断提高管理人员的政治素质、专业能力和管理水平，到2025年，基本建成支持公立医院高质量发展的专业技术和医院管理人才队伍。

医院后勤管理作为医院管理的重要组成部分，其管理水平的高低直接影响着医院高质量发展的进程。四川省医院协会医院后勤支持保障管理分会组织相关学者和专家，在总结医院后勤管理理论研究和实践经验的基础上编撰了《医院后勤管理品质提升》一书，以更好地适应我国医院后勤管理面临的新形势，积极迎接新挑战。

图书分上中下三篇。上篇围绕"党建引领，打造专业后勤团队"主题，阐述了医院后勤组织架构设置与制度建设、医院后勤党建工作两方面内容；中篇契合"夯实基础管理，保障医院正常运行"主题，介绍了房屋建筑与设备设施运行维护管理、医院专项设备设施运行维护管理、医院安全管理和医院环境管理等管理要点；下篇聚焦"提升管理品质，助推医院高质量发展"主题，介绍了医院运维管理前移、医院后勤管理与"双碳"目标、医院后勤应急管理、后勤一站式服务管理、医院智慧后勤及数字化转型等管理内容。

综观全书内容，上篇介绍了提升医院后勤管理品质的重要前提，中篇介绍了提升医院后勤管理品质的关键基础，下篇介绍了提升医院后勤管理品质的具体举措。虽力求知识全面完整，但因医院后勤管理涉及面广，又因图书篇幅所限，故未将基本建设管理、设备物资管理、餐饮膳食管理等内容纳入编撰范围。

本书在编写过程中得到业内诸多领导、同行的悉心指导和帮助，并参考了大量的文献资料，在此谨向支持和关心本书编写工作的领导、同行和参考文献的作者致以衷心的感谢！

由于编委们日常工作繁重，加之编撰时间相对仓促，虽经多轮审核校对，难免有疏漏或欠妥之处，恳请读者批评指正。

编　者

2023 年 8 月

目 录

上篇　党建引领　打造专业后勤团队

第一章　医院后勤管理概述 ··· 3
　第一节　医院后勤管理概念与发展历程 ································· 3
　第二节　医院后勤管理的职能、任务与特点 ··························· 6
　第三节　医院后勤服务模式与特点 ······································ 10
　第四节　医院后勤管理现状与展望 ······································ 11

第二章　医院后勤组织架构设置与制度建设 ··························· 16
　第一节　医院后勤组织架构设置 ··· 16
　第二节　医院后勤人力资源配置与培训 ································ 26
　第三节　医院后勤管理制度建设 ··· 34

第三章　医院后勤党建工作 ·· 41
　第一节　加强医院后勤党建工作的重要性 ····························· 41
　第二节　加强后勤党建工作的具体举措 ································ 43
　第三节　以高质量党建引领医院后勤高质量发展 ···················· 49

中篇　夯实基础管理　保障医院正常运行

第四章　房屋建筑与设备设施运行维护管理 ··························· 59
　第一节　房屋建筑维护管理 ··· 59
　第二节　水系统运行维护管理 ·· 63
　第三节　电气系统运行维护管理 ··· 73
　第四节　供暖通风与空气调节系统运行维护管理 ···················· 83
　第五节　热能动力系统运行维护管理 ··································· 89

第五章　医院专项设备设施运行维护管理 ······························ 98
　第一节　医用气体系统运行维护管理 ··································· 98

第二节　物流传输系统运行维护管理 …………………………………… 107

 第三节　空调净化系统运行维护管理 …………………………………… 113

 第四节　中央纯水系统运行维护管理 …………………………………… 118

 第五节　医院电梯运行维护管理 ………………………………………… 122

第六章　医院安全管理 ……………………………………………………… 128

 第一节　医院安全风险分级管理 ………………………………………… 128

 第二节　医院治安安全管理 ……………………………………………… 131

 第三节　医院消防安全管理 ……………………………………………… 135

 第四节　医院交通安全管理 ……………………………………………… 141

 第五节　危险化学品安全管理 …………………………………………… 146

 第六节　特种设备使用管理 ……………………………………………… 150

第七章　医院环境管理 ……………………………………………………… 156

 第一节　医院室内外环境管理 …………………………………………… 156

 第二节　医疗废物收集处置管理 ………………………………………… 166

 第三节　医院污水处理系统管理 ………………………………………… 174

下篇　提升管理品质　助推医院高质量发展

第八章　管理工具在医院后勤管理中的应用 ……………………………… 185

 第一节　医院后勤"6S"管理 …………………………………………… 185

 第二节　医院后勤"品管圈"管理 ……………………………………… 195

 第三节　医院后勤精益管理 ……………………………………………… 205

第九章　医院运维管理前移 ………………………………………………… 213

 第一节　规划设计阶段关注要点 ………………………………………… 213

 第二节　施工过程参与事项 ……………………………………………… 228

 第三节　竣工验收与接管验收管控内容 ………………………………… 232

第十章　医院后勤管理与"双碳"目标 …………………………………… 242

 第一节　医院节能降耗的意义与医院能耗结构分析 …………………… 242

 第二节　医院节能降耗的方向与措施 …………………………………… 247

 第三节　医院节能降耗的其他举措 ……………………………………… 254

 第四节　医院建安设备全生命周期管理 ………………………………… 260

第十一章　医院后勤应急管理 ····· 269
- 第一节　医院后勤应急管理概述 ····· 269
- 第二节　医院后勤保障脆弱性分析 ····· 276
- 第三节　应急预案编制及演练 ····· 284
- 第四节　医院后勤应急管理要点与案例 ····· 290

第十二章　应对公共卫生事件的医院后勤管理 ····· 303
- 第一节　应对公共卫生事件的院内通道管理 ····· 303
- 第二节　医院环境清洁消毒管理 ····· 306
- 第三节　公共卫生事件下的设备设施运维管理 ····· 314
- 第四节　卫生应急队伍的后勤综合保障体系建立和运行 ····· 323

第十三章　以等级评审标准为导向着力提升后勤管理水平 ····· 329
- 第一节　医院等级评审标准框架体系概要 ····· 329
- 第二节　设备设施运行维护管理水平提升策略 ····· 334
- 第三节　医院环境品质管理提升举措 ····· 341
- 第四节　医院安全管理水平提升要点 ····· 346

第十四章　医院后勤社会化服务企业遴选与履约管理 ····· 353
- 第一节　社会化服务企业遴选 ····· 353
- 第二节　医院后勤社会化服务合同管理 ····· 361
- 第三节　医院后勤社会化服务企业考核管理 ····· 369

第十五章　后勤一站式服务管理 ····· 377
- 第一节　一站式服务模式概述 ····· 377
- 第二节　一站式服务模式的后勤实践 ····· 381
- 第三节　从"后勤一站式服务"到"后勤指挥中心" ····· 388

第十六章　医院智慧后勤及数字化转型 ····· 395
- 第一节　医院智慧后勤及数字化转型概述 ····· 395
- 第二节　人工智能技术应用探索 ····· 400
- 第三节　大数据技术应用探索 ····· 404
- 第四节　物联网技术应用探索 ····· 408
- 第五节　5G 技术应用探索 ····· 412

参考文献 ····· 416

上篇
党建引领 打造专业后勤团队

以党建为引领,打造专业化的后勤管理团队是提升医院后勤管理品质的前提与基础,也是贯彻落实《国务院办公厅关于建立现代医院管理制度的指导意见》的重要举措。

随着现代医院管理体系的日渐完善,医院后勤管理的职能也在不断丰富和发展,目前主要涵盖了房屋建筑维护与设备设施管理、安全与应急管理、后勤服务管理等方面。

明确岗位职责,强化制度建设与人员培训,用好信息工具,构建一支以党建为引领的专业化管理团队,是当前医院后勤管理提质增效的有效路径,也是实现医院后勤从成本部门到效益部门转型的有益探索。

第一章　医院后勤管理概述

医院后勤管理是医院综合管理的重要组成部分，通过对相关工作人员、空间环境、资金及服务过程等要素的有效集成，为医院的高效运营管理带来重要价值。医院后勤管理既为患者接受治疗和康复提供必要的条件，又为广大医务工作者和教学、科研、预防保健人员的工作与生活提供有力保障，也是实现医院应急医疗救治功能的重要支撑，更是助推医院高质量发展的重要基础，虽称"后勤"，却需"先行"。

医院后勤管理是一门实践性很强的应用学科，是医院管理学的一个重要分支，是在自然科学和社会科学相互交叉、相互渗透、相互联系的基础上形成的一门重要管理学科。医院后勤管理的主要任务包括基本建设管理、房屋建筑维护与设备设施管理、安全与应急管理、后勤服务管理和资产管理等，涉及多学科、涵盖多专业，具有较强的技术性和专业性。

第一节　医院后勤管理概念与发展历程

一、后勤管理起源与医院后勤管理概念

（一）后勤管理起源

后勤管理最早因战争的出现、军队的组建而产生。19世纪30年代，拿破仑的政史官A.H.若米尼在总结对俄战争失败的教训时首次使用了"后勤"一词，并以此作为军事术语，是"后方勤务"的简称。

军队后勤是筹划和运用人力、物力、财力、技术，从物资经费、医疗救护、交通运输等方面保障军事建设和作战需要的专业性工作。根据在军事中发挥作用的层次，可分为战略后勤、战役后勤、战术后勤等。

至20世纪60、70年代，商业部门和工业部门逐步开始借鉴军事后勤管理方法，相继出现了"商业后勤"和"工业后勤"的概念。1974年，鲍沃索克斯在《后勤管理》一书中，将后勤管理定义为"以卖主为起点将原材料、零部件与制成品在各个企业之间

有策略地加以流转，最后到用户，期间所需要的一切活动的管理过程"。

在我国，"后勤"一词也逐渐从军事术语拓展到各行各业中。1978年，在全国科学大会开幕式上，邓小平同志说："我愿意当大家的后勤部长。"各组织机关的后勤工作逐渐得到重视，后勤管理也日趋成熟。

（二）医院后勤管理概念

医院后勤管理是为保障医院医疗、教学、科研、预防保健等工作顺利开展而提供配套支持服务的一系列活动的总称，通过对相关工作人员、空间环境、设备物资、资金及服务过程等要素的有效集成，为医院的运营管理带来重要价值。

从不同角度来看，医院后勤管理的定义表述存在一定差异性。从职能角度，医院后勤主要承担管理、保障和服务三项职能；从包含的基本要素角度，医院后勤管理是医院物资、服务、设备、财务、基本建设等系列工作的总称，包括衣、食、住、行、水、电、气（汽）、暖、冷、设备、耗材等诸多方面。医院后勤管理的具体工作内容包括基本建设管理、房屋建筑维护与设备设施管理、安全与应急管理、后勤服务管理和资产管理五个方面。

如前所述，医院后勤管理是一门实践性很强的应用学科，涉及医院管理、卫生经济、工程建造、机电设备、环境卫生、通信信息、营养膳食、园林绿化等多学科领域，涵盖多方面的专业知识，具有较强的专业性、技术性以及融合性等特点。

二、医院后勤管理发展历程

（一）医院后勤管理实践发展历程

医院后勤管理作为医院管理的重要组成部分，必然受到国家政策、社会经济环境、技术进步以及医院自身发展等多种因素影响。

在我国，医院后勤管理的实践与理论发展呈现阶段性特点。中华人民共和国成立以来，我国医院后勤管理发展主要分为三个阶段。

第一阶段：中华人民共和国成立至20世纪80年代末。受国家计划经济体制影响，医院后勤管理采用行政指令式管理模式，主要采用"自建自管"模式，管理过程中对工作效率、服务质量、运行成本、投入合理性等问题并未深入考虑，管理效率相对较低。

第二阶段：20 世纪 90 年代至 21 世纪初。随着社会主义市场经济体制的建立与发展，医院管理模式随之做出调整。医院后勤管理过程中出现的技术落后、思维僵化、忽略成本等问题，成为制约医院发展、医疗服务质量提高的重要瓶颈。后勤管理开始关注并提高效率，有一些医院开始尝试"后勤服务公司""后勤服务外包""后勤承包制"等新模式。

第三阶段：21 世纪初至今。随着社会主义市场经济体制的完善，社会服务行业的专业化、技术化发展趋势成为医院后勤管理改革的重要驱动力量；同时，倡导"以患者为中心""注重社会效益"的办院理念，对后勤精细化管理提出了更高要求。该阶段，社会化理念在医院后勤管理中得到推广与应用，开始由"封闭自管"模式向"开放竞争"模式转变，服务外包成为后勤管理的重要手段，医院后勤管理的精细化、社会化程度均有显著提高，服务质量与效率得到显著改善。

（二）医院后勤管理各时期理论研究重点

我国医院后勤管理的理论研究起步相对较晚，随着医院后勤管理实践的发展，医院后勤管理的研究主题、研究对象也随之发生变化。

学者对过去 30 余年的医院后勤管理研究文献进行综述分析，可将医院后勤管理研究分为三个阶段。

第一阶段：1990 年—1998 年。主要以后勤改革、市场经济、经济体制、患者为中心等关键词为研究主题，反映出后勤管理改革起步阶段的重点关注内容。

第二阶段：1999 年—2012 年。社会化服务、后勤服务、后勤保障、成本核算等主题成为研究重点，尤其是后勤社会化得到最为广泛的关注。

第三阶段：2013 年至今。精细化管理、创新、成本管控和信息化成为后勤管理的重要研究主题，其中信息化、智慧化等成为近年来后勤管理研究的热点内容。

近年来，公共卫生安全事件时有发生，随着第五代移动通信技术（5G）、大数据中心、工业互联网等新型基础设施的快速发展与应用，以及推动公立医院高质量发展等政策的驱动，导致安全、高效、人性化以及应对突发公共卫生事件和重大自然灾害的韧性已成为医院后勤管理的核心内容。智慧医院的发展推动了智慧后勤理念出现并得到广泛关注，对医院后勤管理的发展与运行模式、资源配置等提出了更高的要求，已成为近年来医院后勤管理研究的重要课题。

第二节　医院后勤管理的职能、任务与特点

一、医院后勤管理的职能

医院后勤管理的职能决定了其工作的任务。因此，在确定后勤管理的基本任务之前，需要全面了解后勤管理的基本职能。一般认为，后勤保障的职能主要分为常规运行支持保障层面、新任务的科学执行层面以及应急事件的应对与处置层面。医院后勤管理的基本职能在有关政策文件和评审标准中都有相关规定，以下三个文件和标准均涉及医院后勤管理的职能。

（一）《关于医疗卫生机构后勤服务社会化改革的指导意见（试行）》

卫生部 2002 年 12 月颁发的《关于医疗卫生机构后勤服务社会化改革的指导意见（试行）》中，医院后勤管理的主要职能分为行政管理职能和服务职能。行政管理职能主要包括财务管理、国有资产管理、房地产权管理、基本建设管理、设备物资管理、环境秩序管理、后勤服务规划和监督管理等；服务职能主要包括为医疗业务开展而提供的各项劳务、技术和餐饮服务、动力能源管理、通信、安全消防管理、物业管理、污水处理、太平间管理、医用水、气体集中供应以及消耗性物资采购供应、车辆维修、设备维修、被服制作洗涤等。

（二）《医院智慧管理分级评估标准体系（试行）》

国家卫生健康委 2021 年印发的《医院智慧管理分级评估标准体系（试行）》，涉及医院后勤管理的内容分为设备设施管理和运行保障管理两部分。其中：设备设施管理包括购置管理、使用运维管理、质量管理和效益分析；运行保障管理包括后勤服务管理、安全保卫管理、医疗废弃物管理、楼宇管控和信息系统保障管理。

（三）《三级医院评审标准（2022 年版）》

2022 年，国家卫生健康委发布《三级医院评审标准（2022 年版）》，其中对医院后勤管理的要求在第三章（医院管理）的第六条做了详细阐述，涉及的专项包括：能源及物资管理、膳食服务、医疗废物废液与污水管理、医院环境管理、医院消防与特种设备及危险品管理等。

综合上述文件对医院后勤管理职能的描述，可概括为管理、保障、控制和服务四大职能。

二、医院后勤管理的任务

广义上讲，医院后勤管理泛指医院在医疗、教学、科研、预防保健等业务活动中的一切行政事务和物质保障事务；狭义上的医院后勤管理主要是指医院后勤保障服务，需遵循"安全、高效、优质、低耗、绿色、便捷、友好"的原则。

结合前述医院后勤管理的职能，可将医院后勤管理的任务划分为基本建设管理、房屋建筑维护与设备设施管理、安全与应急管理、后勤服务管理和资产管理五个方面。

（一）基本建设管理

基本建设管理具体内容包括三个方面：一是基本建设程序管理，二是工程技术管理，三是工程经济管理。管理者通过全面管理使医院基本建设程序合规、基本建设规模适当、基本建设投资合理并控制在批准的初步设计概算总投资内，实现工程建设的质量、进度、投资和安全的总目标。

医院基本建设管理过程中应贯彻"安全、适用、经济、绿色"方针，在建筑与环境设计施工中充分考虑患者、医护人员的生理和心理特点，营造舒适宜人的环境。医院基本建设应坚持以人为本，在满足功能的同时，注重改善患者的就医条件和医务人员的工作环境，需做到功能完善、布局合理、流程科学、环境舒适、绿色智慧。

（二）房屋建筑维护与设备设施管理

房屋建筑维护包括对主体工程、装饰装修工程、楼地面工程及屋面工程的维护和修缮，保证房屋建筑使用安全，并尽可能延长其使用寿命。

设备设施管理包括医院的给水排水系统、供配电系统、供暖通风与空气调节系统、热能动力系统、医用气体系统、空气净化系统、中央纯水系统、物流传输系统、医院电梯系统等建筑安装设备设施及系统管理，实现满足安全运行并做好质控管理，同时要注重资源的优化配置与成本管控，做好设备设施全生命周期的管理。

此外，医院是公共机构中的能源消耗大户，设备设施管理还需要加强对设备设施的节能管理与新技术应用，做好能源管控工作，为实现公共机构绿色低碳运行作出贡献，同时也可节约医院运营成本。

（三）安全与应急管理

医院安全是医院运营发展的重要基础，保证医院安全是后勤管理的重要任务之一。安全管理需要坚持底线思维，注重风险防范，确保不发生安全事故，从而使医疗、教学、科研、预防保健等各项工作顺利开展。

医院安全管理需要严格按照国家相关法律法规，落实安全管理责任，强化组织管理，加强医院治安管理、消防安全管理、院内交通安全管理、食品卫生安全管理、危险化学品安全管理和特种设备安全管理，严格督促检查，落实问题整改，杜绝安全隐患。

应急管理是特殊状态下的安全管理，医院后勤管理应建立应急管理机制，为应急状态下医院能充分发挥救治功能提供可靠的后勤支持保障。

（四）后勤服务管理

后勤服务主要包括医院保洁、运送、餐饮、陪护、绿化、布草等内容。目前，此类后勤服务的社会化程度相对较高，需要认真执行国家有关部门的强制性标准，严格落实各项规章制度、岗位职责及操作规程，同时建立后勤服务绩效考核机制，确保后勤服务既能够满足医院的医疗、教学、科研、预防保健等业务相关的工作人员正常开展工作所需，又能满足来院患者及家属陪护的正常需要。

（五）资产管理

医院资产是医院开展医疗、教学、科研、预防保健等活动的基础，医院资产管理的对象主要为医用设备、房屋等固定资产、相关产业和采购业务。资产管理要坚持科学性、有效性原则，控制浪费、降低库存、加快周转、降低运行成本。

医用设备管理需严格规范各类设备的使用管理，通过规范设备的配置、使用以及绩效评价，确保设备在使用周期内发挥最大效益。固定资产管理需要保障资产安全、完整、准确计量、规范处置、合理配置和有效利用。采购管理应根据国家的法律法规建立严格的采购制度，对供应商建立公平高效的准入退出机制及绩效评价体系。资产管理需要在经过合理的规划、遵循国家政策法规的前提下，通过资源优化配置、投资等手段，实现资产的保值增值。

随着后勤管理精细化要求的不断提高，传统以人工管理为主要手段的后勤管理模式已经难以满足现代医院发展的需要；随着信息技术的不断发展，以智能化综合管理平台为代表的信息技术系统将在后勤管理中发挥越来越重要的作用。

三、医院后勤管理的特点

医院后勤管理的特点是由其管理对象、要素以及医疗服务活动等具有的特点所决定的，主要体现在以下四个方面。

(一)管理工作的服务性与连续性

医院后勤管理具有与服务对象相适应的服务性。后勤管理作为医院的非核心业务，主要功能表现在为医院的医疗、教学、科研、预防保健等核心业务的正常开展和可持续发展提供服务。

医院后勤管理是医疗活动正常开展的重要保障，具有与医疗活动相适应的连续性，医疗活动的时效性、不确定性、高可靠性和应急性决定了需要提供稳定可靠、响应及时的后勤保障服务。

(二)管理对象的复杂性与安全性

医院后勤管理具有与管理对象、服务范围相适应的复杂性。表现在服务流程规范、管理制度标准、服务人群众多，以及管理要素交互融合等方面。

医院后勤管理具有与医疗活动、社会稳定性相适应的安全性。医院后勤管理对象的安全性可分为人员安全、设备设施安全、环境安全三个层面。

(三)管理人员的专业性与管理活动的社会性

医院后勤管理具有与管理对象、服务对象相适应的专业性。医院后勤部门以所应用的专业设备设施为主要管理对象，以患者与医务人员等为主要服务对象，这决定了医院后勤管理人员的知识、技能必须具有足够的专业性。

医院后勤管理具有与社会专业化分工相适应的社会性。随着社会经济体制的改革、社会主义市场经济体制的建立，医院后勤的社会化改革已成为发展趋势。服务外包企业的引入使医院后勤管理的社会性明显增强。

(四)管理效果的时效性和经济性

医院救死扶伤的职能活动是一个有严密组织、严格程序的过程，医院后勤工作也必须按照这些程序的要求进行管理。每项服务工作都因职能活动的需要而有确定的时间要求，这就决定了后勤管理具有很强的时效性的特点。另外，时效性还体现在"后勤先行"方面。

医院后勤管理具有与社会主义市场经济条件相适应的经济性。后勤管理的效果对提高医院运营效率、实现资源合理配置、提高设备设施利用率、改善医疗活动效率等方面具有重要影响。

第三节　医院后勤服务模式与特点

一、常用的医院后勤服务模式

（一）医院自主服务模式

该模式是医院在原有的总务处或其他后勤保障部门的基础上，面向社会招聘一定数量的专业技术人员和工勤人员，组建后勤保障服务机构，根据医院的管理要求及事业发展需要，设置内部组织架构、制定相应的规章制度，承担医院全部后勤保障服务功能。

（二）部分社会化服务模式

该模式是根据医院的实际情况和管理需要，通过合规方式将院内运送、保洁、配餐等后勤服务项目（或其中一部分）委托给社会化服务企业经营管理。医院后勤管理机构代表医院对社会化服务企业的服务进行监管。

这种模式是目前较多医院，尤其是大型、历史悠久的医院在向后勤服务社会化转型过渡期间采用的一种服务模式。

（三）完全社会化服务模式

该模式是医院将原有后勤人员和后勤服务全部移交给社会化服务企业，由社会化服务企业为医院提供全部后勤服务。医院成立相应的监督管理机构，对社会化服务企业进行监管。

一般情况下，医院向社会公开招标后勤社会化服务企业，招标条件之一是竞标单位接受医院原有后勤服务岗位的全体员工，且薪酬待遇不低于原有标准，医院的后勤保障资产经第三方机构评估后转由中标单位有偿使用。

除以上三种服务模式外，还有将医院的后勤保障资产与社会资本融合，组建医疗后勤服务有限公司，除了承担本院的后勤服务职能外，还可对外服务，但目前采用该模式的医院相对较少。

二、不同服务模式的特点

（一）医院自主服务模式的特点

该模式的特点是医院通常难以配齐满足医院后勤管理所需的多专业（给排水、强弱电、暖通空调、医用气体等）和多学科（工程、经济、管理等）的技术及管理人才，导致后勤服务质量（尤其机电系统运维等技术含量相对较高的服务质量）难以保证，更难以持续提升后勤服务水平，同时也较难控制后勤服务成本。

然而，这种服务模式下，医院后勤服务团队不具有通过减少物料投入、缩编服务人员等手段逐利的动力，在一定程度上又有利于保证服务质量和水平。

（二）部分社会化服务模式的特点

这种服务模式的优点与不足介于医院自主服务模式和完全社会化服务模式之间，在医院向后勤服务社会化转型过渡期间，为保证医院的医疗救治主业及教学、科研、预防保健等相关业务不因后勤保障服务质量的波动而受到负面影响，通常采用的这种模式。

（三）完全社会化服务模式的特点

医院后勤服务社会化是医院发展、社会进步、科技创新和管理专业化的结果，通过后勤社会化，找专业的人做专业的事，可以使医院更专注于医疗救治主业和教学、科研、预防保健等相关业务。

因医院后勤管理既涉及给排水、强弱电、暖通空调、医用气体等多专业，又涉及管理学、经济学等多学科，完全社会化服务模式相对容易配齐多专业和多学科的技术及管理人才，如医院管理得当，有效利用市场竞争机制，有可能在保证服务质量的同时节约成本、提高效率。

然而，追求利润最大化是企业普遍追求的目标，后勤服务社会化企业有可能通过减少物料投入、缩编服务人员等手段降低服务成本，实现利润最大化，导致服务质量和水平受到影响，这也是后勤外包服务管理的重要风险，需加强防范。医院可通过遴选高品质社会化服务企业、明确对社会化服务企业的服务标准要求、加强对服务质量的监管、与社会化服务企业建立良好的双赢合作关系等措施，依托社会化服务企业的专业服务能力，提升医院后勤服务水平。

第四节　医院后勤管理现状与展望

一、医院后勤管理现状

（一）对医院后勤管理的重要性认识有待进一步提高

多数人已意识到，医院后勤服务管理的质量与效果，会直接影响到医院的服务水平和服务质量，影响医院的品牌和形象，影响医院的经济效益和社会效益。

然而，医院后勤管理在医院管理中的地位和作用，尚未得到广大医务工作者的普遍认同，仍有少数人认为做医院后勤工作没有什么技术含量，还有人认为后勤光花钱不赚钱、光消耗不创造，看不到如果后勤管理得好，可以为医院省钱、为医务人员省心，能为医疗服务增加的附加值。

由此可见，医院后勤管理的重要性认识还有待于进一步提高，这还需要广大医院后勤管理者通过自身不断努力，为各自医院的建设和发展创造出更大的附加价值，逐步争取到医院后勤管理者应有的地位。

（二）医院后勤管理人员整体素质难以满足后勤管理的需要

人才是支撑医院后勤发展的关键因素，是弥补后勤管理不足的根本保障。由于历史原因，医院后勤管理人员普遍学历不高、技术能力缺乏、专业结构不合理、年龄逐步老化等是大多数医院面临的人才瓶颈问题。

有学者对某省卫生健康委直属三级医院基建管理部门2021年底的人力资源状况进行了调查分析，其结论是：专业技术人员比例偏低，高级职称人员稀缺（近一半的医院无高级职称人员），中级职称人员比例也仅约27%，非专业技术人员的占比高达44.5%。

医院基建管理部门是承担投资额度大、建设周期长、管理难度大、廉政风险高的后勤管理部门，其人力资源现状尚且如此，承担房屋建筑维护与设备设施管理、医院安全与应急管理、后勤服务管理和资产管理的后勤管理人员素质更是难以满足后勤管理工作需要。

（三）部分医院后勤运行成本管控机制尚不健全，运行成本相对偏高

医院后勤运行维护成本占医院整体运行成本一定比重，其成本管理水平的高低对医院成本控制有着直接影响。然而，目前我国较多医院后勤部门的成本管理机制尚不健全，导致运行成本居高不下，主要表现在部分医院单位建筑面积运行能耗较高、浪费现象未全面杜绝等方面。

后勤保障的重要职能之一，是为医院运转提供必要的消耗性物资，包括办公用品、低值易耗品、五金配件、被服织物等，因成本管理机制不健全、库管水平相对落后，存在出库手续不健全、账簿核算不规范等问题，使得库存率偏高、周转率较低、占用医院大量资金，导致一定程度上的浪费。

部分医院成本控制意识不强，浪费现象客观存在，尤其是建院历史较长且规模相对较大的医院，日常消耗较多，工作人员成本意识相对淡薄，节能降耗意识不强，水、电、气（汽）浪费现象较为严重，单位建筑面积运行能耗较高，导致医院运行成本偏高。

（四）后勤社会化程度不一，对社会化服务单位的监管考评体系有待进一步完善

通过近20年的探索与实践，医院后勤社会化的理论已日趋成熟。为应对医疗服务市场的变化，较多医院都已对后勤服务进行了不同程度的社会化，医院的后勤社会化已经历了从单纯服务型岗位外包到关键技术型岗位的外包，从单一专业外包到一体化外包，从引进外包公司到引进专业的物业管理团队的发展过程。

就整体而言，医院后勤社会化已从最初的保洁、导医、运送扩展到现在的餐饮、绿植、维修、动力和专业维保，覆盖面越来越广，但后勤社会化的程度还因地区差异和医院历史条件等原因而存在不一致的状况。一般而言，经济发达地区的医院后勤社会化程度相对较高，经济欠发达地区的医院后勤社会化程度相对较低；新成立（或近年整体迁建）的医院后勤社会化程度相对较高；历史悠久、规模较大的成熟医院后勤社会化程度相对较低。

对后勤社会化服务单位的监管考评方面，多数医院对于社会化服务质量的评价，尚处于对服务质量的监管层面，即按照招标文件和服务合同的质量条款，对服务企业提供的服务质量通过检查、打分和服务对象的满意度反馈，进行综合评价。这种后勤服务质量评价方式缺乏系统性，未将后勤服务质量考评与医院的整体绩效考评相结合，还有待于进一步研究完善。

（五）后勤管理信息化水平不一，无法满足与智慧医院同步发展需要

信息化建设是医院后勤管理实现科学化和规范化的重要手段，较多医院已对此有充分的认识，并持续增加后勤管理信息化建设的投入。部分医院已经达到一定程度的信息化管理水平，初步实现了后勤设备设施管理、能耗管理、安全管理和后勤服务管理的信息化，并通过软件集成技术搭建了医院后勤综合管理的信息平台。

然而，也有部分医院对后勤管理信息化重视程度不够，资源投入不足，导致后勤信息化建设水平不高、发展滞后且缓慢。信息化手段的落后，将影响后勤管理与服务的效率，导致临床科室与后勤管理部门之间沟通不畅、流程繁琐，并影响服务对象的感受。

此外，医院后勤管理还存在信息化水平参差不齐、数据互联互通标准化成熟度低等问题，通过信息化建设收集到的业务相关数据未得到综合分析、未能对业务开展提供决策数据支持，无法满足与智慧医院同步发展的需要。

二、展望

（一）医院后勤管理队伍逐步向高素质专业管理团队发展

随着医院后勤服务社会化改革的不断深入，政府部门已明确公立医院不再招收后勤工勤人员。在新建公立医院的人员编制中,已取消了后勤工人的核定,明确要求后勤服务社会化,医院只保留后勤管理人员的行政编制。

为保障医院高效运行,医院主要领导应高度重视后勤管理团队的建设,除严格控制进入条件外,还需加强后勤管理团队的教育培训,积极创造条件让后勤管理人员参加有益的培训进修和对外交流,不断提高管理团队的综合素质和管理水平,着力打造一支具有良好的思想品德与较高的文化素质和业务素质的专业后勤管理团队。

(二)医院后勤服务社会化程度进一步提升

2017年7月印发的《国务院办公厅关于建立现代医院管理制度的指导意见》中明确提出了完善医院管理制度,健全后勤管理制度,探索医院"后勤一站式"服务模式,推进医院后勤服务社会化的要求。医院后勤服务社会化改革是医院后勤管理改革的重要内容,是医院后勤管理领域的一场深刻革命,将改变医院后勤服务的传统模式,逐步建立起新型社会化、专业化的市场服务体系。

由此可见,医院向社会购买后勤服务是未来发展的必由之路。与此同时,为顺应医院后勤服务由社会服务企业承担这一趋势,对外包服务进行质量管理和风险控制就显得尤为重要。医院后勤管理者对外包企业选择、服务质量监管、目标考核、成本核算、风险评估与控制应高度重视,这也是医院后勤管理者未来必须研究的重要课题。

(三)医院后勤运行成本管理向精细化发展

随着国家"双碳"目标的提出,以及建设资源节约型、环境友好型社会的要求,医院后勤如何提高运行效率、节约资源、保护环境并持续改进,已成为医院后勤管理必须面对和认真研究的重要课题。

科学的能源管理是提高能源利用效率、节约资源的重要保证,社会化、专业化是现代医院后勤管理的发展方向。合同能源管理作为一种新兴的市场化节能机制在医院节能管理中日益受到重视,但其应用尚处于摸索阶段,需要探索、建立适应医院后勤管理实际情况的合同能源管理模式,同时医院需要规范合同能源管理的实施,重点加强能源审计、基准能耗测定、节能改造设计与实施、节能计算和运行管理等环节的监管工作。医院通过节能改造项目提高能源利用效率,减少能源消耗,还需要专业技术人员对改造或更新后的设备进行有效的运行管理,包括设备维护保养和日常运行操作,才能保证设备运行持续处于安全、稳定、低耗的状态,以获得最佳的节能效益。

由于医院后勤和一般物业公司通常均缺乏节能管理的专业水平,委托专业节能服务公司充当医院"能源管家"的角色,通过能源费用托底、节能效益分享、设备运行和维修保养委托管理的方式实施合同能源管理，即托管型合同能源管理，将是未来发展的方向之一。

此外，在降低库存率、控制浪费等方面，也将从提高账物一致率、使用计划准确率、及时处理呆滞物品、对物资实施分类管理等方面着手，不断向精细化管理方向发展。

（四）医院安全管理向标准化迈进

医院安全是医院正常运营的重要前提，医院安全管理是医院后勤管理的重要工作任务之一，医院安全管理标准化是医院安全管理的必然趋势。

医院安全管理标准化主要包括：落实安全管理设备设施配置标准、制定安全管理标准、按照安全管理标准进行检查、根据不同类型的突发事件制定相应的应急预案并定期开展演练、严格安全管理考核奖惩机制等方面的内容。

（五）医院后勤管理信息化向数字化、智能化转型

随着科技快速发展，大数据、人工智能等技术得到了广泛应用。医院后勤管理信息化已不再是简单的计算机化，也不仅仅局限于后勤管理部门内部，而是以信息共享为核心，利用计算机技术、网络通信技术、自动化技术等信息技术，创新医院后勤管理模式，充分发挥信息技术在后勤管理中的应用价值，提升后勤服务管理水平。

医院后勤管理数字化转型主要体现在积极引入信息技术改造后勤业务、通过获取数据并做好数据互通利用，来促进后勤保障工作精细化，推动医院后勤管理向智能化、智慧化方向发展。为改变传统医院后勤管理方式，提高建筑与设备运行管理的科学化、精细化、专业化水平，部分医院已经开始建设后勤智能化管理平台，在平台中应用建筑信息模型（BIM）可视化、物联网、生物识别等技术，在医院安全预警和节能管理等方面发挥了重要作用，这是医院后勤管理数字化转型的典型实践。同时，在加快数字化转型的浪潮中，众多医院也在积极探索人工智能、大数据、5G 等新兴技术在后勤业务开展及后勤管理决策中的应用价值。

在愈发精细的现代化管理要求下，借助信息技术的支撑，同时发挥业务数据的价值，医院后勤管理已呈现智能化的特征，这助力了智慧医院建设和医院信息标准化建设，帮助医院实现更安全、更节约和高品质的目标。

第二章 医院后勤组织架构设置与制度建设

设置适合医院当前发展实际并能适应未来发展需要的组织架构，建立一支专业技术过硬、服务意识良好、沟通协调能力强、综合素质高的后勤管理队伍，健全的医院后勤管理制度体系并予执行，既是医院后勤管理部门提高后勤保障服务质量和服务效率的需要，也是医院高质量发展背景下的客观要求。

第一节 医院后勤组织架构设置

医院后勤的组织架构，是结合实际管理需求设置若干后勤管理职能部门、明确各部门的职责权限、确定各部门人员编制规模，并制定对应工作制度及运转流程的制度安排。医院后勤组织架构的设置决定了整个后勤保障体系的治理结构、管理体制和运行机制。

一、医院后勤组织架构的基本特点

（一）业务范围覆盖广，事务繁杂

广义上的医院后勤泛指医院在医疗、教学、科研、预防保健等业务活动中的一切行政事务和物质保障事务，包括设备物资、基本建设、动力运行、能耗管理、安全保卫、营养膳食、财经管理、资产管理、环境卫生、物业管理、浆洗消毒、物流、陪伴等多项工作范畴。

从后勤单个职能部门的业务范畴来看，也体现出广而复杂的特点。例如分管设备物资的部门业务不仅涉及医疗设备、试剂耗材、民用设备的采购及出入库管理，还需要负责所有设备仪器的日常使用监管、调试、定期校验、维护保养等后续管理事项。分管后勤综合服务业务的部门（很多医院设置的总务部）业务涉及设施维护维修、动力运行保障、公房管理、公寓管理、环境保洁、绿化管理、医废及生活垃圾转运、太平间管理等诸多业务。

在现代医院管理模式下，医院后勤管理更多强调保障与服务的属性，随着医院经济管理任务的日益繁重、资产管理体量的日益增加，财经管理与资产管理业务已不再纳入

医院后勤管理的范畴。

（二）专业性强，后勤人员体量大

医院后勤业务范围广，各项业务专业化程度较高，管理要素极为复杂。例如在动力运行保障业务中，涉及给水、排水、电力、供暖、空调、医用气体等不同专业。安全保卫工作涉及治安、消防、停车、安全维稳、环保监管、突发应急事件处置等业务范畴。

后勤部门除需要管理人员负责日常的事务性工作，还需要具有不同专业背景的技术人员来支撑各个专业领域的业务开展，同时还需要大量工勤类人员来执行日常的运行值班、巡逻、巡检、巡修、维护、保养等基础性保障工作。因此在大部分医院中，后勤通常是所有职能部门中人员体量最大的序列。

（三）重大经济事项多，廉洁风险高

医院的设备物资采购，建筑新建、改扩建、修缮，设备设施汰旧更新，日常维修和维护保养，以及其他社会化服务采购，均涉及大量的医院资金使用。从医院领导到中层干部、一线管理人员及专业技术人员等各个层级均存在较高的廉洁风险。除了从制度、流程、监督机制方面对可能存在的权力寻租予以约束外，还需要在后勤组织架构的基础上，设立由多个职能部门共同参与的议事决策机构，做到重大经济事项的全过程公开透明、权力分散、执监分离。

二、传统后勤组织架构设置存在的问题与挑战

（一）传统后勤组织架构设置存在的问题

医院后勤的组织架构，多延续于既往的固有体系，或按照业务模块进行条块式的设置，后勤部门按照具体分工来进一步细化职责，往往缺少站在具体业务执行层面的思考，使得职能部门之间业务权责不明晰、岗位职责存在交叉或空白区域，容易导致部门之间推诿扯皮，临床一线需求迟迟得不到解决。例如医院的采购业务，除药品采购因其特殊性通常归属药剂部门负责外，其他如医疗设备、试剂耗材、信息设备、民用设备、设备设施汰旧更新、常规服务（如车辆租赁、宣传片摄制、法务服务、会务服务、标识标牌设计制作）、后勤服务（医废/危废转运处置、生活垃圾清运、环境保洁、园林绿化）等业务，都需要明确落实具体承担每一项业务的职能部门。

（二）后勤人员职业生涯发展体系不健全

后勤部门因其人员层次复杂，不同程度存在服务态度差、服务理念陈旧、服务效率

低下等问题。后勤人员职业生涯发展体系不健全，缺乏持续学习和成长的动力，导致新业务开展、新模式改革停滞不前。一些医院的后勤基础管理水平仍维持在几十年前的水平，仍然采用经验式的管理模式，信息化水平极度落后，缺乏主动性、预防性的管理举措，也缺少基于数据的决策支持，很难满足医院高质量发展形势下对医院后勤保障的高要求。

三、医院后勤组织架构的设置原则

医院后勤组织架构的设置，需要站在医院宏观层面（如医院功能定位、床位规模、多院区运行等）进行统筹考虑，以确保当医院尝试拓展新业务、探索新模式、运行新院区时，现有的组织架构应快速适配新的管理需求。

（一）根据医院床位规模确定后勤管理架构

在2021年修订发布的《综合医院建设标准》（建标110—2021）中，将医院建设规模按病床数量分为5个级别：200张以下、200张~499张、500张~799张、800张~1199张和1200张~1500张，提倡一般情况下医院单体规模不超过1500张；而在建标110—2008中建议的单体最大规模为1000张。

2022年1月发布的《医疗机构设置规划指导原则（2021—2025年）》中指出，以单体规模计算，县办综合医院床位数一般以600张~1000张为宜，地市办综合医院床位数一般以1000张~1500张为宜，省办及以上综合医院床位数一般以1500张~3000张为宜。而在《医疗机构设置规划指导原则（2016—2020年）》中，要求省办及以上综合医院床位数原则上不超过1500张。

以上两个指导性文件相关指标要求的更新体现了当前新形势下对公立医院优质医疗资源适度扩容的支持，但也对医院做好更大规模单体院区的管理提出了更高要求。结合当前国家文件要求及国内综合医院床位规模，本书以1500张床位作为分界点，提出不同床位规模下医院后勤管理架构的建议。

1. 单体规模1500张床位以下的医院后勤组织架构

在"院—部—科"三级架构中，主要的后勤业务单元（如设备物资、基建维修、动力保障、安全保卫、膳食等）设置于科级建制。在部级建制上设立"后勤保障部"或"总务部（处）"来统一管理各后勤业务科室。后勤副院长直接分管"后勤保障部"或"总务部（处）"，其组织架构见图2-1。

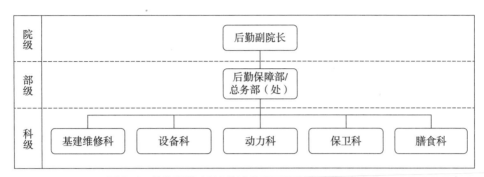

图 2-1 单体规模 1500 张床位以下的医院后勤组织架构

该模式的特点在于："院—部"两级之间采用"直线式"组织形式，部门负责人直接接受院领导指令，所有后勤业务均纳入单个部门统筹管辖范围内进行集约化管理并进行考核。当院级层面确定某一管理目标后，部级层面为实现目标将以最大力度调度下属业务科室的相关资源推进工作，可在一定程度上避免不同后勤业务模块针对管理边界问题的推诿扯皮、怠工。但该模式对部级层面的负责人要求较高，需要其具备各个后勤领域的相关知识储备，以及较强的领导、协调能力。

2. 单体规模 1500 张床位以上的医院后勤组织架构

因建筑规模、装备数量、员工人数、服务体量、业务范畴的扩大，需要医院各个后勤业务模块分工更为精细，专业化程度更高。在"院—部—科"三级架构中，主要后勤业务单元设置于部级建制，通常按后勤业务范畴设置若干职能部门（如设备物资部、基建运行部、后勤保障部、安全保卫部等），各职能部门内可再根据具体细分的业务模块来设置科级建制（如设备物资部下设采供科、医工科），各科室内可再根据具体专业分工设置各个班组（如动力运行科下设医用气体组、给排水组、配电技术组等）。后勤副院长直接分管各后勤职能部门，医院各项保障任务由各后勤职能部门按照其部门职责范围的分工来具体推进，其组织架构见图 2-2。

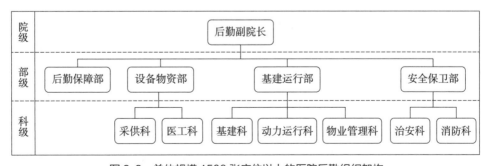

图 2-2 单体规模 1500 张床位以上的医院后勤组织架构

该模式的优点在于：各后勤职能部门及内设科室、班组均实行高度专业化的分工，一定程度上避免了后勤技术人员"门门精通、样样稀松"，有利于其在后勤专业技术层面拓展深度，结合日常工作开展研究从而产生更多的技术创新、管理创新，也将极大提升医院后勤精细化管理水平。该模式的缺点在于：由于各个部门、科室、班组在日常工作中各司其职，无形中形成了各自的"管理界面"，当遇到需要多个职能主体协同推进的工作时，容易出现各自固守边界、推诿扯皮的现象，导致无法完成工作目标。为解决该问题，部分医院在后勤口同步设立了"后勤指挥中心"，相当于在后勤口设立了类似医院办公室的统筹部门，用于统筹协调各类综合性的后勤任务。

（二）根据多院区运行模式明确后勤管理架构

2022年2月24日，国家卫生健康委印发《关于规范公立医院分院区管理的通知》（国卫医发〔2022〕7号），进一步明确了公立医院设立分院区的相关管理要求。分院区的建设对于实现重大公共卫生事件时"平急结合"功能转换，推动分级诊疗、优质医疗资源扩容和均衡区域布局都具有非常重要的现实意义。

"一院多区"的公立医院，在不同的物理地点将有若干个（不得超过3个）不同规模体量的医疗院区处于同时运行状态。物理距离将导致管理资源难以集约共享，管理体量的增加也将加大人力投入及运行成本，这些都对医院后勤保障能力及同质化管理水平提出了新的挑战。

多院区运行模式下的后勤管理架构，很大程度上取决于医院的多院区管理模式。结合国内目前"一院多区"运行医院的现状，对后勤管理架构提出以下建议。

1. 管理模式

为确保主院区和分院区的一体化、同质化管理，通常采用"条块结合"的管理模式。"条"即垂直管理体系，主院区职能部门与分院区职能部门是业务层面的上下级关系，例如分院区的后勤部门需要在主院区后勤部门的指导下开展业务，分院区后勤部门的工作人员派驻亦纳入主院区后勤部门统一管理。"块"即平行管理，分院区职能部门需要接受分院区中枢机构的统一管辖，例如分院区的后勤部门要按照分院区负责院领导或综合办公室的相关要求做好分院区后勤支撑保障服务。

2. 架构设置

院级层面，整个院班子负责主院区、分院区等所有院区的运行管理。分院区不单独设立院班子或专职院领导。为加强分院区相关业务与主院区的一体化管理，可由医院一名副院长在负责其分管工作的同时，同步负责分管、协调某一分院区的所有业务活动。

医院分管后勤的副院长，除分管主院区后勤业务外，也要同步分管所有分院区的后勤业务。部门及科室层面，主院区和分院区实行一体化管理，但为精简机构、降低管理成本，通常不再在分院区比照主院区的架构设置后勤部门及科室。目前通常采取以下两种模式。

第一种模式是医院在分院区设立"综合办公室"（部级建制），承担类似主院区"党政办"综合协调的职责，主院区医疗、后勤等职能部门根据在分院区开展业务的具体需求，向分院区综合办公室派驻人员。派驻人员按"条块结合"原则，在分管分院区的院领导带领下、在分院区综合办公室统筹下开展业务；同时所有业务必须在主院区职能部门的指导下，按照主院区各项制度、流程开展实施。

第二种模式是基于后勤业务的复杂性、专业性，在综合办公室的部级建制下再增设"后勤综合科"的科级建制，由后勤综合科具体负责后勤业务板块，并统一管理主院区设备、基建、保卫、膳食等部门派驻的专业人员。此种模式可进一步加强分院区后勤业务的整合性，提高管理效率。该模式的组织架构见图2-3。

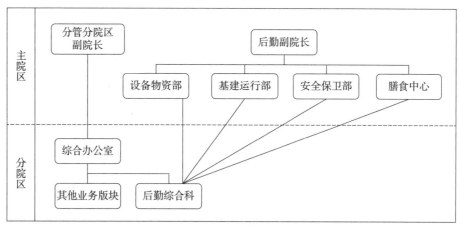

图2-3 "条块结合"的多院区医院后勤组织架构

（三）根据业务范畴设置后勤组织架构

根据医院后勤业务的实际情况，可以设置由后勤保障部门、基本建设管理部门、设备管理部门、安全保卫部门和其他后勤专项业务管理部门组成的后勤管理组织架构。

1. 后勤保障部门

该部门负责医院水、电、供气、供热、中央空调的运行管理及各类动力保障设备设施的维修维护、保养、年检年审、淘汰更新工作。其中水系统涉及给水（包括二次供水）、排水、污水、纯水管理；电专业涉及医院供电线路及电气设备的管理、维修、保养工作；医用气体专业包括氧气、压缩空气、二氧化碳、笑气、负压及其他特种气体的供应及相关设施设备管理；"汽"主要指供热，包括供热锅炉管理及蒸汽、热水供应；中央空调包括空调、通风、净化、楼宇自控系统的管理。

由于动力运行业务涉及能源消耗，该部门通常具体负责医院的节能降耗工作，"万元收入能耗指标"也是三级公立医院绩效考核中与后勤管理直接相关的指标之一。因动力设备的特点，该部门在业务中会涉及大量特种设备的安全管理。在部分医疗机构中，公务用车保障、无线通信保障也由后勤保障部门负责。

作为后勤保障机构，该部门还负责医院建筑物的修缮管理，如各类管道、阀门、门窗、锁具等的维修及更换。除业务用房外，还涉及公房、员工公寓的日常管理及维修。与院区环境密切相关的业务，如保洁、绿化、生活垃圾清运、医废转运处置、危化品转运处置，可通过外包形式委托具备资质的第三方服务商完成，后勤保障部门承担监管职能。

2. 基本建设管理部门

该部门牵头制定医院总体发展建设规划，完成建设项目的规划论证，具体实施医院新建、改扩建、迁建等工程项目。由于建设工程涉及大量的经济行为，在未设立独立招标采购中心或采购中心未负责基建招标业务的医疗机构，通常由基本建设部门牵头建立院内的工程招标比选工作机构。

在一些医疗机构，建筑及其附属物的建设归属于基建部门，建成后的运行维护工作归属于后勤保障部门（或称为总务部门）。由于建设与运维分属不同部门，即实行"建管分离"，容易出现建管两方"踢皮球"现象。为保证前期建设与后期运行维护得到有效衔接，可将后期负责管理运维的工程技术人员（如给排水、电力、医用气体、暖通空调等）的工作前移至前期建设阶段，并将其部分绩效考核权交由基建部门主管，让运维工程技术人员在项目前期设计和施工环节深度参与、充分提出专业建议，确保项目竣工后建管双方顺利交接。前移工程技术人员的工作内容参见第九章。

3. 设备管理部门

该部门主要负责医院设备资产的全生命周期实物管理，包括医疗、教学、科研仪器设备、器械、耗材的管理，通常也包括信息设备、办公用品、民用设备的管理。由于医疗设备管理的特殊性，通常下设医学工程科，负责医院医疗设备的安装调试、巡检维护、维修与计量检测及统一调配。如果该部门同时负责设备采购业务，可下设采购科，负责前期调研、大型医疗设备许可证办理、进口设备论证及具体的采购工作。该部门还涉及医院库房管理、物资配送、物品效期管理等具体业务，在遇到突发应急事件时是提供物资保障的重要部门。

由于医院采购业务涉及设备、物资、基建、第三方服务等众多维度，医院可将采购业务单列，设立独立的招标采购中心，避免后勤职能部门"既当运动员又当裁判员"，确保采购行为合法合规、公平公正。

4. 安全保卫部门

该部门负责医院安全维稳工作，开展医院治安防范、消防安全、危险化学品管理等安全生产监督管理工作，通过人防、物防、技防建设维护医院正常医疗秩序。该部门通常需要与当地消防、公安部门密切联动开展工作。医院与人员秩序相关的具体工作，如周边交通秩序维护、楼宇通道管理、停车场管理、电梯运行等工作通常由该部门负责。

5. 其他后勤专项业务管理部门

医院的膳食供应主要包括员工餐食和患者餐食。员工餐食可采用外包或自管自营方式运行；患者餐食涉及临床诊疗，通常将该部分业务划归临床营养科统筹管理。

浆洗服务主要对全院床单、被褥、病号服、医护人员工作服进行回收、清洗、消毒及发放，医院可自行管理也可进行外包管理。在自行管理时，可将浆洗服务中心设立在院感部、护理部或后勤管理部管辖范围内进行管理。

中央运输主要围绕临床核心业务，对各临床科室提供24h病患转运、标本运输、药物配送、部分医疗文书传递等服务，可由医院护理部或后勤管理部统一管理。

医院涉及环保的相关工作，通常不设置实体管理机构，而是建立医院环保委员会或工作小组，将其办公室挂靠安全保卫部门或后勤保障部门牵头开展工作。

四、后勤支撑医院高质量发展的思考

（一）从成本型部门向效益型部门的转型

传统的医院后勤是典型的成本型部门，机构内人员众多，资源消耗量大，主要发生运行成本，不产生实质性收益，在医院运营管理中处于边缘化的板块。

近年来，随着药品耗材加成的取消、医保制度的改革、人力成本的提高，公立医院的医疗收入实际很难等同于实际收益，在核算相关成本要素后，甚至存在医疗收入导致医院实质性亏损的情况；但如果能在后勤运行中通过减员增效、节能降耗等方式节省开销，为医院降低成本消耗，相当于为医院创造了更多实质化"收益"。

在高质量发展的视角下，要保障医院的健康、可持续发展，后勤必须要借助科学的

管理方法以及信息化的管理手段完成从成本型部门向效益型部门的转型，从边缘化的板块变身为医院重要的核心板块。医院后勤管理的转型模式见表2-1。

表2-1 医院后勤管理的转型模式

成本型	效益型	具体举措举例
粗放式	精细化	1. 根据国家最新法律法规，及时修订完善制度； 2. 建立专家论证机制，覆盖项目立项、技术参数制定、招投标等各个环节，在必要性、可行性、合理性等方面做好科学研判； 3. 建立内控体系，明确工作流程，梳理每项工作关键环节风险及防范举措
随意性	标准化	1. 建立标准化的作业流程，确保操作的规范性和水平同质化； 2. 制定标准化的合同文本及付款进度模板； 3. 制定各类设施设备汰旧更新年限、条件方面的标准
被动、突发性	主动、计划性	1. 每年制定工作计划，倒排工期逐一落实； 2. 开展定期预防性检修维护，计划性巡检巡修； 3. 定期开展安全生产检查，发现隐患及时整改
消耗型	节能环保型	1. 通过管理节能、技术节能等措施降低能耗支出； 2. 采用环保、节能、绿色低碳的新技术、新模式，如装配式建筑、能源托管、新能源充电桩、清洁能源应用等

（二）从一站式服务平台到后勤指挥中心的升级

在《国务院办公厅关于推动公立医院高质量发展的意见》（国办发〔2021〕18号）中，将推广医院后勤一站式服务作为提升公立医院高质量发展新效能的重要举措之一。一站式服务以客户为中心进行服务整合，让客户花费最少的时间精力成本解决遇到的问题。在医院后勤业务涉及专业领域多、事务权责归属繁杂的背景下，很多医院建立了一站式服务平台，员工关于后勤方面的服务需求由一站式服务平台通过值班电话、OA系统等渠道统一接单、统一分类、实时派单，推送院内机构、供应商、外包服务商开展服务。

建立一站式服务平台的初衷在于使所有后勤服务需求通过一个统一口径提交后便能得到快速响应、及时解决。对于临床一线用户来说，不需要再去判断某项业务到底归属哪个后勤部门负责，服务感受明显提升；对后勤部门来说，接受一站式服务平台的统一调度开展工作，避免了相互之间推诿扯皮、"踢皮球"的情况，提高了服务质量和工作效率。但在实际工作中，部分医院的一站式服务平台由学历水平不高或临近退休的老员工组成，后勤专业化能力不高、指挥协调能力不强、对信息化系统应用生疏，在工作中更多发挥了"接线员"的作用,派单错误时有发生,面对较为复杂或紧急的问题也无法第一时间进行指挥、协调和处理。

随着医院高质量发展的快速推进,对一站式服务平台提出了更高的要求。一站式服务平台亟需摆脱"呼叫台""接线员"的角色,转型升级成为具备后勤专业化素养和强大协调功能的"后勤指挥中心"。一站式服务平台主要作用体现在以下方面。

一是后勤服务涉及专业领域多,服务提供者涵盖医院内职能部门及医院外第三方服务商,很多工作涉及多个专业、多方共同作业,复杂程度较高。作为指挥中枢,一站式服务平台必须熟悉后勤各个板块的具体业务,才能迅速针对特定问题精准分配任务。

二是一站式服务平台必须对第三方服务单位的合同内容进行深入研究,明晰服务边界,特别要注意避免本应由第三方服务商负责的维修内容被错误分派给医院内职能部门执行。例如某医院病房及办公室门栋由后勤物业科自行维修,但净化区域的门栋维修属于净化厂商提供的全包维保范围,若错误地分配给医院后勤物业科进行维修,给予厂商的全包维保费用未能产生实际效益,同时还对医院产生了额外的维修成本。

三是随着医院组织架构的不断完善,后勤新设机构逐渐增多,每当建立一个机构,就会对应形成这一机构的工作职责,机构建立得越多,不同机构之间的界面划分就越多,可能出现的空白区域就越多;同时,后勤智慧化建设、后勤应急保障等专项工作涉及后勤口各个职能部门的业务统筹规划和综合协调,一站式服务平台必须担负起像医院办公室一样的"大管家"角色,具备较强的统筹、协调、兜底功能,才能将细分后的各部门工作职能充分整合形成合力。

（三）从"服务用户"到"服务人民"理念的蜕变

后勤人员常常挂在嘴边的一句话是:我们只是执行方,临床用户提出具体需求后我们才能执行。但很多时候,临床科室作为"用户"只能提出自己期望达到的目标和效果,并不清楚要实现目标的具体路径,也很难站在后勤专业层面将所有前期规划设计细节考虑周全;后勤部门如果仅仅把自己作为"施工单位",则是忽视了自己作为医院的职能部门、代表医院行使相应职责的义务,由于缺乏站在"用户"立场、医院层面的通盘考量,容易导致项目在前期规划、论证、设计等环节考虑不充分,最终给医院带来一系列不良后果。

事实上,后勤部门如果对临床一线服务工作不到位,科室医务人员无法心无旁骛投身医疗服务工作,医疗业务得不到高水平平台的支撑和可靠的保障服务,患者就无法获得良好的就医环境和就医体验，最终损害的是广大人民群众的切身利益。人民群众对医院不满意，医院声誉度下降、业务下滑、收入锐减，最终也会影响后勤部门的自身利益。

因此，在高质量发展进程中，后勤部门需要进一步完成服务理念的蜕变，所有后勤服务保障工作的最终受益者是广大人民群众，而人民群众的满意度提升也将使医院及员工受益；后勤服务的"用户"是临床科室、医院、人民群众，也是后勤人员自身。

综上，在后勤组织架构的设置中，不仅要关注业务实施的具体技术层面，也需要充分考虑业务前期的规划设计方面。例如在医院基本建设方面，如果前期不能将项目的规划设计做深、做好、做实，后期施工过程中引发的频繁变动不仅会影响工程的进度、质量、造价，也会导致毫无意义的资源浪费。四川大学华西医院在基建运行部基本建设科组织架构下新设立了"前期规划组"，其职能是负责所有建设项目的调研论证、需求分析、立项报批、方案设计、医疗工艺设计、报规、报建等前期工作，力求在每个项目动工前实现需求功能论证充分、内部用户沟通充分、流程动线研究充分、变更风险预测充分，确保项目保质保量、如期完工投用，避免因前期工作不充分引发工程变更所带来的建设成本增加及资源浪费。

第二节 医院后勤人力资源配置与培训

推动医院高质量发展，要求医院资源配置从注重物质要素转向更加注重人才技术要素。对于医院后勤人力资源配置而言，就是需要建立一支专业技术过硬、服务意识良好、综合素质较高的后勤队伍。

一、医院后勤人力资源配置的重要性与必要性

（一）重要性

医院后勤是医疗服务的重要支撑和保障，为医院的医疗、教学、科研提供必需的物资供应、设备维修服务和生活服务。因此医院后勤人力资源配置的情况，直接决定了后勤工作的管理水平、服务质量和工作效率，对医院业务的发展有着至关重要的作用。

建立一支专业技术过硬、服务意识良好、沟通协调能力强、综合素质高的后勤队伍，可为医院的高效运转、业务运营提供有力保障，是推动医院高质量发展的必然选择。

（二）必要性

《三级医院评审标准（2022年版）实施细则》第三章（医院管理）第六条（后勤保障管理）中规定，医院要有后勤保障管理组织、规章制度与人员岗位职责。同时应根据法律法规要求，对后勤专业人员开展必要的安全教育和技能培训；特种设备操作人员必须持证上岗，严格按照技术操作规范开展工作。

二、医院后勤人力资源配置特点

（一）专业性

随着物联网设备在医院运维、基于BIM的医院可视化运维管理平台等医院后勤管理信息化、智能化技术的引进与应用，以及医院多院区发展的规模化、设备设施的专业化，就医环境和患者需求的不断变化，对后勤管理活动及后勤人力资源配置提出了更高的要求。

人力资源配置的专业化，不局限于后勤人员技能的专业化，还包括岗位设置、人力规划、系统性培训的专业化，专业化的后勤人力资源配置能更好地应对后勤保障工作突发性和专业性。

（二）复杂性

随着医院多院区发展建设规模的扩大、医疗设备和后勤保障设施专业化与数量的逐渐增加，以及医疗环境的不断提升，医院后勤管理日趋复杂化。

医院后勤承担的业务范围包括了医院基本建设、房屋维修维护、园林绿化、水电气的供应和系统维修、膳食服务、医疗设备及物资的采购与管理、消防安全、电梯运行维护及安全管理、安全保卫、保洁及医疗废物处理等诸多工作，涉及人员数量、工种多，人员聘用方式及组成复杂，管理规模及难度大，同时服务范围广而杂，这同样成为了后勤人力资源管理面临的挑战及难题，即后勤人力资源复杂化。

（三）社会性

探索医院后勤一站式服务模式，推进医院后勤服务社会化。医院后勤服务社会化是医院后勤管理的一大趋势。

目前国内公立医院对后勤服务进行了不同程度的外包，其中主要内容为保洁、安保、餐饮及运维等，由专业的服务公司或企业来承担后勤服务。相对应的外包服务工作人员与医院之间不再是雇佣关系，外包服务工作人员的稳定性、文化水平与专业素质等不再受医院控制与管理，但其服务的专业程度却直接决定了医院后勤服务质量与效率。

三、医院后勤人力资源配置与培训存在的问题

目前医院后勤人力资源配置没有形成规范的行业标准，各家医院普遍是将医院后勤岗位分为管理岗、技术岗和工勤岗，岗位人数则根据开放床位数、服务建筑面积以及操作规范等要求，结合实际业务开展情况进行配置，未形成系统性、前瞻性的规划配置与培训方案。

而医院后勤人力资源配置与培训，实际是在走一条凭感觉、凭经验的旧路，从而导致了人力资源结构不合理、人员更迭失衡、人岗匹配机制不健全、继续教育培训力度不足，以及员工个人价值实现无法与医院目标相统一、后勤人员职业发展体系不健全等问题。

四、医院后勤人力资源配置与培训

（一）提升医院后勤人力资源配置理念

医院后勤人力资源配置是一项综合性任务，是以提高整个后勤的服务质量和工作效率以及专业化水平为目标，主要包括人员的培养、选拔和任用三大任务。

因此后勤人力资源配置时应科学设计并优化业务流程，根据业务分类和工作流程合理设计管理构架，并在流程优化的基础上因事设岗，根据工作量核定岗位数量，进行岗位设置规划，同时为后勤人员提供完善的职业发展规划。

（二）做好医院后勤"三定"工作

医院后勤普遍存在业务边界不清晰、专业技术人员紧缺、人员结构老化、未形成系统性人力规划等问题。通过定职能、定机构、定编制的"三定"工作，可以清晰梳理出医院后勤职能部门的工作事项，并明确各工作事项的具体工作岗位及人员配置需求。下面以××医院基建运行部为例，详细分析说明。

1. 完善组织架构、明确部门职能

通过明确基建、设备、膳食、安保等各后勤部门的业务范畴、业务区域，清晰划分部门间的职责边界。同时亦可以根据各部门职能，进一步划分业务工作，编制岗位职责，做到职责明确，责任到人，这也是人力资源合理配置的基础性工作。

（1）完善部门组织架构及职责。××医院在后勤部门"三定"工作中，采用"一院

多区"管理模式，业务区域包括了医院主院区、分院区、科研院区及由医院全托管医院和合作办医医院等。该模式下的医院后勤管理幅度更大、层次更多、周期更长。基于此，在"三定"工作中，××医院梳理后勤各部门一院多区、托管医院及合作办医医院业务管辖范畴，进一步完善了部门组织架构。××医院基建运行部组织架构见图2-4。

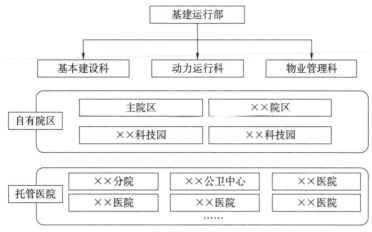

图2-4　××医院基建运行部组织架构

××医院基建运行部业务范畴涵盖了医院基本建设、动力运行及物业管理等多个方面，实质是医院建筑及附属设备设施全生命周期管理，以及整体后勤支撑保障及服务，业务区域为一院多区，要求基建运行部的管理与服务为一院多区同质化。基于上述情况，××医院基建运行部对部门职责进行了论证和梳理，详见表2-2。

表2-2　××医院基建运行部部门职责

部门	部门职责
基建运行部	按照国家、省、市有关基本建设法律法规进行基本建设管理，对全院医疗业务用房及配套设备设施和院区环境进行维护管理的职能部门，主要职责如下： （1）根据医院的事业发展规划，组织编制、评审、修订、报批医院总体发展建设规划。 （2）协助国资部办理新征用地手续，配合运营管理部完成医院空间规划布置。 （3）组织编制医院中长期基本建设计划，并编制年度基本建设投资计划。 （4）组织基建项目设计方案的征集，组织编写可行性研究报告或项目申请报告，向相关部门申请项目立项。 （5）牵头组织基建招标等相关工作。 （6）督导基本建设科完成医院基本建设和维修改造任务。 （7）督导动力运行科完成医院水、电、气（汽）、中央空调等的运行管理及各类动力保障设备设施维护、保养及年检（审）工作。 ……

（2）划分部门内各科室业务管辖及科室职责。××医院基建运行部根据业务内容，下设了基本建设科、动力运行科、物业管理科，分别对医院建筑基本建设、动力运行以及维修维护等管理内容负责。该医院基建运行部据此逐一明确各科室架构及科室职责。以动力运行科为例，其主要职责包括了能源供应、运行保障、环保、节能降耗等，其组织架构详见图2-5，科室职责见表2-3。

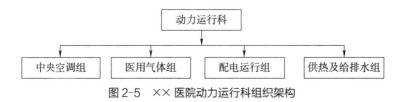

图2-5 ××医院动力运行科组织架构

表2-3 ××医院动力运行科科室职责

科室	部门（科室）职责
动力运行科	（1）负责修订、补充和完善本科的各项规章制度、月度报表上报工作。 （2）负责全院供水、供电、供气（汽）、供医用气体、中央空调等工作的安全、正常运行和节能降耗管理工作。 （3）设备发生故障及时组织检修，发现隐患及时组织处理，做好技术把关工作，保证所管辖系统设备处于优良的技术状态。 （4）负责审核所管辖系统设备月度和年度的维修保养计划和备品、备件计划，并负责组织安排维修保养计划的实施，制定工作标准，督导员工保证工作质量，提高工作效率。 ……

（3）明确科室内岗位设置及岗位职责。在科室架构及职责明确的基础上，根据工作内容和工作量，进一步细分科室岗位设置、岗位职责，做到职责明确、任务合理、责任到人。

××医院动力运行科，科室内细分为中央空调组、医用气体组、配电运行组、供热及给排水组四个工作小组，每个工作小组配置小组主管、技术骨干、技术工人，再分别明确各岗位职责及工作要求。××医院动力运行科中央空调技术主管岗位职责见表2-4。

表2-4 ××医院动力运行科中央空调技术主管岗位职责

岗位名称	岗位类型	岗位职责
中央空调技术主管	技术岗	（1）负责全院空调、通风、净化及楼宇自控设备的安装、维修、保养和运行的技术及管理。 （2）做好新建、扩建、改建工程的生产准备、组织，负责对工程现场监督。 （3）协助基建科安装技术主管参与项目前期规划论证阶段的方案讨论与各阶段方案的审查工作，并提出建议等

2. 盘点分析后勤岗位现状

面对后勤人员复杂、结构老化、配置失衡等问题，要做到摸清家底，对医院后勤的人员总体构成、岗位类型、岗位编制情况进行全面梳理与分析，包括管理岗、管理辅助岗、技术岗、工勤岗等岗位类型情况，以及各岗位人员数量配置情况、员工能力情况等。

××医院基建运行部对部门管理、技术、工勤等岗位情况及配置人数进行了全面梳理，全面了解部门规划岗位人数、实有人员数，以及人员配置缺口情况，见表2-5。

表2-5　××医院基建运行部技术岗及工勤岗人员配置情况（摘录）　　单位：人

部门（科室）	岗位类型	规划岗位人数	现有人员数	人员缺口
基建运行部	技术岗＋工勤岗	271	226	45
	技术岗	63	50	13
	工勤岗	208	176	32
基本建设科	技术岗＋工勤岗	30	22	8
	技术岗	30	22	8
	工勤岗	0	0	0

××医院基建运行部对部门岗位现状进行了盘点分析，主要从人员总体构成、岗位类型、岗位编制、员工能力等多个方面，在摸清家底的同时，通过动态管理，做到人尽其才，人事相宜。××医院基建运行部中央空调技术工人配置情况分析见表2-6。

表2-6　××医院基建运行部中央空调技术工人配置情况分析

岗位名称	岗位类型	岗位职责	岗位人数	岗位设置理由及工作量说明
中央空调清洗	工勤	（1）完成全院中央空调系统的清洗维护工作； （2）根据要求参加值班和应急抢险工作； （3）按清洗计划完成中央空调设备过滤网清洗、清毒，中央空调设备表冷器、风机等的清洗、消毒等工作	×	（1）按每月一次的频率对全院中央空调回风口进行过滤器清洗消毒，全年共清洗××个（每人每工作日完成××个点位，完成1个点位平均耗时××min，共需××min）； （2）全年完成新风机组过滤网清洗消毒××个（每人每工作日完成××个点位，完成1个点位平均耗时××min，共需××min）； （3）全年完成外墙风口及配电房通风口清洗除尘共计清洗××个、风幕机除尘及滤网清洗共计××台次、风机盘管回风过滤网外框维修共××套； （4）全年共计清洗消毒风机盘管表冷器××台，新风机组表冷器××台

续表

岗位名称	岗位类型	岗位职责	岗位人数	岗位设置理由及工作量说明
中央空调维修	工勤	（1）完成中央空调通风系统及空气净化设备等的巡检、维修、保养工作，确保设备的安全运行，执行中央空调设备保养、维修规范； （2）对中央空调系统检查、操作、保养，并排除各种故障	×	（1）全年完成××台次主机巡检巡修，开关机××台次； （2）全年完成空调末端设备的维护保养××台次； （3）全年共计维修空调××台次； （4）全年处理临床报修、维修××单； （5）每日对临床室内温度、二氧化碳浓度进行抽测并根据室内、外温度情况落实运行节能工作，全年抽测房间约××间； （6）全年完成外包施工单位现场监督协调工作约××次
中央空调运行	工勤	（1）负责中央空调设备运行操作； （2）按照流程操作制冷机组、冷冻冷却泵、冷却塔风机等设备； （3）协助设备维保厂家维修人员处理设备故障等工作	×	按照运行班四班三运转、每班1人8h要求，在制冷机房进行巡视值班，每小时记录主机运行数据，负责及时处理系统故障及相关运维工作

3. 加强岗位人员选配

医院后勤以有效的岗位分析、明确的工作职责、详实的岗位说明书为基础，合理设置岗位和配置人员。结合业务发展需要，推动医院高质量发展，后勤的精细化管理需有针对性、有规划地配备一支涵盖土木工程、建筑环境、电气自动化、设备工程、物流管理、物业管理、采购管理等专业化的、懂技术的、会管理的、结构合理的后勤队伍。

××医院基建运行部，结合医院"一院多区"事业发展规划，为保证各院区实现同质化管理，在"三定"工作中，明确了需要对技术主管、技术骨干等人力进行统筹考虑，开展人员储备、提前培养规划等。××医院基建运行部"一院多区"人员规划及设置情况见表2-7。

表2-7 ××医院基建运行部"一院多区"人员规划及设置情况

科/室	岗位名称（变动）	岗位类型（变动）	岗位职责	岗位人数（变动）	变动依据
动力科/物业科	新增：新院区副科长	管理岗	参照本部、××院区、××科技园区等管理模式，结合医院需求，负责分院区动力运行、物业管理等相关工作	×	1. ××院区：××万 m^2； 2. ××院区：××万 m^2； 3. ××二期等

续表

科/室	岗位名称（变动）	岗位类型（变动）	岗位职责	岗位人数（变动）	变动依据
动力科/物业科	新增：新院区技术主管	技术岗	参照本部、××院区、××科技园区等管理模式，结合医院需求，开展相关工作	×	1. ××院区：××万 m^2，规划设置×名技术主管； 2. ××中心建设项目：××万 m^2，规划设置×名技术主管； 3. ××科技园区新购置楼栋：规划设置×名技术主管； 4. ××院区：××万 m^2，规划设置×名技术主管
	新增：新院区技术骨干	技术岗	参照本部、××院区、××科技园区等管理模式，结合医院需求，开展相关工作	×	1. ××院区：××万 m^2，规划设置×名技术骨干； 2. ××中心项目：××万 m^2，规划设置×名技术骨干； 3. ××科技园区新购置楼栋：规划设置×个技术骨干； 4. ××院区：××万 m^2，规划设置××名技术骨干

（三）建立适宜后勤人员的绩效体系

医院后勤人力资源配置的专业性、复杂性及社会性，决定了医院后勤人事绩效体系的特殊性及多元化。建立一套适宜后勤的人事绩效体系，才能更好地调动后勤员工的工作积极性、主动性与创造性，才有利于后勤人才队伍的建设、培养与管理。

医院后勤人事绩效体系要以提高后勤服务质量、效率及专业化为目标，以业务分类、岗位职责、岗位数量为依据，秉持后勤工作多劳多得、尊重岗位价值、技术领先的理念，为后勤人员提供职业发展通道来进行考量与设计。××医院后勤部门包括了基建运行部、设备物资部、安全保卫部、膳食中心、浆洗中心等，根据部门工作内容特点，设计了后勤技术岗宽带薪酬体系、成本效益核算体系两套绩效体系。

以××医院基建运行部技术岗为例，采用宽带薪酬体系（见图2-6），突出后勤工作技术性、专业性，打通专注于技术提升的后勤人员晋升通道，以"岗变薪变、升级升薪"为原则，统筹考虑。对标行政管理晋升通道，设技术总监、技术主管及技术骨干岗，将各岗位划分为若干层级，明确各层级任职条件及晋升要求，每3年进行一轮层级晋升考核，根据业务需要开展技术主管公开竞聘。技术骨干通过自身努力不断提升专业技术，可达到同级别技术主管薪酬水平，同样技术主管亦可达到同级别技术总监薪酬水平。为后勤专业技术人员提供了从基层到中高层的晋升通道。

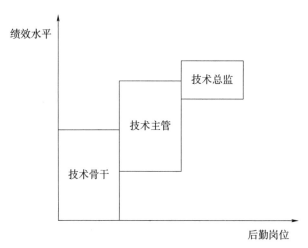

图 2-6　××医院基建运行部技术岗宽带薪酬体系

（四）设计系统性的后勤人员培训方案并予实施

医院后勤开展的培训大部分为消防安全、安全生产等政府指令性培训，未完全根据业务需求及员工发展需要形成系统性的人员培训方案，即后勤人员仍在走经验型的旧路。

一套系统性的后勤人员培训方案，可将医院发展目标融入培训方案，为后勤员工构建职业规划；也可为医院后勤进行人力资源储备，培养医院后勤改革与创新的力量。根据培训对象可分为新员工入职岗前培训和从业员工的技能提升培训。通过岗前培训，为新入职员工树立正确的人生观、价值观和职业道德观，也能让新员工快速融入医院环境，了解医院文化。持续的岗位技能提升培训，包括从事岗位的理论知识、操作规范，以及相应的各类突发应急事件处理等内容，能提高后勤员工工作效能。

第三节　医院后勤管理制度建设

医院后勤部门掌握了大量的资源，经常被称作"花钱大户""资源大户"，存在极高的廉洁风险。同时后勤部门各项业务繁杂、流程多，涉及的交叉工作多，且存在的安全隐患多，因此从医院后勤发展实际来看，制度建设发挥着尤为重要的作用。只有强化制度建设，将权力关进制度的笼子，才能规范后勤各部门的工作流程，建立廉洁、健康、高效的工作体系，保障医院业务的正常开展。

一、医院后勤制度存在的问题

(一)在对制度的认知方面

制度认知是制定制度、遵守制度、维护制度以及监管制度的核心。思想认识提高了,才能全方位提高制度建设。如果医院后勤部门领导干部对制度建设的重要性以及对制度建设中存在的问题认识不深刻、不到位,会导致制度建设难以真正发挥其效用。领导干部在制度建设过程中不出于公心,习惯于以权力代替制度,会造成制度制定难以科学、合理、公平、有序地推进,制度执行难以落地。

在实际工作中,一方面,存在部分后勤领导不重视制度建设,对制度的拟定抱有完成任务的心态。另一方面,大部分职工对制度的了解和掌握还不够,不能正确地认识和学习制度,认为制度建设不重要,认为人情大于制度,或者对制度的内容只知道个大概,具体细则并不清楚,都会给制度建设造成困难。

(二)在制度的制定方面

制度的制定是制度建设的根本,制度制定得是否健全、完善直接关系到员工能否严格遵守和执行制度。医院后勤制度有效运转依赖于系统内部各要素的健全、完善,如果系统内部各要素存在缺陷,系统功能正常发挥无疑将受到影响。比如制度制定、制度执行、制度遵守、制度监督等要素之间是相互作用和相互影响,任何一个要素的不健全、不完善,也势必会对其他要素产生消极作用和影响。

部分医院现有后勤制度存在以下几种情况。

(1)现有制度仅仅誊抄政策法规,未根据医院实际情况进行细化,出现制度文件不适用或不完全适用于医院的情况。

(2)国家各类政策法规更新后,未及时对医院现有制度进行调整和修订,造成现有制度与国家政策相冲突的情况。

(3)医院内部各类制度之间不协调、不统一,存在矛盾冲突,影响制度执行效果等。

(4)现有制度中管理部门权限未明确或未及时进行调整更新,不相容岗位权限未进行分离,造成制度盲区出现,遇到事情无章可循等情况。

(5)现有制度中没有明确工作小组,划分各自业务板块,造成各部门的岗位职责和权责归属不明,部门之间的界限不清,协调工作过程中各部门互相推诿或抱怨对方响应不及时等情况。

（6）制度仅有大的框架和原则性规定，内容模糊，没有具体的实施细则，没有进行标准化建设，不具备指导工作的可行性。

（三）制度的执行方面

制度制定的根本目的是让职工能遵守和执行制度。制度建设，重在增强有效性，贵在提升执行力。从某种意义上说，执行制度比制定制度更为费力、更为重要，也更具有现实意义。

当前，医院后勤在制度执行中也存在如下问题。

（1）制度执行过程不规范、不透明、不公正，部分领导干部习惯以言代替制度，以权压制制度，干预制度执行。

（2）员工并未能知晓、掌握各项制度和流程管理要求，日常工作中仍是按自己的习惯和经验推进工作。

（3）制度执行不严格、不到位，有制度不依，违反制度现象时有发生。

（四）制度监督方面

制度监督是制度建设的重要组成部分，是对制度运行和操作合规性进行监察和督导的重要手段，是实现制度的重要保障。

从目前情况来看，部分医院后勤制度执行的监督机制不够完善，监督程序不够规范，而且监督人员不足、监督力度不够、监督手段偏软、监督效果不佳，不能真正发挥其应有作用。

二、构建医院后勤制度体系

（一）更新理念，提高思想认识

理念是行动的先导，医院后勤部门从领导到职员树立正确的理念，是医院后勤制度建设的基本要求，由此才能确保医院后勤制度建设正确、有效和顺利地进行。

1. 法治理念

医院后勤系统制度建设必须走法治化之路，使后勤各项工作都能做到"有法可依、有法必依、执法必严、违法必究"，将医院后勤制度建设纳入法治轨道，确保制度建设符合法治精神，不断提升医院后勤依法治理水平。

2. 民主公正

制度建设要以民主和公正为前提和目标，扩大后勤职工的政治参与度。后勤职工是制度建设的主体和力量源泉，在制度建设中必须坚持平等，特别是要在制度制定、执行、遵守和监督等各环节坚持制度面前人人平等。

3. 科学理念

后勤制度建设是一项系统、复杂和长期的工作。医院后勤干部必须坚持科学理念，才能克服制度建设的主观随意性和盲目性，避免和减少制度建设的错误和失误，降低制度建设的成本、提高制度建设的实效。

制度建设必须从实际出发，立足医院后勤实际，统筹考虑医院发展状况、制度建设总体进程、临床需求变化等综合因素，确保各项制度科学有效。全面推进科学制定制度、严格执行制度、全员遵守制度、有效监督制度。

（二）规范后勤制度制定

加强制度建设，最根本的是严格遵循客观规律设计和制定制度，医院后勤制度建设必须提高制度的科学性、公正性和合规性。

《三级医院评审标准（2022年版）实施细则》中要求"有后勤保障管理组织、规章制度与人员岗位职责"。医院后勤管理涉及的各项事务金额大、岗位多、流程繁杂、技术性强。医院后勤管理者要建立完善的制度制定流程，规范制度制定主体、权限、程序、内容、形式等，提高制度制定的规范性。

1. 成立工作小组，建立制度制定流程

后勤部门领导干部应牵头对现有后勤组织架构、岗位职责及制度流程进行梳理，并制定制度建设的立、改、废标准流程。各业务部门领导应作为制度制定的第一责任人，全面负责业务范围内制度制定工作。

医院要健全制度制定征求意见机制，扩大征求意见的范围和途径，加强制度制定调查、评估、论证和审查，使制度制定切实符合医院后勤发展客观规律，准确适应医院改革发展稳定的实际需要；要确保制度制定质量，提高制度制定的针对性、及时性、系统性、有效性和制度的可执行性、可操作性，提高制度的合规性；要明确制度制定权力边界，有效防止部门利益、个人利益制度化，避免越权、重复、盲目制定制度。

2. 按专业划分各业务流程

结合医院后勤管理控制目标及制度，将业务流程一一进行划分，例如将"基本建设管理"作为一级流程，下面细化"基建前期管理""工程采购管理""工程实施管理""工程造价管理"四个二级流程，再分别针对四个二级流程按需梳理出下一级流程。业务流程可能涉及多岗位、多部门的交叉协作，以"工程招标管理"为例，其流程见图2-7。

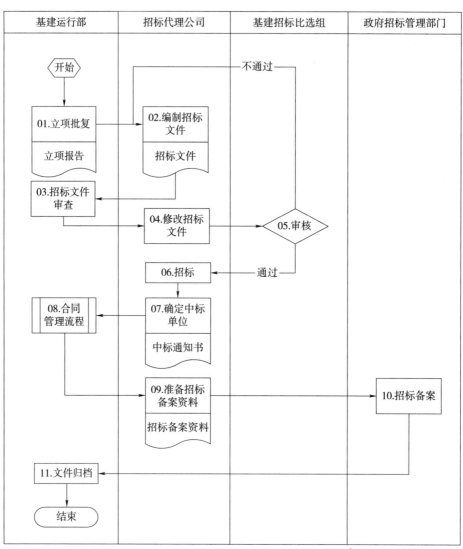

图 2-7 ××医院工程招标管理流程图

3. 后勤制度标准化、精细化

后勤保障的日常巡检巡修、保洁、物流配送、安防巡查等作业量大面广,且需重复进行,可制定标准操作流程(SOP),将某一作业按照操作目的、操作步骤、操作要求,以统一的格式固化,用以指导和规范日常工作。

图 2-8 为××医院病区标准层日常巡检路线示意图,表 2-8 为日常巡检记录表(摘录)。

通过 SOP 将所有工作流程化、标准化既能让后勤人员快速熟悉制度流程、掌握操作要领,指引和规范每项操作、每次服务,同时也便于管理者对制度的检核。

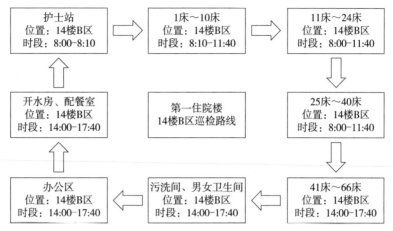

图 2-8 ××医院病区标准层日常巡检路线示意图

表 2-8 ××医院标准病区日常巡检记录表（摘录）

基本信息		巡检项目							
巡检日期	科室编码	门窗	天花	地面	墙面	给排水	照明	空调	……
到达时间：			离开时间：			巡检人：			

（三）落实制度的执行

1. 加强员工培训，制度流程入脑入心

制定制度的目的并不是让制度停留在书本上，而是要切实地与实际工作相结合并进行有效运用。制度最终需要全体员工落实到日常工作中去，如果员工不知晓、不接受、不执行，即使制度再完美，也是一纸空文。

定期开展并组织部门管理人员参与岗位培训、丰富知识体系，树立良好的工作作风，确保管理人员能够脚踏实地地严格对待自身工作，不错过、不放过任何细节，学会灵活变通，选择最佳方法加以管理，确保工作整体质量。同时对一线员工也需要加强培训，扩大制度知晓程度，使"做我所说，说我所做"的理念深入人心。

2. 利用 PDCA[1]，持续优化流程制度

制度的建设是一个动态的过程，需要不断进行调整，制定的制度要保证是能用、可行的。因此，制度的制定应该是一个持续改进的过程，而 PDCA 循环正是持续改进的方法之一。

---

[1] P 为计划（Plan），D 为执行（Do），C 为检查（Check），A 为处理（Act）。

医院后勤部门要定期对照制度流程对员工进行培训，并对各项 SOP 的掌握情况进行考评。要有计划、有目的地进行检查，并要在有效的检查信息反馈和考核的基础上，进一步完善因拖延导致工作速度慢、因未按规定导致工作质量差、因尚未落实导致工作效率低等方面的检查工作。

针对大部分员工实操中无法掌握的流程，后勤部门应进行自我评价及分析，以便查找出制度流程中存在的执行缺陷或设计缺陷等，从而进一步进行优化和整改。

3. 量化考核指标，注重员工激励

后勤管理部门中的绩效考核应尽量常规化，更加注重给予优异员工相应的奖励，要做到奖罚有度、人人平等，才能更好地激励管理人员的工作热情与斗志，促使他们全身心地投入到工作中，认真对待工作，发挥主观能动性。

（四）强化制度的监督

后勤制度监督实质上主要是对后勤各部门权力的监督。有效监督制度是制度建设的保障，加强制度建设也必须强化制度监督。

医院要规范后勤制度监督主体、对象、权限、内容和方式等，使制度监督规范化、制度化，构建科学合理的制度监督体系；要加强对制度制定、制度执行、制度遵守等监督力度，确保制度制定科学合理、制度执行严格规范、制度遵守全面有效；要建立健全制度审查机制、问责机制、纠错机制等机制，确保制度有效规范运行；要加强党委监督、纪委监督、监察监督、社会监督、民主监督和舆论监督等，积极推进各种监督融合，切实增强监督合力和监督实效；要建立健全制度监督机构，配备制度专门监督人员，培养增强监督人员素质。

综上，医院的后勤管理工作是保证其自身工作运行的基础条件，也是保证实现可持续发展的重要环节。因此，医院要更加注重自身管理水平的提升，从制度上优化、调整、补充、完善；从方法上，制定更科学、合理的管理方法，激发后勤员工自身的积极性、主动性；从根源上提升管理水平能力；在实际工作中，需强化制度执行考核，从而不断进行内部控制、管理、监督，及时发现阶段工作中存在的不足和问题，减少相应的成本费用，以此提升后勤的管理水平，为后续开展工作创造良好的条件。

第三章 医院后勤党建工作

纵观我国医疗行业的发展历程，党建引领发挥着至关重要的作用，其为医院发展指明方向，从思想层面实现凝心聚力，为医院的高质量发展提供着不竭动力。而医院后勤作为医院发展的重要保障业务板块，若要提升服务质量，推进后勤的整体发展，党建工作不容忽视。

医院后勤党建工作肩负着推动业务发展、服务临床与病患、凝聚人心等作用，特别是在党的二十大召开以后，如何加强医院后勤党建工作，促进医院后勤高质量发展，成为了医院后勤党建工作的重要命题。

第一节 加强医院后勤党建工作的重要性

在新时代背景下，加强后勤党建工作、突出支部政治功能、提升组织力、强化服务意识，是关系着医教研工作顺利运行和医院高质量发展的重要抓手。

中共中央办公厅《关于加强公立医院党的建设工作的意见》（中办发〔2018〕35号）明确指出要着力提升公立医院基层党建工作水平，包括把党支部建设成为坚强战斗堡垒，推进党组织和党的工作全覆盖等。《〈关于加强公立医院党的建设工作的意见〉实施办法》（国卫健党发〔2018〕29号）要求，充分发挥党支部政治功能，坚持围绕中心抓党建、抓好党建促发展，参与科室业务发展、人才引进、薪酬分配、职称晋升、评优评先、设备配置等重大问题的决策，创新活动内容形式，推动党务工作与业务工作深度融合。

一、医院后勤党建工作概述

基层党组织是党团结群众、组织群众、贯彻党的路线方针政策的基层"执行单元"。因此，以科学发展观为指导，从支部设置、班子建设、制度建设、教育管理等方面抓好医院后勤党建工作十分重要。

医院后勤党建工作作为基层党组织建设的一部分，必须全面贯彻执行党的理论路线方针政策，建立适应医疗快速发展的现代化后勤保障服务体系，真正成为基层党组织工作的组织者、推动者、实践者。

二、医院后勤党建工作的重要性

新形势下的医院后勤党建工作，其开展的力度、宽度和广度，直接关系到医院后勤团队的凝聚力、影响力和战斗力。加强后勤党建工作，充分发挥基层党组织的方向引领作用、教育导向作用、凝心聚力作用及监督指导作用，深入推进医院后勤党建与业务相融合，营造干事创业的良好氛围，对加强现代医院后勤建设具有十分重要的意义。医院后勤党建工作的重要性见图3-1。

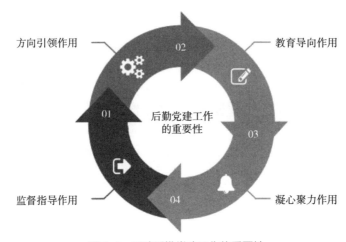

图3-1 医院后勤党建工作的重要性

（一）方向引领作用

医院后勤党建工作在政治立场、政治方向、政治原则、政治道路上务必同党中央保持高度一致，要旗帜鲜明讲政治，充分发挥方向引领作用，坚持继承和创新相结合，抓住"关键少数"，管好"绝大多数"，把政治标准、政治要求落实在业务全过程，增强后勤党建工作实效。

（二）教育导向作用

持续用党的创新理论铸魂育人，坚持学思用贯通、知信行统一，不断增强医院后勤团队的政治性、时代性、原则性、战斗性，深化责任担当；同时用好批评和自我批评武器，持续净化党内政治生态，以高质量的保障服务提升医、护、患的满意度。

(三) 凝心聚力作用

充分发挥基层党组织的政治功能和组织功能，深刻认识后勤保障的工作特点、重点及意义所在，坚持用习近平新时代中国特色社会主义思想统一后勤团队的思想、意志和行动，营造良好的组织文化，提高团队凝聚力，促进医院后勤发展。

(四) 监督指导作用

后勤党建工作要不断提高政治判断力、政治领悟力、政治执行力；要增强防范化解风险本领，不断完善监督制约机制，推进政治监督具体化、精准化、常态化，锻造出一支懂专业、知敬畏、存戒惧、守底线、有担当的后勤队伍，将形成长效管理机制。

第二节　加强后勤党建工作的具体举措

医院作为社会服务的重要组成部分，同时应负起全面提升党建质量、推进单位党建工作的责任，而其中医院后勤作为医院整体运行的保障性、服务性板块，更应该加强党建工作，从而更好地为医院运作保驾护航。

从整体来看，医院后勤党建工作的难点主要在思想认知、制度落实、内容形式等方面，例如：可能对相关工作流程、要求不熟悉；对于党的理论学习的深度、广泛度不足；对于党建活动的开展形式不够丰富多样。

针对医院后勤党建工作的难点，应从党支部的基础建设、思想引领与宣传、后勤人才梯队培养、党风廉政建设四个维度进行思考。

一、党支部的基础建设工作

医院后勤党支部通常在医院党委（党总支）的领导下开展工作。

医院后勤党支部，要起到监督改革发展正确方向、参与重要决策、服务人才成长、促进事业发展的作用；要围绕"三会一课"，即党员大会、党支部委员会会议、党小组会、党课为核心，结合主题党日、谈心谈话、组织生活会和民主评议党员等，有序开展党的相关基础建设工作。后勤党支部的基础建设内容如图3-2所示。

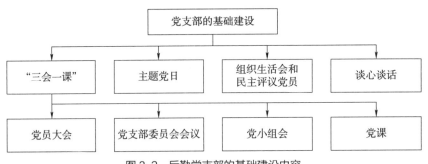

图3-2 后勤党支部的基础建设内容

在医院后勤业务骨干、高学历人才、青年人才中大力发展与培养党员,使其在业务工作中充分发挥党员的先锋带头作用。同时,医院后勤党支部要引领团组织、工会等协同发展,形成良好的群团工作氛围。对于部门内部的民主党派、少数民族等统战群体,也要积极听取其意见与建议,巩固统战工作成果。

二、思想引领与宣传工作

医院后勤党建可从以下方面开展思想引领与宣传工作。

(一)把握思想工作主动权

(1)后勤党建要认真落实思想工作责任,将思想工作纳入党建重要议事日程、纳入领导干部目标管理,将业务工作和党的建设工作紧密结合。

(2)后勤党建要注重理论学习,利用干部大会、部门例会等认真学习习近平总书记关于医疗卫生健康行业的重要讲话和重要指示批示精神,学习党章、党规党纪。同时注重丰富理论学习载体,利用党建书籍、共产党员网、学习强国等加强学习。

(3)医院后勤党建要建设好思想工作阵地,做好医院后勤工作的公众号、订阅号、抖音账号等平台发布内容的维护管理工作。按照精简高效的原则建立网络工作群,严格落实群组成员准入和实名制,规范群组网络行为和信息发布,对在群内发表错误言论应及时约谈纠正。

(二)后勤党建宣传工作

医院后勤党建应加强宣传工作,具体可采用以下方式开展。

(1)集中宣传贯彻。内容包括:党的重要思想方针政策;上级党组织相关会议精神学习;重点专项学习内容等。

(2)新闻报道。主要依托新媒体手段,对后勤党建相关重点工作、活动进行实时报道。其内容包括：综合新闻；专题报道等。

（3）物料宣传。主要指制作宣传手册、资料，张贴宣传标语、图画等方式开展的宣传工作，具体内容可根据后勤党建宣传工作需求制定。

（三）后勤文化建设

后勤文化建设需要由后勤党支部牵头与指导，后勤部门全体成员统一价值观念、目标方向、制度规范和行为方式，从而形成共同的文化认同。良好的后勤文化能有效推动业务工作运行，为后勤工作不断创新发展提供保障。

（1）医院后勤党建要对后勤文化的整体框架进行设计。随着时间的积累和历史的沉淀，逐渐形成医院后勤人共同的文化特质，进而提炼医院后勤文化内涵、精神、愿景、功能等，最终形成医院后勤的价值观，如"服务于临床、服务于病患"。

（2）医院后勤党建要树立榜样，形成良好的示范，激发职工从思想和行为上向榜样靠拢。对于表现优异的职工，进行物质和精神方面的鼓励，并通过"文化墙""宣传栏"等形式，宣传其事迹，在整个医院后勤工作中形成积极向上的文化氛围。

（3）医院后勤党建要营造有文化气息的环境。可在后勤办公区设置后勤类名言警句，利用空闲空间设置后勤文化图书角，为职工提供优质、学术前沿的书刊读物，积极鼓励职工利用闲暇时间多读书，营造良好阅读氛围，利用书籍的力量推动后勤文化建设。

（4）医院后勤党建要着重推进廉洁文化建设。充分运用医院文化长廊、宣传专窗、网站、微信等载体，建设后勤廉洁文化专栏。通过举办专题讲座、举办书画摄影展、开展廉政文化知识竞答等方式，用广大职工认同的方式加强宣传教育，不断增强教职工廉洁从政、廉洁行医的观念，培育职工爱岗敬业、清正廉洁的思想道德观念。

（四）外协单位宣传教育

外协单位作为医院后勤业务重要的第三方合作单位，在医院日常运行中发挥着不可替代的作用，医院后勤党建有必要针对外协单位人员开展宣传教育工作。

（1）落实"一岗双责"，强化责任意识。坚持"谁监管，谁负责宣传教育"的原则，后勤业务部门负责对其监管的外协单位进行党规党纪、医院后勤相关制度等的宣讲，强化责任意识与服务意识。

（2）以问题为导向，强化警示教育和廉洁教育。组织外协单位集中观看警示教育片，让外协单位坚守底线、不越红线、不碰高压线。

三、后勤人才梯队培养工作

人才是一个组织生命力、创造力的源泉,对于医院后勤党建而言,人才梯队的培养是一项长远而深刻的工作。针对后勤人才梯队培养工作,可从以下方面开展具体工作。

(一)后勤项目制人员培养模式

医院后勤业务通常采用项目制的形式,在后勤党建工作的指导下,以团队为核心推进,例如基建的施工项目、设备物资的采购项目、安全保卫的安防建设项目等。因此针对后勤人才的培养,可结合实际业务特点,以项目制的形式进行培养。

(1)要引导团队成员表达自己的想法。特别是在项目工作开展的前期,要对业务工作方案与计划进行充分讨论,讨论过程中要集思广益,引导并尊重团队成员的思考与想法,最终通过讨论达成一致。绝不可采用"一言堂"的方式,对团队成员的想法进行打压。

(2)要重视团队成员独立工作能力的培养。在工作方案制定、执行、多部门间沟通等方面,均应由团队成员独立或协同完成。

(3)要从多方面对人才进行综合评价。项目完成时,对人才从包含组织协调能力、沟通能力、执行力、时间管理、创新力等方面进行综合评价,同时对于工作过程中出现的非原则性错误,要采用包容的态度,更多注重应对措施及经验教训的总结与完善。

(二)建立人才培养课程体系

针对后勤人才培养,应建立完善的人才培养课程体系。可针对党员、后勤业务骨干等开展菜单化、模块化、标准化兼具后勤业务个性化的课程。后勤人才培养课程体系示例如表3-1所示。

表3-1 后勤人才培养课程体系示例

课程模块	课程内容	开展形式
党性教育类	1. 党的二十大精神要点解读; 2. 党的思想与方针; 3. 党风廉政建设; 4. 支部建设; 5. 党史学习教育	1. 线上授课; 2. 线下授课
形势与政策类	1. 国家治理体系; 2. 国家安全; 3. 国际形势; 4. 法治建设; 5. 医药卫生体制改革	1. 线上授课; 2. 线下授课

续表

课程模块	课程内容	开展形式
个人综合素能教育类	1. 哲学； 2. 艺术； 3. 文学； 4. 逻辑学； 5. 管理学； 6. 公文写作	1. 线上授课； 2. 线下授课
后勤业务培训类	1. 安全教育； 2. 安防技术与应急处置； 3. 基建工程技术； 4. 设备物资管理； 5. 物资、设备招采； 6. 营养膳食	1. 线上授课； 2. 线下授课
实践教育类	1. 红色教育基地学习； 2. 红色观影； 3. 乡村振兴； 4. 城市社区治理； 5. 行业参观学习	实地参观与学习

整体课程设计要具备"引进来＋走出去"的思路。将好的、优秀的学习内容从医院外引进至院内，并适当地让医院后勤人员走出去参观、调研与学习，只有这样才能充分实现后勤人才梯队的培养。

（三）建立配套人才激励机制

针对人才的培养，要建立适合的激励机制进行匹配，可包括如下内容。

（1）学历提升。针对后勤人员普遍学历低、人员素质参差不齐的情况，要鼓励人员进行学历提升，不断学习，专科升本科，本科读研深造等，均具有现实意义。针对实现学历提升的后勤人员，要从绩效待遇、评优、提干等方面给予激励。

（2）业务表现。针对后勤日常业务中表现优异、突出的，特别是愿意主动积极开展工作的人员，要从绩效待遇、评优、提干等方面给予激励。

（3）特殊贡献。针对在后勤业务工作有效应对突发事件、在各类评优比赛中获得荣誉，获得临床、病患特殊表扬与感谢的人员，要从绩效待遇、评优、提干等方面给予激励。

四、党风廉政建设工作

医院后勤是党风廉政建设的重要部门，如何在新形势下坚持全面从严治党，做好医院后勤党风廉政建设，促进后勤的发展，具有十分重要的理论和现实意义。医院后勤党风廉政建设具体举措如图3-3所示。

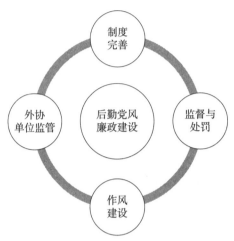

图3-3 医院后勤党风廉政建设具体举措

（一）完善后勤廉洁建设制度体系

（1）建立健全后勤相关制度，如《医院基础建设管理制度》《外包业务管理制度》《安全生产管理制度》《医学装备管理制度》《合同管理制度》《采购管理制度》等。坚持用完善的制度管权、管事、管人，把制度建设贯穿后勤工作的整个过程，推动医院后勤工作科学、规范、有效地进行。

（2）严格落实组织生活制度，强化政治学习制度，规范选人用人制度，进一步加强后勤党建工作，增强党员队伍的先进性和纯洁性。

（3）健全后勤党员干部权力运行监督制度，运用内控手段，完善问题整改机制和责任追究机制，建立常规约谈、重点约谈、分级约谈和约谈承诺等制度。

（二）后勤业务全过程监督与处罚

（1）建立后勤党风廉政建设工作领导小组，制定党风廉政建设工作计划，强化工作职责，落实主体责任，确保党风廉政建设和医院后勤工作同部署、同跟进，切实把党风廉政建设工作摆在后勤工作中的重要位置。

（2）围绕医院后勤工作，紧盯后勤重点项目落实情况，重点对设备物资招标采购、基建工程招标、设备维护保养服务采购、膳食原材料供给招标等工作进行"事前、事中、事后"全过程监督，及时发现并消除重大项目建设中的风险隐患。聚焦后勤工作中的重点领域、关键环节、风险岗位，通过多种渠道，切实加强源头监督、制度监督、程序监督、人员监督、结果监督。

（3）建立后勤党员干部个人廉洁档案，将其作为掌握后勤党员干部廉政情况、加强监督的重要基础性工作。对后勤风险岗位进行定期轮岗，增强工作活力，提高工作效率，促进廉政建设。

（4）对出现苗头性、倾向性问题的党员、职工及时提醒，对涉嫌违规违纪问题的严肃查处。

（三）严抓后勤人员作风建设

严抓后勤人员作风建设可从以下方面着手。

一是坚持服务临床、病患的原则，提高贯彻落实医院总体部署要求的执行力，锲而不舍落实中央八项规定精神。

二是坚持问题导向，对于职工、病患反映的关于后勤部门的作风问题要一一回应，提出具体解决措施。将作风建设时刻融入后勤日常工作中，做到管事就管人，管人就管思想、管作风。要认真落实作风建设各项制度，做到有章必循、违规必究。

（四）外协单位监督管理

外协单位监督管理可分为事前监督管理、事中监督管理、事后监督管理，从而提高外协单位的服务意识，督促外协单位廉洁从业。

一是事前监督管理。主要是资质审核，对外协单位基本信息、法人信息、司法风险、经营风险、经营状况等进行了解，同时可审核外协单位名称、注册地址、法人姓名、类别、营业许可证等。

二是事中监督管理。主要是针对外协单位的物资、耗材、设备、服务的质量、时间节点、价格、诚信度、履约能力等方面。

三是事后监督管理。主要是外协单位对物资、耗材、设备、服务出现问题时处理问题的反应速度和准确度，如维保期间是否履行合约，是否存在推诿、扯皮的情况。

第三节　以高质量党建引领医院后勤高质量发展

2021年，国务院发布了《国务院办公厅关于推动公立医院高质量发展的意见》（以下简称《意见》），从六个方面部署了推动公立医院高质量发展的重点任务，分别为：构建公立医院高质量发展新体系，引领公立医院高质量发展新趋势，提升公立医院高质量发展新效能,激活公立医院高质量发展新动力,建设公立医院高质量发展新文化,坚持和加强党对公立医院的全面领导。《意见》的发布旨在推动公立医院高质量发展,更好地满足人民日益增长的医疗卫生服务需求。

如何以高质量的党建引领医院后勤高质量发展,推动医院后勤迈向新的台阶,可以从以下角度进行思考。

一、以质量为导向,建设标准化后勤党建考核体系

后勤党建考核是医院衡量后勤党建及相关工作质量与效果的标尺,其重要程度可见一斑,考核体系是否有效、全面,影响着整体考核的结果,也影响着后勤党建后续工作的改进。构建标准化的党建考核体系,其形式可通过分解目标,将抽象的考核目标细化为可定量或可定性的指标,构建出相对详细的考核体系,并以此对个体进行对照考核。

(一)标准化后勤党建考核体系建设难点

1. 指标选择的合理性

指标选择的合理性,即选择哪些指标放入考核体系之中。通常,标准化后勤党建考核体系中,分为常规指标、特色指标等。常规指标包含"三会一课"、党员发展、宣传教育、群团工作等;特色指标通常带有一定后勤业务特色,例如,业务安全管理情况、职工服务满意度等。指标选择始终需要围绕一个核心观念,即指标一定是有效指标,能够切实地反映实际工作效果,并能够指导、推动下一步工作。

2. 指标的权重分析

在完成指标选择后的一大难点便是指标的权重分析。每一个指标具体内容不同,重要的程度也不同,因此给予的比重也是不一样的。同时指标还分为正向指标、负面指标、附加分指标等,由于其衡量方式不一样,如何相对合理地对指标划分权重十分重要。通常意义上,党建考核指标的权重分析建议采用加权平均法,医院根据自身业务特点及重点工作进行权重划分。

3. 考核方式的选择

考核体系构建后,如何开始考核,将考核体系落地,是最后一个需要考虑的问题。通常建议采用"线下资料审核+各部门数据收集"的形式开展,具体线下考核可在各业务部门内抽签选择,以随机组队的方式开展交叉检查,既可以一定程度提升考核效率,也可以一定程度上降低"通人情"的问题。

（二）标准化后勤党建考核体系设计方法

1. 标准化后勤党建考核体系建设流程

构建标准化后勤党建考核体系，需要按照标准化流程开展工作，具体流程包括：①选取考核指标；②对指标进行筛选；③给予考核指标具体分值；④给予各级指标具体的操作指南或检查资料的范围。

2. 标准化后勤党建考核体系指标设计

针对标准化后勤党建考核体系的指标，可从以下方面进行设计与思考。标准化后勤党建考核体系如图 3-4 所示。

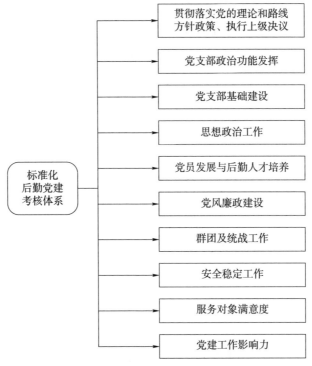

图 3-4　标准化后勤党建考核体系

（1）贯彻落实党的理论和路线方针政策、执行上级决议。主要考核后勤党支部对中央、上级党组织部署的相关工作落实情况。

（2）党支部政治功能发挥。主要考核后勤党支部在实际业务工作中发挥政治功能的情况。

（3）党支部基础建设。主要考核后勤党支部基础建设工作的情况。

（4）思想政治工作。主要考核后勤党建在思想政治工作方面的开展情况。

（5）党员发展与后勤人才培养。主要考核后勤党建在发展与培养党员方面的情况。

（6）党风廉政建设。主要考核后勤党风廉政建设方面的工作成效。

（7）群团及统战工作。主要考核后勤党建在群团、统战工作方面的情况。

（8）安全稳定工作。主要考核后勤党建在安全工作方面的落实情况。

（9）服务对象满意度。主要考核后勤党建是否有效指导部门业务，提升医院临床科室、职能部门服务体验。

（10）党建工作影响力。针对后勤党建影响力进行考核，由于考核这一目标本身存在一定难度，因此建议作为额外加分进行考核。

（三）标准化后勤党建考核体系的应用

应用标准化的考核体系对后勤党建工作进行考核，可以有效提升后勤党建的整体工作水平，让医院后勤能够及时、准确地找到党建工作中的不足，进而根据考核指标进行针对性改进。

二、以人才为导向，促进医院后勤党建与业务深度融合

医院的快速发展对医院后勤提出了更高的要求，对人才建设提出了新的挑战。现代化医院后勤队伍应该具备三个层面的人员，一是高层次的管理人才队伍；二是有能力解决问题的专业技术人才队伍；三是执行力强的服务队伍。后勤队伍的能力素质，决定了医院后勤服务质量和管理水平。而目前行业相对缺乏具备管理、专业及服务于一体的复合型知识、复合型能力、复合型思维的综合性人才，因此，医院后勤党支部引领后勤业务部门建设一支高效、精干、专业的后勤保障团队的重要性不言而喻。

（一）党建与业务深度融合难点

1. 团队服务意识薄弱

部分后勤人员对后勤保障在医院发展中的重要性认识不足，认为后勤工作内容较为基础、重复性高，忽视了后勤在医院运营过程中的重要支持保障作用，从而影响了自身主动服务的意识。

2. 人员综合素质参差不齐

部分后勤技术人员存在老龄化现象，且大多采用传统带教模式，通过经验解决问题，体系化思考不足。而新进年轻人员，虽然具备较好的理论基础，但可能缺乏实际操作经验。这导致了整体人员综合素质参差不齐。

3. 后勤专业人员匹配度不足

后勤工作涉及面广、专业繁杂，但部分医院后勤人员存在个人专业与岗位匹配度不

足的情况，同时自主学习及解决问题的能力要求不断提高，因此后勤团队整体的专业技能知识、管理思路和理念与日益提高的医院后勤发展需求存在一定距离。

（二）党建与业务深度融合相关举措

医院后勤队伍的能力素质，很大程度决定着为医教研提供保障服务质量的好坏。因此，秉承医院后勤党建与业务相结合的思路，构建一支强学习、业务精、重作为、讲规矩的医院后勤复合型人才团队的重要性不言而喻。

1. 坚持学习路线，加强后勤团队思想建设

以主题教育为契机，组织后勤团队加强党的理论知识学习，不断促进后勤团队永葆生机活力，践行不忘初心使命、爱岗敬业、永远奋斗的精神，学思想、见行动，达到以学促改、以事促改、以案促改的目的，致力于不断改善工作效果。

2. 坚持专业路线，强化后勤保障技能本领

结合后勤实际业务，以开展医院后勤岗位技能竞赛为契机，将内控竞技、防洪竞技、停电应急、厨艺技能等系列工作与主题活动相融合，坚持内容与形式相统一，不断挖掘团队潜力，促进后勤专业技能快速提升，增强工作积极性、主动性、创造性，并根植在长期保障服务实践中，提升履职实效，为建立高质量、严标准、创新型后勤服务和保障机制做好支撑。

3. 坚持民生路线，解决临床保障急难愁盼

结合后勤保障服务工作实际，立足当前、着眼长远，组织后勤团队持续开展"三下三上"主题活动，共同以"主管院长下科室、服务中心下科室、业务部门下科室""送咨询上门、送制度上门、送政策上门"的方式，对临床需求形成的责任目标清单进行追踪，降低临床时间成本，并根植在长期保障服务实践中，提升后勤保障服务满意度。

4. 坚持内控路线，促进后勤健康稳定发展

医院后勤承担大量设备设施、物资采购、基本建设、零星修缮项目，涉及经费较多，为确保内控管理规范到位、廉政建设有力落实，后勤党建以增强法制意识、规范业务管理为主线，持续分批次对后勤中层干部及员工进行培训，牢固树立纪律及规矩意识，增强后勤团队内外风险防御能力，最大限度地降低了潜在的廉政风险，有效提高依法履职、依法办事的能力。

（三）党建与业务深度融合的应用

医院后勤党建通过培育复合型人才队伍，发扬了理论联系实际的优良学风，有效增强后勤团队工作的积极性、主动性、创造性，这既是新时期人才培育发展的方向，同时也是推进后勤规范化建设的根本，后勤人才培养应该以更多渠道、更多形式加强人才队伍的建设，为医院的全面建设做好保障支持。

三、以成果为导向，构建研究型后勤党建工作模式

医院作为高精尖技术人员、高级知识分子聚集的社会机构，科学研究始终伴随其左右，生物医学研究成果可以有效提升医院的医疗技术水平，提升患者生存质量。对于医院后勤业务而言，科学研究的思路同样适用于提升后勤业务水平，提升临床、病患服务体验。

（一）研究型党建工作模式建设难点

随着医院的快速发展，院区规模不断扩大，而相应的保障服务领域也逐渐增多，时限性、精细化程度、深入研究的要求越来越高，综合服务涉及的部门多、专业复杂，医护人员难以快速、准确求助于对应的后勤部门，问题得不到及时解决，办事难、效率低，致使医院临床科室不满意。工作模式建设可从以下角度进行思考。

1. 后勤党建工作自身建设角度

（1）思想认识高度不足。后勤部分人员对党建工作的重要性认识不够，只重视业务领域的深度研究，而忽略了业务与党建融合发展研究的重要性。

（2）监督管理力度不足。存在不敢监督、监督不到位的情况，流于形式，使监督未能发挥充足的作用。

（3）信息技术应用不足。对大数据、物联网等信息技术在后勤管理中运用的重要性认识不够，忽略了应用效果，少用甚至不用，依然采取传统的管理手段，无法匹配医院快速发展。

2. 研究对象环境分析角度

（1）缺乏专门的监督管理与反馈机制。缺乏监督使后勤服务的质量得不到保障，缺乏反馈让后勤服务不能迭代更新。

（2）缺乏清晰的管理目标。管理目标是具体提升服务质量的指路明灯，目标缺失导致无的放矢，资源浪费，问题长期得不到改进。

（3）缺乏深入的后勤管理理论研究。管理理论是实现管理目标的抓手，如果管理手段缺失，那么即使管理目标再清晰也只是无法实现的空中楼阁。

（4）缺乏专业的智慧化技术。智慧化技术强调过程管理和资源整合，为管理者提供定量的、准确的信息，实现组织的管理目标。如果缺失专业的智慧化技术支持，相关工

作可能出现工作效率低下，人工成本增高的情况。

（二）研究型后勤党建工作模式建设举措

为改善"临床—后勤"关系，解决"供需"矛盾，以党建引领后勤发展，由后勤分管院长牵头，各部门负责人共同参与，围绕切实提升后勤服务效率及质量，实施重点党建课题研究，通过凝聚团队集体智慧，充分调动基层人员积极性，推进大后勤团队保障服务实现品质的飞跃。

1. 围绕后勤业务实际，开展党建课题研究

后勤党建应围绕业务实际，开展党建课题研究，充分发挥后勤一站式服务中心的枢纽作用，以及后勤职能部门的核心作用，促进后勤团队思想意识提升、内部统筹加强、专业基础夯实、服务周期缩短等，实现后勤团结协作，真抓实干，带动后勤多学科领域管理能力提升，促进后勤管理工作科学化、规范化、标准化、现代化。

2. 统一服务载体，凝聚团队服务力量

基于后勤党建课题研究，可成立一站式服务中心，使后勤服务窗口前移，实施首问负责制，进行后勤闭环式管理，通过统一调度、统一安排，形成一站式保障服务模式，对临床科室提出的需求做到件件有着落、事事有回应，确保提供高品质、高效率的贴心服务。

3. 利用先进管理工具，带动后勤管理科学水平提升

（1）质量管理工具运用。将管理思路运用到实际业务工作中，有效应用质量管理工具激发后勤团队自主性，发挥潜能，解决沟通障碍，促使专业技能提升，变"要我服务"为"我要服务"，后勤服务成效得以展现。同时作为部门之间的经验交流、共享医院管理发展成果的一个良好契机，不断促进各部门潜能发挥、开拓创新，达到全面质量管理和降低医院成本，确保安全运行的目标。

（2）信息管理工具运用。应用信息技术提升医院后勤服务效率，将信息化引入保障服务中，打造符合自身发展的报修系统。临床随时通过手机App"我要报修"进行需求报送，班组采用抢单、派单两种方式执行，管理人员利用平台实时追踪进展，完成后需求科室进行满意度评价，形成闭环式服务模式，确保保障服务及时落到实处。对临床科室来说，简化了报修流程，提高报修效率；流程实时可视，保证了报修响应的及时性；监督评价机制，保证报修业务良性循环。对后勤管理者来说，实现了统筹管理、数据支撑，同时建立专家知识库，以数据驱动，量化绩效管理。对于后勤顶层规划和发展来说，这也是符合智慧后勤的第一步，以报修为切入点，实现后勤保障的信息化、规范化、标准化、系统化的闭环管理，通过后勤流程的梳理以及报修运用，可以将原本费时费力的手工作业转为信息化作业，从而提高运营效率等。

（三）研究型后勤党建工作模式建设的应用

采用"科研+党建"模式推进医院后勤快速发展，既可以在实际工作中明显缩短临床后勤保障服务时间周期，有效提高服务质量，快速提升医、护、患满意度，同时可以提升后勤总体发展的科学性与有效性，培养出符合后勤发展的学术带头人及学科带头人，为医院后勤学科建设发展奠定坚实基础。

四、医院后勤高质量党建发展方向

第一，全面从严治党。医院后勤作为重要的业务板块，无论从日常服务或是党风廉政的角度而言，都需要由后勤党建发挥引领作用，而全面从严治党便是确保后勤党建的重要内容。全面从严治党需要从完善制度规范体系、强化党员干部培养、党性党风党纪建设、反腐败等方面开展工作，这也是未来医院后勤党建的发展方向。

第二，智慧化党建。未来医院后勤"智慧党建"可以从党务信息数据平台建设、党建宣传阵地系统建设、党员活动管理系统建设、党员干部教育与培训系统建设、党群服务系统建设等方面思考。

总体而言，随着时代的发展，医院后勤党建的高质量发展会面临各种各样的挑战，会被时代赋予新的使命，但无论如何发展，党建的引领作用始终如一。为了更好地服务临床、病患与家属，为了医疗行业后勤业务的蓬勃发展，医院后勤党建，永远在路上。

中篇
夯实基础管理　保障医院正常运行

　　夯实基础管理，加强对医院房屋建筑与设备设施运维管理、专项设备运维管理、医院安全与环境的精细化管理，是确保医院正常运行的基本保障，也是提升医疗服务质量、改善就医感受、提升患者体验的重要辅助措施。

　　本篇从管理制度、管理方法、提升策略、未来思考等角度，为医院后勤管理者提供可借鉴、可复制的系统管理方法和思路。

第四章　房屋建筑与设备设施运行维护管理

房屋建筑是医院开展医疗业务及教学科研工作不可缺少的空间条件，房屋建筑内的给水排水系统、电气系统、供暖通风与空气调节系统和热能动力系统，则是为医教研工作提供动力和良好环境条件的重要设备设施，做好房屋建筑与设备设施运行维护管理，为保证医院医疗业务和教学科研工作正常开展，促进医院高质量发展具有重要且不可替代的作用。

第一节　房屋建筑维护管理

房屋是长期耐用消费品，需要经常维修保养。随着年代增长，房屋结构的各部分构件，由于自然损坏和人为损坏因素影响，其强度会大大削弱。有些构件损坏到一定程度，就会产生危险点。房屋建筑在竣工投入使用后，维护管理是指物业管理单位（部门）按照一定的科学管理程序和制度以及一定的维修技术管理要求，通过对房屋建筑日常安全检查、房屋维修的施工管理和行政管理，对其进行日常养护、修缮管理以达到房屋和设备处于正常使用状态，并最大限度地延长其使用年限所从事的一系列管理活动。

一、房屋建筑维护管理的意义、原则和房屋建筑巡查机制

（一）房屋建筑维护管理的意义

房屋正常使用过程中，由于自然因素和人为因素的影响而逐渐破损，使用价值逐渐降低。房屋的外部损坏是指房屋的外露部位，如屋面、外墙、门窗和防水层等的污损、起壳、锈蚀及破坏等现象。内部损坏是指房屋的内部结构、装修、内门窗、各类室内设备的磨损、污损、起壳、蛀蚀及破坏现象。房屋外部项目的长期失修，会加速内部结构、装修、设备的损坏。为了全面或部分地恢复失去的使用功能，防止、减少和控制房屋损坏程度，延长使用寿命，达到保值增值的目的，物业管理需要对房屋进行日常保养，对破损房屋进行维修与加固，对不同等级的房屋功能进行恢复与

改善，从而保持和提高房屋的完好率，更好地为临床医疗业务及教学科研工作顺利开展服务。

（二）房屋建筑维护保养的原则

1. "服务"的原则

房屋建筑维护管理人员要转变观念，牢固树立为建筑服务的意识，想医院之所想，急用户之所急，认真解决医院发展急需解决的房屋建筑修改维护保养的问题。

2. "安全第一"的原则

房屋建筑维护管理人员必须树立"安全是房屋维护保养的第一生命"的思想，遵守房屋维修管理的有关规范，保证维修工程质量，加强回访，尽力降低返修率。

3. "区别对待"的原则

区别对待是指根据使用者的不同要求和标准，对房屋的使用部位进行维修或改造。同时，对不同类型、不同等级标准、不同结构类型的房屋，应采取不同的维修保养标准和方案。

4. "经济、合理、安全、实用"的原则

房屋维修要加强维修成本管理，合理使用人力、物力、财力，节约维修成本；制定合理的房屋维修计划和方案；通过房屋维修，使用户使用安全；结合房屋实际情况进行维修，满足用户在房屋质量和使用功能上的要求。

（三）房屋建筑巡查机制

1. 房屋建筑计划性巡查

房屋各种构件均有其合理使用年限，超过合理使用年限就会开始不断出现各种问题。因此，从房屋建筑投入使用开始就需要对房屋建筑制定巡查巡检计划，制定科学的修缮制度并予实施，以保证房屋建筑的正常使用，延长整体使用寿命。

2. 日常巡检、零星养护

房屋管理部门需安排专人负责组织巡检人员、专业维修人员定期对各楼宇的外观、门窗、设备等情况进行巡视检查，将检查发现的异常情况汇总，以便统一安排维修处理。

日常巡查工作中，需重点关注使用过程中是否增加了不合理荷载、墙地面材料是否完好、门窗工程各构件是否完备、启闭是否正常、屋面防排水系统是否存在堵塞渗漏情况等，形成日常巡查记录，并结合计划性巡查表跟踪记录。

二、房屋建筑完损等级与维修考核标准

（一）房屋建筑完损等级评定

随着使用时间的增长，房屋建筑结构的各部分构件，由于自然磨损和人为损坏等因素的积累，其强度会有所削弱。有些构件损坏到一定程度，就会产生危险点。如果不及时修理或加固，就会发生构件坠落或倒塌伤人事故。结构严重损坏的房屋，就称为危险房屋。有的原属一般损坏房屋，若不及时进行维修处理，也会向严重损坏方面转化。因此房屋检查和危险房屋鉴定，就成为房屋维修管理的一项经常性任务。

《危险房屋鉴定标准》（JGJ 125—2016）根据各类房屋的结构、装修、设备等组成部分的完好和损坏程度，将房屋建筑的完损等级（即房屋质量）评定分为以下四个等级。

A级：结构承载力能满足正常使用要求，无腐朽危险点，房屋结构安全。

B级：结构承载力基本满足正常使用要求，个别结构构件处于危险状态，但不影响主体结构，基本满足正常使用要求。

C级：部分承重结构承载力不能满足正常使用要求，局部出现险情，构成局部危房。

D级：承重结构承载力已不能满足正常使用要求，房屋整体出现险情，构成整幢危房。

（二）房屋维修考核标准

房屋建筑维修工程的考核标准需根据房屋建筑的不同等级类别和房屋维修的分项工程而分别确定。

1. 主体工程

主要指梁、柱、墙、楼面、屋面、基础等主要承重构件的维修。当主体工程损坏严重时，不论哪一等级或类别的房屋维修，其考核标准均是要求牢固、安全、不留隐患。

2. 楼地面及屋面工程

楼地面工程的维修应牢固、安全、平整、不起砂、拼缝严密不闪动，不空鼓开裂，地坪无倒泛水的现象。如房间长期处于潮湿环境，维修时应增设防潮层，木基层或夹砂楼面严重损坏时的维修，应改做钢筋混凝土楼面。

经维修后的屋面必须确保安全，不渗漏，排水畅通。

3. 抹灰及油漆粉饰工程

抹灰工程应做到接缝平整、不开裂、不起壳、不起泡、不松动、不剥落。

油漆粉饰工程要求不起壳、不剥落、色泽均匀，尽可能保持与原色一致；对木构件

和各类钢构件要进行周期性油漆保养。

4. 门窗及装修工程

门窗应开关灵活、不松动、不透风；木装修工程应牢固、平整、美观、接缝严密。一等房屋的木装修应尽量做到原样修复。

5. 金属构件及其他工程

经维修后的金属构件应保持牢固、安全、不锈蚀，损坏严重的应更换，无维修价值的应拆除更换。其他工程部分应尽量原样恢复，以保证使用户安全，改善使用条件。

三、房屋建筑工程加固与维护管理

（一）房屋建筑加固的常见原因

1. 使用年限较久

随着经济水平的快速提升，人们对于房屋建筑工程的使用要求也越来越高。部分房屋建筑因使用年限较久以致结构出现耐久性和稳定性不良的现象，严重威胁到建筑结构的安全性，更是威胁到医患人员的生命财产安全，故需进行结构加固处理。

2. 功能调整导致使用荷载增加

随着医疗技术的快速发展，临床科室的使用需求也在不断变化，空间规划也会随之调整，原有空间结构就可能存在局部不能满足新规划功能荷载要求的情况，须对结构实施局部加固处理。

3. 设备汰旧更新致荷载增加

大型医疗装备使用多年后，因设备老化和性能落后而不能满足临床使用需要，故需对设备进行汰旧更新。若新设备的荷载比原来荷载增加较大，结构承载力可能不能满足要求，也需实施加固处理。

（二）加固的常用方式与加固后的维护保养和监测管理

结构加固的方式包括截面加大、粘钢和粘碳纤维三种方式，需由具有相应设计施工资质的专业单位实施完成。因为结构的使用寿命有限，进而导致结构加固后的使用寿命受限，故需加强对加固后的结构进行维护保养和监测管理。

1. 常规保养和监测管理

结构加固完成投入使用后，每隔6个月需进行一次巡查，查看加固后的结构有没有开裂、变形、锚固件松脱等现象，并做好记录。若出现结构及加固件的一般质量问题需由施工单位及时恢复处理；若出现开裂等较大结构问题，需及时通知设计、施工单位会商，确定处理方案后再行处理，确保结构安全可靠。常规保养需持续到建筑物停止使用为止。

2. 安全评估与可靠性鉴定

根据建筑结构加固规范相关规定要求，使用单位每隔 10 年需委托有相应资质的专业单位对结构加固部位进行一次安全评估与可靠性鉴定（第一次安全评估与可靠性鉴定不应超过 10 年），并根据评估鉴定结论确定继续使用或采取相应措施处理后再用。

四、房屋建筑维修改造与加固资料管理

物业管理单位（部门）应制定房屋维修计划，确定房屋维修、改建等方案。实施房屋维修工程时，不可缺少的重要依据便是房屋建筑的档案资料。因此，为了更好地完成房屋建筑维护管理任务，加强房屋建筑维修管理，就必须加强对房屋维修档案资料的管理。房屋维修所需要的档案资料主要包括以下方面。

（1）房屋新建工程、维修工程竣工验收时的竣工图及有关房屋原始资料。

（2）现有的有关房屋及附属设备的技术资料。

（3）房屋维修的技术档案资料。

第二节　水系统运行维护管理

水是人类生存的最基本的要素，是医疗活动的重要保障条件之一。医院水系统运行维护管理，是后勤支持保障管理的重要组成部分，水系统的运维管理工作是否完善，直接影响到后勤的服务质量与服务效果，也影响对医院的支撑保障工作。

医院水系统运维管理涉及各类与医疗活动、医患生活相关的水系统，包括生活给水、生活热水、空调用水、消防用水、医疗用水、污水、中水系统等。

为使运维管理工作科学化、规范化，本节以二次供水系统和医院建筑给、排水系统为例进行运行维护管理的介绍，内容包括管理职责与管理制度、主要设备设施运行维护管理、安全与应急管理等方面的内容。

一、管理职责与管理制度

为确保医院水系统能持续安全稳定运行，或出现故障时能及时快速得到处理，确保

为医教研工作顺利开展提供有力的支持保障条件，医院需设置相应的水系统管理机构，明确管理职责与管理制度，对医院水系统进行有效的管理和维护。

（一）管理机构与管理职责

医院应根据自身的规模和发展要求，设置相应的水系统管理机构，明确机构和人员的管理职责。管理机构一般由分管院领导、系统管理科室负责人、运行维护人员组成。

管理机构应定期对医院水系统运行管理工作进行全面检查，定期召开会议，分析系统运维管理中存在的各项问题并提出改进措施，及时对管理制度和操作流程进行修订更新等。

（二）主要管理制度

医院需根据自身水系统组成及具体使用情况，建立健全各项管理制度，并根据水系统和设备运行的特点，制定相应的操作流程。一般应包括《水系统安全管理制度》《水系统运行管理值班制度》《水系统日常巡检、维护保养制度》《二次供水清洗消毒制度》《运行操作人员健康体检及体检不合格调离制度》《水系统应急处置流程》等。

二、主要设备设施运行维护管理

（一）二次供水系统运行维护管理

医院水系统管理机构需根据自身实际情况及运行维护管理要求制定二次供水设备设施的日常运行、巡检、维护保养等管理要求，具体包括巡检时间、路线、检查内容，安排专业人员进行巡视检查，发现故障和隐患及时处理，并填写相关记录。制定二次供水系统设备设施维护保养计划，计划应包括流程描述、工作频率、工作负责人、记录要求等，二次供水设备维护计划还应包括备用系统的功能测试，以确保需要时能够使用。

1. 二次供水系统输配水设施

（1）二次供水系统输配水水箱（池）应半年进行至少一次的清洗消毒，并详细填写清洗消毒记录。

（2）二次供水系统输配水水箱（池）清洗消毒单位应具有相应资质，清洗消毒人员具有健康证明。

（3）水箱（池）周围10m以内不应有渗水坑，不应有垃圾等污染源；水箱（池）周围2m内不应有污水管线及污染物。

（4）水箱（池）应加盖上锁，加网罩，水箱（池）机房钥匙均由专人保管。

（5）输配水设施日常巡检及维护保养包括下列内容：

- 检查贮水设备有无渗漏、锈蚀和变形，及时清理设备表面的灰尘和污垢；
- 检查通气管（呼吸器）、溢流管、泄水管是否畅通；
- 检查人孔启闭状况、严密性和锁闭措施是否正常、完好；
- 检查水箱（池）内部是否有藻类、寄生虫等滋生和杂质沉积；
- 检查水箱（池）液位浮球阀是否完好，有无松动和损坏；
- 检查水箱（池）控制阀门开关状态是否正常，各仪表读数是否正常。

2. 二次供水系统加压泵房

（1）水泵房应保持锁闭状态，钥匙由值班人员保管。

（2）水泵房内应整洁，无易燃、易爆、易腐蚀、有毒有害及可能造成环境污染的物品，并保持环境清洁、通风良好。

（3）加压水泵机组日常巡检及维护保养包括下列内容：

- 水泵机组零部件出现的锈蚀、漏水、漏油、漏电等状况应及时维护；
- 应保证轴承润滑、定期补充更换轴承内润滑油或润滑脂；
- 应确保水泵机组外壳接地良好牢固，不得有氧化或腐蚀现象；
- 电动机应定期进行保养，保持其三相电流平衡状况，确保电机运行正常；
- 应检查设备对地绝缘电阻；
- 水泵机组应进行空载、变频、切换动作试验，并检测机组噪声。

（4）加压水泵控制系统日常巡检及维护保养应包括下列内容：

- 定期对电控柜进行保养及清洁，保证电气性能良好，通风顺畅、运作正常；
- 检查电器的辅助触头应无烧损现象，通过的负荷电流是否超过额定电流值；
- 及时清理变频器，确保冷却风道畅通，风冷过滤器无堵塞；
- 电气控制系统做通电检查，查看电气元件是否完好有效；
- 检查变频器、控制器逻辑连接是否正常，对系统参数设置进行检查修正；
- 对泵房内各仪表和传感器进行检查，确保其准确度、灵敏度、可靠度。

3. 二次供水系统供水管网及附件

（1）二次供水管网标识清晰，管道及支吊架牢固无水锤现象，控制阀门启闭灵活。

（2）二次供水管道保温、防冻（防结露）等措施良好，无滴漏现象。

（3）二次供水管网及附件日常巡检及维护保养应包括下列内容：

- 每年对过滤器进行清洁保养不少于2次，保证清洁、通畅、状态良好；
- 对各种阀门做开闭动作，模拟实际用水状况，检查阀门密封性和灵活性；

- 检查倒流防止器的运行工况，泄漏或损坏时及时维修、更换；
- 检查软接头、胶圈、垫片等塑料橡胶制品等是否老化变质，定期进行更换；
- 检查排水管道是否通畅，排水系统工作是否正常；
- 电动（磁）阀门，每年应至少校验1次限位开关及手动与电动的联锁装置；
- 及时修复附属管道的渗漏、对表面锈蚀管道及时除锈并定期做防锈处理；
- 管道支（托）架、管卡等的安装应牢固无松动；
- 做好供水设施防冻保温工作，确保各类管道及附属设施正常运行。

（二）医院建筑给排水系统运行维护管理

1. 建筑室内给排水运行维护管理

（1）建筑室内给排水管网日常巡检管理

给排水管道系统经常出现的故障是漏水、堵塞，给水管网漏水会造成供水压力和流量达不到使用要求，影响医疗业务运行同时增加医院运行成本。因此，日常巡检人员应熟悉医院建筑室内给排水系统，经常检查给水管道、排水管道、给水阀门及管道井的使用情况，检查有无漏水、渗水、积水等异常情况，如发现有漏水现象应及时查明原因并进行维修。除做好日常巡检工作外还应定期检查给排水管道的支吊架是否牢固，穿墙套管处是否封堵严密。定期检查吊顶内管道保温防结露情况，在北方冬季来临之前，还应检查给排水管道、阀门等的防冻保温工作。

建筑给水排水系统日常检查包括下列内容：设备及附属配件（包括水池、水泵、水箱、水处理设备等）的完好状况；管道锈蚀、结垢情况，保温层的完好状况，阀门开启和滴漏状况等；设备基础和管道支吊架等完好状况；系统的负荷状况。建筑给水排水功能性日常检查，应包括下列项目：建筑给水子系统的生活用水量；消防用水量；浇洒道路和绿化用水量；空调系统、采暖系统及其他用水设备的用水量以及上述系统的供水压力；建筑排水子系统的排水量；通水能力；卫生器具盛水、通水能力及完好程度。

每年雨季前对雨、污水井、屋面漏水口等疏通情况进行检查；对建筑物落水管锈蚀、开裂和折断情况进行检查。建筑给水排水系统功能性日常检查应每月一次，排水设施应在雨季前检查一次，在汛期应对污水泵每日检查一次；建筑给水排水系统卫生性日常检查每季度一次，其中二次供水情况应每日巡视。房屋建筑给水排水系统检查发现的问题，应按下列规定处理：发现房屋建筑给水出现个别原件损伤、排水系统出现局部渗漏时，应及时维修和维护；发现建筑给水排水系统出现功能性缺陷时，应请有资质的检查机构进行检查评估。

给排水管道井巡检记录参见表4-1。

表4-1　给排水管道井巡检记录

位置	管道及阀门有无渗漏	阀门开启状态	井内环境	故障及排除情况	备注

注：巡检时如实填写记录，正常"√"，反之记录具体问题，待处理后另外填写维修处置记录。
巡检人：　　　　　　巡检日期：　　　　　　　　班组负责人：

（2）建筑室内给水管道维护管理

建筑内给水系统除对水泵等设备及阀门附件检查维修外，漏水是给水管道系统及配件的主要故障。维修漏水给水管道，应先找到漏水位置。明装管道沿管线检查，即可发现渗漏部位。墙内暗敷水管，先关闭室内所有水龙头及用水阀门，确认水龙头及用水阀门不漏水，再查看水表，如转动说明墙内水管破损漏水。关闭水表前阀门，凿开漏水处墙面，修理后再打开总阀看是否漏水，如无漏水，补好墙面，恢复装修饰面。

室内给水管道常见故障及消除方法见表4-2。

表4-2　室内给水管道常见故障及消除方法

管道故障	现象	原因	防止及消除方法
管段中产生破损	漏水或渗水	管道接头不严，以及管道腐蚀等导致漏水。管道腐蚀多发生在混凝土或钢筋混凝土的暗敷部位	1.更换新管道； 2.根据地形条件设置缓闭式止回阀、安全阀； 3.更换新管井并采取可靠的防腐措施； 4.稳定和控制水压
水龙头不严密	关闭水龙头后仍漏水	内部垫圈损坏或老化，填料不实	及时更换垫圈或更换水龙头
管道中有噪声	—	1.管内流速过大而产生噪声； 2.水泵基础施工不良； 3.管内落入杂物使截面受到阻截形成节流； 4.阀门闸板松动受水冲击	1.水泵基础应设减震基础； 2.清除管中杂物； 3.更换闸阀
管道冻裂	产生裂缝	局部室温低，管道中的水冻结膨胀将管子胀裂	挖出管道更换新管，更换完成后做相应保温措施

（3）建筑排水管道的维护管理

排水管道系统出现故障时应立即组织抢修，防止污水、污物漫溢，污染环境影响医疗业务开展。日常运行中应定期检查、维护排水管道，铸铁排水管应每隔2年涂刷防腐油漆一次，以延长管道使用寿命，防止管道因腐蚀而产生渗、漏污水的现象。

卫生间、盥洗室等处是卫生器具和管道比较集中的地方，应作重点检查，随时注意有无异常现象，消除致漏和堵塞隐患。针对存水弯定期采用通压力水的胶皮管对其进行简单的疏通，防止积垢堵塞。定期清理屋面雨水口、地漏，防止堵塞。普及使用常识，禁止纱布、棉签、废纸、硬块类等杂物倒入管道，防止排水系统堵塞；排水管道禁止排放温度大于80℃的污水，防止管道因热胀冷缩而被破坏。排水系统主要出现的问题是排水管道的损坏漏水和堵塞。排水管道漏水的处理方法是修复或更换排水管；排水管道发生堵塞，应先查明堵塞部位，方可采取清通措施进行处理。

（4）压力抽排设备维护管理

为了保证地下室各污水坑内潜污泵工作正常，应及时排除坑内污水。为延长水泵使用寿命，应制定地下室各污水坑和坑内污水泵维修管理、操作规程，并负责监督、检查规程的实施。

运行操作人员应每天巡查各污水泵及其控制箱，确认水泵的运行状况、集水井水位是否正常；正常状态时，每台水泵的开关选择钮应设定在自动位置，污水泵会根据坑内水位的高低自动开关水泵；当水泵更换、检修或污水坑长时间无污水进入时，可将水泵的开关选择钮设定在关的位置；在自动状态下，集水井高水位报警、临时要使水坑到达低水位或要测试污水泵工作状况和排水能力时，叮将水泵的开关选择钮设定于手动位置，这时污水泵将被手动启动；当污水泵故障报警时，应查找原因，并临时关闭相关区域的水阀门。

若污水泵发生故障，应关掉故障水泵的供电电源，采取必要的安全措施后，将水泵提升至地面，更换或维修故障水泵。维修或更换水泵后，应确认已接好电源线，将水泵正确安装至污水坑内，打开相关区域水阀门，测试水泵是否工作正常。

每季度检查一次水泵吸水口和泵体，清除泥浆和污物；检查周期应根据运转条件而定，一般泵体的检修每3000h或每半年一次；当泵做例行检查和故障检修时，应仔细检查轴封（机械密封），如果机械密封的接触表面被磨损或锈蚀，含有杂质的水会浸入到油封中，这时轴封应更换。轴封在维修组装时，应避免轴封偏离，要清除接触表面的杂质。出水量减少时的特殊检查：由于磨损导致叶轮和吸水盖之间的间隙明显增大时，应更换新的轴封；如果叶轮上缠有杂质应清除；全部工作完成后应认真填写维护保养记录表，每张表填满后交部资料员存档。

2. 建筑室外给排水运行维护管理

（1）室外给水、污水、雨水总平管网巡检管理

运行维护人员应定期对建筑总平管网进行巡查巡检，经常性检查给水管网阀门节

点，阀门是否可灵活启闭，阀门有无漏水等。检查雨水、污水管网是否畅通，有无堵塞情况；加强对管线、阀门及附件的巡检工作，及时对阀门管网进行保养、维修，对阀门的连接处、密封部位进行检查。

（2）建筑室外给水管漏水维护（以铸铁管为例）

铸铁管承插接口漏水，若是青铅接口，可重新敲紧接头，或补冷铅后再敲紧；若是石棉水泥接口、自应力水泥砂浆接口、石膏水泥接口等，可剔去接口材料，重新打口连接；若是橡胶圈柔性接口，因橡胶圈就位不正确或不密实等造成管道漏水的，可重新校正橡胶圈位置并连接到位；若因橡胶圈老化、破裂，则需更换橡胶圈。

铸铁管发现管子砂眼漏水，在砂眼处放些铅片或保险丝，用圆头锤（钳工锤）在砂眼处敲打，不漏即可；若孔稍大，可在砂眼处钻孔形成内螺纹，用丝堵拧入修理；也可采用哈夫夹堵漏法。

铸铁管管道裂缝漏水，在修理管段之前，要将裂纹两端钻通孔，防止裂纹扩展。可在裂纹处包上橡皮板，外用钢板卡子卡紧修理。无法修理的大裂缝漏水时，可切去裂缝管段，加套袖，重新填料打口。

铸铁管段严重损坏应更换整段管道。更换时，一侧用承插式连接，另一侧用套袖连接。

室外给水管道常见故障及消除方法见表4-3。

表4-3 室外给水管道常见故障及消除方法

管道故障	现象	原因	防止及消除方法
管道破损	管道裂缝大量漏水，管材有砂眼滴水或渗水	管道受车辆等荷载碾压；突然停泵或关闭阀门过急引起水锤而破坏；管道受到土壤侵蚀而损坏；水压过高导致损坏	更换新管道；根据地形条件设置缓闭式止回阀、安全阀；更换新管并采取可靠的防腐措施；稳定和控制水压
管基下沉	管道环向断裂或管体局部漏水以及接口处漏水或渗水	地基不均匀沉陷，部分管道悬空；刚性接头过多，弯管处的支墩强度不足；给水管接头松动	更换新管，对较小裂缝可采用管卡封堵；加强管道支墩；将原接口填料挖出重新打口填塞
接口松动	接头处漏水	接口不实，受到水锤冲击或沉降	重新敲紧接头，剔除原接口填料，再重新打口
管道冻裂	管道漏水	管道敷设在土壤冰冻深度以上，管中水受冻而膨胀，使管道被胀裂	挖出管道更换新管，更换完成后做相应保温措施

（3）室外排水管道的维护

室外排水管道出现的问题主要是管道坡度做反形成倒返水和管道堵塞两种，其维修内容也主要针对这两种。管道坡度做反形成返水的故障常见于新建建筑，主要原因是未按图纸要求放坡或沟底未做垫层，加上接口封闭不严，管道渗漏而造成不均匀下沉，造成排水不畅，严重时会引起水倒流，污水外溢。处理方法是按设计图纸和规范要求进行整改。排水管道堵塞根据实际进行清理冲洗。室外排水管道检查包括以下方面：

- 经常检查雨污水检查井的井盖、井座是否损坏，损坏的应及时修复或更换；
- 经常检查排水管道，发现管道破损和渗漏等现象，应及时修理；
- 定期检查排水沟渠、检查井及雨水井，了解淤塞情况及水流流速、充满度等情况，并定期清除淤泥和杂物；
- 雨季前后或暴雨后对排水明沟、雨水口等做一次详细检查，清理淤物、疏通管道；
- 高寒地区检查井要作保温处理，防止冻结；
- 加强对入网污水的监督管理，严格实行排水许可制度。

（4）室外给水管网漏水检测

医院为合理利用水资源、降低用水成本、保证供水压力满足使用需求，应对埋地给水管网定期进行漏水检测，采取合理有效的检漏措施，及时发现暗漏和明漏的位置。一般建议委托专业漏水检测单位进行检测，对医院供水管网漏损控制。降低漏损的主要措施是及时发现漏水和修复漏水。常见的检漏方法有：①观察法；②音听法；③相关分析检漏法；④区域检漏法；⑤区域装表法等。

（5）化粪池管理

传染病医院（含带传染病房综合医院）应设专用化粪池。被传染病病原体污染的传染性污染物，如含粪便等排泄物，必须按我国卫生防疫的有关规定进行严格消毒。消毒后的粪便等排泄物应单独处置或排入专用化粪池，其上清液进入医院污水处理系统。

化粪池应按照设计的贮存周期进行清理，每年由具备资质的专业公司清洁两次以上；处理放射性污水的化粪池或处理池每半年清掏一次，清掏前应监测其放射性达标方可处置；化粪池入口铁盖应盖好，并保证铁盖完好，未经物业维修部主管批准不得开启化粪池盖；清理化粪池工作应安排在非办公时间的白天进行；化粪池开盖后有专人看护并设置警示牌，清理后马上盖好；化粪池内的沼气充分散发后才可作业，工作现场周围严禁烟火，以防燃爆。

三、安全与应急管理

由于医院对于不同种类的水质有严苛的要求,故需要根据用水种类进行分质供水,尤其是医疗给水、生活用水和消防给水均应分别进行独立设置。这些要求需要在系统建设时就必须严格满足,此处不予赘述。下面简要介绍二次供水水质安全、运维人员安全防护,以及应急保障管理的要点。

(一)二次供水水质安全

1. 水质要求与防污染

医院二次供水水质防污染应符合《建筑给水排水设计标准》(GB 50015)的规定。二次供水水质检测应由具备资质的单位完成并出具检测报告,检测周期应大于或等于1次/半年,检测结果应符合《生活饮用水卫生标准》(GB 5749)的规定。二次供水的输配水设备设施、防护材料等涉水产品不得污染水质,应符合《生活饮用水输配水设备及防护材料的安全性评价标准》(GB/T 17219)的规定。二次供水设施应具备下列安全防范措施。

(1)二次供水机房与外界相通的入口应安装防护门并保持锁闭,窗户应加装金属栅栏。

(2)二次供水机房宜安装入侵报警系统、视频监控装置以及门禁系统。

(3)二次供水储水装置应有防恐的技防、物防安全防范措施。

2. 二次供水水箱(池)消毒

二次供水水箱(池)应定期清洗消毒,清洗消毒周期应大于或等于1次/半年;重大公共卫生事件期间可酌情增加清洗消毒频次。二次供水水箱(池)清洗消毒单位应具有相应资质,清洗消毒人员具有健康证明;二次供水水箱(池)清洗消毒后应对水质进行检测。二次供水设施清洗消毒应根据水箱(池)的材质选择相应的消毒剂,消毒剂应符合《饮用水化学处理剂卫生安全性评价》(GB/T 17218)规定。二次供水水箱(池)应设置消毒装置,消毒设备宜选择紫外线消毒器、臭氧发生器、外置式水箱自洁消毒器等,并定期对消毒装置进行检测与维护。

3. 饮用水卫生安全信息公示

医院宜将饮用水卫生安全信息进行公示,内容包括:

(1)运行操作人员健康证、二次供水卫生许可证;

(2)水质检测及检测资料报告;

(3)清洗消毒作业流程等。

（二）运维人员安全防护

医院水系统管理部门应足额配备相应的个人安全防护用具，同时定期清点是否完备，并进行必要的补充。水系统运行维护操作人员在对设备进行相关操作时，应穿戴相应的安全防护用具。进入水箱等有限空间作业应按下列要求执行：

（1）必须对作业人员进行安全培训，教育培训不合格严禁上岗作业；

（2）必须严格实行作业审批制度，严禁擅自进入有限空间作业；

（3）必须做到"先通风、再检测、后作业"，通风、检测不合格严禁作业；

（4）必须配备个人防中毒窒息等防护装备，设置安全警示标识，无防护监护措施严禁作业；

（5）必须制定应急措施，现场配备应急装备，严禁盲目施救。

（三）应急保障管理

医院后勤保障管理中，系统完整的应急管理内容见本书第十一章。下面简要介绍水系统常见应急事件的处置措施。

1. 主供水管爆裂

如果发生主供水管爆裂，应立即关闭相连的主供水管上的闸阀；若仍控制不住大量泄水，应关停相应的水泵房；通知相应责任部门并及时通知用水单位和用户关于停水情况；安排维修人员进行抢修，维修完毕后先开水试压，检查有无漏水和松动现象；如果试压正常，恢复正常供水。

2. 水泵房发生浸水

若水泵房发现少量漏水，水泵房管理员采取堵漏措施。

若浸水严重，应关掉机房内运行的设备并拉下电源开关，通知维修管理部门，同时尽力阻滞进水，协助维修人员堵住漏水点；疏导排水，排干水后对浸水设备进行除湿处理，如用干布擦拭、热风吹干、自然通风、更换相关管线等；确定湿水已消除后，试开机运行，如无异常情况即可投入运行。

四、思考与展望

医院水系统是医院开展医疗活动的重要保障，同时各种停水、漏水、堵塞等故障时有发生，运维管理人员往往每天疲于应对。尽管水系统运维体系建设已取得了一定成效，但仍存在诸多不足，如管网及设备日常巡检仍多采用人工现场检查而缺少信息化支撑，给排水图纸资料不全或历经多次改造与现场实际不符，加压供水设备设施无人值守并缺少远程监控等。

充分运用信息化手段是适应时代需求、提高后勤保障管理水平的有效途径。通过加强医院水系统信息化、智能化建设及时精准掌握系统运行状态、风险状态,实现日常工作的数据化,为分析和管理决策提供数据支撑。BIM可对供水设备机房、给排水管网等三维模拟仿真,方便观察设备分布、管网位置走向,精准指导运行维护工作,结合一站式服务平台提升运维品质与临床满意度。

第三节 电气系统运行维护管理

医院电气系统为各类设备、仪器正常运行提供动力保障,不仅关系到医疗业务的有序开展,更关系到患者的生命安全。而医院电气系统及各类设备构成复杂,在长期运行过程中不可避免地会出现各种问题,进而影响医疗业务,造成不良后果。因此,保障电气系统安全稳定运行是医院管理的重要环节。通过对电气系统的专业性维护和管理,可在一定程度上避免电气故障的发生,确保电气系统相关设备的运行状态良好,为医院安全稳定运转保驾护航。

一、管理职责与管理制度

为确保医院电气系统能持续安全稳定运行,或出现故障时能及时快速得到处理,确保为医教研工作顺利开展提供有力的支持保障条件,医院需设置相应的电气系统管理机构,明确管理职责与管理制度,对医院电气系统进行有效的管理和维护。

(一)管理机构与管理职责

医院应根据自身的规模和发展要求,设置相应的电气系统管理机构,明确机构和人员的管理职责。管理机构一般由分管院领导、系统管理科室负责人、运行维护人员组成。

管理机构应定期对医院电气系统运行管理工作进行全面检查,定期召开会议,分析系统运维管理中存在的各项问题并提出改进措施,及时对管理制度和操作流程进行修订更新等。

(二)主要管理制度

医院需根据自身电气系统组成及具体使用情况,建立健全各项管理制度,并根据电气系统和设备运行的特点，制定相应的操作流程。一般应包括《电气系统安全运行管理制度》《高、低压变配电设备运行管理制度》《电气系统日常巡检、维护保养制度》《柴油发电机组管理制度》《配电值班与交接班制度》《变配电房消防安全管理制度》《外单位用电申请管理制度》《电气系统应急处置流程》等。

二、电气设备运行管理

（一）高压电气设备运行管理

为规范管理及操作，高压设备应有现场设备命名、编号、铭牌、操作转动方向、切换位置指示和区别电气相序色标的明显标志，应有一次、二次回路原理和展开图。一次模拟图上应标明主要电气设备的命名编号、实际连接状况。高压电气设备应按《电力设备预防性试验规程》（DL/T 596）相关要求进行年检预试。高压安全用具、操作用具等应齐全，存放于醒目位置，有明确标识，并定期进行检测，确保在安全有效期内。

1. 高压操作基本要求

安全操作规程是规范操作人员行为、指导操作人员正确操作设备的技术性规范文件，其内容应以设备供应商提供的产品说明书和操作手册为依据，结合医院电气系统的实际运行情况及安全要求进行制定。对高压电气设备进行操作时，应严格按照以下的操作规程进行。

（1）操作前后应对设备进行检查、严格执行各项安全制度。

（2）操作前应做好停电通知，并经用电部门签字确认后，方可停电。

（3）操作指令应由电气系统管理负责人发布，施行操作时必须两人同时在场，一个人负责监护，另一个人执行操作；监护人和操作人必须由具备操作资格的人员担任。

（4）高压开关断开后，应先进行高压安全验电，再合上接地刀闸，并悬挂"禁止合闸，有人工作！"警示标识牌。

（5）停电与送电作业时间应严格按照事前计划执行，如遇意外情况导致原计划时间发生变化应及时与用电部门取得联系。

（6）电气设备停电后，在未做好安全措施之前，因随时有突然来电的可能，值班人员不得接触相关设备。

（7）高压设备巡视时，运行中的高压电气设备的绝缘部分应视为带电体，不可直接触摸，停电的电气设备在未装设接地线前，应视为带电设备。

（8）高压设备发生接地故障时，人体与接地点的安全距离：室内应大于4m；室外应大于8m,进入上述范围的人员应穿绝缘靴,手接触设备外壳和架构时,应戴绝缘手套。

（9）使用基本绝缘安全用具和辅助安全用具,站在绝缘垫上进行操作。

2. 高压开关柜巡视检查

高压开关柜是主要的电能分配设备,应定期巡视检查其运行状态,排查隐患并及时处理,确保系统设备功能正常及运行安全。对高压开关柜进行巡视时,不得进行其他与巡视无关的工作,在雷雨天气巡视室外高压设备时,必须做好防护措施。巡视检查应包括以下内容。

（1）无过热、变形、异响及异味等。

（2）各类仪表、指示灯正常,分、合闸指示器与实际运行方式相符。

（3）主用和备用系统的电压、电流、频率、功率因数等电气参数正常。

（4）防小动物设施完好。

（5）接地线无锈蚀或松动。

（6）标识牌、标识物名称编号齐全完好。

（7）高压套管无破裂、放电现象。

（8）直流屏的电池、仪表、指示灯及运行状态正常。

3. 变压器巡视检查

变压器是电气系统中主要的变电设备,定期巡视检查变压器运行状态,可以及时发现变压器运行过程中出现的问题并及时处理,以确保供电正常。巡视检查应包括以下内容。

（1）无过热、变形、异响及异味等。

（2）三相绕组温度正常。

（3）散热风机正常工作,通风良好。

（4）电压、电流、负载率等参数应正常。

（5）引线接头、电缆、母线应无过热迹象。

（6）有载分接开关的分接位置及电源指示正常。

（7）变压器外壳接地良好。

（8）变压器外部表面无积污、裂纹及放电现象。

（9）变压器室的门窗及照明应良好,房屋不漏水,温度正常。

（10）设备名称、标志齐全,完好。

（二）低压电气设备运行管理

为保障全院供电正常，医院电气系统管理人员应掌握低压供配电回路信息，每条低压供配电回路均应有明确的回路信息标识，新增加的供配电回路在送电之前应核实其所带负荷。

1. 低压操作管理基本规定

低压配电系统操作应执行下列规定。

（1）操作前后应对设备进行检查。

（2）操作前应做好停电通知，并经用电部门确认后，方可停电。

（3）操作指令应由电气系统管理负责人发布；实施操作时必须两人同时在场，一人负责监护，另一人执行操作。监护人和操作人必须由具备操作资格的人员担任。

（4）低压回路电源断开检修时，应在开关或刀闸操作把手上悬挂"禁止合闸，有人工作！"警示标识牌，操作步骤依次为：停电；验电；装设临时接地线，安装时应先装接地端后装设备端；拆除时应先拆设备端，后拆接地端；悬挂标示牌和装设临时遮栏。

（5）在低压系统及设备上带电工作时，应采用有效措施遮蔽有电部分，防止引发短路或接地短路。若无法采取遮蔽措施时，应将影响作业的带电设备停电。

（6）在全部停电或部分停电的高低压电气设备上工作，必须遵循必要的规章制度，具体包括：工作票制度、工作交底制度、工作许可制度、工作监护制度、工作间断或转移制度、工作总结和送电制度。

（7）作业前，进行作业工具登记。作业后进行作业工具清点核对，确保无工具遗漏后，方可执行送电。

（8）作业时间应严格按照事前计划执行，如遇意外情况导致原计划时间发生变化应及时与用电部门取得联系。

2. 低压开关柜巡视检查

低压开关柜是为用户分配电能的设备，应定期对低压开关柜进行巡视检查，确保其处于正常的运行状态。低压开关柜巡视检查一般应包括以下内容。

（1）系统电压、电流、频率、功率因数等电气参数应正常。

（2）低压电气设备无发热、异常气味和异响。

（3）通风、照明及安全防火装置正常。

（4）消防应急照明和灯光疏散指示标志的备用电源正常。

（5）隔离开关（刀闸）、断路器（开关）等接触是否良好，各种连接点无过热现象。

（6）仪表、信号装置、指示灯等显示正常。

（7）零线、接地装置的连接线应无松脱、虚接和断线。

（8）电缆穿墙、柜后防火封堵完好。

（9）配电房各处门、窗完好，配电柜门完整，屋顶无渗水、漏水现象。

（10）定期检查，电缆沟内积水情况。

（11）巡视完成后应锁闭配电室（箱）门。

3. 末端配电设备巡视检查

应定期对楼层配电间、配电箱（柜）进行巡视检查，主要包括下列内容。

（1）工作环境是否整洁，照明、门锁、箱体外观及封堵是否正常。

（2）接线是否可靠，有无异味、异响等。

（3）导线绝缘是否良好，有无发热、老化、破损、裸露等情况。

（4）漏电保护模块、浪涌保护器等内置元器件是否良好，功能是否正常。

（5）指示装置是否正常，回路标识是否完好无损。

（6）接地是否正常，螺丝是否松动。

（7）空气湿度是否正常，是否存在漏水、渗水现象，金属配件是否锈蚀。

低压电气设备除低压开关柜和末端配电设备外，还包括无功补偿装置和电器元件，运行维护时也需进行巡视检查。

（三）电气线路管理

1. 电气线路管理一般规定

（1）电力电缆的标识牌应与电网系统图、电缆走向图和电缆资料中的名称一致，新电缆投入使用之前应核实其上下级电源标识是否准确。

（2）电缆沟、电缆槽、电缆井应设有防火、防水、通风措施。

（3）电力电缆长期工作温度不应超过电缆的最高允许工作温度，长期工作电流不应超过电缆载流量。

（4）对电缆故障进行试验鉴定时，应在电缆与电气系统完全隔离后方可实施。

（5）电力电缆超负荷、超温发热运行时，应降低电力电缆负荷。

（6）应定期进行线路巡视，确保电缆无绝缘破坏、温度正常、构件未失落、安全措施完善。

（7）应定期按规定对电缆进行预防性试验，发现试验不合格的电缆，必须查明原因并解决，保证电缆正常运行。

2. 线路巡视规定

（1）电缆隧道、电缆沟巡视和夜间巡视应由两人进行。

（2）汛期、暑天、雪天等恶劣天气巡视检查应由两人进行。

（3）特殊情况下，如暴雨、洪水等，应进行专门的巡视。

（4）对于暴露在外的电缆，应及时处理，并加强巡视。

（5）事故巡视检查时应始终认为线路带电。

（6）进入电缆井和电缆沟前，应先用吹风机排除浊气，通风设备应保持持续开动。电缆沟的盖板开启后，应自然通风一段时间后方可下井工作。

（7）电缆井内工作时，禁止只打开一只井盖（单眼井除外）；打开电缆井（沟）盖后，应有人监护；在地面设立警示标识牌。

（8）工作人员撤离电缆井或电缆沟后，应立即将井盖盖牢。

3. 电缆的巡视内容

（1）对于敷设于地下的电缆线路，应查看地面是否有未知的挖掘痕迹，电缆线路的标桩是否完好。

（2）电缆线路上不可堆放瓦砾、建材、笨重物件、酸碱性液体或石灰坑等。

（3）户外电缆的电缆护套及保护管是否完好。

（4）电缆终端是否洁净无损，有无放电现象。

（5）观察电缆接头固定件是否松动，连接点是否有过热现象。

（6）对于多根并列运行的电缆，要检查电流分配及电缆外皮温度，防止电缆过负荷。

（7）电缆隧道内是否有积水、积污物等，支架是否完好、牢固。

（8）电缆隧道、竖井、电缆夹层、电缆穿墙或楼板、电缆沟内孔洞是否封堵完好，通风、排水及照明设施是否完好，防火装置是否正常。

（9）电缆标识牌和相色标志是否齐全、清晰；电缆固定、保护设施是否完好等。

（四）备用电源管理

1. 柴油发电机

为确保柴油发电机组在需要时能实现电力供应，一方面要定期进行空载试验，有条件的医院还应定期进行带载试验；另一方面还要对柴油发电机进行日常巡视，巡视内容包括以下方面。

（1）柴油发电机房是否通风良好，照明充足，无妨碍运行的杂物，无易燃易爆物品。

（2）燃料、润滑油系统软管连接是否牢固，油箱内是否有足够的燃油。

（3）冷却水水位、机油油位是否在规定范围内。

（4）蓄电池电压是否正常，电池接线是否紧固完好，充电器工作是否正常。

（5）设备有无渗油、渗水现象。

（6）柴油发电机组控制开关及出口断路器是否在自动位置。

（7）设备仪表显示是否正常，有无报警。

（8）柴油发电机组和相关设备是否整洁。

2. 应急电源装置巡视检查

对应急电源装置的巡视应包括以下内容。

（1）设备所处的环境应通风良好，通风口无障碍，环境温度适宜；场所无导电微粒，无爆炸尘埃，无强烈震动和冲击；地面干净、整洁、无杂物。

（2）装置周围没有腐蚀性或酸性的气体或液体。

（3）装置的仪表、开关、指示灯等部件完好，标识清晰；继电器、断路器、风扇等工作正常。

（4）市电供应正常，应急电源装置显示的各类参数正常，且与设备实际运行情况一致。

（5）各类螺栓和连接线紧固正常，无松动。

（6）机柜内整洁，无污垢，无机械损伤。

（7）电池外观正常，无发热、漏液、鼓胀等异常现象。

（8）市电进线切换装置、整流装置、逆变装置、旁路等功能正常。

三、安全与应急管理

（一）电气安全管理

1. 基本要求

（1）结合本单位实际情况制定安全管理制度、本年度设备检修及保养计划、年度安全管理目标和相应的组织与技术措施。

（2）对年度安全管理目标的完成情况进行总结和分析，对存在的问题提出改进措施。

（3）定期组织运行人员参加安全培训。

（4）操作、维修及管理人员应具备必要的电工知识，从事电气工作的人员应持证上岗。

（5）从事电气工作的人员应无妨碍工作的病症，且经过消防安全培训并考核合格；熟悉并掌握防火及灭火的基本技能；掌握紧急救护法，特别是触电急救。

2. 管理措施

（1）电气系统安全管理应采用工作票（操作票）管理制度，同时根据自身情况制定工作许可制度、工作监护制度以及工作间断、转移和终结制度。

（2）工作票（操作票）管理应符合相关标准的规定，可应用于任何可能影响医院配电系统的活动，包括系统的操作、维护保养、维修、改建现有的配电系统等。

（3）明确工作票签发人、工作许可人、工作负责人（监护人），并制定上述人员所对应的安全责任。

（4）工作票（操作票）不完整时，除紧急状况外，不应开展电气系统的相关工作。

（5）在全部停电或部分停电的电气设备上工作时，应按照规定完成停电、验电、装设接地线、悬挂标识牌和装设遮栏的操作。

（6）制定配电室及发电机房的消防管理制度，并配置数量合适且质量合格的消防器具。

（7）外来人员经管理部门负责人同意后方可进入高（低）压配电室；应对进入高（低）压配电室的外来人员进行登记、安全培训并告知相关情况，全程由管理部门负责人或值班的运行操作人员陪同并按规定的路线进出。

3. 用电安全管理

（1）划分用电设备的管理及负责部门，并落实用电安全责任制。

（2）向各用电部门（科室）宣传用电安全知识，定期排查并及时消除线路和用电设备的安全隐患。

（3）各用电部门（科室）新增、淘汰更新大功率用电设备应提前报备。

（4）医院电气设备的安装及维修应由专业技术人员进行。

（5）各用电部门（科室）或个人发现电气设备或线路异常时，应立即停止使用并向电气系统管理部门报备。

（6）可断电的电气设备在停止使用后应及时断开电源。

（7）临时施工用电应向电气系统管理部门报备，获得批准后在相关人员的监护下接电。

（二）应急管理

医院后勤保障管理中，系统完整的应急管理内容见本书第十一章。下面简要介绍电气系统常见应急事件的处置措施。

1. 医院电气系统外部故障

医院发生单路外线失电时，先断开失电线路的进线开关，然后用另一条线路通过母联开关来代替电线路的负荷，待恢复全院的供电后，再与供电局调度中心取得联系，告知医院当前供电状态，要求尽快恢复供电，并立即报告医院主管部门领导。

医院发生两路外线失电时，通过启动发电机来解决应急段供电（主要保障应急照明、消防负荷、重症监护室、手术急诊科），并向供电局调度中心了解失电性质，告知医院目前的实际状况，要求其尽快恢复供电，同时将情况汇报医院主管部门领导，并报告主管副院长。

2. 医院电气系统内部故障

医院电气系统内设备故障或其他原因导致区域性停电时，应快速排除故障，并恢复供电。

对于有低压联络装置的配电回路，应迅速切断故障设备，在确认故障点已切除且母线状态正常后，可操作联络装置恢复供电，并根据供电设备状态，密切关注供电设备电流、温度，不可超负荷运行。

对于无低压联络装置的配电回路，确认故障点已切除后，可恢复其他设备供电，并组织人员抢修故障设备，对重要用电负荷，应考虑敷设临时电缆供电。

3. 配电室水浸应急处置

配电室多处于地下室，在雨季时，可能发生雨水倒灌地下室，引发配电室水浸事件。应急处置可采取以下措施。

（1）排水堵漏。若地坑水位上升漫出，立即联系相关科室修复地坑排水系统，同时进行应急排水，并上报主管领导。若是配电室墙壁或顶部渗水，联系相关科室进行堵漏。若地下室有水漫入配电室，则用配电室预先准备的防汛沙袋堵住机房门口，并联系相关科室现场排水。

（2）断电。若配电室进水较浅，在不确定水体是否带电时，不可盲目冲入操作，避免触电。机房进水事态失控时，值班人员应立即请示上级，停止设备运行，并切断电源，以防事故扩大。可从上级开关执行断电操作，随后对进水配电室进行处理。若进水较深，水进入配电柜及变压器，会触发本级或上级开关跳闸。

（3）进水后处理。应在保证安全的前提下进行排水操作。进入现场的人员必须穿戴规定的劳动保护用品，严防因潮湿诱发漏电并造成触电事故。被水溅的设备在筹备再次投入运行前应进行全面擦拭，并用热风对其吹干，测量其电气线路的绝缘值达标后方能投入运行。

已经进水的配电柜和监控柜在水退后，应立即进行通风干燥。进水的电器元件干燥后也绝不可轻易投入使用，必须对其进行严格检测，确认其所有电气性能达标以后方可重复使用。已经进水的电机必须进行解体，并用烘箱对其进行整体干燥，再进行绝缘检测，绝缘值达标后方可组装、使用。完全被水淹没的机房内的电气设备，原则上都应解体烘干。烘干后进行全面检测，检测值达标后方可组装，使用前还需对部分元件上的设定值进行全面整定。进水的高压设备在处理完成后，还需专门组织一次预防性试验，结果达标后方可投入使用。

排水工作结束后，现场人员应做好事故详尽记录。如有人员伤亡或较大的设备、资产损毁情形时，应注意保护好现场，等待上级调查、处理。现场负责人应书面写出事件详细经过并分析原因，报上级领导处理。

（4）恢复供电。在确认事故现场已经彻底处理完毕之前，任何人不得随意恢复供电，必须由各方负责人都签字确认后才可以进行试运行，至少要安排24h的轻负荷试运行，严禁将这类设备立即投入满载运行。

此外，电气火灾也是医院电气系统运行维护管理中可能发生的应急事件，发生时可按照本书第六章所介绍的措施与流程进行处置。

四、思考与展望

随着医院的快速发展，其电气系统容量及复杂程度也将不断变大，运行管理工作也将面临更多新的挑战。

电气安全是电气系统运行管理的重要内容，主要是运用相关技术方法来预防触电、雷击及电气火灾等。例如，漏电保护技术、接地技术、避雷技术、危险温度控制技术、火灾探测技术等；解决静电安全及电磁辐射安全问题还需要做很多工作；为提高电气系统的整体安全性能，还需要运用各类专门的仪器、装置、传感器技术、自动控制技术等，因此，电气安全的自动化也是电气安全领域的发展方向之一。

在绿色环保的政策导向下，节能是医院实现可持续和高质量发展必须面对的问题。从电气系统角度而言，淘汰老旧高能耗设备以降低损耗，发展智能化电气控制系统以实现各类用电设备的按需启停,可在满足医院实际业务需求的前提下降低能耗;另外,加强科室用能成本核算有助于推进节能工作,而进行精确的科室用能计量又依赖于电气系统的智能监测技术。

随着信息技术的不断发展,越来越多的建筑将逐步加入智能化监测及控制方案,对于医院部分老旧建筑而言,由于其建设年代久远,配电系统情况复杂,对其进行升级改造的解决方案还有待持续优化。

第四节　供暖通风与空气调节系统运行维护管理

随着人们生活水平的提高及医疗技术的飞速发展,医院医疗环境舒适度要求及医疗工艺对温湿度、洁净度等要求越来越高,使得供暖通风与空气调节技术成为医疗活动的重要保障。医院供暖通风与空气调节系统的运行维护管理成为医院后勤保障管理的重要组成部分,运行管理优劣直接影响临床医疗业务的开展及患者的就医体验。本节主要从医院供暖通风与空气调节系统的运行维护管理进行介绍,内容包括管理职责与管理制度、主要设备设施的运行维护管理、安全与应急管理等内容。

一、管理职责与管理制度

为确保医院供暖通风与空气调节系统能持续安全稳定运行,或出现故障时能及时快速得到处理,确保为医教研工作顺利开展提供有力的支持保障条件,医院需设置相应的管理机构,明确管理职责与管理制度,对供暖通风与空气调节系统进行有效的管理和维护。

(一)管理机构与管理职责

医院应结合自身实际,设置相应的供暖通风与空气调节系统管理机构,明确机构和人员的管理职责。管理机构一般由分管院领导、系统管理科室负责人、运行维护人员组成。

管理机构应定期对医院供暖通风与空气调节系统运行管理工作进行全面检查,定期召开会议,分析系统运维管理中出现的各项问题并提出改进措施,及时对管理制度和操作流程进行修订更新等。

(二)主要管理制度

医院需根据自身供暖通风与空气调节系统组成及具体使用情况,建立健全各项管理制度，并根据系统和设备运行的特点，制定相应的操作流程。一般应包括《供暖通风与空气调节系统运行管理制度》《供暖通风与空气调节系统机房安全管理制度》《设备巡视检查与维护保养制度》《设备安全操作规程》《节能管理制度》《应急处置流程》等。

二、基本要求与主要设备设施运行维护管理

（一）运行管理一般要求

1. 主要设备运行管理

（1）中央空调冷热源主机，如水冷机组、风冷式机组等，应设置专人进行日常开关机操作及运行参数记录工作。

（2）中央空调系统停止运行超过1周时，应按照《空调通风系统运行管理标准》（GB 50365）和生产厂家技术说明书进行空调冷热源主机安全性能检测，空调冷热源主机性能正常方可开机运行。

（3）冷热源主机运行期间，主机运行记录应1次/2h。

（4）医院应根据实际情况，按照冷、热源主机技术要求有计划地进行定期维护保养，维护保养内容应符合GB 50365的规定，并满足生产厂家技术说明书的有关要求。

（5）宜采取智慧化技术对主要设备的运行参数进行监控。主要设备监测参数（建议）见表4-4。

表4-4 主要设备监测参数（建议）

设备名称统	监测数据
冷水机组	启停时间，工作电压、电流及电流百分比，吸气、排气温度，吸气、排气压力，蒸发器进、出水温度，冷凝器进、出水温度，供油压力，供油温度，油位，膨胀阀开度，蒸发器进、出水压力，冷凝器进、出水压力，累计运行时间，逐时运行能耗
冷冻、冷却泵，热水泵	启停时间，频率，电压，电流，进、出水压力，进、出水阀门开度，逐时运行能耗
冷却塔	启停时间，风机电流，风机频率，进、出水阀门开度，室外空气温、湿度，逐时运行能耗
风机	启停时间，频率、风机电流、工作电压、运行能耗、风阀开度

2. 管道及末端设施运行管理

（1）初次启用或者次年度再次使用时，应对冷却塔、冷却水管路以及冷冻水（含

采暖热水）管路进行清洗消毒，并抽取管网水及冷凝水送至有检测资质的机构进行检测。检测结果符合《工业循环冷却水处理设计规范》（GB/T 50050）的要求，并符合 GB 50365 及《公共场所集中空调通风系统卫生规范》（WS 394）的指标规定方可投入运行。

（2）设备运行期间，运行操作人员巡检管道及附属设备应每天大于或等于 2 次。

（3）常规维护保养应达到下列要求：

- 水泵、冷却塔运转正常，紧急停机开关工作正常；
- 水泵、冷却塔保持清洁；
- 过滤器性能良好；
- 管道及阀门无跑、冒、滴、漏、堵现象，无明显锈蚀，保温层无脱落和破损。

（4）中央空调系统使用期间每 2 个月需要对空气处理设备的空气消毒装置、过滤器、换热器、冷凝水积水盘以及设备箱体内壁表面进行生物污染物污染状况检测。检测结果应达到 GB 50365 规定的物体表面卫生标准。当空调通风系统中有生物污染物时，应在空调通风系统停止运行的状态下对其进行消毒。消毒方法应按照《公共场所集中空调通风系统清洗消毒规范》（WS/T 396）的要求进行。

（5）按照国家相关规范、当地环境状况和使用频率制定空气过滤器的检查、清洗消毒及更换周期。

（6）宜采取智慧化技术对管道及末端设备的参数进行监控（见表 4-5）。

表 4-5 管道及末端设备监测参数（建议）

设备或系统	监测数据
冷热水管路	供、回水温度，主管流量，各分管流量，最不利环路压差
冷却水管路	供水温度，回水温度，流量
风管路	风温，风阀开度，湿度
风机盘管	回风温度，回风湿度，运行状态，启停时间

3. 巡检管理

运维管理人员应按照国家相关规范、标准要求及设备厂家的技术要求，制定中央空调设备的巡检时间、路线、检查内容，安排人员进行巡视检查，发现故障和隐患并及时处理，并如实填写相关记录。巡检要点如下。

（1）按照机电设备管理要求，每隔 2h 巡查一次空调主机及机电附属设备，做好各项机电设备运行的监控，巡查时应对油压、油位、油温、冷媒高低压力、机组电流、电压等作详细记录。判断和处理一般性故障并及时采取应急措施，在运行中属于不正常的现象应及时汇报给上级主管。

（2）严格遵守安全操作规程和管理制度，做到"三勤"（勤巡查、勤检查、勤保养）和"四会"（会操作、会判断运行异常情况、会处理常见故障、会维修保养）。

（3）在巡查空调机组、风机、风柜、盘管时注意过滤网、过滤器、翅片是否脏堵和地漏排水情况，以及皮带或机械转动部分是否发出杂音，若有则需要加油或调整。

（4）在巡检水塔、水泵风扇、膨胀水箱时，注意水塔及水箱水位，水泵的出入水压力表值是否正常，风扇皮带或转动部分是否要加油或调整。

（5）在巡查中发现属于空调范围的问题应立即向工程师汇报，并在每天巡查工作中做好详细记录。

（6）巡检工作完成或离开设备房时做到人走关灯，严格按照各种设备的安全操作规程进行巡检工作，以免发生意外人员伤亡事故。

（二）主要设备维护保养管理

1. 空调主机

（1）压缩机：接线端子紧固检查；压缩机绝缘检测；电机、排气温度保护装置检查；压缩机加卸载检查；压缩机电机温度及冷却装置检查；有无异常声音及震动检查。

（2）电控箱：电控箱除尘、接线端子紧固、电器元器件的工作情况检查；接触器触点检查及处理；检测各类保护开关及设定值；各类传感器检查、校正；检测控制器工作情况及参数设定；控制电路试动作，控制器（PLC）的数字量和模拟量 I/O 点位状态查看；线路检测有无破损及漏电。

（3）润滑系统：检查油槽油位是否正常（运转中）及油分离器工作情况；检测油温及油加热器工作情况；检测油流量开关；检查油过滤器压降值；检查冷冻油油质、油量及油路清洗；更换冷冻油、油过滤器及干燥器。

（4）冷凝器：检查水压降、水温差；检测冷却水流量；检查经济器各阀门开启度；经济器节流孔板、引射器及过冷度检查；冷凝器水侧结垢程度检查并清洗。

（5）蒸发器：检测水压降、进出水温差；检测冷冻水流量；检测冷媒液位及蒸发器回油是否正常；检查节流孔板及蒸发器回油管路及各阀门开启度调整。

（6）系统：系统检漏、有无渗油及处理；检测不正常值噪声，振动及高温；检查系统冷媒量；系统调试、优化机组能效；机组外观清理、保温检查及修复。

2. 冷冻水泵、冷却水泵

（1）检查所有运动部件的磨损情况，更换轴承油。

（2）检查水密封件的密封情况。

（3）检查泵叶壳的腐蚀情况，清洁泵叶、泵壳表里表面，泵壳表里表面及机架除锈油漆保养。

（4）检查各仪表的准确性和可靠性。

（5）检查保养所有附属阀件、水过滤器清洗。

（6）校对轴线，做好记录，检查联轴器减震垫（或键）的磨损情况，必要时更换。

（7）电机做年度检查修理保养。

（8）电源接线端子紧固检查，控制线路及保护装置检查，电机散热风扇清理，绝缘检测（绝缘值＞5MΩ），控制箱除尘。

（9）检查水泵运行状况及水泵转向，测试水泵运行电流有无异常等。

3. 风机盘管

（1）检查温控器冷暖切换档位动作是否正常，三段调整档位是否能正常输出，温控输出是否正常。

（2）检查送、回风口有无损坏脱落及回风口滤网有无堵塞。

（3）检查风管、软接、管道保温、吊杆等有无损坏、松动。

（4）电机绝缘检测（绝缘值＞5MΩ），接线端子紧固、熔断器检查，电动二通阀检查（温控输出动作测试）。

（5）检查风机叶轮有无变形，叶轮里有无异物，叶片里是否被灰尘填满及清理。

（6）转动风轮检查有无异响，盘管电机轴承是否磨损（更换电机时应注意电机转向）。

（7）检查表冷器；检查排空阀，并检查水管路内有无空气；检查表冷器是否清洁，翅片有无偏倒现象，通风量是否达到要求；检查结水盘及排水孔有无堵塞及异物清理、管路疏通等。

（8）测试送、回风温度及温差等。

供暖通风与空气调节主要设备除空调主机、冷冻水泵、冷却水泵、风机盘管外，还包括冷却塔、空气处理机组、通风设备、多联式空调机组，运行时也需进行检查维护。

三、安全与应急管理

（一）安全管理

1. 安全生产与防护

（1）从事空调组运行、维修作业的人员应配备低压电工操作证及制冷作业操作证。

（2）从事高处作业的人员必须进行身体检查，凡患有高血压、心脏病、恐高症及其他不适应高处作业的人，一律不准从事高处作业。

（3）高处作业人员应根据作业的实际情况配备相应的高处作业安全防护用品，并应按规定正确佩戴和使用相应的安全防护用品、用具。高处作业时应两人及以上配合进行，禁止单人高处作业。高处作业前应仔细检查登高工具和安全用具，例如安全帽、安全带、梯子、跳板、脚手架等是否牢固、可靠。

2. 机房消防安全管理

（1）非系统专业人员非公事一律不许进入机房；外单位人员参观机房时，应经医院领导同意，由专人陪同，当值人员应做好记录等。

（2）非24h值班机房无人工作时应及时锁门，钥匙应由空调组人员妥善保管，无管理人员授权不得交给本班组以外人员。

（3）机房内严禁堆放易燃、易爆物品，机房内严禁携带火种，严禁烟火；机房内禁止使用烧电炉及采暖设备；保持机房良好的通风和照明条件。

（4）中央空调机房消防器具及设施应符合消防部门的规定；运行人员应学习消防知识和消防器具的使用方法，定期进行消防演习；运行人员应熟知火警电话及报警方法。

（5）中央空调机房内进行动火作业时，需要到消防主管部门办理动火手续，并采取安全可靠的措施。

（6）维保人员在检修设备、取油样等工作时，不得将油溢于地面，废油及棉纱、油布必须装入封闭的金属器皿内，随工作人员离开带走等。

（二）应急管理

中央空调管理负责人应结合本单位中央空调通风系统实际情况制定中央空调应急管理制度。应急管理制度坚持"以人为本，减少危害，居安思危，预防为主，统一领导，分级负责，职责明确，快速反应"的原则。

四、思考与展望

随着医院的快速发展，医疗设备设施的增多，医院的空调、通风系统也越来越多、越来越复杂，智能化控制需求也越来越高。同时由于医院医患人员较多，感染防控风险大。中央空调通风系统又是医院感染防控的重要战场，相应的对工程运维工作也提出了更高的要求。

与此同时，较多医院随着建筑设备的不断老化，设备故障逐渐高发，运维管理者如何采取措施才能有效保证设备的正常运行使用，如何在不影响临床业务开展的情况下进行设备的淘汰更新，也成为运行维护管理人员必须面对和思考的问题。

医院空调通风系统的运行管理人员需要不断完善和提升运行维护管理水平，以便能从容应对和解决面临的种种问题带来的挑战，也将能从解决这些实际问题角度出发更好地指导医院的建设工作，以利降低后期运行维护的难度和成本。

第五节 热能动力系统运行维护管理

随着现代医院的快速发展，医院对热能需求越来越多，主要有灭菌消毒、卫生热水、洗浆、采暖、食堂、制剂、开水等。供热系统中涉及的蒸汽锅炉高温高压属于特种设备，蒸汽输送管网以及用汽设备大多属于压力容器，燃料中天然气、油等均具有较高的危险性，因此对热能动力系统的运行维护和管理要求极高。

医院后勤管理者应重视并加强医院热能动力系统的运行维护管理，规范医院热能动力系统从业人员行为，提高热能动力系统相关设备设施安全运行保障能力，强化安全管理、环境保护和节能管理意识。

一、管理职责与管理制度

为确保医院热能动力系统能持续安全稳定运行，或出现故障时能及时快速得到处理，确保为医教研工作顺利开展提供有力的支持保障条件，医院需设置相应的管理机构，明确管理职责与管理制度，对热能动力系统进行有效的管理和维护。

（一）管理机构与管理职责

医院应结合自身实际，设置相应的热能动力系统管理机构，明确机构和人员的管理职责。管理机构一般由分管院领导、系统管理科室负责人、运行维护人员组成。

管理机构应定期对医院热能动力系统运维管理工作进行全面检查，定期召开会议，分析系统运维管理中出现的问题并提出改进措施，及时对管理制度和操作流程进行修订更新等。

（二）主要管理制度

医院需根据自身热能动力系统组成及具体使用情况，建立健全各项管理制度，并根据系统和设备运行的特点，制定相应的操作流程。一般应包括《热能动力系统运行管理制度》《热能动力系统机房安全管理制度》《设备巡视检查与维护保养制度》《设备安全操作规程》《热能动力系统节能管理制度》《应急处置流程》等。

二、主要设备设施运行维护管理

（一）管理基本要求

医院应根据热能动力系统实际情况制定设备设施巡检流程，巡检流程应包括检查内容、时间、路径等，发现故障和隐患及时处理，并如实记录；应制定设备设施维护保养工作计划，维护保养工作计划应包括维修的流程描述、工作频率、工作负责人、记录要求等。

运行操作人员在设备运行和事故处理中，应做好安全防护并严格执行操作规程和事故处理办法。热能动力设备发生异常或故障时，运行操作人员应立即停机并向上级报告。如果发生人身触电、设备爆炸起火等情况，运行操作人员应先切断电源并进行抢救和处理，然后再向上级汇报。特种设备维保专业性较强且医院保障要求高，应由专业维保单位进行维护保养与应急服务。

1. 热能动力系统作业人员管理

（1）从事特种设备作业的相关管理人员和操作人员，必须经特种设备安全监督管理部门考核合格，取得特种设备作业人员证后，方可上岗作业。

（2）建立特种设备作业人员管理档案并对作业人员进行严格管理。持证人员应当在复审期满3个月前，向发证部门提出复审，逾期未复审，或复审不合格的，将不得继续从事相应的特种设备作业工作。

（3）特种设备作业人员除参加特种设备监督管理部门组织的培训考核外，还应加强对特种设备作业人员安全教育和培训，保证特种设备作业人员具备必要的特种设备安全作业知识、作业技能并及时地进行知识更新。

（4）特种设备作业人员培训教育内容应包括以下内容：

- 国家有关安全生产法律、法规和规定，特种设备法规及有关安全技术规范；
- 单位安全管理规章制度及状况，劳动纪律和事故案例；
- 特种设备的性能、结构工艺特点和安全装置、安全设施，防护用品的使用保养方法；
- 特种设备操作规程和急救措施，安全生产基本知识，消防知识等。

2. 热能动力系统设备维护保养管理

热能动力系统设备的常规保养是在不停炉的状况下进行经常性的维护，应结合巡检发现的问题及时进行维护处置，危及运行安全时应立即停炉。各设备的保养内容如下。

（1）锅炉本体及附件

- 每2年检查锅炉内部结垢及腐蚀情况，并根据年检意见安排清洗、除垢；
- 每月检查锅炉燃烧器运行情况并做相应调试；
- 每日冲洗、检查水位表，及时检修损坏水位表；
- 每日检查压力表，损坏或表盘不清及时更换；
- 每周对安全阀做手动放汽试验；
- 每月进行高低水位报警器、低水位连锁装置报警和连锁试验；
- 每月检查燃气电磁阀等设施，更换过滤棉；
- 每月检查给水泵运行情况，机械密封有无漏水、水泵有无异响等。

（2）水处理系统

- 每3年对树脂是否更换进行检测评估，不符要求立即更换；
- 锅炉软水箱每半年清洗一次，并检查调试浮球阀。

（3）管路及蒸汽系统

- 每周检查一次管路系统（有无漏气、保温有无破损、支架固定是否有安全隐患）；
- 每月做疏水器疏水试验一次；
- 每月做热交换器温度控制试验一次；
- 室外管架及金属件每年防锈、油漆一次；
- 每年对板式热交换设备进行拆机清洗除垢一次；
- 每月检查阀门严闭性，安全阀可靠性，过滤器及减压阀的可靠性；
- 每月检查供热系统设备电机、水泵的电流、噪声、润滑、轴承一次。

（4）空调采暖热交换系统

- 每年制热前全面检查管路系统，包括补充水系统，跑风门可靠性，各阀门严闭性、管路安全性等。
- 每周检查、冲洗冷凝水回收过滤网一次。
- 循环水泵每3个月加润滑油一次。
- 每周检查板式换热器密封胶条密闭性，有无漏水、漏气等。
- 根据使用情况每3年对板式换热器进行拆机清洗、除垢、更换密封胶条。

除此之外，配电箱及二次回路也需每月检查一次，检查的内容包括：导电部分的各接点处是否有过热或弧光灼伤现象，各仪表及指示灯是否完整及指示灯是否正确，接触器的触头是否良好等。

3. 热能动力系统设备日常巡检管理

按规定和巡回的内容进行检查，锅炉运行每2h巡回检查一次。巡回内容如下。

（1）锅炉水位及给水泵是否正常；锅炉及分汽缸压力是否正常。

（2）燃油设施是否正常；炉膛燃烧情况是否正常，有无冒黑烟情况。

（3）离子交换器供水及软水箱水位是否正常；给水泵运行是否正常等。

（二）特种设备（蒸汽锅炉）运行管理

1. 特种设备安装、改造及维修管理

（1）特种设备的安装、改造、重大维修活动，应委托取得相应安装、改造、维修许可证的单位进行。

（2）签订安装、改造、维修合同前，特种设备安全管理部门必须审查安装、改造、维修单位的资质和相关人员的资质是否符合要求。

（3）特种设备安装、改造、维修的施工单位，在施工前应将拟进行的特种设备安装、改造、维修情况，书面告知特种设备监督管理机构。

（4）特种设备安装、改造、维修施工完成后，由施工单位向当地特种设备监督管理机构申报安装、改造、维修活动的监督检验。

（5）严禁使用未经监督检验或监督检验不合格的设备。

（6）锅炉安装、改造、维修竣工后，应将图纸资料、工艺文件、施工质量证明文件等技术资料存入锅炉安全技术档案。

2. 特种设备使用登记管理

（1）特种设备在投入使用前或者投入使用后30日内，使用单位应按台（套）向所在地特种设备监督管理机构办理使用登记。

（2）办理使用登记时应备齐以下资料、文件：

• 安全技术规范要求的设计文件、产品质量合格证明、安装及使用维护说明、制造过程监督检测证明；

• 安装过程的安装告知书、安装质量证明书和安装监督检验报告；

• 特种设备使用安全管理的有关规章制度、预防事故方案、管理和操作人员名单；

• 相关安全技术规范要求的其他文件资料。

（3）医院相关管理人员应对特种设备逐台填写特种设备登记表和使用申请书交予登记机关。

（4）办理使用登记后，安全管理人员应将登记机关退还的文件和颁发的使用登记证交付档案管理人员归档，妥善保存。

3. 特种设备定期检验管理

（1）特种设备使用单位应当按照安全技术规范的要求，在检验合格有效期届满前1个月，向特种设备检验机构提出定期检验要求；特种设备使用单位应当将检验合格标志置于特种设备显著位置。

（2）定期检验前，应保证特种设备安全附件（安全阀、压力表）在使用有效期内。

（3）未经定期检验或者检验不合格的特种设备，严禁投入使用。

（4）锅炉使用单位，应当按照安全技术规范的要求进行锅炉水（介）质处理，并接受特种设备检验机构的定期检验。从事锅炉清洗，应当按照安全技术规范的要求进行，并接受特种设备检验机构的定期检验。

（5）锅炉及安全附件定期检验规定如下：

• 锅炉外部检验，每年进行一次；锅炉内部检验，每2年进行一次；

• 检验人员或使用单位对设备安全状况有怀疑时，应当进行水（耐）试验；

• 安全阀校验，每年进行一次；压力表检定，每半年进行一次；

• 锅炉水质检验，每年至少进行一次；

4. 蒸汽锅炉水处理管理

蒸汽锅炉使用单位应做好锅炉水（介）质处理和监测工作，蒸汽锅炉水质应符合《工业锅炉水质》（GB/T 1576）的规定。蒸汽锅炉水处理系统运行应符合下列要求。

（1）保证水处理设备及加药装置正常运行。

（2）监测水汽质量，每班至少化验一次水汽质量，当水汽质量不符合标准要求时应及时查找原因并处理至合格。

（3）严格控制疏水、蒸汽冷凝回水水质，不合格时不得回收进入锅炉。

（4）锅炉排污应根据锅水水质确定排污方式及排污量，按照水质变化进行调整；锅炉定期排污时宜在低负荷进行，同时严格监视水位。

5. 蒸汽锅炉安全附件和安全保护装置日常管理

（1）在用锅炉的安全阀除每年进行校验外，还应定期进行检查确保其无泄漏。

（2）锅炉运行中安全阀应定期进行排放试验。

（3）压力表设置、选用应符合相关技术标准要求。

（4）压力表应每半年检定一次，并在刻度盘上标记指示工作压力的红线。

（5）水位表应有指示最高、最低安全水位和正常水位的明显标志。

（6）水位表应定期冲洗并保持水位清晰可见。

（7）锅炉排污阀应采用快开式阀门，锅炉运行中应根据水质确定排污方式及排污量，蒸汽锅炉定期排污宜在低负荷下进行，同时严格监视水位。

（8）蒸汽锅炉应装设高、低水位报警和低水位联锁保护装置，蒸发量≥2t/h的锅炉应装设蒸汽超压报警和联锁保护装置，超压保护动作整定值应低于安全阀整定压力。

6. 锅炉运行中的故障停炉标准

锅炉运行中，除因负荷减小而有计划地停炉外，有下列情况之一时，应立即停炉。

（1）锅炉水位低于水位表最低可见边缘。

（2）不断加大给水及采取其他措施，但水位仍继续下降。

（3）锅炉水位超过最高可见水位（满水），经排污仍不能见到水位。

（4）给水泵全部失效或给水系统故障，不能向锅炉进水。

（5）水位表或安全阀全部失效。

（6）设置在蒸汽空间内的压力表全部失效。

（7）锅炉元件损坏且危及运行人员安全。

（8）燃烧设备损坏，炉墙倒塌或者锅炉构架被烧红等严重威胁锅炉安全运行。

（9）其他异常情况危及锅炉安全运行。

（三）热水锅炉运行管理

热水锅炉在医院中主要应用于生活热水及采暖。

生活热水锅炉及采暖锅炉投入运行时应先开循环泵，供热系统循环正常后方可提高炉温，锅炉停止运行时不应立即停泵；锅炉发生汽化需重启时，应先放汽补水后启动循环泵。锅炉排污时间间隔及排污量应根据运行情况及水质化验报告确定，排污时应监视锅炉压力防止产生汽化。

热水锅炉使用单位应制定突然停电时防止锅炉汽化的保护措施。D级热水锅炉不需要办理使用登记，不实行定期检验，其锅炉制造单位或其授权的安装单位应对作业人员进行操作、安全管理和应急处置培训。

锅炉使用单位应定期检查锅炉安全状况，及时发现并消除安全隐患，确保锅炉安全运行。热水锅炉运行中有下列情况之一时，应立即停炉。

（1）水循环不良，或锅炉出口水温上升到与出口压力相对应的饱和温度之差小于20℃。

（2）锅炉温度急剧上升失去控制。

（3）循环水泵或补水泵全部失效。

（4）补水泵不断补水，锅炉压力仍继续下降。

（5）压力表或安全阀全部失效。

（6）锅炉元件损坏，危及锅炉运行作业人员安全。

（7）燃烧设备损坏，炉墙倒塌或者锅炉构架被烧红等严重威胁锅炉安全运行。

（8）燃气泄漏浓度达到报警设定值。

（9）其他危及锅炉安全运行的异常情况。

（四）热交换设备运行管理

热交换设备应在设计规定负荷下运行，运行期间应监测、记录热交换器的运行参数，每半年评定热交换器的工艺性能和结垢程度。热交换系统运行、操作和维护人员应掌握设备的操作方法、故障特征、原因、预防措施及处理方法。热交换系统应根据室外温度变化进行调节，满足医院供热需求。

1. 运行前检查

热交换系统运行前应进行检查，符合下列要求方能启动使用。

（1）电气设施工作环境应干燥无灰尘；系统阀门开关灵活、无泄漏。

（2）自动控制及仪表运行准确；水处理设施应运行正常。

（3）系统循环泵运转正常；安全保护装置灵敏、可靠。

2. 日常巡检

定期对热交换系统进行日常巡检，巡检应包括下列内容。

（1）水泵运行状态是否正常；系统供回水压力是否正常；供回水温度（差）是否

正常。

（2）设备、管路阀门（件）及其连接处有无泄漏。

除前面已介绍的设备设施外，还有热力管网及其附件等设备设施，在运维管理中也需对其行巡视检查及维护保养。

三、安全应急及其他管理

（一）安全管理

1. 特种设备安全管理

（1）医院热能动力系统中所涉及特种设备的管理应符合《特种设备使用管理规则》（TSG 08）和《锅炉安全技术规程》（TSG 11）的规定。

（2）特种设备锅炉应取得锅炉使用登记证后，方可投入使用，D级锅炉除外。

（3）锅炉的监督检验、定期检验及安全附件应按相关规定要求执行。

（4）医院热能动力系统管理人员，每月对锅炉及安全附件、供热管网至少检查一次。

2. 燃料管理

（1）医院使用气体或液体燃料的热能动力系统，应满足相关标准规范要求。

（2）燃气锅炉房应设置可燃气体报警系统并与事故风机联动，并由相关部门定期进行检测调试。

（3）定期对热能动力系统设备燃料进行全面安全检查，并应符合下列要求。

- 燃料管线外观应良好，不得有泄漏；快速切断阀动作应正常、安全有效。
- 调压装置工作应正常，燃料压力符合燃烧设备要求；放散阀及安全装置应完好。

（二）应急管理

热能动力系统运行管理中常见的应急事件的处置措施如下。

1. 天然气泄漏

当天然气发生泄漏时应立即停炉检查，并初步判断故障点位，同时通知燃气公司到场排除故障，并向主管领导报告。

2. 锅炉事故

当锅炉发生重大事故时，当班人员应立即报告主管领导，并保护好现场，同时通知特种设备安全监督管理单位到现场调查、分析；当发生人员伤亡事故时，应该立即拨打120或999，并组织人员抢救。

四、思考与展望

随着我国经济社会的不断进步和发展,国家有关部门对医院相关的医疗设备重视程度越来越高,锅炉是为医院提供动力和热能的能量转换设备,其安全运行是医院经营与发展的重要保障。近年来,热能动力系统运维体系建设取得了一定成效,但仍存在诸多不足,包括设备及系统日常巡检、锅炉运行参数记录、设备全生命周期管理等方面缺少信息化管理。未来应加强信息化、智能化建设,以便进行设备的运行和管控,及时精准掌握热能动力设备的运行状况、风险状态,实现日常工作的数据化,为分析和管理决策提供数据支撑,同时确保医院热能动力系统设备安全运行。

第五章 医院专项设备设施运行维护管理

医院专项设备设施与第四章介绍的给水排水系统、电气系统、供暖通风与空气调节系统和热能动力系统不尽一样，医院专项设备设施主要是为临床医疗（少量科研）业务开展提供动力和良好环境条件的重要设备设施，做好医疗专项设备设施的运行维护管理，对保证医院医疗安全和科研工作的正常开展，促进医院高质量发展具有极其重要的支撑保障作用。

第一节 医用气体系统运行维护管理

医用气体系统包含医用气体气源、管网、终端及附属仪表等子系统，其主要功能是安全可靠地供应医用气体。医用气体在患者的预防、诊断和治疗过程中起到重要作用，与生命健康密切相关，故医用气体系统又被称为"生命支持系统"。本节主要介绍医用气体系统验收合格投入使用后的运行维护管理要点。

一、管理职责与管理制度

为确保医院医用气体系统能持续正常运行，或出现故障时能及时快速得到处理，确保为临床医疗救治工作提供所需要的医用气体，后勤保障部门应对医院医用气体系统进行有效的管理和维护，并需设置相应的管理机构，明确管理职责与管理制度。

（一）管理职责

医院应根据自身规模和发展要求，设置相应的医用气体管理机构，明确机构和人员的管理职责。管理机构一般由分管院领导、系统管理科室负责人、运行维护人员和临床医护人员代表组成。

管理机构应定期对医用气体系统运行管理工作进行全面检查，定期召开会议，分析系统运维管理中存在的各项问题并提出改进措施，及时对管理制度和操作流程进行修订等。

（二）主要管理制度

医院需根据自身医用气体系统组成及具体使用情况，建立健全各项管理制度，并根据医用气体系统和设备运行的特点，制定相应的操作流程。一般应包括《医用气体系统运行值班制度》《医用气体系统安全管理制度》《医用气体系统机房消防安全管理制度》《特种设备定期检验制度》《医用液氧充装管理制度》《医用气瓶安全管理制度》《医用气体系统设备维护保养管理制度》《医用气体系统应急处置流程》等。

二、主要设备运行管理

（一）医用液氧贮罐运行管理

1. 医用液氧贮罐的日常运行管理

（1）检查容器、汽化器、管路及附件是否有异常结霜、泄漏或震动等情况，各阀门的开闭状态是否正确；消防器材是否完整就位，消防通道及安全出口是否畅通，各种安全标识是否完整有效；区域内是否有油污及可燃物。

（2）上进液阀、下进液阀、残液阀均属液氧充装时使用的阀门，如有异常或泄漏时，由压力容器操作工按规定操作，其他任何人员不得操作。

（3）检查增压阀、气体通过阀、排液阀、回气阀启闭状况，以及安全阀是否正常。

（4）记录贮罐液位指示读数。

2. 医用液氧贮罐的维护保养

医用液氧贮罐的维护保养的对象不仅包括液氧贮罐本体，还应包括各种附属装置、仪器仪表，以及支座基础、连接的管道阀门等，具体包括以下内容。

（1）液氧贮罐的真空度应由专业厂家每半年检查一次。

（2）液氧系统所有压力表每半年校验一次。

（3）液氧系统所有安全阀每年校验一次。

（4）调压阀的输出压力应等于需要的工作压力。

（5）防雷及静电接地每年检查一次；液氧气化站导除静电的接地电阻不得大于 10Ω，防雷击装置最大冲击电阻不得大于 30Ω。

（二）汇流排运行管理

汇流排主要有氧气汇流排、笑气汇流排、二氧化碳汇流排、氮气汇流排和医用混合气汇流排，其作用和供应范围不同，用量也不一样，有的还具有一定的危险性。因此，医院应合理制定每天对各汇流排的巡视检查次数，完善每次设备巡视检查的内容，可以及时发现汇流排在使用过程中出现的问题并及时进行处理，以确保临床用气安全。

1. 汇流排运行

（1）制定各汇流排巡视流程，明确值班人员工作职责。

（2）统一制定巡视时间、路线、巡更系统实时监控和检查内容，利用图表对每次工作进行记录。

（3）制定各类气瓶最小储存量，确定需要记录的运行指标。

（4）建立值班流程，确定值班流程的重要点位和工作步骤。

（5）应定期检查汇流排有无泄漏，测试系统和组件的性能，对可能出现的问题采取预防措施。

（6）建立汇流排巡视标准，以文件的方式予以固化，建立设备运行记录。

（7）对值班运行人员的工作考核，主要依据汇流排巡视流程，现场检查气体储存和汇流排巡检记录。

（8）当出现异常情况时，汇流排巡检记录上应有记录和处理结果。

2. 汇流排维护保养

（1）汇流排的维护保养周期应根据使用频率制定。

（2）应根据设备的操作手册或使用说明书制定维护保养手册。

（3）保养应分为例行保养和重大保养。例行保养的重点是清洗、紧固，检查零件、部件工作是否正常；重点保养主要是对设备主体部分进行的检查和调整，对已达到使用周期或磨损限度的零部件进行更换。

（4）根据汇流排维护保养要求制定维护保养计划，并根据计划安排维护保养时间和人员。

（5）汇流排维护保养表格应根据保养流程设计，工作人员按照维护保养的步骤完成。

（三）制氧设备运行管理

医院制氧系统主要由空气压缩机、管道过滤器、冷干机、空气储气罐、干燥机、制氧主机、氧气储气罐、氧气增压泵、氧气流量计、氧纯度仪和除菌过滤器等设备组成。其管理要点如下。

1. 制氧设备运行

（1）制定值班流程，明确值班人员工作职责。

（2）统一运行巡视标准，利用图表对每次工作进行记录。

（3）制定运行巡视内容，确定需要记录的运行指标。

（4）建立值班流程，确定值班流程的重要点位和工作步骤。

（5）在实际工作中，应特别注意产品的质量，系统组件的性能，组件有无过度磨损，对新出现的问题及时解决。

（6）制定值班标准，以文件的方式予以规范化，建立制氧设备运行记录。

（7）当出现异常情况时，应在运行记录上详细记录异常原因和处理结果。

2. 制氧设备维护保养

（1）制氧设备的维护保养周期应根据设备的使用频率制定。

（2）根据设备的操作手册或使用说明书制定维护保养手册。

（3）保养分为例行保养和重大保养。例行保养的重点是清洗、润滑、紧固，检查零件、部件工作是否正常；重点保养主要是对设备主体部分进行的检查和调整，对已达到使用周期或磨损限度的零部件进行更换。

（4）根据设备保养要求制定年度维护保养计划，并根据计划合理安排时间和人员。

（5）维护保养表格应根据保养流程设计，有利于提醒工作人员维护保养的步骤和程序。

（6）设备维保维修完成后，所更换的材料应及时补充，保障常用材料的正常库存。

（7）氧气增压泵应单独制定大修计划，记录氧气增压泵实际使用时间，使用3个月后应进行大修。

（四）真空泵运行管理

真空泵有水环式真空泵、旋片式真空泵之分，下面介绍水环式真空泵的日常运行管理和维护保养要点。

1. 水环式真空泵的日常运行管理

（1）检查填料密封的漏损情况，定期压紧填料，如填料因磨损而不能保证所需要的密封时，应换新填料。

（2）运行中经常检查滚动轴承温度，滚动轴承是否保持良好的润滑。

（3）检查泵体的振动情况和监听运转有无杂音。

（4）检查电机、电控柜、电磁阀及盘根运行情况是否正常。

（5）检查供水情况，保持足够的水量。

（6）真空泵机房保持清洁、干燥，并通风良好。

（7）检查联轴器及垫片是否损坏和松动，地脚螺丝是否松动，发现松动应及时处理。

2. 水环式真空泵设备的维护保养

（1）每月定期对机组维护一次，发现异常及时处理，并做好维修记录。

（2）每年定期由专业人员对机组整体性能检查一次，并做好检修记录。

（3）根据每台泵的使用情况，定期对轴承进行清洗，并全部更换润滑油。

（4）保持泵体及附件的整洁。

（5）定期对真空泵的真空度进行检测（真空度应以真空泵的抽气率来衡量，而不能以压力值作为依照，同时在维护保养过程中不得采用关小阀门的方法来控制抽气率）。

（6）根据对真空泵的使用情况，定期对真空泵进行排污处理（每年至少一次）。

（五）医疗空气供应源运行管理

医疗空气供应源的主要设备为空气压缩机，空气压缩机因其类型、结构、工作原理等差异，对其巡视、维护保养的内容也有所不同，此处以螺杆式空气压缩机为例进行介绍。

1. 操作管理

医用气体设备的安全操作离不开设备操作规程，操作规程是指导操作人员正确操作设备的技术性规范文件，其内容应根据设备供应商提供的产品说明书和操作手册为依据，结合医院实地的运行特点、安全要求等情况制定。医疗空气源的操作规程主要应包含以下内容。

（1）操作设备前对设备状态的检查。空气源设备启动前，检查空压机、冷干机、干燥机等主要设备动力电源和控制电源是否通电，检查管道阀门位置是否正确。

（2）开机的操作程序与注意事项。空气源系统启动按钮按下后，检查各主要设备启动顺序，检查各主要设备是否运转正常，压力、温度是否满足额定参数。

（3）运行中突发故障时的操作。机组出现故障时能正常停机，同时备用机组能正常启动，若备用机组无法自动启动，可通过手动方式启动备用机组，对于空压机出现紧急情况可导致人身安全及设备损坏时，可通过急停按钮紧急停止空压机。

（4）停机的操作程序和注意事项。正常情况下，按下空气源系统停机按钮后，停机控制程序将指挥设备依次自动停机，停机过程中应检查各主要设备的停机顺序是否正确，完全停机后各设备是否处于正常的待机状态，若需重新启动应间隔几分钟。

2. 巡检管理

为了及时掌握设备运行现状，尽早发现潜在故障，应定时对设备进行巡检。

巡视流程应根据设备的规模和运行要求制定，并根据流程确定巡视检查人员数量、时间、路线和检查内容，夜间及节假日应加强巡查。

巡检人员通过"视、听、嗅、触"等感官发现隐患和故障时，应立即处理并记录；无法处理时，应即刻向管理人员报告，待处理后进行记录并存档。

3. 维护保养管理

为了保证设备的完好率及延长设备的使用年限，应制定完善的维护保养制度及计划。

空气源系统设备的维护保养计划应根据设备供应商提供的产品使用说明书为参考依据进行制定，明确其中的易损件、易耗件。

（六）管道系统及末端设施管理

医用气体管道系统及末端设施主要包含二级稳压箱、设备带、吊塔、气体终端等，其巡检管理和维护保养管理要点如下。

1. 巡检管理

巡视流程应根据医院医用气体管道系统的规模、布局、使用特点制定，并根据流程确定巡视检查人员数量、时间、路线和检查内容，夜间及节假日应加强巡查。巡检内容应包含以下内容。

（1）检查管道运行参数，压力、流量是否符合要求，有无欠压、超负荷等现象。

（2）检查管道本体、管件、阀门及其他组件，不得出现跑、冒、滴、漏现象。

（3）检查管道及支架，不得出现异常振动现象。

（4）检查管道是否有物体压迫，出现弯曲、下沉及异常变形等现象。

（5）检查管道支架及紧固件是否出现脱落、变形、腐蚀损坏等现象。

（6）检查管道、终端标识是否清晰，是否符合规范、标准。

（7）检查管道现场仪表如流量计、压力表、气体分析仪等运行是否正常。

（8）检查二级稳压箱、设备带、吊塔、气体终端等设备，不得有气体泄漏现象。

2. 维护保养管理

医用气体管道系统及末端设施的维护保养不同于其他的设备设施，其具有分布广、数量大、线路复杂等特点，维护保养可以定期巡检为主，临床使用单位为辅，联防联控，保障医用气体管道系统及末端设施完好率和终端用气的安全性。

三、气瓶的使用与管理

医用氧气钢瓶通常选用无缝医用氧气钢瓶，用于盛装气态医用氧。无缝医用氧气钢瓶通常配备瓶帽、防震圈等安全附件，医用氧焊接绝热气瓶通常配备压力表、液位计、安全阀、爆破片等安全附件。

气瓶属于特种设备,只有具备相应的特种设备生产资质的单位才能够生产和销售。新采购气瓶必须经过处理,对气瓶内部介质置换为合格医用氧才能够投入充装。根据气瓶安全技术监察规程的规定,气瓶实行固定充装制度,医院不得自行充装气瓶,只能购买使用。

(一)气瓶的储存

(1)气瓶储存区域应尽可能靠近运输卸货点,除了气瓶的运送车辆外,其他任何车辆不应停靠在储存区域内。

(2)气瓶储存的区域应在医院总平面图清楚标示,当发生紧急事件时能立即识别。

(3)应在气瓶储存区域明显的位置使用安全警示标识牌和通告。

(4)气瓶库房应为专用空间,储存区域应通风良好,有防盗措施。

(5)库房门平时应保持锁闭,钥匙应由专人负责保管。

(6)不同种类的气瓶应分开存放;同一种类的气瓶储存应分满瓶区和空瓶区。

(7)气瓶应按照先进先出的原则管理;储备气瓶的备用气量宜大于或等于3d。

(二)气瓶接收与院内运输

(1)气瓶配送人员应熟练掌握气瓶运输、储存与使用流程以及应急处理措施。

(2)在接收气瓶前,应要求气瓶供应商提供相关安全使用信息。

(3)按照规定的气瓶运输路线和运输时间进行运输。

(三)气瓶的使用

(1)严格按照有关安全规定正确使用气瓶。

(2)不得对气瓶瓶体进行焊接和更改气瓶的钢印或者颜色标记。

(3)不得将气瓶内的气体向其他气瓶倒装或直接由罐车对气瓶进行充装;不得自行处理气瓶内的残液。

(4)医用氧焊接绝热气瓶在检验或者使用中发现存在影响绝热性能等问题时,应当送到具有相应资质的制造单位或原制造单位委托的单位进行维护或修理。

(四)气瓶的定期检验

(1)气瓶每3年检验一次。

(2)气瓶检验只能由具备相应检验资质的检验机构进行检验,检验不合格的气瓶必须进行物理破坏,防止其被再次使用。

(3)气瓶使用期超过其设计使用年限时一般应当报废。

四、安全与应急管理

(一) 安全管理

1. 安全防护

(1) 涉及氧气作业的区域,如液态医用氧供气站、气态医用氧集中供气站、医用氧储存区等,必须严格禁止烟火。

(2) 医用氧气钢瓶搬运、储存、使用过程中,严格禁止气瓶瓶身、气瓶瓶阀、气瓶瓶口、集中供气的管道/阀门、低温贮罐及附件接触油脂。

(3) 在涉及氧气的区域作业时,应穿着能防止静电产生的工作服和不带铁钉的工作鞋。

(4) 在涉及氧气环境的区域进行动火作业(包括产生火花的电动工具作业)前,必须检测氧气含量,氧气浓度超过 22.5% 时,不得进行动火作业。

(5) 进行液态医用氧作业时,必须使用防护装备防止作业人员被冻伤。

(6) 为防止泄漏的氧气聚集,储存医用氧的仓库(或场所)应该具有良好的通风能力,不得在密闭空间内储存气态或液态医用氧。

(7) 储存医用氧的仓库(或场所)应该安装具有声光报警功能的氧浓度报警仪,氧气浓度超过 22.5% 时进行声光报警。

(8) 医用氧不得与其他可燃物(如乙炔、油脂、木材等)共同储存;医用氧气钢瓶(含低温气瓶)储存和使用时,不得接近高温热源,防止气瓶超压。

(9) 液态医用氧供气站及周边管沟,应进行封堵,避免氧气流入管沟,并沿管沟蔓延。

2. 安全生产

(1) 医用气体的生产、储存、运输、使用,应该纳入医院的总体方案进行规划和设计,特别是对周边安全距离、运输道路等的规划和设计。

(2) 医用气体的生产、储存,必须符合当地安全生产监督管理部门对危险化学品生产、储存的合规性要求。

(3) 采用液态医用氧供气的供气装置,必须设置备用(或应急)供气装置,可采用双贮罐互为备用、气态医用氧应急供应等方式。

(4) 医用气体的生产属于危险化学品生产,同时涉及压力容器等特种设备,医院需要配备专门的安全生产管理人员。安全生产管理人员应由安全监督管理部门考核并取得安全生产管理人员资格证。

（5）医院从事压力容器管理的人员应取得特种设备安全管理人员证。

（二）应急管理

医院后勤保障管理中，系统完整的应急管理内容见本书第十一章。下面简要介绍医用气体系统管理中常见应急事件的处置措施。

1. **液氧供应中断**

（1）原因及后果。大多医院均采用医用液氧供应源为主供气源，其液氧来源于液氧生产供应商；若因特殊原因导致液氧生产供应商不能及时向医院供应液氧，将致医院正常供氧受到影响，严重时会危及患者生命安全。

（2）处置措施。医院选择至少两家医用液氧生产供应商，并与之签订供应合同（协议），当其中一家供应商不能正常供应时，其他供应商仍可以持续供应，可确保医院用气需求，有效降低患者生命安全风险。

2. **医院原因导致供氧中断**

（1）原因及后果。若因医院设备故障、供气管道或末端设施受损坏等原因，导致正常供氧受到影响，可能危及患者生命安全。

（2）处置措施。立即启用病区内日常储备的氧气袋临时供用；迅速组织氧气站工作人员运送氧气钢瓶至病区，保证危重患者及时吸氧；派人检查维修设备、供氧管路和末端设施，恢复正常供氧。

五、思考与展望

新冠疫情暴发以来，各大医院都面临着巨大挑战，而医院的医用气体系统也都出现了不同程度的"崩溃"现象。医用气体系统作为生命支持系统，是医院展开医疗救治工作的根本保证，更是维系危重患者生命，促进其康复的关键，是医院不可或缺的重要组成部分。因此在现代医院的建设与发展中，医院应更加重视医用气体系统的规划建设与运行管理。

在系统规划设计的初始阶段，将更多的影响因素和更极端的使用情况纳入到系统规划、设计考虑的范畴。医院医用气体系统在规划、设计时，应适当考虑极端用气情况的发生，并结合实际情况设计出满足更高使用要求的医用气体系统，以保证在紧急情况下临床救治工作的有效开展。在可能的条件下，对气流量计算时，可将《医用气体工程技术规范》（GB 50751）中规定的普通病房的同时使用率适当提高，或在系统设计时预留可改造的相关条件。

运行管理人员应在熟练掌握系统运行方式和特点的基础上，不断加强学习，提高团队整体的专业技术能力及业务水平，以便能从容地应对各类突发事件带来的挑战。

第二节　物流传输系统运行维护管理

随着医院管理品质提升的要求和精细化管理、降低运营成本的需要，医院物流系统应运而生，通过将工业货物运输的物流系统进行改良和优化，引入到医疗卫生行业，可为医院物资的运输和分配发挥重要的作用。

一、管理职责与管理制度

为确保医院临床所需物资能快速得到供应，后勤保障部门应对医院物流系统设备进行有效的管理和维护，确保物流系统本身硬件、软件能持续正常运行，出现故障时能及时快速得到处理，并需设置相应的管理机构，明确管理机构和各岗位人员的职责与管理制度。

（一）管理职责

医院应根据自身规模和发展规划的物流系统类型、设备及站点分布等情况，设置相应的物流系统管理机构，明确管理机构和各级人员的管理职责。

医院物流系统管理机构一般由分管院领导、后勤管理部门负责人、运维管理人员、院感管理人员、运营管理人员，以及临床使用科室代表组成。管理机构应定期对物流系统设备的故障类型情况、运输数据、不同科室物资需求、运营数据、能耗数据等情况进行梳理分析并提出改进措施，且根据实际情况对物流系统管理制度和操作规程进行修订更新等。

（二）主要管理制度

医院需根据自身物流系统实际类型和运行特点，制定相应的运行管理制度。如《物流系统运行管理值班制度》《物流系统巡视检查制度》《物流系统设备维护保养制度》《临床使用人员培训制度》《物流系统故障处置流程》《物资运输应急保障流程》等。

二、主要物流系统运行维护管理

物流系统的发展非常迅速，越来越丰富多样，已从早期单一的气动物流到现在的各应用场景下的物流系统。目前常用的有气动物流系统、轨道小车物流系统、箱式物流系统、垃圾被服系统、机器人物流系统和手供一体化智能仓储系统等类型。下面简要介绍前五种主流物流系统的日常运行维护管理的要点。

（一）气动物流系统运行维护管理

气动物流系统是由空压机作为动力产生负压，使传送瓶在管道中传送的物流系统。日常运行维护管理内容和要求如下。

1. 科室站点

（1）站点内部接收器表面干净无积灰，行动顺畅、灵活，到位精准。无漏气，缝隙在允许范围内，运行时无尖啸声；到站提示器无松动、工作正常，指示灯正常显示。

（2）触摸屏文字显示清楚、科室医护人员操作流畅、无模糊情况。

（3）管道连接处正常、无遮挡、对位正常，抱箍紧固无松动。

（4）站点内部各类电源线、信号线整齐无破损、无挤压，接线处／接线头正常无松动、无毛刺、无裸露。

（5）站点内部光电传感器整体牢固无松动、工作正常、感应灵敏，指示灯正常显示。

（6）送瓶口管桶无松动，抱箍紧固无松动，光电传感器整体牢固无松动、工作正常、感应灵敏，指示灯正常显示等。

2. 气动瓶和传输管道

（1）气动瓶。外观整洁、无破损；瓶锁能正常开启和关闭；摩擦带正常。

（2）传输管道。各管径走向稳定、明确、无抖动；管道连接处牢固、无松动；各处管道的支撑架稳定牢固、无松动；除排气孔外，无漏气、无呼啸等异常情况等。

3. 转换器和压缩风机

（1）转换器。外观无破损，整洁无油渍，表面无积灰；封盖面板螺丝无缺少；内部各类电源线、信号线整齐无破损、无挤压，接线处／接线头正常无松动、无毛刺、无裸露；内部光电传感器整体牢固无松动、工作正常、感应灵敏，指示灯正常显示；转换器表面干净无积灰，行动顺畅、灵活，到位精准。缝隙在允许范围内，运行时无尖啸声，润滑油满足润滑效果；转换器固定螺丝松紧度正常等。

（2）压缩风机。外观整洁无积灰、无破损；各固定螺丝或固定件正常无松动；风机运行正常，无异响、无抖动、无过热；各密封进出气孔无破损、无泄漏等。

4. 控制系统和控制箱

（1）控制系统。硬件（如电脑、鼠标）整洁、无破损、反应灵敏；系统显示正常、无卡顿；实时信号显示正常、标注清晰，能和实际气瓶位置相互对应等。

（2）控制箱。控制配电柜内部整洁、无积灰；内部各类电源线、信号线整齐无破损、无挤压，接线处/接线头正常无松动、无毛刺、无裸露；各电气元器件工作显示正常、无破损；各电气元器件接线处牢固、无松动等。

（二）轨道小车物流系统运行维护管理

轨道小车物流系统硬件部分由智能化工作站、运载小车、清洁小车、轨道网络、转轨器、防火系统、防风门等组成。软件系统由调度系统、站点交互管理系统、平台监控系统三部分组成。具体日常巡视内容和要求如下。

1. 运载小车

（1）故障表现形式。小车不在线、碰撞、突然停止等。

（2）故障排除方法。故障分机械故障和电子电气故障两种情况。

机械故障排除方法：检查上盖、前后盖与箱体、箱体与底盘连接的螺钉有无松动，若松动，拧紧加固；检查动力轮、承重轮及导向轮的磨损情况，若磨损严重，及时更换。

电子电气故障排除方法：运载小车的电气部件主要由驱动电机、读卡模块、主控板、前后碰撞开关、紫外线消毒灯组、人机交互系统、电子锁及箱体控制板构成。检查测试以下内容，并对故障进行处理：

- 检查驱动电机运转是否稳定，是否有杂音；检查轴承磨损情况；
- 测试主控制板各项功能是否正常；检查各线束插头是否接触可靠；检查控制器上功率器件是否有高温老化现象；
- 检测电子锁是否能正常开闭；检测电子锁的门闩是否有异常磨损；
- 检查各类线束接头是否牢固；检查各类线束外皮是否有磨损等。

2. 转轨器

（1）故障表现形式。转轨器不在线，丢失最后的位置，超时；转轨器被小车卡住，导致不能复位。

（2）故障排除方法。故障分机械故障和电子电气故障两种情况。

机械故障排除方法：检查转轨器的停止位置与直轨是否对齐，转轨器的轨道与直轨缝隙间距为3mm~5mm；检查井道间转轨器齿条顶丝是否有松动，若有松动，需加固拧紧。

电子电气故障排除方法：转轨器的电气结构主要有驱动电机、主控制板、定位传感器、各类线束。检查测试以下内容，并对故障进行处理。

- 检查驱动电机运转是否稳定，是否有杂音；检查轴承磨损情况。
- 测试主控制板各项功能是否正常；检查各线束插头是否接触可靠；检查控制器上功率器件是否有高温老化现象。
- 检测电子锁是否能正常开闭；检测电子锁的门闩是否有异常磨损。
- 检查各类线束接头是否牢固；检查各类线束外皮是否有磨损等。

3. 控制系统

控制系统主要包含服务器机柜、交换机机柜、分区控制器以及网线。

（1）故障表现形式。控制系统无通信。

（2）故障处理方法。检查测试以下内容，并对故障进行处理：

- 服务器机柜需要清理内部灰尘，保证服务器能够正常散热；
- 交换机机柜需要清理内部灰尘，保证正常运行，检查交换机网线是否有松动；
- 检查网线是否松动，检查故障灯是否亮起等。

此外，防火门（翻轨器）和防风门也需进行运行维护管理，其运行维护管理的要点可参考设备生产制造商的使用维护说明书进行。

（三）箱式物流系统运行维护管理

箱式物流系统是由智能化工作站、垂直输送设备、水平输送设备、站点使用端设备等组成。软件系统由电气控制调度系统、站点交互管理系统、平台监控系统三部分组成。日常巡视内容和要求如下。

1. 箱式站点

（1）发货站点干净整洁无灰尘、无污脏；扫码器工作正常，收发箱正常。

（2）站点光电工作正常，与反光板对准无倾斜；站点急停操作功能正常。

（3）站点控制面板线路连接稳固无松动、无灰尘。

（4）站点滚筒连接多楔带无明显磨损，连接无偏差无移位等。

2. 提升机

（1）手动紧急操作装置齐全，功能正常；设备运行时无异常振动和异常声响。

（2）链板式提升机的链板上下、左右无错位；辊筒干净无积尘。

（3）提升机内部光电正常工作；提升机内部开关正常工作，位置无变化。

（4）工作站点紧急停止按钮功能正常；设备运行时无异常振动和异常声响。

（5）井道照明齐全，正常有效；门机运行正常，开关门顺畅，无撞击、无异响。

（6）底坑环境干净，无积水、渗水，地坑照明正常有效。

3. 水平／垂直运输线

（1）传输线传感器感应正常，无延迟、无故障；传输线运行无阻塞、无异响。

（2）水平线干净整洁无灰尘，运行顺畅；滚筒线楔带无异常磨损。

（3）上层滚筒与上层皮带的移动轴承在滑块上；上层皮带无松动。

（4）滚筒线楔带无异常磨损等。

此外，服务器和不间断电源（UPS）、配电柜、远程控制柜等设备也需进行运行维护管理，其运行维护管理的要点可参考设备生产制造商的使用维护说明书进行。

（四）垃圾被服系统运行维护管理

垃圾被服系统的运行原理是通过风机工作形成管道内的负压和自身重力来收集各楼栋、各楼层科室投放口投下的生活垃圾和污衣被服。主要设备是由垃圾被服回收箱、风机动力设备、排风设备、输送管道、中央控制设备等组成。日常运维具体内容和要求如下。

1. 空气压缩机及抽风机

（1）空气压缩机。空气过滤器是否正常；检查是否有不正常振动；如果有积水，以人手排除储存容器内的积水；检查系统切入和切换工作正常。

（2）抽风机。检查是否有不正常振动及声音；检查清洁扇轮、叶轮是否有裂痕或灰尘；检查减震器没有损坏等。

2. 垃圾集装箱及阀门

（1）垃圾集装箱。集装箱门、门锁、滚轮是否正常；检查大门／小门的密封性能；检查门锁和铰链等位置是否正确；检查电动卷闸门等。

（2）阀门。检查集装箱与门的密封垫；检查主阀工作是否正常；检查压缩空气是否有泄漏；检查管道连接垃圾箱处阀门正常，是否有泄漏；检查进气阀阀盘和密封是否在正确的位置；检查进气阀阀门和信号反馈是否工作正常；清洗排放阀两侧的阀盘；检查排放阀阀盘和密封是否在正确的位置；检查排放阀门和信号反馈是否工作正常等。

3. 除臭器、除尘器及其组件

检查除臭设备的压差是否超出限定范围；检查处理过的空气品质和气味级别；如有需要，应更换活性炭；检查过滤器室的密封和气密性；打开过滤器室并检查过滤器状况等。

（五）机器人物流系统运行维护管理

机器人物流系统由机器人设备、操作终端、PC业务端、服务器、机器人后台管理系统、机器人业务系统、机器人调度系统、数据平台等组成，通过 Wi-Fi/4G/5G 网络进行通信应用。其常见故障排除方法如下。

1. 充电桩的电源指示灯故障和机器人在执行任务时电量不足

（1）充电桩的电源指示灯不亮或者闪烁。解决方法：检查插座是否供电正常；检查充电桩的电源线与插座连接是否牢固；检查充电桩的电源线与充电桩连接是否牢固；重新把充电桩电源线插拔一下。

（2）机器人在执行任务时，突然电量不足。解决方法：人为暂停或停止任务，人工或小车自动回到充电站充电；停机的情况下，使用原机配套的手动充电器进行充电。

2. 监控平台丢失机器人和机器人被呼叫时没有反应

（1）机器人运行时，经过某一区域后，在后台监控平台发生丢失。解决方法：检查机器人的网络连接情况；检验这一区域的网络覆盖情况。

（2）机器人在休息区，呼叫时却没有反应。解决方法：检查机器人网络状态，是否因断网引起的无反应；检查服务器的网络状态，是否因断网引起的无反应；检查机器人任务状态，是否有任务未执行完。

3. 其他故障情况

（1）机器人工控机电脑点击没有任何反应。需重启工控机电脑（由于电脑下方的重启键已被禁用，目前只有重启小车在打开程序使用）。

（2）LED 灯带损坏。检查 LED 灯带是否完好无损，确保灯光能够一直照亮机器人四周。

（3）货位指示灯损坏。检查货位指示灯是否完好无损，确保每个指示灯能正常工作。

（4）充电桩充电头损坏。检查充电头是否有氧化现象，如发生氧化可采用粗布或细砂纸进行轻微擦拭打磨。

（5）门锁未关好。检查门是否能够锁紧。

三、安全与应急管理

（一）安全管理

物流系统安全管理的重点是垃圾被服系统，其安全管理要点如下。

（1）该系统只适用于收集生活垃圾和被服，不得用于传送医用垃圾、易燃及可引致爆炸的物品、危险性化学物品和尺寸较大的生活垃圾等，也不可投入大型、过重、过大而柔软、棒状、液体或有强力弹性的物品。

(2)在每次投放垃圾完毕后,立即关上投放口门,关闭时需注意防夹伤。

(3)注意监管好儿童,严防将头、手、脚伸入投放口内而引发安全事故。

(二)应急管理

医院后勤保障管理中,系统完整的应急管理内容见本书第十一章。下面简要介绍物流传输系统故障停运的处置措施。

1. 改由人力运送,保障临床物资供应需求

物流系统的正常运行是医疗业务正常开展和物流高效流动的重要保障,一旦物流传输系统因故障停运,将严重影响院内物资的正常运(配)送计划,进而影响到临床医疗业务工作的正常开展。当出现物流传输系统故障而停运的情况,需要立即改用人力辅助运送,保障临床医疗业务工作能正常开展。

2. 排除系统故障,尽快恢复系统运行

在调集人力辅助运输的同时,迅速组织物流系统相关工程技术人员分析系统故障原因,及时排除系统故障,尽早恢复系统运行。

四、展望

随着我国医院进入"以患者为中心"的高质量发展新阶段,医疗服务理念的创新和医疗服务效能的提升,对后勤物资保障和供应提出了更高的要求。现有的物流系统在未来科技的支持下,将进一步提升集约化、智慧化的功能,其管理维护的标准和方式也将向规范化和智能化发展。

第三节 空调净化系统运行维护管理

医院洁净用房主要有洁净手术部、洁净实验室、洁净病房、洁净制剂室等,根据洁净用房的洁净度(尘埃粒子数、菌落数)分为Ⅰ级、Ⅱ级、Ⅲ级、Ⅳ级洁净室。

洁净室的净化空调系统主要包含净化空调系统的冷热源、净化机组、排风机组等设备,以及风管路系统(风阀、风管、风口、保温等)、水管路系统(水泵、水管路、水阀、补水装置、保温等)、强电系统、自动控制系统等。洁净室的净化空调系统属于工艺性空调系统的一种,本节介绍管理职责与管理制度,巡检管理与设备设施运行维护管理,安全与应急管理工作要点,其余运行维护管理工作可参考本书第四章第四节。

一、管理职责与管理制度

为确保医院空调净化系统能持续正常运行，或出现故障时能及时快速得到处理，为临床医疗救治工作提供所需要的环境条件，后勤保障部门应对空调净化系统进行有效的管理和维护，故需设置相应的空调净化系统管理机构，明确管理职责与管理制度。

（一）管理职责

医院应根据自身规模和空调净化系统的特点，设置相应的管理机构，明确机构和人员的管理职责。管理机构一般由分管院领导、分管科室负责人、医院感控人员、空调净化系统运维人员、使用科室代表组成。

管理机构应定期对空调净化系统运维管理工作进行全面检查，定期召开会议，分析运维管理中存在的各项问题并提出改进措施，及时对管理制度和操作流程进行修订等。

（二）主要管理制度

医院需根据自身空调净化系统组成及具体使用情况，建立健全各项管理制度，并根据系统和设备运行的特点，制定相应的操作流程。一般应包括：《净化空调系统运行值班管理制度》《净化空调系统安全管理制度》《净化空调系统设备巡视检查制度》《净化空调系统设备维护保养管理制度》《净化空调系统设备安全操作规程》《净化空调系统应急处置流程》等。

二、巡检管理与主要设备、设施运行维护管理

（一）巡检管理

巡检工作应在每日洁净室启用前完成。

巡检内容宜包括净化空调系统、自动控制系统等运行状态以及洁净室的温度、湿度、房间压差等情况，完成每日巡检工作后将巡检情况在当日报告给相关区域的使用负责人。若遇巡检结果异常，需立即按照相关管理制度和应急预案执行。

（二）主要设备维护保养

冷热源主机、水泵的运行维护管理见本书第四章第四节，此处介绍净化空调机组、排风机组、控制系统等设备的运行维护保养管理要点。维护保养的周期宜根据相关规范标准要求并结合医院实际使用情况制定。

1. 净化空调机组维护保养

（1）检查三角带、皮带轮状况（磨损情况及皮带张紧力检查）。皮带张紧度检查

（用拇指按压，下沉 15mm 左右为宜，新皮带下沉 10mm～12mm 为宜），如为直联式机组无此项工作。

（2）检查风机、电机的轴承、轴、叶轮；加注润滑脂。

（3）检查有无异物进入风机；电机绝缘检测，绝缘值>5MΩ；接线端子紧固。

（4）检查各风阀开闭情况并适当调整。检查初效、中效、亚高效过滤器是否堵塞破损，及时更换、机内保洁消毒等。

（5）检查冷冻水进出水压力差（不高于设备水压降值）及进出水温度（不高于5℃），判断是否有堵塞、水有无循环；检查表冷器是否清洁，通风量（迎面风速 2m/s～2.5m/s）是否达到要求；检查接水盘及排水孔有无堵塞，异物清理、管路疏通等。

（6）检查再加热器及保护装置。再加热为电加热时，应检查电加热管的接线端子、绝缘（绝缘值>5MΩ）、保护装置以及加热管周围有无异物遮挡影响散热等；再加热为蒸汽或热水时，应检查管路阀门及温度控制。

（7）检查加湿器。电极加湿、湿模加湿等应检查加湿器进出水电磁阀、控制系统、加湿罐、湿膜、补水、排水等；蒸汽加湿应检查控制阀、蒸汽管孔是否畅通等。

（8）检查控制线路及保护装置，控制箱除尘。如检修时动了电机线路，应核查风机的转向。

（9）检查运行状况，测试机组水温差（3℃～5℃）、风温差（表冷器前后8℃～12℃）、电流（以额定功率确定），确认有无异响等。

2. 排风机组维护保养

（1）检查三角带、皮带轮状况。皮带张紧度检查（用拇指按压，下沉 15mm 左右为宜，新皮带下沉 10mm～12mm 为宜），如为直联式机组无此项工作。

（2）检查风机、电机的轴承、轴、叶轮；加注润滑脂。

（3）检查有无异物进入风机，检测电机绝缘（绝缘值>5MΩ），接线端子紧固。

（4）检查风阀开闭情况并适当调整。

（5）检查初效、中效滤网及活性炭过滤等装置（有时）是否堵塞或损坏。

（6）检查控制线路及保护装置，控制箱除尘。

（7）启动检查风机转向，检查运行状况，测试机组运行电流，确认有无异常等。

3. 控制系统维护保养

（1）控制柜除尘，收紧所有接线端子。

（2）检测各接触器、辅助继电器等动作情况及通断能力。

(3）线路检测有无破损及漏电情况。

(4）检测控制器、变频装置等工作情况及参数设定。

(5）检测校正温度、压力、流量等各类传感器及各保护开关设定值。

(6）设备控制电路试动作，检测各类保护装置及控制电路板工作情况。

(7）系统设备、阀件等联动控制情况检查等。

（三）**性能检测、过滤器更换与维修处理**

1. 性能检测

定期轮流对所有洁净室进行综合性能（温度、湿度、压差、换气次数、洁净度、细菌浓度、噪声、照度等）检测及监测，若遇异常应按照相关制度和流程进行处理。

2. 过滤器更换

定期对净化系统的各级过滤器进行更换、保洁、消毒。更换频次宜根据洁净室的使用频率和国家相关规范合理制定。新风机组以及新风口的初效过滤器可每周更换；循环机组的初效过滤器、室内的回风过滤器、排风过滤器、新风机组的中效过滤器可每月更换；净化机组的中效过滤器可每3个月更换一次，排风机组中效过滤器可每年更换一次；末端高效过滤器每年检查一次，3年或压差大于160Pa时更换。

3. 维修处理

手术室、层流病房类的重要洁净区的维修应建立24h维修值班服务，并应储备3个月~6个月的维保耗材和必备工具，保证维修处理时效性。

三、安全与应急管理

（一）**安全管理**

1. 综合安全管理

(1）进入洁净区的后勤工作人员应穿鞋套、隔离衣、帽子、口罩等，并按洁净区工作流线要求进出洁净区域。

(2）在洁净区内使用的工具（梯子、螺丝刀、电笔、头灯等）应进行清洁消毒。

(3）从事高处作业的人员必须进行身体检查，凡患有高血压、心脏病、恐高症及其他不适应高处作业的人，一律不准从事高处作业。

(4）从事运行、维修作业的人员应配备低压电工操作证及制冷作业操作证。

(5）从事电工作业时，应两人及以上配合进行，并按照规定穿戴电工安全防护用品。

2. 净化空调机房消防安全管理

（1）非系统专业人员非公事一律不许进入机房。

（2）机房无人工作时应锁门，钥匙应由专人保管，无管理人员授权不得交给其他人员。

（3）外来人员因公需要进入机房时，必须由运行值班人员或管理人员带领并做好登记。

（4）机房内严禁堆放易燃、易爆物品，严禁烟火，禁止使用电炉及采暖设备。

（5）机房内动火作业前，需要办理准予动火手续，并采取安全可靠的措施。

（6）维保人员在检修设备等工作时，不得将油溢于地面；废油及棉纱、油布必须装入封闭的金属器皿内，随工作人员离站带走。

（7）机房内配置的消防器具及设施应符合消防部门的规定等。

（二）应急管理

医院后勤保障管理中，系统完整的应急管理内容见本书第十一章。下面简要介绍空调净化系统故障的处置措施。

空调净化系统运行维护过程中，一旦日常巡检发现系统运行异常，或性能检测发现洁净区域的洁净度达不到医院设计要求（洁净环境控制失效），可采取以下应急处置措施。

（1）与临床医护人员或科研人员沟通，研究确定采取对患者进行转移治疗、增加消毒、调整生产（医疗、科研、制剂等）计划等方式，降低感染风险，确保生产安全。

（2）组织相关专家和工程技术人员分析故障原因并排除故障，恢复常态。

四、思考与展望

随着医院的快速发展，医学研究及感染控制对洁净环境的要求不断提高，同时伴随着各类型洁净室的建设标准陆续出台，医疗环境的参数控制精度和智能化控制水平也越来越高，洁净室的运行管理工作也将面临更多挑战。工作内容包括以下两方面。

（1）如何通过更有效的运维管理，充分发挥净化系统对空气环境的处理能力，更好地服务于临床医疗、科学研究，并有效提升医院感染控制水平。

（2）如何快速有效地提升现有工程运行维护人员的技术能力和运维水平，以适应新时代空调净化系统的运维管理需要。

第四节　中央纯水系统运行维护管理

医院用的纯水包括饮用净水、纯净水、纯化水、高纯水、超纯水、去离子水、软化水等，其运用场景包括检验科、病理科、血透中心、制剂室，以及内镜中心、消毒供应中心等。

一、管理职责与管理制度

为确保医院中央纯水系统能持续稳定运行，或出现故障时能及时快速得到处理，确保相关使用科室能按需使用品质达标的中央纯水，后勤保障部门应对中央纯水系统进行有效的管理和维护，并需设置相应的管理机构，明确管理职责与管理制度。

（一）管理职责

医院应根据自身的规模和中央纯水系统的特点，设置相应的管理机构，明确机构和人员的管理职责。管理机构一般由分管院领导、系统管理科室负责人、医院感控人员、使用科室代表组成。

管理机构应定期对中央纯水系统运维管理工作进行全面检查，定期召开会议，分析运维管理中存在的各项问题并提出改进措施，及时对管理制度和操作流程进行修订更新等。

（二）主要管理制度

医院需根据自身空调净化系统组成及具体使用情况，建立健全各项管理制度，并根据系统和设备运行的特点，制定相应的操作流程。一般应包括：《中央纯水系统运行管理制度》《中央纯水系统安全管理制度》《中央纯水系统设备巡视检查制度》《中央纯水系统设备维护保养管理制度》《中央纯水系统水质监测管理制度》和《中央纯水系统应急处置流程》等。

二、中央纯水系统主要设备运行维护管理

（一）预处理系统

1. 预处理系统组成与耗材类型

（1）预处理系统组成。一般包含原水箱、原水泵、石英砂过滤器、活性炭过滤器、软化水过滤器、盐箱、精密过滤器等，其作用是为达到反渗透膜系统的进水水质要求，提高膜的使用寿命，降低系统运行成本。

（2）预处理系统的耗材类型与更换周期。耗材包括石英砂、活性炭、软化树脂、工业盐、过滤器滤芯等，是保证过滤水质的关键，合理地更换耗材有利于保证出水水质的稳定性。

2. 预处理系统运维管理

（1）每日定时巡检预处理系统中压力表数值，并在巡检过程中通过取样阀对水质进行取样检测。通过设备前后的压力表差值以及取样检测结果可以了解到设备内耗材的使用情况以及取样水质各项指标是否合格，压差值正常值一般在 0.05MPa～0.1MPa。

（2）在预处理系统中，软水过滤器经过一段时间的运行，罐中的软化树脂逐步失效，需向盐箱添加工业盐至溶液中可见固态结晶，恢复失效树脂功效。根据不同水质情况加盐周期一般为 2d～7d。

（3）耗材更换。预处理后水的余氯<0.1mg/L，预处理后的软化水硬度应为 17mg/L；如果检测结果达不到相应要求，则须更换活性炭和树脂，一般情况下 1 年～2 年更换一次。PP 棉和折叠滤芯的前后压差应≥0.1MPa，同时考虑避免滋生细菌，一般 3 个月更换一次。

（二）中央反渗透系统

1. 中央反渗透系统组成

中央反渗透系统组成一般包含高压泵、一级反渗透膜、二级反渗透膜等，其作用是利用反渗透工艺去除水中的盐类、胶体、有机物、微生物等，使水质达到各科室水质用水标准。

2. 中央反渗透系统运维管理

（1）更换反渗透膜。膜的正常使用寿命为 1 年～2 年，根据膜后的出水水质情况确定更换反渗透膜元件的时间。每日定时巡检反渗透系统中压力表数值，并对比膜前后压力表差值。了解膜的使用及堵塞情况，如发现反渗透膜堵塞、损坏、污染等情况，应立即更换。

（2）每日定时巡检反渗透膜后的电导表，在巡检过程中通过取样阀对膜后水质进行取样检测，在双级反渗透工艺中，如一级反渗透膜后的水质经检测 pH 值小于 6，则需要对出水进行 pH 调节。

（3）耗材更换应参考出水水质、出水通透率等指标。一级反渗透（RO）膜的电导率>15μs/cm 或通透率<50% 时须更换；二级 RO 膜的电导率>5μs/cm 或通透率<50% 时须更换；根据目前的系统制备统计，一般每 2 年更换一次。

（三）后处理系统

后处理系统运维管理与用水性质密切相关，各类用水的运维管理要点如下。

1. 透析用水

（1）透析用水水质需符合《血液透析及相关治疗用水》（YY 0572）要求。

（2）定期巡检纯水机房内热消毒设备是否正常运行，并在巡检过程中通过取样阀对水质进行取样，检测水质各项指标是否合格。

（3）定期向纯水水箱加入化学消毒药剂，抑制管路内滋生细菌，添加周期一般为25d～30d。

2. 检验用水

（1）检验用水水质需符合电导率≤0.1μs/cm，并满足《分析实验室用水规格和试验方法》（GB/T 6682）中的一级水质标准。

（2）记录纯水机房内紫外灭菌灯设备的使用时间，一般紫外线灯的有效寿命为9000h，通常每年更换一次。因系统的管路内时刻有水循环，紫外线灯需要24h开启。如果灯管老化，导致紫外线生成能力降低，甚至不能生成紫外线，将会导致水中细菌含量上升，达不到用水水质标准。

（3）在巡检过程中，监测后处理系统中电导率仪表，每日定时巡检纯水机房内纯水设备是否正常运行，并在巡检过程中通过取样阀对水质进行取样，检测水质各项指标是否合格。

3. 器械清洗用水

（1）内镜室水质需符合菌落总数≤10CFU/100mL，并满足《软式内镜清洗消毒技术规范》（WS 507）中的纯水水质标准。

（2）记录纯水机房内紫外灭菌灯设备的使用时间，一般紫外线灯的有效寿命为9000h，通常每年更换一次。

（3）每日定时巡检纯水机房内超滤设备的使用情况，检查是否存在堵塞、损坏、污染等情况，并通过取样阀对水质进行取样，检测水质各项指标是否合格。

（4）定期向纯水水箱中加入化学消毒药剂，抑制管路内细菌滋生，添加周期一般为25d～30d。

4. 冲洗用水

（1）供应室冲洗用水水质需符合电导率≤5μs/cm（25℃），并满足《医院消毒供应中心　第1部分：管理规范》（WS 310.1）中的蒸汽发生器进水水质标准。

（2）记录纯水机房内紫外灭菌灯设备的使用时间，一般紫外线灯的有效寿命为9000h，通常每年更换一次。

（3）定期向纯水水箱中加入化学消毒药剂，抑制管路内细菌滋生，添加周期一般为25d～30d。

5. 饮用纯水

（1）直饮水水质需符合菌落总数≤50CFU/mL，并满足《饮用净水水质标准》（CJ/T 94）的直饮水水质标准。

（2）记录纯水机房内紫外灭菌灯设备的使用时间，一般紫外线灯的有效寿命为9000h，通常每年更换一次。

6. 酸化水

（1）酸化水水质需符合《酸性电解水生成器卫生要求》（GB 28234）的酸化水水质标准。

（2）每日定时通过水机仪表或控制屏监测余氯、pH值、氧化还原电位值（ORP值）以及有效氯等指标是否合格。

（四）供水管道系统

为保证供水管路内有活水流动，达到不滋生细菌的目的，供水管道通常采用循环供水方式，以避免管道内的二次污染。

在巡检过程中，需检查供水管道是否存在漏水、变形严重等情况。

（五）检测控制系统

1. 日常检查

（1）每天对系统运行情况进行点检，以便发现系统故障的规律性，并有针对性地维护。

（2）每天检查系统温度、湿度变化情况，应符合系统工作要求，避免温度忽高忽低引起凝露；检查机箱散热是否保持良好。

（3）检查报警连锁记录，确认是否存在异常。

2. 系统维护

（1）严禁使用外来U盘下载或安装程序，防止病毒入侵，导致系统瘫痪。

（2）避免电磁场对系统的干扰，不得将带有永久磁性强磁场的物品带入机房内。

（3）避免在控制柜内私自拉动电缆和网线等。

三、应急管理

医院后勤保障管理中,系统完整的应急管理内容见本书第十一章。下面简要介绍中央纯水停供的应急处置措施。

(1)制水设备发生故障。当制水设备发生故障时,应将备用设备投入使用;如果是多套并联系统,应将发生故障的设备关断,继续运行无故障的设备系统。

(2)原水断供。如果出现原水断供情况,可联系送水车供应原水,保证系统正常运行。

四、思考与展望

医院医疗用水正在向一机多用途的集中式分质供水方向发展,这既是生产、生活和医疗工艺的需要,也是现代化医院的一个重要组成部分。医院应以合理用水、节约水资源、加强制水供水管理和智能信息互通物联为出发点,同时实现信息互联互通、在线监控预警、维护支持与数据分析,以保障医疗用水系统运行质量。

针对中央分质供水系统的运营管理应建立保障性更高的运维模式。目前,较多医院的做法是购买中央分质供水系统维保服务,委托维保单位定期对设备进行维护检查以及更换常规耗材。如何对维保单位进行有效的监督管理,如何建立对维保单位的考核评价体系,是医院后勤管理者必须面对和解决的问题。

第五节 医院电梯运行维护管理

如今大型综合医院建筑多为高层建筑,每日人流量较大,电梯作为医院不可或缺的垂直交通运输工具,既要满足日常载客、载物需求,又要满足各类特殊转运需求,因此电梯的安全高效运行对整个医院的正常运行起着至关重要的作用。

医院电梯运行维护需要按照《中华人民共和国特种设备安全法》《特种设备使用管理规则》等相关法律及规范,结合医院实际情况进行管理。

一、管理制度与管理职责

为确保医院电梯能持续安全稳定运行,或出现故障时能及时快速得到处理,医院后勤保障部门应对医院电梯进行有效的管理和维护,并需设置相应的管理机构,明确管理职责与管理制度。

(一) 管理职责

医院应根据自身规模和电梯的运行特点,设置相应的管理机构,明确机构和人员的管理职责。管理机构一般由分管院领导、电梯管理科室负责人、电梯运维管理人员组成。

管理机构应定期对电梯运维管理工作进行全面检查,定期召开会议,分析运维管理中存在的各项问题并提出改进措施,及时对管理制度和操作流程进行修订更新等。

(二) 主要管理制度

医院需根据自身情况,建立健全各项管理制度,并根据电梯的运行特点及管理需要,制定相应的操作流程。一般应包括:《电梯安全管理办法》《电梯安全操作规程》《电梯维护保养制度》《电梯机房管理制度》《三角钥匙管理制度》《电梯故障处置流程》等。

二、电梯设备管理

(一) 日常巡检管理

1. 电梯作业人员接班上岗前检查

电梯作业人员在接班上岗时,对电梯的外观及运行状况进行安全检查,巡检确定电梯各项设备正常后,方可投入运输使用;发现问题时及时处理,无法自行处理的问题及时上报管理人员,由管理人员组织专业维保公司到场解决。

2. 电梯管理人员检查

管理人员定期组织电梯作业人员对各自负责片区的直梯和扶梯进行专门的安全检查,检查内容包括:轿厢操作盘面上各按钮、开关、指示灯是否工作正常;轿厢内与外部通信是否正常;检查层站呼梯按钮和指层灯等可见部件的完好性。

对于运输压力较大的电梯,建议每周安排 1 次~2 次的安全检查,并对检查情况如实记录,包括巡检项目、电梯安全隐患、电梯运行情况、外观有无破损等。

(二) 电梯维保管理

1. 电梯维保管理的基本要求

为了确保电梯正常运行,减少故障发生率,延长电梯使用寿命,医院应制定电梯定期维护保养制度,并需委托专业维保单位(服务商)与医院管理人员共同完成维保工作。医院应与维保公司应签订维保合同,约定维保期限、频次、要求和双方权利义务等内容。

电梯维保服务商应具有中华人民共和国特种设备安装改造维修许可证;电梯额定速

度低于1.75m/s、额定载重低于3t的乘客电梯、所有杂物电梯、自动扶梯提升高度低于6m的，应使用具有C级以上资质许可证的维保公司；电梯额定速度高于1.75m/s但低于2.5m/s或额定载重大于3t但低于5t的乘客电梯，以及所有扶梯、自动人行道、载货电梯、液压电梯、杂物电梯，应使用B级以上资质许可证的维保公司。

2. 不同维保周期的维护保养内容

（1）每日维护保养。重点检查电梯是否正常运行，关键部件是否存在异常震动或声响，制动器相关配套是否正常，机房温度是否小于40℃且未堆放易燃、易爆、腐蚀性物品，通信是否通畅等。

（2）每周维护保养。重点关注抱闸间隙，两侧闸瓦同时松开时，间隙应小于0.5mm；检查并调整电梯平层等安全装置是否正常，曳引、安全、极限开关等钢丝绳的工作和连接情况是否正常；轿厢内各项设备是否完好可用。

（3）每月维护保养。应对电梯的减速器和各安全保护装置作一次细致检查和调整；检查井道设施和自动门机构是否存在隐患；检查轿顶轮、导向轮的滑动轴承间隙。

（4）季度维护保养。应对电梯的各传动部位（曳引机、导向轮、曳引绳、轿顶轮、导靴、门等传动系统）进行全面检查；对各安全装置（电磁制动器、限速器张紧装置、安全钳等）进行必要的调整；检查电气系统中各电器（接触器、继电器、熔断器、行程开关、电阻等）工作情况；清除各元件上的灰尘和油污；测量各电源电压、电流是否符合设计要求。

（5）年度维护保养。应对电梯进行一次全面的技术检查，对电梯的机械、电器、各安全装置的现状、主要零部件的磨损程度进行详细检查，修配或更换磨损量超过允许值和损坏的零部件，并测量电器的绝缘电阻值和接地装置的接地电阻值，结合年检对电梯的供电线路进行检查、修复和改造；凡未经电梯质检部门年检合格的电梯，一律不允许使用；凡长期搁置不用或遭受地震、火灾后的电梯，亦需经过全面性的技术检查，合格后方可投入运行。

（三）电梯档案管理

医院电梯设备的安全技术档案应完整地反映出设备的所有数据及情况，并能通过对技术资料的了解，解决实际运行中发生的各种有关问题，对于每一台电梯的档案材料均需完整、无缺、备查。

根据电梯使用管理与维护保养规则的相关要求，电梯设备的技术档案应包括：特种设备使用注册登记表；设备及其零部件、安全保护装置的产品技术文件；安装、改造、重大维修的有关资料、报告；日常检查与使用状况记录、维保记录；年度自行检查记录；应急演练记录；安装、改造、重大维修监督检验报告；定期检验报告；设备运行故障与事故记录等。

三、电梯安全运行管理

（一）电梯安全运行管理

1. 配备安全管理人员并办理相关手续

医院应设置电梯的安全管理机构或者配备电梯安全管理人员，至少有一名取得特种设备作业人员证的电梯安全管理人员承担相应的管理职责。

电梯在投入使用前或者投入使用后30日内，医院应当向当地质量技术监督部门办理使用登记，并提供组织机构代码证书或者电梯产权所有者身份证、特种设备使用注册登记表、安装监督检验报告、医院与维保单位签订的维保合同、电梯安全管理人员、作业人员等与电梯相关的特种设备作业人员证书、安全管理制度目录。

维保单位变更时，医院应当持新的维保合同，在新合同生效后30日内到原登记机关办理变更手续，并且更换电梯内维保单位的相关标识。

电梯报废时，医院应在30日内到原使用登记机关办理注销手续。电梯停用1年以上或者停用期跨过1次定期检验日期时，医院应在30日内到原使用登记机关办理停用手续，重新启用前，应当办理启用手续。

2. 完善安全管理措施

医院应保持电梯紧急报警装置能够随时与院内安全管理机构值班人员实现有效联系，在电梯轿厢内或者出入口的明显位置张贴有效的安全检验合格标志。将电梯使用的安全注意事项和警示标志置于乘客易于注意的显著位置，在电梯显著位置标明使用管理单位名称、应急救援电话，维保单位名称及其急修、投诉电话。

医院提供患者使用的电梯、观光用梯、速度大于2.5m/s的乘客电梯，以及由司机负责操作的电梯，应由持证的作业人员操作。电梯困人时，应及时采取措施，安抚乘客，组织电梯维修作业人员实施救援。在电梯出现故障或者发生异常情况时，应进行全面检查，消除电梯事故隐患后，方可重新投入使用。

（二）电梯运行故障处置流程

1. 一般故障处置流程

电梯运行时若发生故障，可按照以下流程进行处置。

（1）医院控制室值班人员接报电梯故障后，询问清楚具体的故障位置，做好记录并通知电梯运行班组工作人员赶赴现场进行核实和处置。

（2）电梯运行班组工作人员到达现场后，对电梯故障进行初步判断，对于能够自行处置故障，故障排除后电梯恢复正常运行，并向电梯运行管理人员汇报。

（3）对于不能自行处置的故障，立即将故障情况报告给控制室，由控制室值班人员通知专业维保单位进行维修；维保单位安排技术人员到场修复，在确认电梯故障排除后，恢复电梯正常运行，并将故障及维修情况向电梯运行管理人员汇报。

2. 特殊故障处置

由于某些特殊原因，导致专业维保单位无法维修时，电梯运行管理人员要及时向主管领导汇报电梯故障情况，并联系和督促电梯设备生产制造商安排专业工程技术人员到场维修（电梯运行班组人员配合），确认故障修复后恢复运行，并上报电梯运行管理人员。

（三）院感防控与消杀管理

医院电梯作为垂直交通工具，由于轿厢空间狭小，乘客较为密集且来源复杂，易受感染，电梯内的消杀工作是医院感染控制的重要一环。

医院电梯运行工作人员应尽量限制每次乘坐电梯人数，合理分流人员，避免电梯拥挤，同时做好预防性消毒工作。预防性消毒需在医院感控部门的专业指导下实施。

四、电梯应急管理

医院电梯运行中常见应急事件的处置措施如下。

（一）电梯困人事件

发生困人事件时，可按照以下程序进行处置。

（1）医院监控中心接到轿厢内被困人员通过报警按钮发出的求助信号后，监控人员通过监控画面确认事发地点，使用五方通话系统对被困人员加以心理疏导，稳定被困人员情绪，同时第一时间通知电梯班组工作人员赶到现场安抚乘客并判断解救难度。

（2）经判定，如果为普通电梯运行故障导致关人，且电梯轿厢已经平层至正确位置，则电梯工作人员可使用三角钥匙打开层门和轿厢门，在确认安全的情况下，解救被困人员。

如果出现较为复杂的电梯故障或其他原因导致的电梯关人，且电梯轿厢平层位置与楼层地面高度差较大（如大于0.5m），即轿厢停在两层楼之间时，电梯工作人员应立即通知电梯维保单位专业技术人员到场。电梯维保单位专业技术人员到场后,在电梯班组工作人员的配合下,按照安全操作步骤,共同解救被困人员。

(二)电梯伤人事件

发生电梯伤人事件,如电梯轿厢发生坠梯导致轿厢内乘客受伤,可按照以下程序进行处置。

(1)医院监控中心接到电梯安全系统报警或电话报警时,立即通知就近的电梯工作人员迅速赶往现场,按照电梯困人事件的处置方式打开电梯层门和轿厢门,在确认安全的情况下,解救出被困和受伤人员。

(2)现场的电梯工作人员应立即通知院内急救中心到场救治伤员,联系急救中心开放紧急救援绿色通道,联系医院安保人员协助进行救援通道的清障及围观群众的疏散等保障工作,并根据现场情况做好信息上报工作。

第六章　医院安全管理

医院安全管理是指通过对医院有效和科学的管理，保证医院工作人员在提供医疗服务和患者及其家属在接受服务的过程中，不受医院内在不良因素的影响或伤害。医院安全管理是一个复杂的系统工程，点多面广，医院后勤安全管理是指除医疗安全外的医院大后勤范畴的安全管理，主要包括安全风险分级管理、治安安全管理、消防安全管理、危化品安全管理、交通安全管理、特种设备安全管理等内容。随着现代化技术和设备的引进，医疗技术的发展，医院后勤安全管理已注入新的内涵与外延，成为医院安全管理的核心内容。

第一节　医院安全风险分级管理

医疗卫生行业是健康中国建设的重要基础，大部分的优质医疗资源主要分布在大中城市。一般来说，为追求更好的医疗服务，大型医院的就医患者人流量也是相对集中，作为特殊场所，大型医院应准确把握安全生产的特点和规律，本着"全员参与、全过程控制、全方位覆盖"的原则坚持风险预控、关口前移，划定范围、突出重点，全面开展生产安全风险辨识、评估，推行安全风险分级管控，持续推动重特大事故预防工作科学化、信息化、标准化，构建完善安全风险分级管控工作机制，有效管控生产安全风险，提升安全生产整体预控能力。

一、风险辨识、评估与分级

（一）风险辨识

风险辨识是动态发现、筛选并记录各类风险点的过程。基于"全面系统"的原则，对风险点进行辨识，系统掌握风险点的种类、数量和分布状况，摸清安全风险底数。医院的风险因素辨识应覆盖所有场所和区域内的工作环境、设备设施、工作流程及员工操作流程，充分考虑人的因素、物的不安全状态、环境的不安全因素和管理缺陷四个要素，分析风险出现的条件、可能发生的风险和风险类别。

（二）风险评估

风险评估是量化测评某一事件或事物带来的影响或损失的可能程度。医院应按照安全生产相关法律、法规、规章、安全技术规范、标准，结合自身实际，分析安全隐患风险大小以及确定风险是否可容许的全过程。

（三）风险分级

风险分级是根据风险因素可能发生的各种不良事件类型的可能性和后果严重程度确定风险的大小和等级的过程。在风险分级的过程中，应严格按照医疗、服务保障功能、空间界限相对独立的原则，将全部工作场所网格化，在风险辨识的基础上，对风险进行评估，确定不良事件发生的可能性和严重程度，从而确定各事件的风险层级。

安全风险等级从高到低划分为Ⅰ级（重大风险）、Ⅱ级（较大风险）、Ⅲ级（一般风险）和Ⅳ级（低风险）四个等级，分别用红、橙、黄、蓝四种颜色标示。

医院建立风险评估标准和方法，可选用适用的风险评估方法，对已经辨识定性的危害因素进行定量分析，判定风险等级。

二、风险管控

（一）风险管控原则

风险管控需遵循以下原则。

（1）医院应结合风险特点和安全生产相关法律、法规、规章、标准、规程的规定制定风险控制措施，包括专业技术、安全管理、人员培训、个体防护、应急处置等方面。

（2）医院应建立风险分级管控工作制度，制定工作方案，分别落实领导层、管理层、员工层的风险管控职责和管控清单，确保风险分级管控各项措施落实到位。

（3）分类、分级、分层、分专业，逐一明确医院各层级各岗位的管控重点、管控责任和管控措施。

（4）按照消除、限制和减少、隔离、个体防护、安全警示、应急处置的顺序控制。

（5）风险控制资源投入，如安全专项资金、升级改造、监测监控等应根据风险等级确定优先等级。

（6）医院应建立风险清单，主要项目包括风险因素、风险名称（类别）、风险位点、风险等级、风险预警、风险管控措施、应急处置措施、责任部门、责任人等。主要风险清单及风险管控措施（样表）见表6-1。

表6-1 主要风险清单及风险管控措施（样表）

序号	风险因素	风险名称（类别）	风险点位详细信息	风险等级	风险管控措施		应急处置措施	责任部门	责任人
					设施设备及技术	控制措施			

医院安全生产管理机构要高度关注运营情况和风险因素变化后的风险状况，动态评估、调整风险等级和管控措施，确保风险始终处于控制范围内。

（二）风险告知

医院安全生产管理机构应建立完善风险公告制度，并针对辨识评估出的风险，加强风险教育和处置培训，确保所有管理者和员工都掌握风险的基本情况及防范、应急措施。可采用以下方式方法进行风险告知。

1. 区域风险四色分布图

使用红、橙、黄、蓝四种颜色，将工作场所、诊疗和后勤保障设施等区域存在的不同等级风险标示在总平面布置图或地理坐标图中，并设置在醒目位置，向医院的医护人员及来院患者公示风险分布情况。

2. 风险比较图

利用统计分析的方法，采取柱状图、饼状图或曲线图等将难以在平面布置图、地理坐标图中示例风险等级的医疗和服务保障、工作流程、关键任务按照风险等级从高到低的顺序标示出来，如危化品使用、医疗垃圾处理、消防报警处置等，在醒目位置或工作场所等将作业风险比较图对医护人员和来院患者进行公告。

3. 岗位风险管控应知应会卡

在有风险的工作岗位设置岗位风险管控应知应会卡，告知相关作业人员本岗位存在的主要危险、有害因素、后果、风险管控措施、应急处置措施、应急电话等信息。

4. 安全风险公告栏、告知牌、告知卡

在有重大风险的场所和设备设施的醒目位置设置重大风险告知栏、告知牌，发放告知卡，标明风险因素名称、风险等级、风险因素、风险后果、风险管控措施、应急处置措施、应急电话等信息。

鉴于风险点的动态变化性，医院安全生产管理机构应定期对风险点进行动态复查、监测、评估和定级。

(三) 风险管控措施

（1）风险评估结果为Ⅰ级重大风险时（红）：极其危险，必须立即整改，不能继续作业。只有当风险已降低时，才能开始或继续工作。不能降低风险，就必须停止工作。

（2）风险评估结果为Ⅱ级较大风险时（橙）：必须制定措施进行控制管理，具体由医院安全生产管理机构和各职能部门根据职责分工落实。当风险涉及正在进行中的工作时，应采取应急措施，并根据需求为降低风险制定目标、指标、管理方案或配给资源、限期治理，直至风险降低后才能开始工作

（3）风险评估结果为Ⅲ级一般风险时（黄）：需要控制整改。医院及相关科室（部、处）应引起关注，由所属科室（部、处室）具体落实；应制定管理制度进行控制，努力降低风险，应仔细测定并限定预防成本，在规定期限内实施降低风险措施。在严重伤害后果相关的场合，必须进一步进行评价，确定伤害的可能性和是否需要改进的控制措施。

（4）风险评估结果为Ⅳ级低风险时（蓝）：可以接受（或可容许的）。相关科室（部、处）应引起关注，由所属科室（部、处）具体落实；可考虑投资效果更佳的解决方案或不增加额外成本的改进措施，需要监视来确保控制措施得以维持现状，保留记录。

医院应对不同级别的风险实行差异化管控，加强较大及以上安全风险检查的频率和力度。对较大、重大安全风险等级每年定期进行分析、评估、预警，强化风险管控技术、制度、管理措施，把可能的后果限制在可防、可控范围之内。

第二节　医院治安安全管理

医院为公共场所，每天在院人员众多，除了患者及探视人员，还可能夹杂着一些不以看病就医为目的的闲散人员，严重影响着正常医疗秩序。强化警医联动，做好日常医疗秩序维护，夯实反恐怖防范基础，是医院治安管理的主要工作内容。

医院治安管理是指医院内部安保部门在公安机关的指导和医院党委行政领导下，依照国家法律法规，运用内部行政措施和手段，维护医院内部治安秩序，保障医院内部医疗、教学、科研等工作正常开展的医院内部管理行为，此行为仅对院内人员具有相对约束力，但不具备法律强制力。

一、医院治安工作特点与原则

（一）医院治安工作特点

医院是为广大群众提供医疗服务的公共场所，医院治安保卫工作除具备一般公众场所的普遍性特征外，又有其医疗机构自身的特殊性，人群密集、人流量大且流动性强，来往进出人员结构复杂，医院人群自我保护能力较弱，由此带来的安全防范问题较多，治安工作覆盖面广、工作量大。医院治安管理工作存在以下特点。

1. 医院保卫部门采取的治安管理行为不具备法律强制性

医院安全保卫部门作为单位内设机构，院内治安管理行为仅对单位内部人员具有相对约束力，并不具备法律强制力，在日常治安管理工作中需要得到公安机关的大力支持。

2. 医疗场所开放，人员密集且类型复杂

医院是一个特殊的公众聚集场所，24h对外开放。既有行动不便的病患，还有各类川流不息的流动人员和车辆，各类治安案件极易发生，难以防范和管理。

3. 定位不清，保卫人员工作畏手畏脚

医院保卫部门在日常工作的过程中面临诸多的法律问题，难以准确把握处置违法事件的"度"。过"重"，保卫人员就变成了违法者；过"轻"，保卫人员则成了职工眼中形同虚设、软弱无能的无用人员。这使保卫工作人员畏手畏脚，成为院内治安管理工作的难题。

4. 安保队伍整体素质不高

医院安保队伍大多由外聘保安组成，平均年龄偏大，工资待遇较低，责任心不足，人员流动性大，且多数人员学历较低、接受新事物的能力较弱、工作理念滞后、工作效率不高，难以在医院领导、职工心目中树立良好的部门形象。

（二）治安管理工作原则与工作思路

1. 治安管理工作原则

医院治安管理工作，应坚持防范为主、打击为辅的基本原则，贯彻预防为主、突出重点、管理从严、及时打击、保障安全的工作方针。

2. 治安管理工作思路

治安管理工作需依法依规、结合实际制定相关治安管理工作制度、流程及预案，落实"谁主管、谁负责，谁在岗、谁负责"的原则，督促各部（处）、科（室），强化内部治安管理，做好安全防范，积极营造群防群治的管理机制；动员组织医院各部门齐抓共管，预防和减少违法犯罪，维护医院内部治安秩序，保障医务人员及来院患者合法权益，确保医院安全稳定。

二、医疗秩序维护

为保证各项诊疗工作有序进行，医院应依照国家相关法律法规，制定相关管控措施，有效维护院内正常秩序。病房秩序管控、门诊诊间秩序维护、院区闲杂人员管控是医疗秩序维护的重点。

（一）病房秩序管控

严格落实人防、物防、技防等各项安全防范措施，加强配备安保人员，医院要按照《企业事业单位内部治安保卫条例》的规定设立专职保卫机构（保卫处、科），保安人员数量应当遵循"就高不就低"原则。健全安保制度，对门急诊、病房等重点科室、部位，实行24h安全监控；要落实24h值班制度，加大内部安全检查和巡查防范力度。

医院内发生安全事件后，要立即报警，在门卫室、各科室、重点要害部位要安装一键式报警装置，并与医院安全监控中心联网，确保发生突发事件时能及时通知安保人员，迅速处置。同时，安保人员要掌握应对突发事件的一些技巧和方法：①"三可三不可"原则：可顺不可激，可散不可聚，可解不可结；②察言观色，及时应对；③见机行事，量力而为；④具备有关正当防卫与避免防卫过当的基本知识。

（二）门诊诊间秩序维护

医院的门诊和急诊是医务人员为患者提供诊疗服务的重要场所，是人员最为密集的场所，人流量较大，多环节、长时间的排队等候，可能会让部分患者失去耐心，产生烦躁情绪。同时，一些患者也许因为信息掌握不全，无法完全理解医务人员的专业话语，沟通不到位导致了情绪紧张甚至激动，进而对医务人员的人身安全产生一定威胁。急诊、发热门诊和精神科等门诊由于患者较为特殊，更易出现扰乱正常医疗秩序的突发情况。

医院应因地制宜，在人员密集的场所，安排专门的安保人员（诊间安全管理员），分布于人员众多的二级分诊区域，在急诊、发热门诊和精神科等门诊加大人力投入，便于突发情况现场控制。所有安保人员在岗期间均应辅助维护诊间医疗秩序，防止患者因排队等原因产生纠纷或冲突；如发现患者出现情绪激动，应果断上前沟通处置，确保医务人员人身安全；在患者需要时，也可为患者提供必要的信息提示和就诊指引。

(三)医院闲杂人员管控

医院每天的各类人群中,往往杂着医托、号贩子、乞讨、拾荒、发传单、小商贩、推销等闲杂人员。闲杂人员的存在对正常医疗秩序产生着不容忽视的影响,医院安保部门应在日常秩序维护中,要加强对闲杂人员的清理管控,以使医疗环境更加有序。

在医院的人员密集区域、楼梯通道区域,应安排人员定时巡逻,发现闲杂人员立即清理。为了有效打击医托、号贩子,医院安保部门需与辖区公安机关加强联动,可通过"便衣与制服相结合"的方式,全时段覆盖式定点值守,发现嫌疑人员后,警医联动人员能够迅速识别,对于存在交易证据的医托、号贩子,移送公安机关依法处置,同时医院安保部门建立嫌疑人信息台账,并实时与公安机关联动更新。

此外,医院应同时加强线上号源的管控,通过技术手段和挂号规则的设置,有效封堵网络抢号漏洞和监测异常抢号访问行为;通过与公安网监部门对接,寻求技术支持,最大限度地杜绝号贩子有"空"可钻。

三、反恐怖防范

(一)反恐怖防范定义与原则

1. 反恐怖防范定义

医院反恐怖防范工作是指通过一系列手段,预防和应对医院内发生暴恐事件,如放置爆炸物、劫持医务人员或患者、投毒等引发的突发公共安全事件。

2. 反恐怖防范原则

医疗机构反恐怖防范和应急处置工作应坚持"政府监管、单位负责、预防为主、保障安全"的原则。

(二)反恐怖防范措施

1. 组织建设

医院成立以党委书记、院长为组长的反恐怖防范工作领导小组,副组长为分管安全保卫工作的副院长,小组成员为医院机关单位及各相关职能部门负责人。领导小组下设五个工作小组:应急处置组、医疗急救组、后勤保障组、信息发布组、善后处置组。

2. 管理措施

(1)制定医院反恐怖防范应急预案,并根据应急预案,定期组织反恐防暴演练。

(2)医院安保部门组建反恐应急队伍,应急队24h院内备勤待命,邀请公安机关专业教官来院指导防暴技能演练和反恐知识培训,提高队伍反恐防暴应急处置能力。

（3）按照地方反恐怖防范系统管理规范内容，在医院各重点要害部位设置反恐防暴装备柜，按需配备各类反恐防暴装备（腰叉、脚叉、盾牌、防暴棍、束缚带等），医院各主要车辆入口安装防冲撞地桩，人员密集区域设置防爆桶或防爆毯。反恐应急队配备个人防护类装备（防暴头盔、防刺背心、防割手套等）。

（4）定期联合公安机关开展院内反恐防暴检查和摸排，消除安全隐患。

（5）加强医院各进出口通道的人员管控及可疑物品检查，在医院主要进出口或重点区域入口设置安检。

（6）在重大活动期间和节假日开展院内武装巡逻，反恐防暴应急队携带各类反恐装备在院内人员密集区域进行巡逻，提高震慑力。

（7）有条件的医院，可以向属地公安机关申请设置警力常态化驻点武装巡逻。

第三节　医院消防安全管理

医院属社会服务型公共场所，建筑密集、人流量大、住院患者居多、人员疏散逃生困难，一旦发生火灾，容易造成较为严重的财产损失和人员伤亡。为确保医院诊疗活动的顺利开展，医院消防管理应贯彻"预防为主、防消结合"的工作方针，提高消防防范能力，保障医院安全稳定。

一、医院消防安全风险特点与重点部位管理

（一）医院消防安全风险特点

1. 建筑结构复杂，火势蔓延快

医院一般分为门急诊楼、医技楼和住院楼等功能建筑，科室之间相互毗邻，各楼宇之间也常有连廊相通，一旦发生火灾，很容易产生烟囱效应和火风压效果，导致"火烧连营"。

2. 易燃可燃物质多，烟气毒性大

医院可燃物资较多，如放射科的胶片、手术室中的麻醉剂、生化检验及实验室大量接触和使用的各种化学试剂、病理科常使用的乙醇等化学溶液，病房内有大量的被服、床垫、围帘等可燃物，药库、药房和制剂室内储有大量易燃、易爆物品和放射性物品，发电机房存储的柴油、汽油等。这些物质在燃烧或热分解过程中，会产生大量的烟雾和

有毒气体，极易造成人员中毒窒息。

3. 患者自救能力差，致死因素多

医院内医患人员密度大，要在短时间内将人员疏散完毕难度很大，且疏散时极易造成群死群伤的严重后果。同时，患者自身活动能力差，特别是一些术后患者、瘫痪患者和危重患者，他们本身行动不便，一旦发生火灾，不能听从指挥，统一行动。

4. 医疗设备繁杂，扑救难度大

随着医疗水平的不断提高，医院内部 X 光机、核磁共振扫描仪、高压氧舱、CT 机等医疗设备越来越多，高压电流、高能磁场、高温射线、高纯度氧气等火灾危险源随处可见，一旦发生火灾，扑救难度大，须针对性选用专用灭火药剂，采取专业处置措施，否则极易产生爆炸、漏电等二次危害。

5. 道路堵塞严重，出警障碍多

医院多处于闹市区域或中心城区，机动车和非机动车挤占周边道路、消防通道等情况十分普遍，一旦发生火灾，救援车辆往往无法及时到达火场，即使赶到现场，也很难找到有利的停车位置或无法接近火场，容易错过火灾扑救和人员营救的最佳时机。

（二）医院消防安全重点部位管理

1. 医院消防安全重点部位

根据《医疗机构消防安全管理》（WS 308）的要求，下列部位为消防安全重点部位。

（1）容易发生火灾的部位，包括药品库房、实验室、供氧站、高压氧舱、胶片室、锅炉房、厨房、被装库、变配电室等。

（2）发生火灾时危害较大的部位，包括住院部、门诊部、急诊部、手术部、贵重设备室、病案资料库等。

（3）对消防安全有重大影响的部位，包括消防控制室、固定灭火系统的设备房、消防水泵房、发电机房等。

2. 重点部位管理措施

医院消防安全重点部位应设置明显的标志，标明"消防安全重点部位"及消防安全责任人，落实相应管理规定，并应符合下列规定。

（1）根据实际需要配备相应的灭火器材、装备和个人防护器材。

（2）制定和完善事故应急处置操作程序。

（3）每日进行防火巡查，每月定期开展防火检查。

（4）严格按照 WS 308 的要求进行管理。

二、医院消防安全管理职责与制度

（一）医院消防安全管理职责

为加强医院消防安全管理工作，医院应全面实行"党政同责、一岗双责、齐抓共管、失职追责"的责任体系，贯彻"谁主管、谁负责"和"管行业必须管安全，管业务必须管安全，管生产必须管安全"的原则，逐级落实消防安全责任制，明确各级、各岗位消防安全职责。

1. 消防安全责任人职责

医院的法定代表人或者主要负责人为本单位的消防安全责任人，对医院的消防安全工作全面负责。消防职责主要包括贯彻执行消防法律法规、统筹开展消防管理工作、提供经费与组织保障、组织专题会议、建立奖惩制度并开展考评、推进重大隐患的整改等。

2. 消防安全管理人职责

消防安全管理人一般由分管消防安全或安全生产的领导担任，对医院消防安全负责。消防职责主要包括实施和组织落实本单位的消防安全管理工作，具体为制定年度消防工作计划、消防安全制度及操作规程，拟定消防安全资金投入及组织保障方案，管理专职消防队与义务消防队，实施防火检查与火灾隐患整改，组织开展消防宣传教育培训、应急演练，定期向消防安全责任报告消防安全情况等。

3. 消防安全管理职能部门职责

医院保卫处（科）为医院消防安全管理职责部门，具体负责落实医院消防管理工作。消防职责主要包括督促消防责任制及消防管理制度落实，负责消防工程验收、公共消防设施日常维护管理，开展初起火灾扑救及火灾事故调查处理，制定消防预案并组织开展演练，负责消防宣传教育培训、安全检查、隐患督促整改等工作。

4. 部门消防安全责任人职责

医院各部门、科室负责人为本部门、科室的消防安全第一责任人，对本部门、科室的消防安全工作全面负责，落实消防安全管理工作。消防职责主要包括贯彻执行消防法律法规，对部门、科室员工开展消防安全教育、培训；熟悉辖区内消防设施分布、指定专人管理、确保状态良好；督促落实各部位防火职责及制度；部门、科室辖区发生火灾，立即按预案组织灭火与应急疏散；同时协助相关部门开展调查。

5. 医院人员职责

医院人员应严格执行医院和本部门、科室的消防安全管理要求，认真履行本岗位的消防安全职责，积极参加医院及本部门组织的消防安全教育与培训、灭火和应急疏散演练，不断提升消防安全意识；发现和及时消除火灾隐患，不能及时消除的，应采取相应措施并向上级消防安全责任人报告；发现火情，应立即报警并组织人员疏散和扑救火灾等。

6. 志愿消防队职责

志愿消防队由医院人员组成，志愿消防队的队长应由消防安全管理人担任。消防职责主要包括熟悉医院应急预案、职责分工；参加消防培训及应急演练，熟悉防火知识，掌握灭火与疏散技能，熟练使用消防设施、器材；协助做好部门、科室日常消防安全工作，宣传消防安全知识；发生火灾时，立即赶赴现场，服从现场指挥，积极参加扑救火灾、疏散人员、救助伤患、保护现场等工作。

（二）医院消防安全管理制度

针对医院火灾的特点，在日常工作中应重点强化以下方面消防安全管理工作，保障医院运行安全及患者生命财产安全。

1. 消防安全宣传教育培训

加强对全体人员的消防安全宣传教育培训，职工受训率必须达到100%，每半年至少开展1次灭火和应急疏散演练。培训内容应包括医院整体情况、典型火灾案例、消防安全相关制度、应急预案内容及分工、消防器材使用方法等。与此同时，可利用6月安全生产月、11月消防宣传月等时机，采用易拉宝、电视晨会、宣传手册等"线上＋线下"多种方式，对医院临床科室及患者家属进行消防安全宣传。

2. 消防安全巡查

明确消防巡查人员和重点巡查部位，每日组织开展防火巡查并填写巡查记录表。住院病房及门诊在白天至少巡查2次，住院病房及急诊在夜间至少巡查2次，其他场所每日至少巡查1次，对发现的问题应立即处理或及时上报。两人以上的工作场所，无值班的部（处）、科（室），每日最后离开的人员要对本部门（科室）相关场所的消防安全进行检查并签字确认。国家法定节假日、重大活动期间应开展医院安全检查、消除隐患。

在日常检查中发现的消防安全隐患应建立台账，写明检查地点、时间、隐患情况、检查人员等，及时跟进整改进度，形成闭环管理，切实消除安全隐患。

3. 电气火灾专项防控

据统计电气火灾居各类火灾首位，无论从发生率还是损失情况来看，电气火灾都是火灾防控工作的重中之重。医院放置大功率电气设备的区域、配电箱、弱电竖井、电瓶车充电区域、电源线路、插座等易发生电气火灾。

医院各部（处）、科（室）要高度重视电气火灾防控工作，落实每日安全巡查、每周巡查，重点检查是否私拉乱接电线，是否违规（未经批准）使用大功率电器，下班前用是否关闭用电设备电源，电源线路是否老化破损，插座有无松动等。针对手术室、重症医学科（ICU）、弱电竖井、屋面基站等监管部位可结合实际，定期开展电气安全联合专项检查，及时发现、消除安全隐患，确保安全。

4. 老旧建筑消防管理

目前部分医院还存在老旧建筑，此类建筑存在消防设施缺失、落后，无火灾自动报警、消火栓、喷淋、排烟等系统或系统功能故障、不完善，电器线路老化，疏散通道不符合现代消防规范要求等问题，应落实专人负责、重点管理。日常加强消防安全巡查，发现隐患及时消除，加强消防安全宣传培训，定期组织开展演练，切实提升员工火灾扑救、疏散逃生的实战能力。

此外，在条件允许的情况下，应尽可能通过改造方式，不断完善设备设施，保障消防设备设施正常运行，提升整体建（构）筑物的安全性。

三、微型消防站的建设

根据《中华人民共和国消防法》等法律法规，积极引导和规范医院微型消防站的建设和发展，确保满足医院扑救和应急救援需求。采取"因地制宜、分类指导"多种形式建设微型消防站，提高医院抗御火灾等灾害事故的能力。

微型消防站的选址应设在医院内便于人员、车辆迅速出动的部位。

（一）装备配备

微型消防站的装备配备，应满足扑救本医院内火灾和应急救援的需要。医院专（兼）职消防员防护装备由基本防护装备和特种防护装备组成。

1. 微型消防站的消防车辆配备

消防摩托车应符合行业标准，载人数不小于3人，并配备灭火剂、防护装备、破拆工具和其他随车器材。水罐或泡沫消防车的载水量不应小于1.5 t，随车器材装备可参考《城市消防站建设标准》（建标152—2017）的规定，并应符合相关国家标准或行业标准的要求。

2. 医院专（兼）职消防员基本防护装备配备标准

医院专（兼）职消防员基本防护装备配备标准不应低于表6-2的要求，且防护装备应符合相关国家标准或行业标准的要求。

表6-2 医院专（兼）职消防员基本防护装备配备标准

序号	器材名称	配备标准	序号	器材名称	配备标准
1	消防头盔	1顶/人（必配）	7	佩戴式防爆照明灯	1个/人（必配）
2	消防员灭火防护服	1套/人（必配）	8	消防员呼救器、方位灯	1个/人（选配）
3	消防手套	1付/人（必配）	9	铁铤	1个/站（必配）
4	消防安全腰带	1根/人（必配）	10	消防轻型安全绳	1根/人（必配）
5	消防员灭火防护靴	1双/人（必配）	11	消防腰斧	1把/人（必配）
6	正压式消防空气呼吸器	2具/站（选配）	12	简易防毒面具	2具/人（必配）

（二）人员构成

（1）微型消防站应设队长1名，并由单位消防安全管理人兼任。

（2）微型消防站每班（组）应由不少于3名消防巡查员和2名控制室值班员组成，并设班（组）长1名；3名消防巡查员负责灭火行动与巡查备勤工作，2名控制室值班员负责消防监控室值班工作。

（3）微型消防站应明确1名通信员、1名安全员；驾驶员可兼任通信员。

（三）管理训练

1. 日常管理

（1）应开展遵纪守法教育和职业道德教育，增强人员法纪观念和职业荣誉感。

（2）建立健全微型消防站日常管理制度，落实考核奖惩。定期对医院专（兼）职消防员进行在岗消防业务培训，并开展体能和消防技能训练。

（3）应建立安全防事故制度，定期开展安全防事故检查，及时消除不安全因素。

2. 执勤训练

（1）医院协调对辖区消防中队专（兼）职消防员开展灭火救援业务培训，落实联勤联训制度，定期对微型消防站执勤战备工作进行督导。

（2）医院微型消防站应建立值班备勤制度，分班编组执勤，确保24h值班（备勤），值班驾驶员数量不应少于本站消防车总数。

（3）医院微型消防站接到火灾报告后，应在1min之内到现场核实火警，并立即出动，在 3min 内赶赴现场处置。

四、消防应急管理

医院后勤保障管理中，系统完整的应急管理内容见本书第十一章。下面简要介绍医院消防安全管理中的灭火和应急疏散预案需包括的重要内容。

灭火和应急疏散预案应包括下列内容：①应急组织及其构成、指挥协调机制；②应急物资准备和存放地点；③火灾现场通信联络、灭火、疏散、救护、保卫等职能小组的负责人、组成人员及各自职责；④火警处置程序；⑤应急疏散的组织、疏散程序和保障措施，疏散人员的集散场地，特别是重症患者、术后患者和骨伤科患者等的疏散与防护方法和程序等要求；⑥火灾扑救的程序和措施、方法；⑦通信联络、安全防护和人员救护的组织与调度程序和保障措施等。

医院应严格按照《医疗机构消防安全管理九项规定》要求，每半年至少开展一次火灾事故应急演练。

第四节　医院交通安全管理

"十四五"规划和 2035 年远景目标纲要提出，把保障人民健康放在优先发展的战略位置，全面推进健康中国建设。医院的规模和发展步入快车道，但受限于既有建筑和环境等客观条件，在人流高峰期往往出现交通拥堵、人车混行问题，影响患者就医体验。

一、医院交通现状分析

（一）交通压力大

大型综合性医院一般处于大城市老城区和繁华地带，每天人流量非常大，尤其是早高峰期间，就诊人员和医院职工双重流量叠加，给医院周边的交通带来巨大压力。

（二）停车位资源有限

大型知名综合性医院成立时间通常较早，都有一定的历史，医院本身及周围建筑物早已规划成型，周边道路拥挤，通过改扩建大量增加医院停车位的难度较大，不易实施。私家车保有量年年攀升，四面八方的患者很多都是驾车前来，给医院本来就有限的车位资源造成更大压力，出现车辆在道闸前排起长龙，影响路面交通的情况。

(三）车辆出入口分布不均

由于种种原因，医院各楼宇和各停车场规模未能严格按照人（车）流量进行统一规划，在每个入口、出口进出的车辆数量存在差异，有些入口车辆相对多，但车位数量却相对偏少；另有一些口又明显空闲，因缺乏有效的提醒引导，造成某些入口车辆拥堵严重。

(四）信息发布手段落后

目前，大多数医院车位信息显示功能仅能够展示剩余车位数量，通常没有剩余车位的位置信息，更无法通过手机远程获知医院车位情况。当车辆进入停车场后，车主只能通过遍寻的方式寻找车位，造成车辆在停车场内拥堵，进而影响路面车辆进入停车场的效率，导致门前拥堵的情况。

二、医院交通管理原则与管理制度

（一）医院交通管理原则

医院交通管理主要遵循前瞻性、安全第一、效率优先、方便性、功能划分、智慧化、路权分配、线路设计等原则，各项原则具体含义如下。

前瞻性原则：兼顾医院进一步发展的需要，为以后医院建设做好准备。

安全第一原则：确保交通运行的绝对安全，保障人车平稳到达目的地。

效率优先原则：提高车辆进出医院速度。

方便性原则：最大程度满足职工、病患的停车需求。

功能划分原则：实现人车分流，既有利于缓解拥堵，又能保障人的安全。

智慧化原则：运用现代科学手段去处理和协调医院道路与停车场中人、车、路和环境的相互关系，保障医院交通的高效运行。

路权分配原则：让各类车辆和人员各行其道、减少交叉影响，确保道路交通的顺利运行。

线路设计原则：尽可能遵循"单向右行""单进单出"的方式，设置单向环形通道和多个进出口，避免车流相互交叉，在场内外造成拥堵。

（二）医院交通管理制度

医院交通管理制度编制依据按照《中华人民共和国道路交通安全法》和《企业事业单位内部治安保卫条例》，通常包括停车收费管理办法、停车证通行管理办法、停车场及停车位管理制度等。

以某大型医院为例，为了做好停车场交通管理各项工作，明确岗位人员职责任务，提高停车场管理质量，编制了医院停车场管理制度、医院交通组织管理制度、车场外包单位监管制度等。

三、提高医院交通管理水平的措施

（一）加强医院交通管理人员培训教育

定期联系上级交通主管部门到院对停车场管理人员进行业务素质能力提升培训，明确医院安全保卫部门参与道路交通安全管理的职责任务，提高医院保卫人员处理医院周边及院内交通管理业务工作的能力。

（二）引入智慧停车系统，促进交通管理水平有效提升

智慧停车系统具有提高车辆进出的通行效率、缓解医院周边交通拥堵程度、监测周边路况并协助交通引导、有助于管理者掌握停车场的整体情况等作用，并能避免人工收费的廉洁风险，能提升职工和患者的停车体验，可见引入智慧停车系统是提高医院交通管理水平的有效措施之一。

案例　某大型综合医院交通组织优化实践

某医院医疗业务区占地面积约33万 m^2，业务用房面积50余万 m^2，编制床位4300张，在职员工近万人，日均人流量8万人次以上，日均来院车流量8500余辆。医院现有车位2071个，每日满负荷停车约3500辆，医院周边可提供公共停车位约1200个，存在约2800个车位缺口。导致该医院周边交通在工作日高峰期严重拥堵，并日益加剧。2018年，医院下决心缓解交通拥堵难题，将交通组织优化工作列为年度重点工作，由负责医院交通管理的安全保卫部牵头开展相关推进工作。优化实践过程如下。

1. 充分调研，做到底数清、情况明

（1）医院及周边主要停车位情况

医院及周边主要停车区域合计车位2071个，周边大型停车场1520个车位（未启用），周边中小型停车场合计965个，周边占道停车合计157个，以上区域共计4713个停车位。

医院内部停车场外来车辆白天8h车位周转率约为2.5，即每1个车位在白天8h内可停2.5辆车，职工车辆白天8h车位周转率约为1。

（2）医院周边车流数据统计

选取周一至周五的相关数据取平均值，白天各时段医院停车场车流入场情况见下表。

白天各时段医院停车场车流入场情况统计表

时段	车流情况
6:00—7:30	交通通畅,入场车流逐渐增多
7:30—8:30	开始拥堵,直至车场饱和
8:30—9:30	医院车场封场,来院车辆被分流至周边停车场
9:30—11:30	医院车场启用,周边持续拥堵,车流以250辆/h的速度缓慢进入医院停车场
11:30—13:00	拥堵减缓,车流以340辆/h的速度缓慢进入医院停车场
13:00—15:00	逐渐拥堵,车流以270辆/h的速度缓慢进入医院停车场
15:00—16:00	拥堵减缓,车流以330辆/h的速度缓慢进入医院停车场
16:00以后	入场车流量逐渐减少,交通畅通

（3）调研国内大型医院停车位管理措施

对北京、上海、武汉、重庆等位于城市核心区的部分大型医院应对交通拥堵问题的停车位管控措施进行了调研，大致分为三类：第一类是院内停车位优先满足职工停车，倡导就医患者绿色出行，此类医院一般车位稀缺，周边公共交通较为发达；第二类是院内停车位优先满足患者停车，采用行政命令、价格、摇号、车位置换等手段调控职工停车，此类医院更加注重患者的就医体验；第三类采取较为平衡的方式，院内停车位优先满足职工停车，但会采取一些措施尽量控制职工停车数量。

（4）医院交通拥堵原因分析

通过对各个影响因素的分析和综合比对，交通拥堵原因主要包括医院停车位不足、路权不明确、交叉路口秩序混乱等。

2. 以问题为导向，医院和交管部门联合施策

（1）医院内部停车场交通缓堵措施

针对医院停车场出入场速率低的问题，医院停车场上线了车牌识别与线上缴费系统。该系统包括停车场管理系统云平台、车牌识别子系统、微信程序和职工一卡通专属缴费子系统。与传统的人工收费相比，支付更为便捷，有效提升车辆进出场效率，一定程度上缓解了拥堵。

针对院内交通流线不畅的问题，重新规划了救护车、大巴车、作业车、公务车的行进线路及停放区域，完善了各类标识标牌；主要进出口和功能分区安装升降地桩，并限时管控作业车辆进入医疗区；调整了停车场主要进出口的位置，特别设计了职工上下班路线，实现职工车辆与就诊车辆的分流，院区秩序得到明显改善。

医院停车场收费执行该市发改委关于公益性单位停车定价标准,比周边商用停车、住宅停车以及占道停车收费标准低,使得来院车辆会优先选择到医院停车场停车,一定程度上造成了医院停车场交通拥堵。在无法提高对外停车收费标准的前提下,医院将职工停车收费标准提高到与外来车辆一致,使得本院职工停车数量降低了25%,一定程度上缓解了拥堵。

(2)院外道路交通缓堵措施

针对医院周边道路设置不合理的问题,交管部门采取了系列措施,如对医院周边道路进行优化,对重点道路实行单行限制,最大限度提升道路通行能力;将医院机动车出入口对调,提供充足排队空间;将驶离车辆向西快速疏散,避免排队拥堵。

针对公共交通配套不足的问题,交管部门以"公交治堵"为切入点,采取了增强公共交通配套措施。如对医院周边公交站点的位置进行了调整并将医院名字融入公交站名中;协调公交公司增开三条医院专线巴士,加强与地铁、快速公交系统的接驳;撤除医院附近的占道停车位,设置就诊"即停即走"车位;对通往医院的主干道进行路权分配,并在地面文字标记,明确就医车道使用性质,避免私家车频繁变道的违章行为,保障公交车和救护车的通行。

针对停车位不足的问题,交管部门以"外引减压"破题,削减医院片区交通总量,根本上缓解拥堵。医院1km处有一处未完全启用的大型商用停车场,交管部门重新规划商业停车场的出口,将医院和停车场的距离缩减到400m,并开设5台免费摆渡车,将10min的步行时间缩短为2.5min,打通了医院与周边大型停车场的连线。

针对交通管理方面存在的问题,交管部门不断完善交通基础设施,在三岔路口重新设置行人过街斑马线,增加行人过街信号配时周期,完善慢行指路系统;拆除医院围墙、拓宽人行道,破解行人通行空间不足问题。同时,医院联合交警、城管对摩的、三轮和游商加强管控,与共享单车公司建立拉运机制,进一步改善了路面秩序;交管部门还依托百度、高德地图智能规划出行、停车,实时共享医院周边停车信息,依托智能交通信息屏动态发布信息,精准引导群众出行就医。

3. 交通组织优化工作的效果及评价

交通组织优化工作实施后,医院内部停车秩序和院外交通拥堵状况得到明显改善,医院片区的停车需求大幅下降,道路服务水平大幅提升,高峰期拥堵持续时段明显减少。

数据显示,道路服务水平由实施前的F级"阻塞",下降到高峰期的B级"稍有延误"和平峰期的 A 级"顺畅";乘坐公交到院的人数日均增加约 1500 人次,公交车速度从 1km/h 提高到 16km/h,高峰周转时间缩短 30%,配车数减少 15%,公共交通分担率提高 2%;片区的网约车在早晚高峰订单量分别提升 10% 和 15%。

此项工作受到医院及社会的广泛好评,央视、省内多家媒体进行了专题报道,全国道路交通组织优化工作组来院观摩,并给予高度评价。

第五节 危险化学品安全管理

我国历来重视危险化学品的安全工作,自 1986 年以来陆续颁发了一系列的法律、法规、标准,对危险化学品的生产、经营、储存、运输、使用、处置等做出了严格的规定,目的是有效避免发生危险化学品安全事故,保障人民生命财产安全。医院是一个人员密集的公共场所,人员多、设备多,如果危险化学品管理不善引发事故会对人员和环境造成不良影响;若发生危险化学品重特大事故,产生的危害和造成的损失将无法估量,因此危险化学品管理属于医院安全管理的重点之一。

一、医院危险化学品使用情况与管理现状

(一)医院危险化学品使用情况

医院在日常检验、临床治疗、教学及科研活动中广泛使用危险化学品,医院的主要危险化学品包括 75% 酒精、95% 酒精、二甲苯、苯酚、甲醛、过氧化氢、次氯酸钠等,具有易燃易爆、有毒有害、氧化等危险性,无论对医务人员、患者以及环境都具有潜在的危险性。

(二)医院危险化学品管理现状

随着医院不断的发展,危险化学品的使用量也逐渐增加。很多医院危险化学品储存、使用区域分散,无法做到统一管理,安全工作往往被人忽视。危险化学品管理混乱是普遍存在的问题。

1. 管理机构设置不健全

医疗活动具有探索性强、学科交叉等特点,医院内普遍缺乏专门的危险化学品管理机构,大多交由保卫部门或其他相关部门兼管,管理人员缺乏专业知识,导致无法进行有效管控。

2. 管理制度存在漏洞

近年来，国家出台一系列危险化学品相关要求，但很多医院仍在沿用多年前的危险化学品管理制度。关于危险化学品采购、验收入库、储存保管、领用、退回、处置等环节存在管理缺失或未及时更新。

3. 硬件建设不足

医院普遍业务用房紧张，设计、建设时未规划专用的危险化学品储存室，危险化学品的储存条件达不到国家要求的规范和标准，甚至出现混存的现象，极易导致事故发生。

4. 危险化学品种类繁多

危险化学品广泛存在医院各科室，如：临床科室常见的危险化学品有无水乙醇、氧气；病理科常见的危险化学品有二甲苯、甲醛以及实验室使用各类危险化学品。

5. 学生流动频繁，教育难度大

很多医院既承担医疗任务，也承担教学任务，学生流动性大，给安全教育带来一定难度，部分师生员工存在"重成绩，轻安全"的麻痹和侥幸心理，有些甚至不熟悉危险化学品的理化性质和仪器规范操作程序，容易导致事故发生。

二、危险化学品安全日常管理

（一）明确职能部门安全职责

医院应明确各职能部门危险化学品安全管理职能，建立监督检查机制。进一步明确危险化学品安全管理责任，逐级签订安全责任书，如护理部与各护理单元签订安全责任书、各护理单元与相关从业人员签订责任书，明确从医院到科室到从业人员的安全职责，层层落实，分解安全责任。

（二）建立健全管理制度

完善的管理制度是安全管理的基础和前提。根据国家法律、法规要求，制定涵盖危险化学品采购、运输、验收/入库、储存、领用发放、退回、处置等全环节的管理制度。医院应梳理上述各环节规范流程，并组织开展专题培训，确保相关人员熟悉、了解、掌握相关要求，严格落实危险化学品管理制度、流程，强化监督检查，确保制度落实。

（三）加强培训及考核

培训是安全生产管理工作的重要内容，是提高从业人员安全素质的重要手段。通过培训提高从业人员安全意识，增强安全责任感，提高从业人员自觉遵守规章制度和劳动纪律及安全技术知识水平，熟练掌握操作技术要求和预防、处理事故的能力。通过考核达到教育从业人员改进管理、杜绝违章、满足安全管理的要求，实现安全的目的。

（四）配备专用储存间

设计时需考虑配备专用的危险化学品储存库房，配备通风、消防、监控、易燃易爆气体监测、防爆电路/照明、红外入侵报警、出入口控制等安全防护措施，并对地面进行防渗漏处理。使用现场张贴安全数据表，按照危险化学品的危险程度、禁忌关系、理化性质、火灾扑救方法进行分类、分柜、分库存放，并安排专人负责管理。危险化学品使用、储存区域应配备应急喷淋装置和洗眼装置，配备应急救援物资（如灭火毯、吸附棉等），危险化学品使用科室应配置防护眼镜、急救箱等个人防护用品。

（五）建立危险化学品共享库

医院应建立危险化学品共享库，将危险性较大或废弃危险化学品纳入共享管理，以减少危险化学品的购入量和储存量。

（六）建立年终考核制度

将危险化学品专项管理列入安全考核指标中，考核结果与年终绩效挂钩。相关科室违反了危险化学品规定，给予扣分处理；若受到政府职能部门处罚的，给予年终绩效降等处理。

三、危险化学品全流程管理

（一）采购环节

（1）严格执行危险化学品采购申请审批制度，使用部门提出申请，经主管领导签字批准方能进行采购，其中涉及剧毒化学品在领导审批签字的基础上，由安全保卫部门向辖区公安部门申请剧毒化学品购买许可证。

（2）每次采购应选择有相应经营资质的供应方，确保其能够遵守危险化学品管理的相关要求。

（3）新采购的危险化学品严格按照危险化学品库管理制度办理入库手续，严禁直接交予部门使用。

（4）危险化学品新采购的种类、数量、安全数据（MSDS）或有关危险化学品的性能说明及供应方的资质等相关资料报保卫部门存档备案。

（5）剧毒化学品、易制爆危险化学品在购买后5d内，将所购买的剧毒化学品、易制爆危险化学品的品种、数量以及流向信息报所在地县级人民政府公安机关备案，并输入计算机系统。

（二）运输环节

医院不具备运输危险化学品的资质和专业运输车辆的，应交由具有相应资质的道路运输企业进行运送，不得自行运输。

（三）接收环节

（1）库管员在确保化学品接收、存储场所符合要求的前提下，方能进行危险化学品接收。

（2）库管员接收时应检查危险化学品是否有符合要求的标签和容器，容器是否处于良好状态，包装是否牢固，有无破损、泄漏；否则，拒绝接收货物。

（3）接收特殊危险化学品，如剧毒化学品，可向本单位保卫部门提出申请，由保卫部门安排相应人员到现场进行安全防范。

（四）存储环节

（1）危险化学品应设立专门的存储场所，配备库管员或明确专人负责，按照危险化学品库房标准进行出入库及日常安全管理。

（2）危险化学品存储场所的库管员或负责人，应熟知库内危险化学品的安全性能、预防措施、保管制度、使用安全防护制度、火灾扑救方法及相关的应急处置流程。

（3）剧毒化学品应严格遵守领取、清退制度，当天剩余的下班前退回领取库房保管，并做好记录。剧毒化学品储存数量和品种不得超出安全评价机构核准的数量、品种范围。

（五）使用环节

（1）医院根据所使用的危险化学品的种类、危险特性、使用量和使用方式，建立、健全使用危险化学品的安全管理规章制度和安全操作规程，保证危险化学品的安全使用。

（2）使用部门建立危险化学品事故应急处置预案，并定期组织演练。使用人员掌握化学品的危险特性和应急处置流程。

（3）危险化学品使用环节严格按照"谁使用、谁管理、谁负责"的原则加强管理，落实责任部门及责任人，明确职责。建立危险化学品领用登记台账，应包括日期、名称、规格型号、数量及余量、领取人、使用人等信息。严禁使用部门超量领用、存放。

（4）使用危险化学品期间严格遵守安全管理规章制度和安全操作规程，使用前后认真进行安全检查，消除隐患，确保不发生安全事故。

（六）销毁环节

（1）危险化学品的使用部门对须集中销毁（处理）的危险化学品，以书面形式报本单位环保管理部门或相关部门。由其负责到环保相关部门办理申请、备案等手续，并请有专业资质的运输企业将废弃危险化学品统一运往环保部门指定的场所进行集中销毁。

（2）危险化学品废物的处置必须建立台账，如实及时记录。产生部门必须建立专门的危险废物管理台账簿，由专人管理，准确记录每天产生危险废物的名称及贮存、利用、处置去向及数量等。危险化学品废弃物储存库建立出入、库台账。

（3）废弃危险化学品和化学品容器应存放到指定的场所，暂存场所有防雨淋、防泄漏、防火灾、防盗窃等措施。

（4）医院环境保护职能部门定期对废弃危险化学品的产生、储存情况进行检查，并做好相关记录。

四、事故处理

医院若发生危险化学品事故，事故发生部门立即启动本部门危险化学品应急处置预案，按照预案流程进行应急处置，并向医院安全管理或其他归口管理部门及分管安全的院领导报告。

医院主要负责人应立即按照本单位危险化学品应急处置预案组织救援，并向上级主管部门和当地安全生产监督管理部门、环境保护、公安部门报告。

第六节 特种设备使用管理

特种设备是指涉及生命安全、危险性较大的锅炉、压力容器（含气瓶）、压力管道、电梯、起重机械、客运索道、大型游乐设施和场（厂）内专用机动车辆。特种设备广泛应用于社会经济的各个领域，医院在其运营中所涉及使用的特种设备有：锅炉、液氧贮罐、气体储罐、高压氧舱、消毒灭菌器（锅）、医用气瓶、压力管道、电梯等。

特种设备在使用过程中，常会经受高温、高压、介质腐蚀、动载荷的影响。若因使用管理不善而发生超温、超压、超载等，极易发生安全事故，会造成严重的人身伤亡及财产损失。

由于特种设备的种类、结构和工况条件、用途各不相同，医院特种设备使用管理要点可归纳为"三落实""两有证""一检验""一预案"和维修保养。

一、做到"三落实"，落实"两有证"

（一）做到"三落实"

特种设备管理"三落实"指的是落实特种设备安全管理机构、落实责任人员、落实管理制度和操作规程。

1. 落实特种设备安全管理机构

医院的特种设备安全管理机构是特种设备使用单位中承担特种设备安全管理职责的内设机构，贯彻执行特种设备有关法律、法规、安全技术规范和相关标准，负责落实单位内特种设备安全管理工作。

医院特种设备安全管理机构内应根据特种设备使用数量及技术状况，明确指派相应数量具有特种设备基础、技术知识、懂得管理业务、工作责任心强、有一定组织能力的工程技术人员，具体从事特种设备安全使用管理工作。

2. 落实责任人员

（1）主要负责人。主要负责人是指特种设备使用单位（医院）的法定代表人、法定代表委托人，对其单位（医院）所使用的特种设备安全节能负总责。《中华人民共和国安全生产法》和《特种设备安全监察条例》都规定了特种设备生产、使用单位的主要负责人应当对本单位特种设备的安全全面负责的要求。

（2）安全总监。特种设备安全总监是指本单位管理层中负责特种设备使用安全的管理人员。根据2023年5月5日起施行的《特种设备使用单位落实使用安全主体责任监督管理规定》，特种设备使用单位应当依法配备相应的安全总监，如锅炉使用单位应配备锅炉安全总监、电梯使用单位应配备电梯安全总监。特种设备安全总监按照其职责要求，直接对本单位主要负责人负责，并应当取得相应的特种设备安全管理人员资格证书，其主要职责如下：

• 组织宣传、贯彻相应类别特种设备有关的法律法规、安全技术规范及相关标准；

• 组织制定本单位相应类别特种设备使用安全管理制度，督促落实其使用安全责任制，组织开展安全合规管理；

• 组织制定相应类别特种设备事故应急专项预案并开展应急演练；

• 落实相应类别特种设备安全事故报告义务，采取措施防止事故扩大；

- 对相应类别的特种设备安全员进行安全教育和技术培训,监督、指导安全员做好相关工作;
- 按照规定组织开展相应类别特种设备使用安全风险评价工作,拟定并督促落实其使用安全风险防控措施;
- 对本单位相应类别特种设备使用安全管理工作进行检查,及时向主要负责人报告有关情况,提出改进措施;
- 接受和配合有关部门开展相应类别特种设备安全监督检查、监督检验、定期检验和事故调查等工作,如实提供有关材料;
- 履行相关法律法规和本单位要求的其他安全管理职责。

（3）安全管理员。特种设备安全管理员是指具体负责特种设备使用安全的检查人员,按照职责要求,对相应类别特种设备安全总监或者单位主要负责人负责。安全管理员的主要职责如下:

- 组织建立特种设备安全技术档案;
- 办理特种设备使用登记;
- 组织制定特种设备操作规程;
- 组织开展特种设备安全教育和技能培训;
- 组织开展特种设备定期自行检查;
- 编制特种设备定期检验计划,督促落实定期检验和隐患治理工作;
- 按照规定报告特种设备事故,参加特种设备事故救援,协助进行事故调查和善后处理;
- 发现特种设备事故隐患,立即进行处理,情况紧急时,可以决定停止使用特种设备,并且及时报告本单位相应类别特种设备安全总监或者主要负责人;
- 纠正和制止特种设备作业人员的违章行为。

特种设备的安全管理员应当对特种设备使用状况进行经常性检查,发现问题的应当立即处理;情况紧急时,可以决定停止使用特种设备并及时报告本单位有关负责人。

3.落实管理制度和操作规程

特种设备使用单位（医院）应当按照特种设备相关法律、法规、规章和安全技术规范的要求,建立健全特种设备使用安全节能管理制度。管理制度至少包括以下内容:

- 特种设备安全管理机构（需要设置时）和相关人员岗位职责;
- 特种设备经常性维护保养、定期自行检查和有关记录制度;

- 特种设备使用登记、定期检验、锅炉能效测试申请实施管理制度；
- 特种设备隐患排查治理制度；
- 特种设备安全管理人员与作业人员管理和培训制度；
- 特种设备采购、安装、改造、修理、报废等管理制度；
- 特种设备应急救援管理制度；
- 特种设备事故报告和处理制度；
- 高耗能特种设备节能管理制度。

使用单位应当根据所使用设备运行特点等，制定操作规程。操作规程一般包括设备运行参数、操作程序和方法、维护保养要求、安全注意事项、巡回检查和异常情况处置规定，以及相应记录等。随着现代化管理方法日趋完善以及人们的逐步认识和理解，特种设备使用管理的要求也越来越科学化、规范化、制度化。

特种设备使用单位应当建立特种设备安全技术档案。安全技术档案应当包括以下内容：

- 《特种设备使用登记证》《特种设备使用登记表》；
- 特种设备的设计、制造技术资料和文件，包括设计文件、产品质量合格证明（含合格证及其数据表、质量证明书）、安装及使用维护保养说明、监督检验证书、型式试验证书等；
- 特种设备的安装、改造和修理的方案、图样、材料质量证明书和施工质量证明文件、安装改造维修监督检验报告、验收报告等技术资料；
- 特种设备的定期自行检查记录和定期检验报告；
- 特种设备的日常使用状况记录；
- 特种设备及其附属仪器仪表的维护保养记录；
- 特种设备安全附件和安全保护装置校验、检修、更换记录和有关报告；
- 特种设备的运行故障和事故记录及处理报告。

此外，还需包括特种设备节能技术档案，如锅炉能效测试报告、高耗能特种设备节能改造技术资料等。

（二）落实"两有证"

特种设备管理"两有证"指的是特种设备凭证使用、特种作业人员持证上岗。

1. 特种设备凭证（合格标志）使用

特种设备在投入使用前或者投入使用后 30d 内，使用单位（医院）应当向特种设备所在地的直辖市或者设区的市的特种设备安全监管部门申请办理使用登记。

在使用登记时，特种设备安全监管部门对安全技术状况较好，没有缺陷危及使用安全的特种设备发放使用登记证（合格标志），使用单位应当将使用登记证（合格标志）置于或者附着于该特种设备的显著位置。

2. 特种设备作业人员持证上岗

特种设备作业人员及相关安全管理人员（以下简称"特种设备作业人员"），应当按照国家有关规定经特种设备安全监察部门进行严格的培训和考核，掌握特种设备基本理论知识、安全作业知识和达到"四懂四会"（懂特种设备的结构、性能、用途、工作原理，会使用、会保养、会检查、会排除故障），取得《特种作业人员资格证》，方可从事相应的作业或者安全管理工作。

二、坚持"一检验"，重视"一预案"

（一）坚持"一检验"

"一检验"指的是特种设备的定期检验，通过定期检验，可以及时发现和消除危及安全的缺陷隐患，防止事故发生，达到延长使用寿命，保证特种设备安全经济运行的目的。

按照安全技术规范的定期检验要求，在安全检验合格有效期满前1个月向特种设备检验单位提出定期检验要求，根据使用单位自身的特点，安排定期检验计划，确保检验工作如期实施；为使特种设备安全运行，除了特种设备本体要求检验外，特种设备上安装的安全附件、安全保护装置、测量调控装置及有关附属仪表也应定期校验，保证其灵敏可靠，正常运行，达到安全保护的目的。

（二）重视"一预案"

"一预案"指的是特种设备应急预案，特种设备使用单位（医院）应当制定特种设备事故应急专项预案，每年至少演练一次，并且作出记录。

三、注重维修保养

特种设备使用后能否经常保持完好状态，提高使用效率，延长使用寿命，达到安全经济运行，除了正确使用外，还必须做好日常维修保养工作。

特种设备使用过程中由于其使用特点不同，其本体、运动部件、安全装置难免将产生腐蚀、磨损或失效，必然导致其安全状况不断发生变化，甚至是产生严重缺陷或隐患。若发现不及时、处理不妥当，势必造成运转不正常，甚至发生事故。加强特种设备的维修保养工作，及时处理各种问题，改善其使用状况，就能防患于未然，减少不必要的损失，把事故消灭在萌芽状态。

特种设备的维修保养主要有两种形式：一种是使用单位自行维护保养，另一种是具有相应资格的专业单位进行的维修保养（如电梯维修保养）。

维修保养单位应当有与特种设备维修保养相适应的专业技术人员和技术工人以及必要的检测手段，并经省、自治区、直辖市特种设备安全监察部门许可，方可从事相应的维修保养活动。根据特种设备的特点，确定维修保养重点，做到高标准严要求，促进每台设备都处于完好状态，延长运行周期和使用寿命。

四、思考与展望

随着信息化技术的不断发展，将信息化技术应用于医院特种设备管理中，包括特种设备的详细信息管理，对特种设备的运行状况进行实时动态监测，绑定每台特种设备与相应的安全总监、安全管理员、作业人员、维保单位等信息。对设备年检、维保、持证人员考核、应急演练、安全评估等周期性工作进行预警提示，并与医院安防系统进行联动，设置视频监控、人脸识别、越界报警等功能，对液氧罐等位于室外的特种设备进行重点管理，防止非工作人员接近等，能有效提升特种设备的安全管理水平。

第七章　医院环境管理

医院环境的优劣对患者的治疗和康复，对医护人员的工作效率和身心健康，以及对医院的声誉和形象都有着至关重要的影响。对医院环境进行科学的管理，创造并维护一个舒适宜人的医院环境，既有利于患者的治疗和康复，又能有效提升医务工作者的工作效率，同时还有益于各类人群的身心健康，并有利于提升医院的声誉和形象，进而助推医院高质量发展。

第一节　医院室内外环境管理

医院室内外环境是指医院内外的各种环境因素，包括医院声环境、空气质量、温湿度、废弃物、视觉环境、生活服务、交通环境等方面。通过对室内外环境进行科学的管理和调控，以保证患者的安全、舒适和康复，同时提高医院的服务质量和整体形象。

一、声环境管理

声环境管理是指按照相关法律法规和标准对环境噪声进行有效管理和控制。环境噪声通常是指不悦耳、不动听，或足以引起个体生理、心理上不愉快的声音，是个体的主观感觉。医院是患者诊疗及医务人员工作的场所，人流量大、仪器设备多，导致环境噪声污染较为严重，需要进行有效管理和控制。医院声环境的管理目标一般应达到《声环境质量标准》（GB 3096）中的2类标准。随着2022年《中华人民共和国噪声污染防治法》的颁布，国家对噪声污染的防治要求提到了一个新的高度。

（一）院内声环境管理

院内声源主要为车辆噪声、机械施工噪声、人为噪声等。声环境管理可以通过合理规划人车分流；建立施工隔音屏障和制定低噪声施工方案；合理布局院内功能区和设运行流线；布置绿植作为声屏障等措施，提高声环境质量，降低噪声影响。

日常管理中，一方面应定期测量噪声水平，减少病人暴露在此类噪声中；另一方面对所有被认为是噪声源的系统进行定期检查和维护。医护人员应在工作过程中做到四轻：说话轻、走路轻、操作轻、关门轻。日常交流以对方能听到，但不打扰其他人为宜。工作时穿软底鞋，尽量避免治疗车、金属物品碰撞并定时检修，医疗推车车轮采取低噪材质，地面采用弹性材质铺装，这些措施均可有效降低噪声。在公共区域安装高声级光信号提示板，替代声音提示功能。在病房、走廊和护士站的醒目位置张贴海报与提示牌，并设置实时噪声监测仪显示当前噪声等级。医院各建筑室内声环境标准见表7-1。

表 7-1 医院建筑室内声环境标准 单位：dB

房间类型	高要求标准		最低标准	
	昼间	夜间	昼间	夜间
普通病房、医护人员休息室	≤40	≤35	≤45	≤40
各类重症监护室	≤40	≤35	≤45	≤40
诊室、一般手术室、分娩室	≤40		≤45	
入口大厅、候诊室	≤50		≤55	

（二）院外声环境管理

1. 院外环境对医院产生的噪声

主要为院外周边道路或施工产生，会降低院内医护、病患的工作和就医环境的舒适度，可通过控制机械噪声、设置植物声屏障、合理利用地形因素有效降低院外噪声。

2. 医院对周围居民产生的噪声

主要为医院锅炉、空调外机、厨房设备、装修改造等产生的运行噪声，可采用声源减震消声措施、声波传播路径设置吸声墙和隔音板、封闭打围等措施来降低声强，提高周围居民声环境。

（三）噪声处置场所

对重点控制区域应定期进行噪声检测和加强控制措施。针对噪声超标事件，应从噪声源、传播途径和接受人三方面进行处置，重点从调控噪声产生时段（晚间22:00-6:00噪声标准比日间6:00-22:00标准严10dB）；采用消声降噪设备、隔音屏障阻断传播；合理设置流线疏导病患；做好解释工作等。同时加强医院内部管理，粘贴提示标语，院内禁止喧哗、吵闹，施工前提前报备和提醒，避免对住院病人的休息造成不良影响。

二、空气质量管理

医院人流量巨大，同时各种办公、医护、造型、指示等多种软装材料会不同程度散发有毒气体，导致空气中所含苯、二甲苯、甲醛、氨和总挥发性有机化合物（TVOC）等有害物质的浓度较高，空气污染较为严重。同时，医院为了提高安全性和保温性能，窗户上安装了限位器造成窗户可敞开的面积变小，出入口安装门帘用于保温，导致室内的空气流通性较差，也是引起室内空气质量不佳的原因。

病患和医护人员处于苯、二甲苯、甲醛、氨和总挥发性有机化合物（TVOC）等浓度较高的环境中，身体容易感到不适，影响到病患的就诊体验和医护人员的工作质量。如果长期处于此种空气环境下，可能会损伤免疫系统，甚至导致肿瘤等病症的发生，严重影响身体健康，所以非常有必要对医院空气质量进行监测和控制。

医院后勤管理部门应及时关注空气质量环境方面的法律法规标准，定期对院区重点控制区域，如病房、诊疗区、候诊区等进行空气检测；对室内新区域进行投运前，进行空气检测；对医院工作人员、病患等提出的空气检测要求，进行充分评估后及时进行检测和控制。

（一）空气检测

医院空气质量标准应参照《室内空气质量标准》（GB/T 18883）和《民用建筑工程室内环境污染控制规范标准》（GB 50325）执行，其中医院为Ⅰ类民用建筑工程，室内污染物浓度限值见表7-2。

表7-2 医院建筑室内污染物浓度限值

污染物名称	标准要求	污染物名称	标准要求
氡	≤200Bq/m^3	氨	≤0.2mg/m^3
甲醛	≤0.08mg/m^3	总挥发性有机化合物（TVOC）	≤0.5mg/m^3
苯	≤0.09mg/m^3		

室内空气质量检测可委托由有资质的空气质量检测机构，根据医院的需要设计检测方案，针对重点监控区域进行定期检测，医院后勤管理部门将检测报告归档并将检测数据录入相应的管理信息系统，通过数据的积累和分析，可以了解医院各区域的空气质量变化情况，提前预测和有效预防空气质量恶化的情况，为医院医护人员和病患提供一个安全、稳定、良好的室内空气环境。

（二）空气质量管理与应急处置

空气质量管理是指对医院室内空气质量进行监测、评价和控制，以确保患者和医护人员的健康和安全。由于医院建筑特殊的医疗流程等原因，使用过程中产生的污染物可能造成其浓度超标时，可以采取自然通风、空调系统过滤、加大新风换气量等措施，控制室内污染物浓度在国家标准要求以下。

1. 空气质量管理

（1）定期监测。对医院室内空气进行定期的监测，以评估空气中各指标的危害程度。

（2）空气净化。在医院中重点区域设置适当的空气净化设备，消除空气中的细菌、病毒和化学物质等污染物。

（3）通风和换气。确保医院内部的空气流通。在手术室等特殊房间中，需要特别的换气系统和高效率的空气过滤设备。

（4）气味源管理。对医院内部的各类刺激性、异味气味源进行规范管理，如各类垃圾收集装置，医疗废物转运装置等都应加盖密封，确保异味不得散出。

2. 应急处置

医院是人流密集嘈杂的场所，易发生室内空气质量超标现象。超标应急措施，首选加强通风，改善通风换气是降低室内空气污染最经济且有效的手段；针对面积小、通风条件差的房间，可利用吸附剂（活性炭）将污染物吸附富集在表面，以达到净化的目的；另外，还可以配置绿植净化室内空气，减缓空气污染。

三、温湿度管理

医院温湿度管理是指根据医院内部的不同区域和功能需求，采取相应的技术和措施维持医院内的合适温湿度水平。医院温湿度管理需要综合考虑医疗机构的环境特点，如建筑结构、环境干湿度、人员活动、设备使用等因素。

室内空气温湿度会直接影响人体舒适感，且与环境中污染物的传播息息相关。因此为病患、健康人群等营造舒适、健康的室内环境，温度与湿度是非常重要的控制参数。同时医院建筑已经成为单位面积能耗最大的公共建筑之一，对温度与湿度的有效管理也是节能减排工作的重要一环。因此，医院后勤管理部门应该对院内温度与湿度进行有效管理。

（一）管控标准

1. 温度管理标准

空气温度是衡量建筑室内热环境和影响人体热舒适的最重要的指标之一。空气温度决定了人体主要通过对流向周围散热的速度。当空气温度高于37℃时，热流会反过来向人体流动，人体将从空气获取热量。有研究表明，当室内温度低于16℃时，或高于30℃的时候，人体正常的活动会受到影响。医疗建筑室内典型空间的室内参考温度见表7-3。

表 7-3　室内典型空间参考温度范围　　　　　　　　　　　　　　　　单位：℃

房间名称	夏季	冬季	房间名称	夏季	冬季
大堂、过厅	27～29	16～18	监护病房	26～27	24～25
办公及其他一般房间	26～28	18～20	血液病房	26～27	22～24
候诊室	26～28	18～20	一般手术室	22～25	20～22
诊断室	26～27	20～22	检验科、病理科、实验室	24～26	22～24
普通病房	26～27	18～20			

2. 湿度管理标准

空气湿度会直接影响人体的蒸发散热进而对热舒适产生影响。当人体处于一种舒适的温度范围内，相对湿度在30%～70%范围内波动对人体的热舒适不会产生大的影响。

在干燥环境下，尤其当露点温度低于0℃时，人们常常会感觉鼻喉、眼睛和皮肤干燥。低湿会导致皮肤和黏膜表面干燥，而呼吸系统表面干燥后，黏液浓度增加，导致纤毛自洁和噬菌活动减少，使人们更易遭受到呼吸系统疾病的侵害，也会引起不适感。

当相对湿度大于70%时，人体产生的汗液很难蒸发，产生闷热感。低湿、高湿环境都对人体有不利影响。

医院典型空间的适宜湿度范围见表7-4。

表 7-4　医院典型空间的适宜湿度　　　　　　　　　　　　　　　　　　单位：℃

房间名称	夏季	冬季	房间名称	夏季	冬季
监护病房	30～60	30～60	检验科、病理科、实验室	≤65	≥30
中庭、候诊区	30～50	30～50	核磁共振室、核医学科扫描间	50～70	50～70
血液病房	≤60	≥45	中心供应灭菌室	≤60	≥30
一般手术室	≤65	≥30	药品储藏	≤65	≥40

（二）日常管理

1. 监测记录

后勤管理部门应建立温湿度监测系统，并对数据进行记录和分析，以便及时发现和处理异常情况。

2. 区域控制

后勤管理部门应结合医院建筑物结构特点、院区布局、外部空间环境、内部空间形态进行相应调控。例如，医院中庭是与其他功能区间联系最频繁的空间，中庭区域使用人数多、人员密度大。因此，对中庭温湿度调节对人群满意度较为重要。

3. 作息安排

根据医院各区域人群作息时间，活动规律进行调整。医院人员作息时间和温湿度调控时间见表7-5。

表7-5 医院人员作息时间和温湿度调控时间

序号	用房名称	人员作息	设备作息	调控时间
1	各类病房	24h	24h	24h
2	诊室、办公室、休息室、走廊	8：00-18：00	8：00-18：00	7：00-18：00

4. 季节调节

后勤管理部应根据季节的变化，调整室内温湿度，以适应不同季节的需求。例如，在夏季空调使用高峰期，应提高空调温度，避免室内外温差过大，对人体健康产生不良影响。

5. 意见征求

以问卷调查的方式对医院主要活动空间进行热环境调研，主要调研人群对区域温度、湿度的满意度，对数据进行分析得出适宜的温湿度数据并加以应用。

四、视觉环境管理

医院视觉环境管理是指通过对医院光环境和装饰环境的设计、建设和维护，宣传医院文化底蕴和历史沿革，改善医院内外的视觉呈现，使之能够为患者、家属、医护人员带来良好的视觉体验，提高医院的人文形象、服务质量和患者满意度。

（一）光环境管理

光环境是指医院内部的光照环境，包括光的强度、颜色等方面。良好的医院光环境可以提高患者和医护人员的舒适感和工作效率，也有益于患者康复和治疗效果。

1. 光照度管理标准

医院采光应充分考虑建筑布局、房间朝向、当地季节日照变化等因素，合理调配光照时间、采光强度。可参照《建筑照明设计标准》（GB 50034）、《医疗建筑电气设计规范》（JGJ 312—2013）进行日常管理。部分室内空间照明采光推荐参数见表7-6。

表 7-6 医院部分室内空间照明采光推荐参数

房间或场所	参考平面及其高度	平均照度 lx	统一眩光值	照度均匀度	显色指数
候诊室、挂号厅	0.75m 水平面	≥200	≤22	≥0.70	≥80
诊室	0.75m 水平面	≥300	≤19	≥0.70	≥80
治疗室、检查室	0.75m 水平面	≥300	≤19	≥0.70	≥80
病房	地面	≥100	≤19	≥0.70	≥80
重症监护室	0.75m 水平面	≥500	≤19	≥0.70	≥90
手术室	0.75m 水平面	≥750	≤19	≥0.70	≥90
走道	地面	≥100	≤19	≥0.70	≥80

2. 光色彩效果

医学研究表明，明快的暖色调更能使人坚定信心和减轻痛苦；沉静的冷色调能消除烦躁使人心静，色彩在医疗空间中的合理运用可以调整病人情绪，具有康复与辅助治疗的功能。在医院光环境管理中，在不同的功能区域采用适当的色彩环境对职工和病患会起到积极效应。不同的色彩辅助医疗效果参见表 7-7。

表 7-7 不同色彩辅助医疗效果

色彩	效用	色彩	效用
红色	促进血液循环、加快呼吸、焕发精神	绿色	安全舒适、降低眼压、松弛神经
粉色	安抚宽慰、激发活力、唤起希望	蓝色	平静和谐、缓解肌肉紧张、松弛神经
橙色	改善消化系统、活跃思维、激发情绪	紫色	缓解疼痛、松弛运动神经
黄色	温和欢愉、适度刺激神经系统、改善大脑功能		

3. 日常管理

（1）医院建设阶段，根据不同场所的功能需求、空间布局、装饰风格等因素，确定适宜的灯具、数量、色温、照度等参数，保证照明效果优良、舒适、健康，同时减少能源消耗并降低成本。

（2）定期检查灯具和线路的状况，及时更换损坏或老化的部件，保证灯具的正常运转和照明效果。

（3）定期进行监测，检测数据存档备查。根据检测结果，进行光源的维护和更换，调整照明亮度和色彩温度等参数。

（二）标识导向环境

医院标识导向是指运用文字、图示和材料的颜色、肌理等物理属性对医院空间的人流、物流提供指示目的地的目标导向。

1. 标识设计制作原则

医院标识导向系统应具有简明、连续、统一和醒目等特征。

（1）简明。一方面，由于受医院室内空间大小的影响，标识载体的面积或体积都不能太大；另一方面，患者到医院后希望在最短的时间内看懂标识上的信息。因而标识的字数或图形的内容应简单明了。

（2）连续。医院室内空间的不少标识是指示方向的，在起点和目的地之间均有连续的标识对患者提供方向指示；缺乏衔接的导向标识会给患者带来不便，也会降低患者对医院的信赖程度。

（3）统一。同类标识或同一区域的标识在字体、颜色、图形等方面都有统一的风格。

（4）醒目。标识的字体、图像、色彩、位置等都比较醒目，患者在可视距离内可以看得清楚；从位置上讲，标识应放置在行人位置显著的地方，容易被患者看到。

2. 日常管理要点

（1）统一管理。医院标识导向系统应该进行统一管理，包括标识牌、导向牌、标志的设计、制作、安装、维护等。应指定专门的管理人员负责标识导向系统的日常管理，确保系统的一致性和完整性。

（2）清洁和维护。后勤管理部门制定巡检维护制度，定期清洁医院标识导向系统，包括标识牌、导向牌、标志等的清洁和消毒。特别是在公共区域和高频接触的位置，应更加重视清洁，保持标识导向系统的卫生和整洁。

（3）更新升级。后勤管理部门应随着医院内部布局的调整和改进，对标识导向系统进行更新和升级。例如，新增科室、更改门诊诊室位置等情况下，需要更新导向牌和标志，确保信息准确和实时。当遇标识损坏而导致功能失效时，应立即进行维修或更换，确保患者和访客能够正确找到目的地。

（4）用户反馈。后勤管理部门应定期征询患者和访客意见，收集整理关于标识导向系统的反馈意见，包括标识的清晰度、可读性、有效性等。根据反馈意见，及时进行调整和改进，提高导向系统的用户体验。

（三）装饰环境

舒适良好的装饰环境能够让患者保持愉悦的心情，缓解紧张不安的情绪，同时能够让患者感受到温馨、放松之感,从而更能配合医护人员的治疗加快康复进程。

1. 装饰环境要求

(1)舒适安全。医院的装饰环境应该营造一个安全、舒适、温馨的氛围,给患者和医护人员提供一个舒适的治疗和工作环境。

(2)清洁卫生。医院的装饰材料和饰品应当容易清洁和消毒,以确保医院的环境卫生和消毒要求。

(3)明亮通透。医院的装饰环境应充分利用自然光线,让医院内部充满光线,这不仅有益于患者的心理健康,还能够降低医院的用电量。

(4)绿色环保。医院的装饰环境应当注意室内空气质量的问题,选择绿色环保材料,以确保室内空气质量符合国家标准。

(5)文化营造。装饰环境对医院的文化和历史可以起到烘托和宣传作用,采用优美和精心设计的构件、摆件、雕塑等装饰可以与医院室内外环境和谐共生,营造和提升医院主题和文化氛围。

2. 日常管理要点

(1)定期检查和维护。医院中的装饰环境物品,比如墙壁、地面、家具、设施等,存在逐渐老化和损坏的情况。后勤管理部门应及时发现和维修这些问题可以避免进一步的损坏和安全隐患,使医院的装饰环境保持良好状态。

(2)定期清洁和消毒。装饰环境中的地面、墙壁、天花板、家具、设施等经常使用和日晒雨淋,会吸附尘垢、脏污等杂质,影响医院的形象。工作人员应定期进行清洁工作,包括保洁、消毒等,使装饰环境保持整洁。

五、绿化环境管理

医院绿化环境是指医院室内外绿地、绿化带、花坛、草坪、绿植等各种绿植景观,以及周边的地面、隔断、隔栏等设施。它不仅是医院环境的重要组成部分,还是医院形象的重要体现之一,同时也具有重要的生态、环保和健康功能。医院绿化环境的营造和管理,可以创造出舒适、美观、安全、卫生的医疗环境,为患者提供更好的治疗体验和精神抚慰。

(一)室内外绿化配置原则

1. 内部空间绿化

(1)植物选择。医院室内空间绿化需要选择适合室内环境的植物,如吊兰、仙人掌、芦荟等，这些植物不仅能够美化环境，还能吸收有害气体，净化空气，改善室内空气质量。

（2）植物配置。医院室内空间绿化需要合理配置植物，将植物与室内环境相融合，避免影响到医疗设备和工作人员的正常工作和患者的正常治疗。

2. 外部空间绿化

（1）绿地布置。后勤管理部门应综合考虑主题营造、人流动线，打造区域生态环境，周边合理设置各功能区，形成美观、和谐的整体效果。

（2）植物选择。应根据医院周围的气候、地形和植被特点，选择适合种植的植物，如花卉、乔木、灌木、草坪等，植物的选择还应该考虑到它们的生态性、抗逆性和适应性。

（3）培育特色。种植特色绿植、剪裁造型，设置科普铭牌，增加庭院绿植的趣味性、知识性。

（二）室内外绿化管理要点

1. 定期养护

医院室内外绿化需要对植物进行定期养护，保持植物的生长和发展，同时对其进行及时的修剪、清洁和更新，尤其应避免落叶和枯枝等对室内环境产生污染。

针对苗木补栽、防寒防冻、抗旱防涝、修剪整形、防治病虫害、修复改良等关键技术环节，提出应急解决具体方法，提高科学管理水平。按照每周或每月制定养护计划，及时修剪成形，提高绿植成活率。

2. 病虫害防治

绿植病虫害防治工作应以物理防治、生物防治为主，化学防治为辅，并加强预测预报。一方面提倡采用生物制剂、仿生制剂等无公害防治技术，另一方面规范杀虫剂、除草剂、化肥、农药等化学药品的使用，防止环境污染，促进生态可持续发展。

3. 加强安全管理

医院室内空间绿化需要加强安全管理，注意防止人员的意外伤害，特别是针对有毒或有刺激性的植物要进行有效的安全措施。

在医院室内外环境管理方面，除了前面已经介绍的声环境、空气质量环境、温湿度、视觉环境和绿化环境管理外，还包括医疗废物管理、餐饮服务环境、生活服务环境、交通环境等环节的管理。其中，医疗废物管理要点详见本章第二节，由于本书篇幅所限，其他环节的管理在此不做逐一介绍。

第二节　医疗废物收集处置管理

医疗废物指医疗机构在医疗、预防、保健以及其他相关活动中产生的具有直接或间接感染性、毒性以及其他危害性的废物。《中华人民共和国固体废物污染环境防治法》规定，医疗废物按照国家危险废物名录管理，即医疗废物属于危险废物，如果对其收集处置不当，极易造成对水体、土壤和空气的污染，对自然环境产生危害。做好医疗废物收集处置管理，是医院后勤管理的重要内容之一。

一、医疗废物的分类、管理现状及相关法律法规

（一）医疗废物的分类

医疗废物分类按照《医疗废物分类目录》执行。《医疗废物分类目录》将医疗废物分为感染性废物、损伤性废物、病理性废物、药物性废物、化学性废物五类。

感染性废物：携带病原微生物具有引发感染性疾病传播危险的医疗废物。

损伤性废物：能够刺伤或者割伤人体的废弃的医用锐器。

病理性废物：诊疗过程中产生的人体废弃物和医学实验动物尸体等。

药物性废物：过期、淘汰、变质或者被污染的废弃的药物。

化学性废物：具有毒性、腐蚀性、易燃性、反应性的废弃的化学物品。

（二）医疗废物管理现状

医疗机构是医疗废物产生的源头，医疗废物收集处置管理是医院后勤服务及管理工作的重要组成部分，与医疗安全、患者安全、医院感染风险控制密不可分。卫生行政管理部门和环境保护行政管理部门是医疗废物收集处置的监督管理部门，随着医疗废物管理的相关法律、法规、制度的不断完善，大多数医疗机构的医疗废物已逐步实现规范化处置，但各级医疗机构对医疗废物的管理水平还存在较大的差异。近年来媒体多次曝光了医疗废物非法处置导致污染环境及地下水源的恶性事件。如：2019年中央广播电视总台"3·15"晚会曝光了整个医疗废物黑色产业链，医疗废物倒卖后被制作成为日用品和儿童玩具；2021年，澎湃新闻"3·15调查"曝出胎盘"黑市"乱象等。

突发公共卫生事件给医疗废物管理带来了新的挑战，如何做好医疗废物的减量化、无害化管理，如何利用信息化技术做好医疗废物全流程在线监测以实现院内的闭环管理，都是需要医院后勤管理者不断研究的课题。

(三)医疗废物管理相关法律、行政法规和规范性文件

医疗废物管理相关法律、行政法规和规范性文件见表7-8。

表7-8 医疗废物管理相关法律、行政法规和规范性文件

序号	文件	发布/修订时间
1	危险废物识别标志设置技术规范（HJ 1276—2022）	2022-12-30
2	医疗废物分类目录（2021年版）（国卫医函〔2021〕238号）	2021-11-25
3	关于开展医疗机构废弃物专项整治工作的通知（国卫办医函〔2020〕389号）	2020-05-14
4	中华人民共和国固体废物污染环境防治法	2020-04-29
5	关于印发医疗机构废弃物综合治理工作方案的通知（国卫医发〔2020〕3号）	2020-02-24
6	新型冠状病毒感染的肺炎疫情医疗废物应急处置管理与技术指南（试行）	2020-01-28
7	医疗废物管理条例	2011-01-08
8	医疗废物专用包装袋、容器和警示标志标准（HJ 421—2008）	2008-02-27
9	医疗废物管理行政处罚办法（国家环保总局令第21号）	2004-06-02
10	医疗卫生机构医疗废物管理办法（卫生部令第36号）	2003-10-15
11	中华人民共和国传染病防治法	2013-06-29

二、医疗废物管理基本要求

（一）组织架构与管理职责

医疗机构应建立健全医疗废物管理组织架构，成立医疗废物管理委员会。法定代表人任组长、主要负责人任副组长，医务部、护理部、感染管理部、临床及医技科室、后勤管理部组成三级管理组织架构，见图7-1。

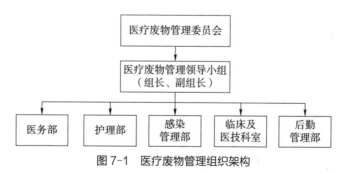

图7-1 医疗废物管理组织架构

管理组织架构内应明确分工，以保障各层级履行相关职责。医疗废物领导小组根据国家医疗废物管理相关法律、法规、制度和管理文件制定本机构的医疗废物管理制度，定期召开会议解决有关医疗废物管理的问题，负责医疗废物管理突发事件的决策及应急处理。其余相关部门（科室）职责如下。

医务部、护理部、各临床医技科室负责人：指导监督医疗废物的分类投放、收集、包装、交接、登记等工作。

感染管理部：负责全院工作人员医疗废物处置的理论知识与操作技能培训，并对后勤管理部医疗废物收集处置工作进行指导和监督。

后勤管理部：医疗废物管理的主管责任部门，后勤管理部主任是医疗废物主要负责人，负责将医疗废物交给持有环保部门颁发许可证的集中处置单位并签订处置协议，负责完成医疗废物的"分类收集—运送—贮存—移交"等各项工作的日常管理，按要求及时向相关部门上报医疗废物处置的数据，做好医疗废物档案资料的管理。

（二）医疗废物管理的制度建设

根据《医疗卫生机构医疗废物管理办法》规定，医疗卫生机构应当依据国家有关法律、行政法规和规范性文件制定并落实本单位医疗废物管理的规章制度、工作流程、有关人员的工作职责及发生医疗卫生机构内医疗废物流失、泄漏、扩散和意外事故的应急方案。医院医疗废物管理主要制度目录见表7-9。

表7-9 医疗废物管理主要制度目录

序号	文件	序号	文件
1	本机构医疗废物管理制度	8	医疗废物分类存放管理制度
2	医疗废物管理人员工作职责	9	医疗废物院内转运管理制度
3	医疗废物收集人员工作职责	10	婴儿、胎儿遗体及胎盘处置管理制度
4	医疗废物转运人员工作职责	11	医疗废物相关人员个人防护制度
5	医疗废物暂存处管理制度	12	医疗废物处置职业暴露处置流程
6	医疗废物管理相关人员培训制度	13	医疗废物登记交接制度
7	医疗废物分类收集、运送、贮存、移交的工作流程	14	医疗废物流失、泄漏、扩散和意外事故的应急预案及报告制度

（三）医疗废物暂存处的管理

医疗废物暂存处选址应远离医疗区、食品加工区、人员密集活动区和生活垃圾存放处，需考虑方便医疗废物运送人员、工具、车辆的出入以及医疗废物的装卸。

医疗废物暂存处布局、功能、流线应遵循洁污分开原则，保障进出无交叉。功能布局应考虑设置医疗废物分类存放区、医疗废物工具处置区、清洁转运车存放间、工作人员更衣办公区、工作人员卫生间及淋浴间，并为预防疫情、院感暴发等预留专用存放区域。

1. 设施要求

（1）医疗废物暂存处使用面积应与医疗机构规模、医疗废物产生量相匹配。

（2）有严密的封闭措施；做到防鼠、防蚊蝇、防蟑螂、防渗漏、防盗窃、防止雨水冲刷；预防儿童接触。

（3）医疗废物暂存处的出入口不安装门槛，能上锁或设有门禁，安装24h监控设备，避免非工作人员进出。

（4）室内地面应有防渗处理，墙裙1.5m以下有防水处理。内设上下水，有水龙头以供暂存处的清洗。地面有良好的排水性能，易于清洁和消毒，产生的污水采用管道排入医疗机构内污水消毒、处理系统，禁止将产生的污水直接排入外环境。

（5）严禁露天存放医疗废物，避免阳光直射，暂存处应有良好的照明设备和通风条件，医疗废物暂存的时间不得超过2d。

（6）暂存处应安装紫外线灯，安装符合相关规范要求。

（7）医疗废物暂存处应配置空调、冰箱、温湿度表。温度应不高于20℃，存放病理性废物、胎盘等的冰箱应控制在0℃～5℃。

（8）暂存处应根据医疗废物产生量配置相应数量的周转桶，周转桶符合《医疗废物专用包装袋、容器和警示标志标准》（HJ 421）的要求。

（9）配置流动水洗手池、非触摸式水龙头开关、洗手液、擦手纸、手消毒剂。

2. 清洁和消毒管理

（1）医疗废物暂存处应在无人状态下启用紫外线灯消毒，每日2次，每次30min～60min。紫外线灯管表面每周用75%的酒精进行清洁消毒1次，记录签名。

（2）医疗废物转交给处置单位后及时用水冲洗墙各面由上到下、由轻污到重污、地面由里到外，扫净水，再用2000mg/L的含氯消毒液喷洒墙面及地面，作用30min晾干备用，每日2次并记录签名。

（3）转运车、转运箱每班次进行清洁、消毒，记录签名。

（4）病理性废物的冰箱外表面清洁消毒1次/日，内部清洁消毒1次/周，记录签名。

3. 档案资料的管理

（1）按照《中华人民共和国固体废物污染环境防治法》的要求，医疗废物暂存处的项目建设必须取得环境影响评价报告文件，设施设备由环境保护部门验收合格后方可投入使用，因此应将暂存处建筑设计的图纸、竣工验收资料进行存档备查。

（2）暂存处设施设备台账，包括空调、冰箱、医废收集转运车、医疗废物转运桶（箱）、紫外线灯、灭火器等。

（3）暂存处运行管理记录档案，包括人员体检档案、培训记录、考核记录、安全检查记录、应急演练记录、清洁消毒记录、温湿度记录、紫外线消毒累计时间记录、危险废物转运联单记录。

（四）医疗废物相关人员的培训和职业安全防护管理

1. 医疗废物相关人员的培训

医院后勤管理部负责管理与医疗废物收集处置相关的人员，包括保洁员、运送员、科室内勤工人，涉及医疗废物分类收集、转运、贮存、移交等各个环节。这部分工勤人员大多数年龄偏大，缺乏相应院感防控知识，文化程度较低，流动性大，行为固化困难。后勤管理部门可从分析、设计、开发、实施、评价五个环节，提出系统的培训设计结构。

将培训方案可根据《医疗卫生机构医疗废物管理办法》规定，设计为法律法规、职业素质、基础知识、操作技能四个模块，分岗前培训、在岗复训两个阶段，开展形式多样的培训，培训具体内容参见表7-10。力求培训工作"化繁为简"，确保工作人员掌握医疗废物感控的基础卫生学、消毒隔离知识和个人防护知识与技能，并在工作中正确运用，特别是发热门诊、医疗废物转运等高风险岗位人员岗前培训考核合格者后方能上岗，以后定期每月组织培训1次~2次。

表7-10 后勤管理部门医疗废物管理相关人员培训内容

序号	培训内容	培训模块	培训方式
1	国家相关法律、法规、规章和有关规范性文件	法律法规	专题讲授
2	医疗废物相关工作人员工作职责	职业素质	专题讲授
3	医疗废物分类收集、运送、贮存、移交操作程序	操作技能	操作示范
4	医疗废物智能收集车操作程序	操作技能	操作示范
5	医疗废物安全知识、专业技术、职业卫生安全防护	操作技能	操作示范
6	医疗废物分类收集、运送、贮存及处置过程中预防职业暴露的措施及发生后的处理	基础知识 操作技能	操作示范 案例培训
7	医疗废物转运路线规定	基础知识	操作示范
8	医疗废物流失、泄漏、扩散和意外事故紧急处理措施	操作技能	操作示范
9	医疗废物流失、泄漏、扩散的应急演练	操作技能	应急演练

2. 职业安全防护管理

医疗废物运送人员穿工作服、戴防护手套、袖套、围裙、口罩、帽子、工作靴，必要时按照要求穿戴防护服或隔离衣，佩戴医用防护口罩、护目镜等。运送甲类传染病病人生活与医疗垃圾时，转运人员应按照二级以上防护标准穿戴防护用品。

后勤管理部门需为转运人员配备必要的防护用品，准备应急职业防护箱。医疗废物运送人员工作期间每年体检 1 次～2 次，上岗前、离岗前均应体检，体检内容至少应包括拍摄胸片、普通内外科检查、传染病筛查（乙肝、丙肝、梅毒、艾滋病等），必要时应进行预防接种，防止其受到健康损害。

三、运行管理

（一）分类、收集管理

医护人员在执行完治疗或护理操作后将产生的医疗废弃物进行分类投放，医疗废物容量达 3/4 满时保洁员戴上专用橡胶手套使用配套的扎带进行"鹅颈式"封口，并贴上标识放入暂存桶中待运送人员进行转运。

特殊医疗废物的处理：病原微生物实验室废弃的病原体培养基、标本，菌种和毒种保存液及其容器，应在产生地点进行压力蒸汽灭菌或者使用其他方式消毒，然后按感染性废物收集处理；隔离传染病患者或者疑似传染病患者产生的医疗废物（含生活废物）应当使用双层医疗废物包装袋密闭分层封扎，做好标识。

（二）交接管理

医疗废物转运员和病区护士进行医疗废物的交接。在交接过程中检查医疗废物包装、标识及封口是否符合要求并对医疗废物标签上的信息进行核对，若出现如包装破损、外表被污染应直接再套包装并重新规范捆扎、标识，不得将不符合要求的医疗废物运送至暂存处。转运员用台秤对包装好的医疗废物进行称量，并进行数据登记，转运员与科室护士完成交接并签字，医疗废物产生科室保存医疗废物交接台账。

（三）转运及入库管理

转运人员与科室完成医疗废物交接后按规定的路线乘坐专用污物电梯将医疗废物转运至暂存处。整个转运过程中医疗废物均需密闭转运，应防止流失、泄漏、扩散和直接接触身体。转运员如需按电梯或触摸门把手，均需脱手套执行手卫生。

医疗废物转运至暂存处后，转运人员将医疗废物进行分类存放，医疗废物转运桶（箱）不得超过 3/4 满并加盖密闭，不得随地散放、遗漏。

（四）出库移交管理

医疗废物处置公司到医院与交接员进行身份确认，交接员确认出库数据，完成收运交接工作，在危险废物转移三联单上签字确认。如为传染病患者产生的医疗废物需单独交接，并做好交接记录。

医疗废物移交完成后，须对周转箱进行清洁、消毒，对暂存处地面、墙面、物体表面进行清洁、消毒,对医疗废物移交区域的地面进行清洗、消毒。

四、考核与监督管理

后勤管理部门需制定医疗废物管理日常巡查表和医疗废物考核标准,由医疗废物专职管理员对相关人员和环节进行现场督导、考核,见表7-11。

为实现医疗废物全过程、动态化、智能化、信息化监管目标,目前全国各省市已推动医疗废物在线监管平台的建设。通过在线监管平台可查看医疗废物的收集、转运、贮存、移交全流程状态。医疗废物管理专员每日对医疗废物进行在线监管,并对每一起在线预警事件进行追踪处置,对医疗废物各项数据进行定期研究分析,核实违规信息,统计相关数据,将存在的问题形成问题整改书,针对性地反馈至相应科室或责任人,限期整改并做效果评价,形成"发现问题—整改措施—效果评价"的持续性整改模式,并为定期强化培训提供依据。

表7-11 医疗废物管理日常巡查表(摘要)

检查项目	存在问题	巡查人
A 医疗废物暂存处		
暂存处地面、墙面每日清洗、消毒,无臭味		
冰箱、转运车、转运箱每日清洁、消毒		
医疗废物按类别分区域存放		
暂存处具有防雨水、防鼠、防蚊蝇、防蟑螂、防盗等安全措施		
清洁、消毒记录及时准确		
B 医疗废物转运员		
医疗废物转运员穿工作服、戴防护手套、袖套、围裙、口罩、帽子(必要时穿隔离衣、防护服)		
到科室与交接人—检查包装是否完好,标识无误—称重—转运车—登记重量—医疗废物暂存处		
医疗废物按规范及时入库,分区域存放		
C 科室分类收集		
医疗废物分类正确,有医疗废物分类收集方法的示意图或文字说明		
医疗废物置于专用容器中不超过包装物或容器3/4,采用鹅颈式封口		
科室与转运员医疗废物交接有记录		
D 与处置公司移交医疗废物		
医疗废物移交员穿工作服、戴防护手套、袖套、围裙、口罩、帽子		
处置公司按规定时间在规定区域交接医疗废物,据实填写危险废物转运三联单		
转运员清洁、消毒移交区域地面		

五、依托互联网、物联网技术，构建多部门的协同管理模式

依托互联网、物联网技术，实现医疗废物的信息化管理。医疗废物院内管理涉及医疗机构执业的每一个环节，涉及医护人员、患者、家属、工勤人员等每一位活动在医疗机构环境中的人群。单靠某一个部门无法实现医疗废物的全流程管理。以医疗废物管理委员会为领导核心，医务部、护理部、感染管理部、临床医技科室、后勤管理部门等既要分工履行本部门的职责，又要加强沟通与协作，理顺工作关系，保持各职能部门良好的沟通与对话机制，保障出现的问题得以高效推进解决，最终实现医疗废物的减量化、无害化，互联网信息化背景下多部门协同管理框架见图7-2。

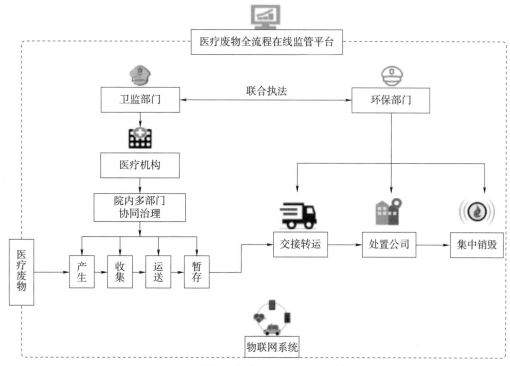

图7-2 互联网信息化背景下多部门协同管理框架

六、应急管理

为防止医疗废物在处置过程中发生流失、泄漏、扩散而导致传染病播散或污染环境的事故，提高医疗废物专职工作人员的现场应急能力，根据《医疗废物管理条例》《医疗卫生机构医疗废物管理办法》等法律法规，结合医疗机构实际，构建医疗废物应急处置管理制度。

按照应急管理制度，医院感染管理部、医务部、后勤管理部、保卫部每年联合组织一次医疗废物流失、泄漏、扩散的应急演练。通过开展应急演练，进一步明确意外事故报告程序，相关部门和人员的职责任务，理顺工作关系，查找应急预案中存在的问题，检查应对突发事件所需人员、物资、装备、技术等方面的准备情况，发现不足及时予以调整补充，进而完善应急预案，提高应急预案的实用性和可操作性，增强工作人员应对突发事件处置能力。

第三节 医院污水处理系统管理

医院污水指医院产生的含有病原体、重金属、消毒剂、有机溶剂、酸、碱以及放射性等的污水。医院产生污水的主要部门和设施有：诊疗室、化验室、病房、洗衣房、X光照像洗印、动物房、同位素治疗诊断、手术室等排水；医院行政管理和医务人员排放的生活污水，食堂、单身宿舍、家属宿舍排水。

医院污水受到粪便、传染性细菌和病毒等病原性微生物污染，具有传染性，可以诱发疾病或造成伤害；医院污水中含有酸、碱、悬浮固体、生化需氧量（BOD）、化学需氧量（COD）和动植物油等有毒、有害物质；牙科治疗、洗印和化验等过程产生污水含有重金属、消毒剂、有机溶剂等，部分具有致癌、致畸或致突变性，危害人体健康并对环境有长远影响；同位素治疗和诊断产生放射性污水，放射性同位素在衰变过程中产生 α、β 和 γ 放射线，危害人体健康。

因此医院污水必须经有效处理达标后方能排放，否则将成为一条疫病扩散的重要途径和严重的环境污染源。

一、污水处理原则与排污许可证管理

（一）污水处理原则

医院污水处理应遵循全过程控制、源分离、原位处理、风险控制、达标排放、环境友好等原则，各项原则含义如下。

全过程控制原则。对医院污水产生、处理、排放的全过程进行控制，满足《医院污水处理工程技术规范》（HJ 2029）相关要求。

源分离原则。对于医院的污水与废水在源头即进行分离，医院内生活污水与病区污

水分别收集，雨水和污水分别收集排放，即源头控制、清污分流、雨污分流。

原位处理原则。对于医院产生的一些放射性物质、重金属污染物质应该进行原位处理，避免与其他污水混合而增加污水处理量。

风险控制原则。对于传染病医院或者传染病科室产生的相关医院废水，必须经过严格的消毒处理后，方可排放水体或排入下水道，避免有毒有害致病微生物引起传染病。

达标排放的原则。综合性医院和传染病医院污水必须达到《医疗机构水污染物排放标准》（GB 18466）相关要求后，方可排放。

环境友好原则。在消毒过程中，既要保证对于致病微生物的消毒效果，又要尽量避免消毒剂对于水体的影响

（二）排污许可证管理

依照《排污许可管理条例》规定，实行排污许可管理的医疗机构，应当在排放污染物前按照《排污许可证申请与核发技术规范　医疗机构》（HJ 1105）相关要求申请取得排污许可证。根据污染物产生量、排放量、对环境的影响程度等因素，依据《固定污染源排污许可分类管理名录》，对医疗机构实行排污许可分类管理，内容如下。

（1）床位500张及以上的（不含专科医院中的精神病、康复和运动康复医院以及疗养院）实施重点管理。

（2）床位100张及以上的专科医院（精神病、康复和运动康复医院）以及疗养院，床位100张及以上500张以下的综合医院、中医医院、中西医结合医院、民族医院、专科医院（不含精神病、康复和运动康复医院）实施简化管理。

（3）疾病预防控制中心，床位100张以下的综合医院、中医医院、中西医结合医院、民族医院、专科医院、疗养院实施登记管理。

1. 排污许可证办理

医院应当向其所在地设区的市级以上地方人民政府生态环境主管部门申请取得排污许可证，若有两个以上经营场所排放污染物的，应当按照经营场所分别申请取得排污许可证。申请取得排污许可证，可以通过全国排污许可证管理信息平台提交排污许可证申请表，也可以通过信函等方式提交，申请时应按要求准备好相关材料。

2. 排污许可证管理

医院排污许可证应当由专人负责管理，确保污水处理遵守排污许可证规定，建立环境管理制度，严格控制污染物排放。

医院应当按照排污许可证规定和有关标准规范，依法开展自行监测，并保存原始监

测记录；原始监测记录保存期限不得少于5年；实行排污许可重点管理的排污单位，应当依法安装、使用、维护污染物排放自动监测设备，并与生态环境主管部门的监控设备联网。

医院应当建立环境管理台账记录制度，按照排污许可证规定的格式、内容和频次，如实记录主要生产设施、污染防治设施运行情况以及污染物排放浓度、排放量；环境管理台账记录保存期限不得少于5年；排污单位应当按照排污许可证规定的内容、频次和时间要求，向审批部门提交排污许可证执行报告，如实报告污染物排放行为、排放浓度、排放量等。

排污单位应当按照排污许可证规定，如实在全国排污许可证管理信息平台上公开污染物排放信息。

二、污水处理系统运行管理

（一）主要设备运行管理

不同的污水处理设备有不同的运行和操作规程，正确操作才能使设备处于良好的状态，同时，机械设备在长期运行过程中，因摩擦、高温、湿气和各种化学效应的作用，不可避免地造成零部件损坏，配合失调、技术状态逐渐恶化，作业效果逐渐下降，因此必须合理使用、做好日常运行管理以使设备保持性能，处于良好的工作状态。

医院污水处理系统的主要设备包括格栅除污机、污水泵、污泥泵、鼓风机、曝气机、污泥浓缩脱水装置、消毒投药装置、污染源在线监控设备等。各种设备的操作流程需要根据设备制造厂家的说明书和现场情况相结合而定，操作人员必须严格按照操作规程进行操作，设备使用过程中要做好运行记录，包括但不限于：

（1）应按作业计划和工艺运行情况，合理调节设备的使用时间和开度，保证处理效果；

（2）应注意观察各种仪表显示是否正常、稳定；

（3）每日检查机械格栅，及时清理残留杂物；

（4）每日检查鼓风机，发现异常震动或异常噪声及时上报，并做好记录；

（5）每日检查污泥浓缩脱水装置，清洗设备，避免污泥在设备内干化，造成堵塞；

（6）每日检查消毒投药装置及投药量是否正常；

（7）每日检查污染源在线监控设备，数值显示是否正常，巴歇尔槽是否有杂物。

操作人员和维修人员必须经过技术培训和生产实践，并考核合格后方可上岗，启动设备应在做好启动准备工作后进行。操作人员在操作污水处理设备设施时，应穿着防护服、佩戴口罩、防护手套和鞋套，防止接触设备运行中喷溅的污水或污泥。

（二）巡检及维护保养管理

医院污水处理设备的日常维护应纳入医院正常的设备维护管理，应根据污水处理工艺要求，定期对各种设备进行检查维护，制定保养条例。保养条例可与操作规程制定在一起，运行管理人员和维修人员应熟悉机电设备的保养维修条例，包括但不限于：

（1）应对构筑物的结构及各种闸阀、爬梯、管道、支架和盖板等定期进行检查、维修及防腐处理，并及时更换被损坏的照明设备；

（2）应按设计要求或制造厂的要求定期检修各种设备设施及其配件并更换易损件；

（3）应定期检查设备各管线的连接是否松动、有无漏水情况，定期检查各水泵运转是否正常，长时间运转有无温度过高等情况；

（4）应定期检查过滤器是否出现堵塞情况，如发现堵塞要及时清洗，以防堵塞计量泵，影响设备正常运转；

（5）运行维护技术工人应定期检查、清扫电器控制柜，测试其各种技术性能，定期检查电动闸阀的限位开关，手动与电动的联锁装置；

（6）清理设备设施及周围环境卫生时，严禁擦拭设备运转部位，冲洗水不得溅到电缆头和电机带电部位及润滑部位；

（7）检修各类机械设备时，必须保证其同轴度、静平衡或动平衡等技术要求。

污水处理设备长期使用后磨损、老化，导致运行成本增加，到达设备使用寿命时，不能对设备进行长期无止境修理，应及时更新陈旧设备，提高设备技术水平；管理人员须合理地确定设备大修的时限，适时进行污水处理设备汰旧更新。

（三）监测管理

1. 自行监测

医院污水须按规定自行对水质进行监测、记录、保存和上报。主要监测指标有理化指标、生物性污染指标、生物学指标。理化指标的监测是判断医院污水处理系统运行状况和处理效果的重要手段，对保证污水处理系统的正常运行和出水达标极为重要。理化监测指标主要有温度、pH值、悬浮物、氨氮、溶解氧、生化需氧量、化学需氧量和余氯等。生物性污染主要包括细菌、病毒和寄生虫污染。常用有代表性的指示生物作为指标，生物学指标主要指大肠菌群，也有其他生物体的指示生物（如大肠杆菌、粪便链球菌等）。水质取样应在污水处理工艺末端排放口或处理设施排出口取样。污水采样结束后，须及时对用具和仪器进行消毒。

监测频率：采用含氯消毒剂时消毒时，总余氯每日至少监测2次，粪大肠菌每月监测不得少于1次，pH值每日监测不少于2次，化学需氧量和悬浮物每周监测1次，其他污染物每季度监测不少于1次。

肠道致病菌主要监测沙门氏菌、志贺氏菌。沙门氏菌的监测，每季度不少于1次；志贺氏菌的监测，每年不少于2次。

各种指标的检测频率应符合排污许可证的相关要求，检测方法应采用环境保护主管部门认可的标准或等效方法，或者委托第三方具有CMA检测资质的专业公司完成。

2. 污染源在线监控系统

医院可以根据自行需求安装污染源在线监控系统，对重要污染物指标进行实时监控。如果医院被列入区以上的环保部门已公示的重点排污单位名录，则必须安装污染源在线监控系统，需要监测的污染源指标一般为化学需氧量、氨氮、悬浮物、废水流量、pH值、余氯等参数，并且与主管环保部门联网，数据的有效传输率不得低于95%。

污染源在线监控系统设备主体为精密贵重设备，为确保在线监控设备完好，准确及时向上级主管部门实时提供污染物排放监测数据，必须做到在线监测设备有人专职操作、维护、保护，需将该系统委托至具有运维资格的厂家。

运行人员每天应对在线监测设备运行状态检查，并遵循取样、预处理、测量、数据生成的全过程巡查，发现问题及时反映给运维单位，不能立即消除的缺陷要详细记录，及时上报，由主管部门组织消除。

管理人员应认真核对运维单位对每次服务的技术报告，确认运维人员的工作内容是否属实和到位。对于运维单位交付给用户的运维技术报告要细心保管，方便查阅。

（四）特殊污水管理

1. 放射性污水

（1）放射性废水主要来自诊断、治疗过程中患者服用或注射放射性同位素后所产生的排泄物，分装同位素的容器、杯皿和实验室的清洗水，标记化合物等排放的放射性废水。当医院总排出口污水中的放射性物质含量高于标准规定的浓度限值时，应进行处理。

（2）放射性废水浓度范围为3.7×10^2Bq/L～3.7×10^5Bq/L，废水量为100L/(床·d)～200L/(床·d)。

（3）医院放射性废水排放应满足 GB 18466 规定：在放射性污水处理设施排放口监测其总 α<1 Bq/L、总 β<10 Bq/L。

（4）放射性废水应设置单独的收集系统，含放射性的生活污水和试验冲洗废水应分开收集，收集放射性废水的管道应采用耐腐蚀的特种管道，一般为不锈钢管道或塑料管。放射性试验冲洗废水可直接排入衰变池，粪便生活污水应经过化粪池或污水处理池净化后再排入衰变池。

（5）当污水中含有几种不同放射性物质时，污水在衰变池中的停留时间应取最大值。医院放射性同位素的半衰期见表 7-12。

（6）间歇衰变池应在排放前监测，连续式衰变池应每月监测一次。收集处理放射性污水的化粪池或处理池应每半年清掏一次，清掏前应监测其放射性达标方可处置。

表 7-12　各种放射性同位素的半衰期

元素名称	放射性核素	半衰期	元素名称	放射性核素	半衰期
碘	^{131}I	8.040d	钠	^{124}Na	15.020h
磷	^{32}P	14.260d	金	^{198}Au	2.696d
钼	^{99}Mo	2.750d	汞	^{203}Hg	46.760d
锝	$^{99}TC^m$	6.020h	铬	^{51}Cr	27.720d
锡	^{113}Sn	115.200d	镱	^{189}Yb	32.000d
铟	^{113}In	1.658d			

2. 传染性污水

（1）传染性污水主要源于传染病房、发热门诊等，含有大量的细菌、病毒、寄生虫卵等致病病原体，比其他医院废水病原性微生物更为集中，且具有更强的传染性，具有污染空气、急性传染和潜伏性传染的特征，容易导致各种传染病的扩散与传播，危害性很大。

（2）传染性污水应设专用化粪池，同时应尽可能将受传染病病原体污染的污水与其他污水分别收集。

（3）传染性污水在进入污水处理系统前必须预消毒，目的是降低污水中病原微生物的含量以减少操作人员受到病原微生物感染的机会。预消毒池的接触时间不宜小于 1h，传染病医院病人的排泄物进行预消毒后排入化粪池。

（4）传染性污水应根据需要加强对肠道致病菌和肠道病毒的监测管理，同时收治的感染上同一种肠道致病菌或肠道病毒的甲类传染病病人数超过 5 人、或乙类传染病病人数超过10人、或丙类传染病病人数超过20人时，应及时监测该种传染病病原体。

（5）传染性污水的运行操作人员要进行作业防护工作，日常运行及设备巡检过程中，要规范佩戴口罩、一次性手套、面罩等防护用具，并尽量减少与污水、污泥直接接触，工作完毕后须立即洗手，同时对使用的工具进行消毒，避免交叉感染。

三、污泥处置管理

医院污泥指的是医疗机构污水处理过程中产生的栅渣、沉淀污泥和化粪池污泥，另外医院污水中所含的细菌、致病菌和寄生虫等微生物在污水处理过程中，会随着沉淀作用进入污泥，所以污泥中微生物的含量比污水还要高，属于危险废物，需交由有资质的单位进行集中处置。

（一）污泥的来源

污泥根据工艺分为化粪池污泥、初沉污泥、剩余污泥、化学（混凝）沉淀污泥、消化污泥等。其中化粪池污泥来自医院医务人员及患者的粪便，污泥量取决于化粪池的清掏周期和每人每日的粪便量，其他污泥均来自医院污水处理絮凝沉淀、生化处理工艺中产生，污水中超过80%的病原菌和90%的寄生虫卵被浓缩到污泥中。

（二）污泥消毒与脱水

在污水处理系统中，由于絮凝吸附作用污泥中微生物的含量很高，致病微生物存在的可能性很大，必须经过严格消毒处理，才能保证运输、堆放和处置的安全。

污泥首先在消毒池或储泥池中进行消毒，消毒池或储泥池池容不小于处理系统24h产泥量，但不宜小于$1m^3$。储泥池内需采取搅拌措施，以利于污泥加药消毒。

每天湿污泥产量小于$2m^3$的医院污水处理系统，污泥可在消毒后排入化粪池，此时化粪池的容积应考虑到此部分的污泥量。每天湿污泥产量大于$2m^3$的医院污水处理系统，污泥可在消毒后进行脱水。

污泥消毒的最主要目的是杀灭致病菌，避免二次污染，可以通过化学消毒的方式实现。化学消毒法常使用石灰和漂白粉。

石灰投量每升污泥约为15g，使污泥pH值达11～12，充分搅拌均匀后保持接触30min～60min，并存放7d以上；漂白粉投加量约为泥量的10%～15%；有条件的地区可采用紫外线辐照消毒。

污泥脱水宜采用离心式脱水机，离心分离前的污泥调质一般采用有机或无机药剂进行化学调质，脱水污泥含水率应小于80%。

脱水过程必须考虑密封和气体处理，脱水后的污泥应密闭封装、运输。

（三）污泥存放

医院污泥属于危险废物，需在院区内建设专用污泥贮存场所，污泥暂存点应做环境影响评价，且必须符合《危险废物贮存污染控制标准》（GB 18597）相关要求，做好防渗、防风、防雨、防晒、除臭等措施。

工作人员应作好污泥出入库记录，记录上应注明污泥来源、数量、特性和包装容器的类别、入库日期、出库日期及接收单位名称。必须定期对所贮存的污泥包装容器及贮存设施进行检查，发现破损，应及时采取措施清理更换。污泥贮存设施都必须按国家相关规定设置警示标志。

（四）污泥外运处置

医疗机构污水处理过程中产生的栅渣、沉淀污泥和化粪池污泥属危险废物，在处置前应向当地环境主管部门进行危险废物申报登记并执行危险废物转移联单，交由有资质的单位进行转运集中处置。处置公司必须持有国家或地方环境行政主管部门颁发的危险废物经营许可证且危险废物经营类别必须包含HW01，废物代码841-001-01，方可进行处置。

四、应急管理与考核管理

（一）污水处理应急管理

污水处理运行管理中常见的应急事件和相应的处置措施如下。

1. 突发暴雨与突然停电

（1）突发暴雨。关注天气预报，提前对各设备进行检查，确保完好；组织力量对院区内雨、污管线进行疏通，确保畅通；准备应急水泵，同时外出巡视，必须两人一组，注意防滑；所有应急人员，应做到随叫随到，严阵以待，以处置突发事故的发生。

（2）突然停电。立即上报主管领导；启用备用电源，恢复对污水处理设备供电；来电后恢复运行。

2. 药剂泄漏与污水超标排放

（1）污水处理相对药剂泄漏。应急处理人员戴防毒过滤呼吸器（避免直接接触泄漏物）；迅速疏散人员到安全区，并进行隔离，严格限制出入；切断泄漏源。

（2）污水超标排放。立即向负责人汇报；立即组织技术人员对出水水质数据进行分析和查找原因，及时提出解决方法。

(二）考核管理

对污水处理系统运行管理绩效考核的指标，包括但不限于：污水排放达标率；污水处理程度；是否设施设备按要求及时进行维护保养；设备故障处理率；是否有安全事故发生；是否有环保事故发生；相关记录、报表是否清晰完整；人员是否定期培训等。

五、展望与思考

随着人类文明的进步和社会经济的发展，人类已逐步认识到环境保护、节能减排对促进社会进步和经济持续、稳定、协调发展的重要意义。环境保护工作已成为一项基本国策，受到社会普遍的关注和重视。医院为了保护环境必须高度重视医院污水处理站管理。

然而，有较多医院面临污水处理站设备老化、工艺陈旧，排放的污水无法稳定达标等问题，亟待升级改造。为避免大刀阔斧地对池体进行改造，减少土建施工，可考虑选用一体化污水处理装置，它具备占地面积小、安装方便、施工周期短，易于完成自动控制，管理操作简单等优点，可有效解决部分老旧医院用地面积紧张、改造施工难度大等困难，在新建医院的污水处理站时同样可以选择该方式。

有条件的医院可以建设医院污水处理系统智慧化平台，可以与医院的智慧管理平台对接，实现可视、可查、可监、可控，同时与污染源在线监控系统对接，设立污染物指标高位报警，实时观测水质变化，及时调整处理工艺，有利于保障医院污水稳定达标排放。

下篇
提升管理品质　助推医院高质量发展

　　灵活运用现代管理工具、促进医院运维管理工作前移、加强一站式服务管理等，是新时期提升医院后勤管理品质的有效措施；以医院等级评审为导向，提升后勤管理水平，完善医院后勤社会化服务企业的遴选与履约管理，做好综合能源管理与应急管理，积极推进医院后勤管理智慧化及数字化转型，更是当前医院后勤领域落实高质量发展的重要策略。

　　医院后勤作为医院整体运行的基础保障部门，管理者更要不断学习新的管理理念和管理方法，服务好临床，服务好一线，助推医院高质量发展。

第八章 管理工具在医院后勤管理中的应用

《国务院办公厅关于推动公立医院高质量发展的意见》（国办发〔2021〕18号）指出："公立医院发展方式从规模扩张转向提质增效，运行模式从粗放管理转向精细化管理"，《医疗质量管理办法》提出了"医疗机构应当熟练运用医疗质量管理工具开展医疗质量管理与自我评价"的明确要求。

随着公立医院走向高质量发展之路，先进管理工具在医院管理中的运用显得越来越重要，在医院后勤管理中的运用也得到前所未有的重视。"6S"管理、"品管圈"管理、精益管理等先进管理工具的推广应用，可切实提升医院后勤管理科学化程度，并能有效提升后勤管理效能和后勤保障服务水平。

第一节 医院后勤"6S"管理

"6S"原本是用于企业管理的常用方法，因其适用范围较为广泛，既包括对办公场所、仓储场所、作业现场、公共场所等空间区域的管理，又包括对各类纸质和电子文档、网络的管理，将其用于医院后勤管理，对于提高医院后勤管理水平，助力医院高质量发展具有重要的支持保障作用。

一、"6S"管理概述

通过"6S"的实施可将人员、设备、材料、环境、方法等要素进行高效管理，提高整体工作水平和质量。

（一）"6S"的起源与定义

1. "6S"的起源和发展历程

"6S"管理发源于日本，为日本企业精益生产和蓬勃发展奠定了基础。1955年，日本企业为确保作业空间安全，提出"安全始于整理整顿，终于整理整顿"的口号，也就是最初的"2S"——"整理、整顿"；20世纪80年代初，由于生产及品质控制的需要，又逐渐延伸发展出"3S"——"清扫、清洁、素养"，形成了"5S"管理模式。随着"5S"管理书籍的问世和丰田等大型企业对"5S"的大力推行,该管理方法的巨大作用逐渐被认可并得以广泛推行。

1995年,海尔公司引进"5S"管理方法,并在此基础上增加了"安全",形成了"6S"。随着越来越多的国内企业开展"6S"管理工作,又将"清扫"调整为"规范",使其更具适用性,现已被各企事业单位广泛应用。

2."6S"的定义

"6S"指整理、整顿、清洁、规范、素养和安全,各项具体含义如下。

(1)整理(sort):将工作现场的物品进行区分,保留必要的物品,清除不必要的物品。

(2)整顿(straighten):将必要的物品进行分类,按规定位置进行摆放并加以标识。

(3)清洁(sweep):清除工作现场的脏污、灰尘等,保持现场干净、整洁。

(4)规范(standardize):将工作制度化、流程化、标准化,并将工作职责落实到每个岗位和员工。

(5)素养(shitsuke):培养员工养成良好习惯,自觉遵守规章制度等,提高素质和修养。

(6)安全(safety):识别风险、排除隐患,预防事故发生,保障人员、设备、环境、财产安全。

(二)"6S"的适用范围和管理对象

1."6S"的适用范围

"6S"管理既适用于各类企业和事业单位的办公场所、仓储场所、作业现场、公共场所、住宿场所、外部环境等空间区域,也适用于对各类纸质和电子文档、网络等管理。

2."6S"的管理对象

"6S"的管理对象较为广泛,包含各类、各级人员,各类设备、设施及系统,各种材料、介质、产品,作业环境及公共环境,管理制度、流程、职责、应急预案等。

(三)"6S"的效用

实施"6S"管理,可以显著改善作业现场脏、乱、差的现象,改进医院形象、提升团队素质、减少冗余浪费、优化工作品质、提高环节效率、改善医院环境,提高安全保障能力。实施"6S"的效用见图8-1。

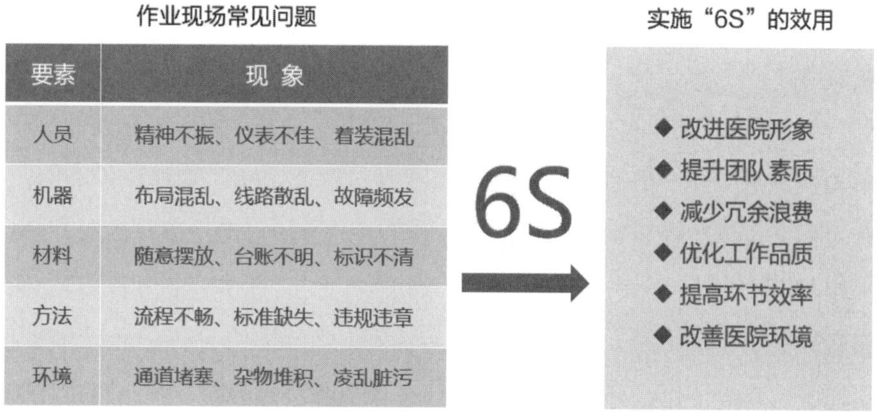

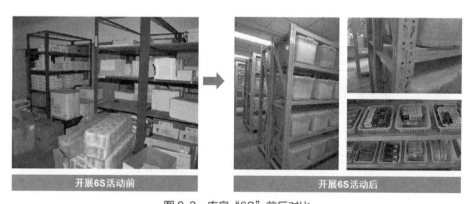

图 8-1 实施"6S"的效用

以医院物资库房管理为例,开展"6S"活动前,库房各类物品堆放杂乱、标识不清、台账不明;开展"6S"活动后,不仅合理布局、分类摆放、标识规范,而且台账清晰、流程顺畅、减少浪费、效率提升,员工满意度也大幅提升。库房"6S"前后对比见图 8-2。

图 8-2 库房"6S"前后对比

二、"6S"管理开展方法

成功推行"6S"管理,需要高层领导的重视、专门机构的组织、全员认识的提高、推行工作的深入和持久长效的机制。这五个方面缺一不可,否则将导致"6S"工作表面化、形式化、走过场等,难以真正起到作用。

(一)"6S"的推进步骤

1. 体系建立

医院在开展"6S"管理工作时,应当先建立工作机构,明确管理职责,开展学习研究，结合医院实际建立管理制度和标准。

2. 激励动员

"6S"推行离不开全体员工的认可和支持。医院应通过各种形式开展动员和宣贯培训，讲解医院开展"6S"管理的必要性和重要性，解读"6S"管理评价准则，部署工作安排和目标，宣贯监管和奖惩细则，让各级干部和全体员工认识"6S"，知晓如何开展具体工作。

3. 建立样板

开展样板区建设工作，分别选择1个~2个职能部门办公室、临床科室住院部、医技科室、后勤班组、库房等不同类别的区域作为"6S"管理样板区进行建设，树立标杆。在样板区建立的同时，"6S"管理工作机构要深入基层，了解各作业现场和办公室的现有布局、人员、设备设施情况，征求各部门对"6S"管理推进工作的意见和建议，针对样板区建设过程中发现的问题和需解决的共性问题及时修订管理制度和标准，使其更具可行性。

4. 全员推进

成功建立样板区后，可组织全院、全员进行实地参观学习，统一下发"6S"标识、科室资料模板、定置线模板等，根据工作计划全面推进"6S"管理工作。医院领导和"6S"管理工作机构进行现场巡查、及时指导、立行立改。

5. 复盘改进

对于"6S"推行工作中遇到的实际问题和困难，"6S"管理工作机构应当定期组织召开协调会进行复盘分析，及时调整策略和方法，实现PDCA循环改进。

（二）"6S"的实施标准

针对不同的区域、场所和管理对象，医院应逐一建立实施细则和标准。如办公室物品和文件资料，办公区通道、门窗、地面、墙壁，诊疗现场设备、仪器、工具和医用耗材，诊疗区域文件、记录，诊疗现场设备、设施安全，储物间、辅助用房，后勤作业现场设备、仪器、工具和物料，作业现场功能区（操作区）和通道，作业现场文件、记录，作业现场设备、设施安全，重大危险源与危险点，作业环境与职业卫生，公共设施（洗手间、卫生间、浴室、开水房、垃圾箱等），建筑物和物料，院区道路和车辆，绿化和卫生，标识系统，文化宣传，行为规范，团队精神等方面。

案例：××医院作业现场设备、仪器、工具、物料、通道标准要求和考核要点见表8-1。

表 8-1　××医院作业现场设备、仪器、工具、物料、通道

标准要求	考核内容
1. 作业现场实行定置管理	1.1 定置区域明确，标识清楚，规范，物品分类、有序摆放，整齐干净
	1.2 现场定置区内物品与定置标识相符
2. 工具、计量器分类合理有序，定置摆放，状态清晰、准确，账物相符	2.1 报废的仪器、工具等清理出现场；报废或待修仪器、工装、工具有状态标识，避免误用
	2.2 工具、计量器具等状态标识清晰，校准及时；有状态标识、校准标签，张贴规范
	2.3 工具箱（柜）保持整洁；1.5m 以下的工具箱（柜）上允许摆放物品，物品规范摆放，整洁有序
	2.4 工具箱（柜）内工具、物品等，合理分类，整洁有序，通用工具建账管理，且账物相符；有定置图或清单
	2.5 积极推进实施目视化、信息化管理
3. 可移动设备及设施（含检查治疗仪器、推车、废物桶、垃圾桶、灭火器等）合理实行定置管理	3.1 可移动设备及设施实施定置管理，摆放整齐
	3.2 可移动设备及设施保洁责任明确，落实到位，设施干净整洁
	3.3 可移动设备及设施区域标识明确清楚，规范；可采用划线、绘制定置图、使用定置标识等方法定置
4. 作业现场物品定置区明确，划线清楚	4.1 作业现场功能分区明确，地面各类划线标准、规范；可移动物品用实线定置，固定位置摆放的设备、工作台等可用角标线定置
	4.2 作业现场定置区划线完好整，定置线可用封闭实线。根据现场面积、地面条件划线，线粗 3cm～10cm，同一区域内统一；清洁用品、清洁用具等用绿色实线，消防用品用红色实线，现场可移动设备、推车等用黄色实线
5. 通道划线清楚，无占用	5.1 通道地面整洁，无油污、水渍、烟蒂、切屑等杂物
	5.2 作业现场通道划线清晰，完好整洁
	5.3 通道不得随意占用，确需占用通道摆放，须设置有时限要求的警示牌（消防通道严禁占用）

（三）"6S"的实施技巧

1. 定置管理

根据现场布局、作业流程、安全生产、行为习惯等方面，给作业现场的每个设备、设施、工具、物料等规定位置，绘制定置图，粘贴或绘制标线并加以标识，确保每个物品在被使用后都能迅速各归其位。

2. 看板管理

通过看板将需要时刻关注或管理的信息、内容展示出来并及时更新，使现场所有人员都能一目了然，清晰、简单、容易识别。

3. 颜色管理

通过人们对颜色的敏感、分辨和联想，对物品、标识等进行颜色管理。通常使用红色表示警告、禁止；黄色表示提示、注意；蓝色表示引导、指示；绿色表示安全等。

4. 红牌管理

用红色的标牌作为警示提示牌，代表警告、危险、不合格等，将故障设备、报废物品、安全隐患等贴上红牌，既可起到警示、提示的作用，又能提高员工的主观能动性和改进意识，促进"摘牌"活动。

三、"6S"管理在医院后勤管理中的应用

医院后勤保障涉及事项复杂，点多、面宽、线长，专业领域众多，服务范围涵盖医院各个方面，管理存在一定难度。"6S"管理做为医院后勤精细化管理的一部分，推行"6S"管理对于医院后勤高质量发展和高水平安全是极大的助力，同时在医院等级评审、ISO认证等方面都能起到积极的推动和促进作用。

（一）整理、整顿、清洁

1. 办公室物品和文件资料管理

办公室物品和文件资料实行定置管理；门牌标识整洁、规范、统一；门窗、地面及墙壁整洁，室内环境清洁卫生；物品和文件资料分类合理，摆放、存储有序；文件盒（夹）标识规范；办公电器定置摆放，布线整齐、规范、美观；个人物品摆放有序，办公设施完好，出现故障及时报修；推进信息化管理。

2. 办公区通道、门窗、地面、墙壁管理

办公区门厅、通道干净、通畅，地面平整；门窗、墙壁、天花板及照明设施完好整洁；室内张贴、悬挂物和谐；管路和管线规范、清洁。

3. 作业现场设备、仪器、工装、工具和物料管理

作业现场实行定置管理；工装、工具、计量器具分类合理有序，定置摆放，状态清晰、准确、账物相符；建立设备点检机制，现场设备、仪器完好整洁，状态标识清晰，维护保养及时到位；可移动设备及设施（含托架、推车、废物桶、垃圾桶、灭火器等）

合理实行定置管理;优化现场物料管理,作业现场没有无用或长久不用的物料。作业现场设备、仪器、工装、工具和物料管理见图 8-3。

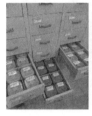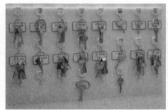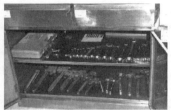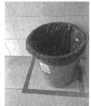

图 8-3 作业现场设备、仪器、工装、工具和物料管理

4. 作业现场地面、门窗、墙面、管线和通道管理

作业现场地面平整、干净;门窗、墙面完好洁净;墙面悬挂、张贴物整洁规范;各类管线、线路布置合理,整洁;通道划线清楚。作业现场地面、门窗、墙面、管线和通道管理见图 8-4。

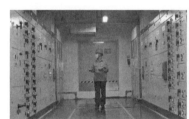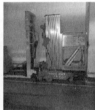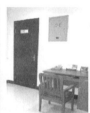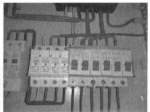

图 8-4 作业现场地面、门窗、墙面、管线和通道管理

5. 作业现场产品管理

作业现场的产品齐全、完好、有效,规格统一;产品定置区域和状态标识清楚准确,产品周转、贮存过程管理规范;不合格品规范管理并标识明确;多余物控制有效。

6. 作业现场文件、记录管理

作业现场的各类文件和记录本为现行适用版本;作业现场的文件和记录妥善保管,摆放合理,采取适当保护措施,保持完好、洁净。

7. 库房和储物间管理

库房实行定置管理,物品合理分类,整齐摆放;库房环境整洁,通道畅通;库房账物卡相符,标识清楚;库房不合格品应规范管理;库房各种防护、温湿度控制措施有效落实。库房和储物间管理见图 8-5。

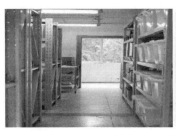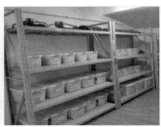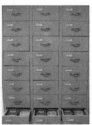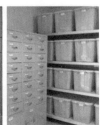

图 8-5　库房和储物间管理

8. 公共设施管理

公共设施主要包括洗手间、卫生间、浴室、开水房、垃圾箱等，管理的标准是：公共设施完好；环境清洁卫生；垃圾分类收集，及时清理；各类管路和管线规范、清洁。

9. 建筑物和物料管理

建筑物外观保持完好、整洁；院内各类堆放物、物料存放符合要求；无违规搭建棚、库；建筑工地管理规范。

10. 院区道路和车辆管理

院区道路符合安全要求；各类车辆停放符合要求，车头统一朝向，全部停入车位；救护车、行政用车等机动车辆车况良好，保持整洁；驾驶员在行驶中遵守交通法规。道路标线清晰，行驶指示标牌和提示明确。

11. 绿化和卫生管理

院区绿化统一规划，效果美观；花草树木养护良好，无大面积（$5m^2$ 以上）枯死、枯萎现象，无裸露泥地；道路和绿地干净整齐，无卫生死角，无杂物，无行人踩踏。

（二）规范

1. "6S" 管理规范

组织机构健全，责任落实；各级各类规章制度齐全、完善，建立院级、科室级、班组级 "6S" 管理考评细则和管理标识模板，明确各科室、各区域、各岗位的管理内容、具体要求和评分标准，形成一套标准化、易推广、可操作性强的管理规范；现场各种原始资料完整、翔实、统一。

2. "6S" 管理培训和检查

制定完善的培训计划，并纳入医院教育培训计划之中；培训计划贯彻执行有效，员工对培训内容掌握较好；培训原始资料齐全、翔实；定期开展现场检查，确保 "6S" 制度有效落实。

3. 办公区域及公共设施安全管理

办公区域消防安全设备设施、各类办公电气设备及公共设施符合安全要求，具有警示标线和操作说明、定期检查检验记录和维护保养记录；严禁违规存放危险化学品。

4. 标识系统规范管理

对医院的各类标识、标牌系统进行一体化设计；院区和作业现场的文化宣传物中的标识准确；图案、字体、规格大小、颜色、材质、版式等符合要求，布局合理、有序、美观，整体不杂乱。

5. 工作标准、流程规范管理

各项工作有可执行的标准，明确工作范围、要求、预期效果、评价方法等；常规工作有流程图，明确工作环节、步骤和程序。

以保洁人员为例，根据疫情防控和工作需要等，综合考虑保洁人员普遍文化水平不高的情况，可编制可视化的工作手册并开展培训，固化具体的工作标准和工作流程，便于保洁人员理解和记忆，促进各项工作规范执行。

（三）素养

1. 员工行为管理

制定符合医院特点的员工行为规范，编制员工手册口袋书；员工理解认同，并能有效执行行为规范。通过严纪律、明奖惩加强后勤工作规范化监督管理，每月对劳动纪律、着装、考勤等情况进行考核；对工作亮点、优良作风进行奖励，提升员工的责任感、积极性和主动性，提高后勤团队的工作效率和工作质量。

2. 团队精神培养提升

对提升员工团队意识的工作载体（如合理化建议、班组建设、现场精益改善等）责任明确，安排具体；通过建立大后勤联勤联动机制、开展职工劳动竞赛、组织后勤之星评选、推行导师带徒等方式提升医院后勤团队凝聚力、团队精神，促进工作效率、质量双提升；同时对合理化建议、班组建设、现场精益改善等活动规范管理。

3. 日常"6S"管理活动与创新

注重常态化管理和长效机制的建立；各种工作记录规范、完整，具有可追溯性；"6S"管理不断创新；引入先进管理方法，不断提升"6S"管理水平。通过引入"品管圈"、戴明环（PDCA）、根本原因分析法（RCA）、失效模式和影响分析（FMEA）等质量工具，实现后勤项目改进和"6S"管理创新。

(四)安全

1. 安全生产管理

建立健全安全生产管理体系；定期修订、更新安全生产管理制度、操作规程、应急预案等，落实安全生产责任制，建立安全生产责任清单，制定岗位说明书；保证安全生产资金投入；组织开展安全生产教育培训和应急演练；开展安全生产风险分级管控和隐患排查治理工作，全面推进安全生产标准化工作。

2. 作业现场设备、设施安全管理

明确作业区域和设备设施的管理职责；特种设备使用登记证等各类安全资质齐全，在用设备设施符合安全要求；定期检查、维保，确保设备设施安全运行；作业现场进行定置管理，标线清晰、无缺损；各类管道流向标识符合规范；阀门设置开关状态标识并及时动态调整，防止误操作。作业现场阀门开关状态管理见图 8-6。

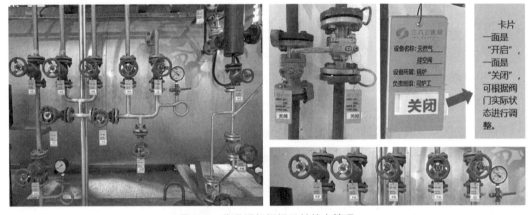

图 8-6　作业现场阀门开关状态管理

3. 危险源与危险点管理

对危险源和安全风险进行辨识、采取控制措施、实施有效管理，针对不同危险源针对性地设置安全风险告知卡、职业危害告知卡、各类警示牌等，内容包含危险类别、危险特性、健康危害、防护措施、急救措施、应急处理方法和应急电话等，标明院级负责人、部门负责人和岗位负责人，相关内容符合相关法律法规及政策标准。

4. 隐患排查治理

根据相关法律法规、标准规范和各级各类政策文件要求，结合医院实际，从人、机、料、环、法、测六个方面建立标准化的安全检查清单；深入开展隐患排查治理工作，建立相关制度，明确排查周期，对检查出的隐患拉条挂账，明确整改责任部门及责

任人、整改要求和整改期限，根据期限对整改完成情况进行复查，形成闭环管理。有条件的医院可通过信息化建立"安全生产一张网"，对医院基本信息、领导机构、安全投入、安全管理人员、持证人员、管理制度、应急预案、安全协议等管理台账，高层建筑、特种设备、车辆、有限空间、危化品等危险因素，以及隐患排查治理情况进行信息化管理，建立安全生产一张网，动态追踪安全隐患整改完成情况，对整改完成时间、进度状态等整个安全生产实行全过程监管，确保安全风险全面受控。

第二节　医院后勤"品管圈"管理

"品管圈"是一种融合集体智慧的质量管理工具，在医院后勤管理工作中推行品管圈，可以以点带面推动后勤管理水平提升，提高后勤管理质量和水平和后勤服务效率，促进医院高质量发展。

一、"品管圈"概述

"品管圈"是一种融合集体智慧的管理工具，通过小组全体成员通力合作、集思广益和对策实施，按照一定的步骤来解决工作现场、管理和质量等方面所发生的问题或课题。

（一）品管圈的起源、定义与特点

1."品管圈"的起源和发展历程

"品管圈"于20世纪50年代起源于美国休哈特博士的质量管理著作和戴明博士的统计方法课程，并于1962年由日本石川馨博士正式创立和提出；随后，"品管圈"在日本得到大力推行和广泛应用，其内涵与理念也不断发展、改进。

1966年，中国台湾地区的一些企业开始引入、推行"品管圈"；1978年，"品管圈"进入中国大陆，自1978年起成立中国质量协会，推行"品管圈"等质量管理工作。

1993年起，国内一些医院开始开展"品管圈"活动；2005年后，"品管圈"逐渐被国内医院管理者注意到，并开始在各个医院中应用、推广。2013年，清华大学医院管理研究院创始人刘庭芳教授带头创建中国医院品质管理联盟（原中国医院品管圈联盟）。同年10月，在国家卫生和计划生育委员会医政医管局的指导和支持下，"首届全国医院品管圈大赛"在北京举行决赛；截至2022年年底，该大赛已成功举办十届，参赛圈组

从第一届 50 个圈组 500 人参赛发展到第十届 1030 个圈组申报、630 圈组入围决赛，线上线下超过 20 余万人参会。

当前，"品管圈"已成为我国医院最常用、最适用的管理工具之一，全国共有 8000 余家大中型医院，10 万余个品管圈圈组开展了质量管理工具的运用。在医院后勤管理中，"品管圈"也得到了极大的推广和使用。

2. "品管圈"的定义

"品管圈"（Quality Control Circle；QCC），由 Quality（质量、品质），Control（控制、管理），Circle（圈）三个英文单词的首字母组成；是指由一群工作环境相同或相近、工作性质相似或互补的基层工作人员，为解决工作现场面临的问题或达成某一工作目标，自主、自发地开展品质管理活动而组成的小组。

3. "品管圈"的特点

"品管圈"强调自下而上、自动自发、集体智慧、团队合作，具有普遍性、自主性、科学性、指向性、经济性、发展性等特点，坚持以人为本的理念，采用由浅入深的模式，秉承科学严谨的态度，起到以点带面的效果，体现群策群力的能量。

（二）开展"品管圈"的目的与意义

1. 开展"品管圈"的目的

开展"品管圈"活动的目的主要有以下几点：一是提高员工发现问题、解决问题的能力；二是强化对流程和过程的控制，切实提升管理效能；三是创造尊重人性的组织环境，使团队上下一致、团结和谐；四是以点带面，促进管理工作全面提升改进；五是实现新规业务的应对、现状突破和魅力性品质的创造。

2. 开展"品管圈"的意义

对医院而言，推行"品管圈"活动可以进一步发掘后备干部与优秀骨干，培养员工思考及独立改善作业的能力，提升员工满意度、提升员工工作积极性、提高服务质量、提高患者满意度，更好地促进发挥组织的能力。在医院后勤管理方面，有利于提高后勤响应速度、促进后勤质量提高、增强节约和降低成本的意识、提升安全生产管理意识等。

对员工个人而言，参加"品管圈"活动，能够有机会接受专业培训，可以学习新知识、新技能；个人意见及建议受到重视，可以获得成就感与自信心；共同改善工作环境和工作方法，让流程更顺畅。

二、"品管圈"开展方法

在医院后勤成功推行"品管圈",需要医院和科室的重视与支持,成立相应机构,组织专题宣贯培训、协助选题、追踪指导、分析改进、给予激励奖励等,同时注重氛围营造。

(一)"品管圈"的主要类别与实施方法

1."品管圈"的主要类别

从应用目标来看,"品管圈"可以分为问题解决型和课题达成型两类。随着"品管圈"活动在不同国家和不同领域的深入开展,清华大学刘庭芳教授将课题达成型改成课题研究型,并在全国医院中成功应用,2019年,浙江大学熊伟和清华大学刘庭芳共同合作,创新性地提出"QFD创新型品管圈"新模式。

问题解决型"品管圈"主要着力于解决或改善现有工作中存在的问题;课题达成型"品管圈"侧重点在于突破现状、达到某个预定目标;课题研究型"品管圈"则是课题达成型"品管圈"的进阶版本,旨在创新精进,追求卓越品质,内涵更丰富,在主题选定、课题明确化和方案拟定等方面有更高的要求;创新型"品管圈"更能发挥患者满意度导向、系统化创新方法、量化打造魅力质量等优势。

不同类型的"品管圈"实施步骤大致相近,略有不同;不同之处主要在于目标设定、现状分析、课题明确等方面。

2."品管圈"的实施步骤

开展"品管圈"活动主要包括选定主题、制定活动计划、设定目标、分析现状、解析问题、拟定对策、实施与检讨、效果确认、标准化、分析与改进十大步骤。如效果确认环节判定有效,则进入下一阶段;如判定无效,则返回到解析问题、拟定对策、实施与检讨环节,循环改进提升。"品管圈"的实施步骤见图8-7。

(1)主题选定:根据自己的工作场所或范围,由圈员通过投票方式选定一个需要改善的主题。

(2)活动计划拟定:拟定一个计划书,活动计划将贯穿品管圈活动的整个过程,一般通过甘特图进行展示。

(3)现状把握:现状把握最主要的目的就是掌握事实,了解问题的现状,严重程度,为设定目标提供依据。可分为明确工作流程、查检和确定改善重点三个阶段。

(4)目标设定:拟定改善的目标,设定合理的目标值,目标要有一定难度但又要在能力所及的范围之内,目标要具体明确。

（5）解析：通过问题产生原因的分析，找出关键所在，通过对全部原因的分析，找到少数几个主要原因，即"要因"，在要因基础上通过"三现原则"追寻问题产生的真正原因，即"真因"。

（6）对策拟订：探讨所有可能的改善对策，并进一步从中选取最合适的方案以及对合适方案进行排序，决定实施顺序。

（7）对策实施及检讨：确定要实施的对策后，可讨论决定对策试行的先后，制定实施计划，每一个改善过程要掌握其动态，各种改善结果尽可能用数据表示出来。

（8）效果确认：确认品管圈活动实施的效果，包括结果有何改变，有无真正效果，是否达到预期，是否具有可持续性。

（9）标准化：标准化是 QCC 实践经验的高度总结，包括但不限于作业指导书、标准流程、管理制度等，制定并发布实施标准。

（10）检讨与改进：对整个过程进行全盘的反省与评价，对每个过程的优点、不足或今后努力的方向进行总结，同时确定是否有残留的问题。

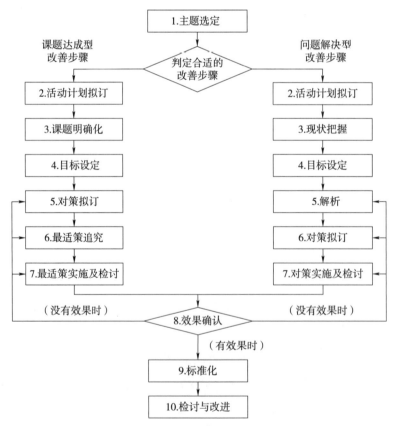

图 8-7 "品管圈"的实施步骤

3."品管圈"的推行组织

基础的"品管圈"应包含辅导员、圈长和圈员三类人员。

辅导员负责指导品管手法、协助选题、提供建议、协调工作，可由部门负责人或熟悉品管圈手法的管理人员担任。

圈长是"品管圈"的灵魂人物，负责带领圈员参与培训教育等各类活动、推进计划拟定和实施、了解圈员的想法、配合辅导员参与指导工作、向上级汇报对接等工作，可由基层骨干担任，也可进行民主推选或轮值。

圈员以自愿参加为主，应积极参加品管活动、发挥个人特长、主动建言献策、服从群体意见、建立良好关系等。

如要在医院广泛开展、系统推进"品管圈"，则应成立推行委员会、推行办公室等组织机构，同时可根据医院实际情况设立推广员、推广助手、联络员、秘书、院内专家、院内培训师等。

（二）"品管圈"的主要手法

"品管圈"活动的开展，离不开质量控制手法的应用，品管手法有老七大手法和新七大手法之分。

1.品管老七大手法

品管老七大手法主要有排列图、因果图、散布图、直方图、控制图、查检表和层别法；老七大手法重点在于对问题进行统计分析以及针对问题发生后的改善工作。

2.品管新七大手法

品管新七大手法主要有箭头图、系统图、关联图、矩阵数据解析法、过程决策程序图（PDPC）法、矩阵图和亲和图。与老七大手法相比，新七大手法则更侧重于思考分析过程，强调在问题发生之前进行预防。

（三）"品管圈"的实施技巧

1.主题选定

主题选定是开展"品管圈"活动的重要环节；一般而言，"品管圈"主题应包含三个元素：动词+名词+指标，如：动词（提高）+名词（食堂供餐）+指标（满意率）。选题时，应由圈长和圈员开展头脑风暴，列出工作场所存在的问题或期望达到的目标，用亲和图进行梳理，并对问题进行集体讨论和评价，选定最合适的主题并说明选定理由。

选题可从上级重视程度、可行性、迫切性、圈能力、目标达成性等方面进行综合评价，全体圈员进行投票，选出总得分最高的项目作为主题。需要注意的是，在进行选题时，要避免选定主题过大或者过小的问题。如选题过大可能无法驾驭、难以实现；如选题过小则没有推广性和研究意义，难以体现价值。

2. 深入解析

在"品管圈"活动开展过程中，解析不够深入是最常见的问题之一。可采用头脑风暴、鱼骨图、系统图等方式对问题原因进行分析，再通过投票或要因选定表在众多原因中选中要因，然后利用柏拉图、查检表等方式进行真因验证。真因验证务必坚持"三现"原则，即：现场、现物、现实，需要到现场针对现物做现实观察，可采用问卷调查、实际观察、现场访谈等方式进行。

3. 灵活使用管理工具

开展"品管圈"活动，要注意根据不同管理工具的特性来灵活使用，不应生搬硬套或错误使用。医院"品管圈"推行委员会、推行办公室、辅导员、内训师和圈长可组织管理工具使用培训，也可外请品管专家、优秀圈长、专业机构到医院培训，向全体圈员介绍各种管理工具的原理、特点、适用范围、使用方法等，便于更好地推进工作。

4. 对策操作性强

对策对"品管圈"的推行效果极为关键，对策实施应当切实有效、计划周详、处置有序、内容丰满。可采用5W2H（why、what、who、when、where、how、how much）等方法进行分析，提出可能的对策，同时要注意对策的可操作性、时效性、投入产出比等，避免对策效果不佳或难以实施。

5. 成果输出

成果输出是"品管圈"实施效果最为直观的体现，但是一些"品管圈"的组织者往往只是以解决问题为目标，缺乏成果转化、成果输出的思维，导致部分"品管圈"成果展示单一，未能体现其真正价值。在开展"品管圈"活动时，可以打开思路，基于该"品管圈"项目撰写论文、申报课题、申报发明专利、推广交流等，推动"品管圈"成果转化与输出。

6. 关注评分标准

随着"品管圈"活动在医院的全面应用，很多医院和圈组都积极参与全国、省市等各种品管圈大赛，成果输出是"品管圈"实施效果最为直观的体现，但是一些"品管圈"的组织者往往只是以解决问题为目标，缺乏成果转化、成果输出的思维，导致部分"品管圈"成果展示单一，未能体现其真正价值。在开展"品管圈"活动时，可以打开思路，基于该"品管圈"项目撰写论文、申报课题、申报发明专利、推广交流等，推动

"品管圈"成果转化与输出。

问题解决型品管圈要重点关注：主题的高度与深度，要因分析准确，真因验证有依据，体现"三现原则"，对策拟定方法准确，对策实施规范有效，无形成果客观规范，文字材料制作水平高。

课题达成型品管圈要重点关注：选题具有推广价值，QC 品管步骤（story）判定准确，具有高度创新性，攻坚点发掘准确，最适方策探究准确，要应用 PDPC 法，方策实施规范有效，使达成率科学合理，有形成果真实有效，无形成果规范客观，文字材料制作水平较高。

三、"品管圈"在医院后勤管理中的应用

"品管圈"作为一种成熟的管理方法，对推动医院高质量发展大有助力。近年来，"品管圈"在医院护理管理等方面应用较多，涌现出一批批优秀作品，取得了良好成效，但在后勤方面的应用和推广还有待进一步加强。

在医院后勤管理工作中开展"品管圈"活动，有利于提升医院后勤管理的效率、质量和用户满意度，从而为医院高质量发展提供支持和保障。

（一）建立组织机构、拟定活动计划

1. 建立组织机构

为提高医院后勤"品管圈"的质量和效果，更好地应用和推广"品管圈"，可组建医院后勤"品管圈"推行机构，制定推行计划、组织宣传培训、指导活动开展、提供技术支持、进行效果评估、实施政策激励等。

2. 拟定活动计划

为有序推进工作，医院应制定"品管圈"活动计划表，明确工作步骤、推进时间和分工，便于掌控全局、追踪进度。

（二）推进实施

1. 启动报名

为规范管理，对于圈的成立，医院可设置登记表进行登记报名和审批，对审批通过的后勤"品管圈"信息进行汇总，登记备案并指派辅导员进行辅导、支持。

2. 组织集中培训教育并推进

在组织动员时，可同步启动培训教育工作，便于医院后勤工作人员了解"品管圈"的概念、意义以及如何推行等。培训教育应贯穿"品管圈"的整个推行过程，根据推行

进度给予全程指导和支持，培训内容包括"品管圈"概述及质量管理工具学习、如何选定主题、制定活动计划、分析现状、目标设定、解析问题、拟定对策、实施与检讨、效果确认、标准化、分析与改进等。

3. 活动实施

后勤类品管圈活动在实施过程要多向护理类品管圈学习，建立内训师制度，充分做好选题。因医院后勤在医院保障和服务工作中承担了重要角色，可充分考虑主题对医院、职工和患者的服务改善、效果提升、效率提升等，可充分考虑跨科室的合作选题，例如营养科与临床科室、司机班与临床科室、医学装备与临床科室、后勤班组与安全部门、后勤与信息等的跨科联合组圈与选题。同时后勤圈组更要熟练掌握并做好质量工具的应用，做好对策的实施与效果确认。

4. 成果发表

除了改善后勤工作流程、提升效率质量外，各圈还应积极参加"品管圈"大赛等活动，转化成果，充分展示医院后勤人的风采。同时可以整理优秀素材撰写论文专著、申报管理创新课题、申报发明专利、在院内外进行推广交流。

5. 活动总结及评选

"品管圈"推行委员会在对各圈成果进行汇总、审批后，可根据实际情况评选优秀"品管圈"，评审可分为书面评审、实地评审、发表评审等方式和环节，对计划、活动过程、效果、检讨、标准化、整体运作、现场发表情况进行综合评分。评选后应对优秀项目进行激励，建立标杆学习机制，提升医院后勤整体质量改善活动水平。

6. 持续改进

"品管圈"推行后，应定期对其标准化执行情况和效果维持情况进行抽查并持续改进，固化成果并将其常态化、流程化、规范化、制度化，避免活动流于形式、为"推行"而"推行"等。

案例　降低单吨蒸汽天然气耗量（问题解决型）

××医院供热给排水管理组拟开展品管圈活动，先组建了品管圈团队，确定了圈长、圈名和圈徽，明确了意义，同时邀请圈外专家咨询团和内训师进行指导。

一、主题选定及活动计划拟定

（一）选题过程

某医院锅炉房组圈共有成员8人，平均年龄47.37岁，通过头脑风暴，对锅炉房工作现状进行剖析,提出了"提高蒸汽使用效率""降低单吨蒸汽天然气耗量""提高锅炉房设备完好率"等5个问题,采用531评价法选定主题,本期主题为"降低单吨蒸汽天然气耗量"。

(二)选题理由

对社会而言:减少碳排放,降低大气污染及雾霾,降低国家医疗保障投入。

对医院而言:降低医院运行成本,间接降低医疗费用,建设节约型医院和绿色医院。

对个人而言:体现员工管理能力,体现医院后勤工作人员劳动价值。

(三)选题背景

目前,全球每年向大气排放约510亿t温室气体,要避免气候空难,人类需要停止向大气排入温室气体,实现零排放;我国力争二氧化碳排放于2030年前达到峰值,努力争取2060年前实现碳中和。

(四)活动计划拟定

根据PDCA四个阶段拟定活动周期,明确责任人、地点、方法等。

二、现状把握与目标设定

(一)现状把握

通过绘制与主题有关的工作流程图,并利用查检表收集某一时间段的查检数据,观察工作人员工作情况共计60h。分析单吨蒸汽天然气耗量偏高的因素有:

(1)工作人员因素:规范操作和节能意识欠缺,责任心不强,缺乏系统的节能知识等;

(2)物资设备因素:设备维护保养不到位,锅炉节能技术落后等;

(3)方法因素:没有规范的标准化操作手册,监督机制不完善等;

(4)其他因素:未将节能指标纳入考核等。

经过查检统计分析发现,锅炉房工作人员在执行水处理的合格率和锅炉运行管理中的规范率均较低,导致锅炉能耗高,改变迫在眉睫!

本圈将方法因素、工作人员因素作为改善重点。

(二)目标设定

目标值=现状值-改善值=现状值-(现状值×改善重点×圈能力)。最终设定目标值为将单吨蒸汽天然气耗量降低19%。

三、解析与要因选定、真因验证

（一）解析与要因选定

绘制鱼骨图找原因，见下图。采用投票法和 531 评价法对各种原因进行分析，按照 20/80 法则，从"没有规范的标准化操作手册""规范操作和节能意识欠缺""锅炉节能技术落后""设备维护保养不到位"等 7 项原因。

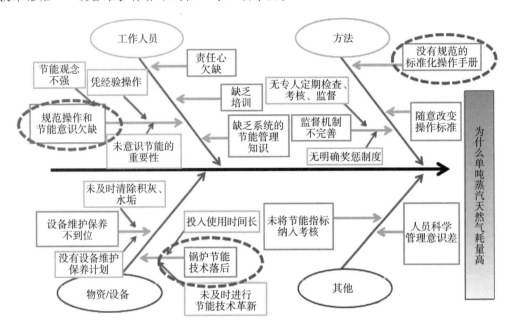

（二）真因验证

在要因基础上通过"三现原则"（现场、现物、现实）追寻问题产生的真正原因，即"真因"。共有三项，即"没有规范的标准化操作手册""规范操作和节能意识欠缺""锅炉节能技术落后"。

四、对策拟定、实施与效果确认

（一）对策拟定

共拟定了一下三个对策：

对策一：建立规范的标准化操作手册；

对策二：加强员工宣传教育培训，提高员工规范操作和节能意识，按规范进行操作；

对策三：查询、学习、借鉴先进的锅炉节能经验，确保安全前提下进行锅炉节能改造。

（二）对策实施

遵循 PDCA 原则，制定详细的计划，明确具体措施、负责人、地点、实施时间和进度，并按照计划逐一实施。

(三）效果确认

效果查验显示水处理合格率提高 13.25%，锅炉运行管理规范率提高 49.09%，单吨蒸汽天然气耗量从原来的 109m^3 降低为 85m^3，降低 22.02%，目标达标率 116%。每年为医院节约天然气 55 万 m^3，按照 3.25 元/m^3，每年共节约成本约 178 万元。

五、标准化

根据工作的实际情况，合理地制定有推广价值、经实践证明有效的技术标准、工艺文件、作业指导书或管理制度，并以标准、规定或规格等方式书面表达出来，先后制定（修订）了《锅炉及辅机操作规程》《锅炉设备维修保养制度》《水处理交接班制度》等 25 项标准，用以指导实际工作。

第三节　医院后勤精益管理

近年来，公立医院实现了从"能看病"到"看好病"阶段的转变，迎来了"高质量发展，满足人民群众不同需求"的新阶段。公立医院运营管理中的痛点、难点问题日益凸显，精益管理理念得到了重视和更多应用。精益管理可以帮助医院改进医疗服务过程，降低医疗成本，提高患者与医护人员满意度等。医院实施精益管理是满足患者需求、应对市场竞争、优化内部建设和可持续化发展的现实要求。

一、精益管理概述

精益管理是指从顾客的角度出发，充分利用资源和人员的知识技能，以创造出最大价值的一系列概念、原则和工具。

（一）精益管理的起源与定义

1. 精益管理的起源和发展历程

精益管理最早在汽车行业得到运用，其中以丰田生产系统尤为著名，此后精益管理在制造业得到发展。

20 世纪 90 年代开始，国内外医院开始尝试将精益管理应用于日常管理之中。在我国，中国第一汽车集团公司职工医院于 1997 年率先将精益管理应用于医疗服务质量提升工作之中。其后，随着国内对精益思想的了解，越来越多的医院开始进行精益管理。

2. 精益管理的定义

如前所述，精益管理是指从顾客的角度出发，充分利用资源和人员的知识技能，以创造出最大价值的一系列概念、原则和工具。通俗地说就是用最少的资源，最短的时间，持续性地实现最大的价值。

精益管理的核心理念是"消除浪费，创造价值"。通过精确地定义价值，即"什么是客户需要的"，区分哪些是有价值的工作服务流程，哪些是没有价值的工作服务流程。没有价值的生产服务流程被视为浪费，需避免或者消除。

医院的精益管理，是通过消除所有对患者无增值性的时间、动作和步骤，利用有限的人力物力资源，以最少的投入为患者提供安全、及时、有效的服务，目标是为了优化流程、改善服务、减少浪费、提高效率、节约成本、保障安全。

（二）精益管理的适用范围和管理对象

1. 精益管理的适用范围

精益管理适用于各个行业的生产、研发、设计、技术、供应、设备、销售等各个层面。具体到医疗机构，适用于库房管理、空间管理、设备管理、病案管理、手术管理、绩效管理、预算管理、人力管理以及门诊流程建立、医院建筑设计、医院文化建设等各个方面。

2. 精益管理的管理对象

精益的管理对象包含各类、各级人员，各类设备、设施及系统，各种材料、介质、产品，作业环境及公共环境，管理制度、流程、职责、应急预案等。

（三）精益管理的效用

通过精益管理，达到消除浪费，创造价值。具体包括以下方面：

质量——减少管理和服务过失，提高安全和质量水平；

人力——提高员工满意度与员工积极性；

服务——缩短各类流程时间，提高患者满意度；

财务——应对价格压力与成本挑战，降低运行成本；

成长——创新运营模式，实现高质量可持续发展。

二、精益管理开展方法

（一）精益管理的推进步骤

推进精益管理最重要的是消除浪费、持续改进、尊重员工。出现问题时，应从流程找问题，而不能将重点放在责备（处罚）员工，更不能视为偶然事件不予以重视。

1. 开展评估，界定项目

根据问题的范围大小来开展"点"改进、"事项"改进或者"系统"改进。先进行需求评估，思考需要解决哪些问题，从医院工作的重点、难点、堵点着手，比如患者最急切的抱怨是什么？医务人员反映的主要问题是什么？哪些部门受困于人力短缺之苦？哪个部门在建议进行空间改造？针对拟解决的问题开展现状评估，初步思考哪些浪费可以消除、哪些流程可以再造等。开展意愿评估，初步斟酌医务人员同意改进吗？项目能落地吗？

2. 组建团队与培训

小组通常由内部人士和外部人员共同组成，老中青结合、管理者直接参与。外部人员参与能够弥补内部人员由于具有同样背景，对老方法和流程持有同样理解的不足，当外部人员从新的角度审视原有的流程和做法，提出询问时，内部人员可向外部人员解释流程设立背景，有利于全面反思浪费现象。同时精益管理项目要想取得成功，必须得到管理者的支持，才能更有力的推进项目。

3. 制定方案

将目前流程书面化，绘制价值流程图，收集数据，确定改进方法和目标。一开始不要试图在整个医院实践一种精益方法，可先采取试点，围绕一个部门、一条患者行进流程、一个库房管理规则来进行突破，制定详细的计划和路线图，现场观察、运用精益管理工具分析原因，制定改进方法。

4. 实施方案

按照制定好的计划和路线图启动对布局或流程的变革，阶段性评价成果，并使新流程标准化。将结果和改进成果书面化，及时向管理者汇报。

5. 效果评价和持续改进

启动日常改进进程，每隔一段时间重新评价成果。

（二）精益管理的实施技巧

精益管理是在现有的管理基础上，以持续的自我改进为特征，注重对流程的不断优化，目标是消除浪费，保证高质量、低成本、优服务。为了达到精益管理目标，可借用一些精益管理工具。

1. 区别价值与浪费

价值流图：用于描述物流和信息流的形象化工具。用于识别增值和浪费的任何步骤和活动，并用于说明全过程中减少浪费的总量。

8 种浪费：精益管理认为浪费包括缺陷浪费、产品过剩浪费、运输浪费、等待浪费、库存浪费、行动浪费、流程过剩浪费和人才浪费。面对所有的问题，都可以尝试从这 8 种浪费找出原因。

2. 观察工作流程和价值流

面条图：按照一件产品沿着价值流各生产步骤路径所绘制的图。确定生产过程中的所有行动路径（包括增值部分和非增值部分），以确定生产过程中的浪费，进而消除浪费。

3. 标准化作业

标准化作业：指能够以最少的资源、最高的质量安全完成某项活动、产出正确结果的、供重复使用的规则。制作标准化作业文档（包括职责、任务、指令），文档包括操作步骤、时长，并且突出关键步骤、解释遵循关键步骤的原因。贯彻落实标准化操作，管理者要审视和观测工作流程，检查标准化操作的实施情况，当发现标准化操作没有执行时，要询问原因，进行改善或者奖优罚劣。

4. 精益管理实施

3W1H：What（什么）明确要做事内容，Who（何人）落实主要负责人，When（何时）工作进度的要求和时限，How（如何）完成这项工作的具体措施。

拉动式管理：需求拉动生产管理运行，区别于传统的计划推进式。

5. 寻找问题根源

5 个为什么：问一系列的"为什么"，直到找到根本原因为止。摒弃只问一次"为什么"这种普遍的解决办法，发现表面原因、中间原因、根本原因。

群策群力：包括绘制因果图、回报矩阵、鱼骨图等。

A3 问题解决法：写出问题、背景、当前的状态、问题分析（5 个为什么）、解决对策、实施计划、成本 / 收益、成效。

帕累托法则：又称二八定律，是指按事情的重要程度编排事情优先次序的原则。

6. 避免失误和伤害

三现主义：管理者一定要到现场，看到现物和正在发生的现实，从而发现问题。

可视化管理：是在实现"6S"管理的基础上，包括看板管理和目视管理的所有现场管理内容。

失效模式与影响分析（FMEA）：将失误出现的严重程度、失误发生的可能性、发现失误的难度进行评分、相乘,得到风险优先级数,风险优先级数越大越应引起重视。

三、精益管理在医院后勤管理中的应用

造成浪费的原因是多方面的,究其根本原因,是制度、流程的问题。针对不同的浪费,应利用精益管理思想,采用不同的对策处置。

1. 门诊流程浪费

(1) 表现形式:门诊设计容量和实际门诊量不匹配,设施、空间布局不合理;就诊、检查、缴费多次排队,候诊、候查、候结果、候缴费时间长等等。

(2) 运用工具:7种浪费、价值流图、面条图、3W1H。

(3) 解决方案:完善门诊空间布局和相关流程。开展基于一体化管理的学科场地布局调整设计,强化学科关联性。探索建立患者"一站式服务中心",通过信息化手段将门诊挂号、缴费、医保审核、出院结算等功能集成,由不同专业人员在后台提供服务,患者只到一个地方就可解决全部问题,省去多次排队及反复走动的"等待浪费""行动浪费"和"流程浪费"。强化检查科室的标准作业规程,缩短候查、候结果时间。优化标识指引系统,增加空间可读性与指引性。运用引导和规范等手段,加强医生坐诊管理和病员候诊管理,管控就医秩序,提升看诊质量。完善收费人员排班制度,合理调整收费人员窗口,简化退费、改处方等流程。

2. 消除或减少工作人员类浪费

(1) 表现形式:员工及其表现存在的浪费,包括工作安排不合理,使人员的才干或者潜力得不到充分的发挥;工作环境差或者流程不合理,导致人员在人、财、物上耗费精力;薪酬分配不合理,不能充分调动人员积极性等。这实际上是人不能尽其才,或者定岗定编不完善,工作量不饱和导致的浪费。

(2) 运用工具:7种浪费、3W1H。

(3) 解决方案:以人为本开展人员管理。利用信息化平台对后勤人员工作量进行定量评价,优化绩效考核指标。坚决摒弃因人设岗做法,秉持因事设岗原则,对后勤人员开展定员、定编、定岗。在院本部整合相关班组,组建综合技术班组;在小型分院区,建立班组内部轮岗制度,减少人力投入。变被动维修为主动巡检,从长远上减少维修人力成本。利用培训、外出学习等机制帮助职工提升岗位技能,鼓励一专多能,一岗多职,如通过绩效二级分配来鼓励电工考取高压证、低压证、焊工证,鼓励锅炉班员工考

取特种设备作业人员证书,培养一专多能的复合型技术人才,充分利用人力资源。鼓励一线岗位员工为部门重要事务出谋划策,对优秀员工实行物质奖励和精神奖励。

3. 消除患者类浪费

(1)表现形式:患者在医院活动也会产生浪费。患者节能意识不强,常常出现水常流、灯常明等现象,是对能源的浪费;患者随意丢弃垃圾,不爱惜医院公共设施等,是对维护成本的浪费。

(2)运用工具:7种浪费、3W1H。

(3)解决方案:强化患者行为规范管理。配备专职导医或志愿者,对患者行为进行引导,同时以门诊科室、护理单元等为单位,对患者行为进行规范要求。

4. 消除或减少行动浪费

(1)表现形式:在日常工作中,医务人员在繁忙的临床工作之余,经常需要往返奔波在工作岗位及行政后勤区域之间,对于需要院领导审签的事项,则要花费更多的时间,同时也造成纸张、打印耗材等办公用品的浪费。尽管现在一些医院采取了微信企业号服务等措施,但仍然有不少行政事宜需要人工办理。传统的后勤管理,或多或少存在行政后勤部门之间职责范围交叉、工作流程不清晰、制度不健全等问题,导致临床工作者反复跑、来回跑。

(2)运用工具:7种浪费、价值流图、面条图、标准化作业、3W1H。

(3)解决方案:提高协同办公应用范围,打造后勤智慧化"一站式"服务平台。充分挖掘医院信息系统的潜力,将更多的行政后勤事务纳入协同办公,减轻医护人员的非增值作业时间,让医护人员回归医疗工作。打造后勤智慧化"一站式"服务平台,院内所有涉及后勤服务的事项均由统一的部门预先受理再分配工作,同时收集整理运行数据以供分析决策改进。

5. 消除或减少能源浪费

(1)表现形式:医院灯常明、水常流、空调敞开、纸张单面用、电脑饮水机昼夜不停等现象时有发生,如果后勤管理部门没有相应的管理措施落地,就会造成能源的浪费。

(2)运用工具:7种浪费、3W1H。

(3)解决方案:大力开展节能降。将水电气暖进行成本核算,建立健全节能降耗监督机制和目标考核办法,采用信息化、智能化等技术手段实现水、电、气、油等能耗的有效降低。

6. 消除或减少库存浪费

（1）表现形式：科室的物资需求缺乏计划性和统筹性，库房备货不科学，管理信息化水平低等，都会直接或间接导致库存量过高或过低。当库存量过高时，医院的资金流动会受到限制，物资、药品等还存在过期的可能。库存量过低则会导致额外的行动、成本和催货浪费，职工可能因此不得不多去几次库房或者库房人员不得不加班发订单等。这些都属于"库存浪费"。

（2）运用工具：7种浪费、"6S"管理、定置管理、目视管理、拉动式管理、3W1H。

（3）解决方案：对库房实施"6S"管理、定置管理、目视管理等。整理腾出储存空间，降低储存成本。利用需求拉动式管理方式，辅以集中配送（或SPD）、信息化手段等方法，提高货物周转率，避免货物积压，追求"零库存"。

7. 消除或减少设备浪费

（1）表现形式：设备采购论证不科学，盲目贪大求洋；设备购置考虑不周，购回后，操作水平、维修改造等跟不上，不能迅速投入使用；设备使用率低；设备误操作、野蛮操作，造成设备损坏；维护不及时、不到位或者错误维修、过度维修等，提高维保成本，这些都导致设备浪费。也可概括为设备不能充分利用导致的"资源浪费"和维修维护设备不充分导致的"资金浪费"。

（2）运用工具：7种浪费、5个为什么、A3法、3W1H。

（3）解决方案：分级分类开展设备维保。开展设备采购的MDT论证，采购论证人员由设备管理部门、临床科室、运营管理部门、国资管理部门、院外专家等共同构成。制定设备更新计划，对达到更新年限的设备进行有计划的采购更换，提前制定采购预算、配套房屋和水电改造预算。根据设备使用情况开展分级分类评估，编制分级分类清单，针对性采取不同的维保方式。医疗设备全院共享，一是在采购阶段对通用性医疗设备进行统筹，二是对已有通用性医疗设备进行全院调配，设备管理部门作为统筹管理部门。提高重点科室（如手术室、ICU等）、重点设备的巡检频次，提早发现问题，避免发生严重故障。强化对临床科室的使用指导和日常维护培训，减少由于使用不当造成的维修需求及设备损耗。定期对保修（合同内）、外送维修（合同外）、自主维修（设备工程师维修）发生数量、响应时间、产生费用、科室满意度等进行总结复盘，减少维修浪费。

8. 消除或固定资产浪费

（1）表现形式：因房屋改建、扩建、修缮，以及学科重组等因素，引发设备资产大迁徙或科室之间频繁流动，同时一些科室人满为患而个别科室人烟稀少甚至空置，实物资产、房屋资源理不清、管不住、调不动等难题困扰着医院管理者。

（2）运用工具：7种浪费、5个为什么、A3法、定置管理、3W1H。

（3）解决方案：定置管理和成本核算双管齐下。采用条形码技术和固定资产管理信息化平台，匹配、动态管理建筑空间与固定资产位置，同时将固定资产成本纳入科室成本核算范畴。

9. 消除安全失误

（1）表现形式：后勤管理的基础是安全运维，后勤管理安全事故可能会威胁患者安全、造成设备损坏、影响医院运营和社会形象。传统的安全管理常采用警示教育、张贴警示标志等方法，但这些方法不足以避免出错。

（2）运用工具：可视化管理、标准化作业、帕累托法则、失效模式与影响分析（FMEA）、走动式管理。

（3）解决方案：规划工作流程、管理工作进程、积极利用信息系统。让出错成为不可能的事（如医用气体的防错连接器）、让出错变得更加困难（如物理隔离防止标本错放）、让已发生的失误显而易见（如对已经消毒的器械采用不同的绑带颜色）；开展安全绩效考核，考核不仅有结果指标，还要有过程指标，从而鼓励各级管理人员有计划性地去管理安全生产工作，熟悉生产过程中的关键环节和重要风险点，高效地利用时间和资源去管安全；进行安全事故应急演练等。

第九章　医院运维管理前移

医院建筑具有工艺流线复杂、系统种类繁多等特点，其建设质量和运维水平，对医院的运营效率和医疗安全有着直接的影响。长期以来，大多数医院尤其是大中型医院，基建部门负责工程建设管理，工程建成后再交由总务部门进行运维管理。由于总务部门与基建部门存在着分管院领导不尽相同、介入工程的时间节点不同、各自关注的重点不尽一致等原因，常常出现工程建设与运维管理脱节，遇见问题相互推诿，进而出现影响医院正常运营等弊端。

按照医院建筑全生命周期管理的思路，将基本建设和运维管理进行深度融合，总务部门的运维管理人员在项目建设初期就提前介入，与基建团队一起共同谋划、共同管理基建工程，以利工程建成后能快速、安全、平稳的投入使用，已经成为一种行之有效的解决方案。

第一节　规划设计阶段关注要点

医院运维管理人员可总结从事运维管理的工作经验和教训，提前参与工程建设管理，通过参与编制设计任务书、与设计人员进行沟通交流、审阅各阶段设计中间成果等方式，将影响工程运维管理的关注点传递给工程设计人员，以便设计师在设计阶段提前进行综合考虑，为工程建成后的运维打下良好的基础。

在工程建设场地一定的前提下，在规划设计阶段，作为医院运维管理前移人员，需要重点关注的包括医院建筑规划布局和建筑装饰设计、医院水系统等安装系统设计。

一、医院建筑规划布局和建筑装饰设计

（一）医院交通规划

1. 外部交通

医院的主要出入口最好规划于城市次干道方向，避免对主干道的交通影响。应根据医患分流和洁污分道的原则规划出入口，根据场地条件分别设置门诊、急诊、后勤物

资和医护人员出入口，污物通道应结合院区总体布局单独设置，不与人员主要出入口混用。

医院主要出入口附近应合理设置公交站点，站点位置应综合考虑公交车排队和乘客候车的需求，避免对主要出入口的交通产生不利影响。有条件的地方，可设置地下通道与临近的地铁站点接驳。在人流密集的地方，可综合考虑立体交通方案以实现医院的人车分流。

2. 内部交通

医院内部交通应满足消防安全、人车分流、洁污分道等要求。医院的车位数量应满足当地的城市规划要求，并应配套充电的设施。用地紧张的医院，可通过增加机械车位或建设立体车库的方式进行补充。

出入口设置方面，对门诊、急诊、住院、行政后勤等部分需分别设置独立出入口，如有体检、儿科等业务板块，也应有单独的出入口，发热门诊应邻近急诊区域独立设置。

后勤保障库房、药库和厨房仓库等宜临近物资卸货平台和货梯设置，以利物资的快速清点入口，并以较短的路径进行物资的分发转运。

（二）功能布局和流线设计

门急诊功能布局，应充分考虑缩短医疗流线，宜将医技部分设置于住院与门急诊部的联系部分。

流线设计需考虑以下因素。

（1）急救流线：应关注急诊急救、手术、输血、介入等科室之间具有方便快捷的流线，使抢救更为的安全、高效。

（2）医患流线：以专业高效为准则，做到功能分区、医患分流。

（3）物资流线：以洁污分流为基准，按供应流线和污物流线分类，实现几大供应流线的便捷通达。例如：消毒供应中心无菌库采用物流系统或物资电梯等与中心手术部洁净库房直供；中心药库对门诊/住院药房的便捷供应；卫材库对各科室的便捷供应等。

（4）院感流线：针对急诊、手术、实验医学科、病理科、输血科、内镜中心、介入治疗、重症监护（ICU）等院感重点区域的设计，应同时满足使用需求和感控规定。

（三）医院装饰设计

医院的装饰环境应具有前瞻性和先进性；形象和空间处理要简洁大气，富有时代感，要与医院的服务理念相协调，同时需要注重人的心理、行为需要，为病员、医务人员提供温馨舒适、开敞明亮的医疗环境。

1. 公共空间

医院公共空间包括门急诊大厅、医街、候诊区等，该部分空间提供了咨询、挂号、交费、取药、候诊等多种功能，在设计中应充分满足其功能的复杂性，进行有效的人员分流，并与商业和休闲等服务功能结合起来，满足患者的不同需求。在装饰材料选择方面，应充分考虑使用的耐久性，并应采取必要的吸声降噪措施。

2. 医疗空间

医疗空间主要包括诊室、治疗室、检查室、病房、手术室等，该部分空间是医疗业务开展的主要区域，应能同时满足临床使用和院感防控的要求，结合资金条件合理选择装饰装修材料，并关注装饰工程与机电安装工程各专业协同设计，以确保装饰的质量和效果。

3. 服务保障空间

服务保障空间主要包括各类设备机房、厨房、库房、卫生间、淋浴间、垃圾暂存间、污物处置间、尸体暂存间等，应根据不同功能用途，按照安全、适宜、经济、耐用的原则合理选择装饰材料，并关注装饰工程与机电安装工程各专业协同设计，以确保满足使用需求。

二、医院水系统

医院水系统是医院正常运行的重要保障，医院水系统规划设计与医院整体规划设计密不可分。

（一）医院给水水源

医院给水系统应规划设计有两路及以上的市政供水进水，供水能力宜为用水量的两倍及以上，在医院内形成供水环网；分段设置控制检修所需要的阀门，确保市政一路停水和市政水表组检修时不影响医疗活动。

（二）管网系统布置

1. 给水系统

室外主给水管网布置应在院内形成供水环网，主干管宜沿用水量较大的地段布置，以最短距离向用水单位供水。室外主干管宜平行于道路中心线或与主要建筑物平行敷设，并尽量减少交叉，一般需敷设在未经扰动的原状土层上。如敷设于淤泥或其他承载能力较差的土层上时，应进行地基处理。

室内供水管网可采取主管竖向分支横向供水系统或主管竖向的供水系统,前者可减少计量表的数量。结合城市供水压力情况,尽量把用水量较大的科室设置在市政自来水能直接供应的楼层,其余楼层供水需要二次加压供水,二次供水加压的吸水干管上宜设置紫外线消毒器,以确保安全使用。水管、水箱、水泵、阀门均应有涉水产品许可,能满足生活饮用水的材质证明。

2. **排水系统**

室外排水主管宜沿排水量较大的地段布置,室外主干管宜与道路中心线或主要建筑物平行敷设,所有检查井盖宜采用铸铁材质并采取必要的防跌倒措施。室外雨水管可在院区内形成多个局部收集管网,就近排出为宜。

发热、传染、感染病区等污水需要预处理达标后方能进入医院污水主干管;核医学污水需衰变到期后才能进入医院污水主干管。手术室、检验科、血透室、病理科等性质特殊的污水宜采取独立的排水系统。牙科、放射污水若含重金属,应单独收集处理。

3. **热水系统**

医疗用热水温度应根据工艺确定,生活热水为了避免军团菌滋生供水温按60℃设计,回水温度按50℃设计。医院热水系统的热水制备设备不应少于2台,当一台检修时,其余设备应能供应60%以上的设计用水量。

医院病房冷、热水供水压力应平衡,必要时应设置平衡阀。淋浴、洗手用水有防止烫伤要求,需设置冷、热混合水温控制装置,保证用水点最高出水温度不大于49℃。手术部集中盥洗室的水龙头应采用恒温供水,末端设置温度控制阀且温度可调节,供水温度宜为30℃~35℃。洗婴池的供水应防止烫伤或冻伤且为恒温,末端应设置温度控制阀且温度可调节,供水温度宜为35℃~40℃。

医院手术室、产房、婴儿室、供应室、皮肤科的病房、门急诊、医技各科室和职工后勤部门对热水供应的要求差异较大,需要分别设置热水供应系统。

(三)站房选址与设备选型

(1)二次供水站房宜设置在地下一层,传输水箱应为两组,宜采用变频加压机组。

(2)热水机组站房设置在离热源近或者供应近的地方。

(3)集中制水分质供应站房宜设置在市政直接供应的楼层。设备设施均为两组,每组均能满足60%以上的负荷。

(四)管网、阀门与末端设备选材、选型

(1)室外埋地给水管材宜采用铸铁管和PE管;室内宜采用304号及以上的薄壁不

锈钢、衬塑钢管、塑料管等；防结露宜采用橡塑；阀门宜采用钢制铜芯的闸阀或者球阀；洁具选型原则应遵循保障使用安全、减少细菌滋生以及节约水资源的原则。

（2）室外埋地排水管材宜采用双壁波纹管，室内排水管材可选用机制排水铸铁管和塑料管；供应室采用耐高温管材；血透室采用既耐高温又耐腐蚀管材；检验科、病理科、实验室等采用耐腐蚀管材，压力排水管材宜选用无缝钢管。

（3）热水系统管材热水管道材质宜采用紫铜管或不锈钢管，保温宜采用铝镁质。

（4）集中制纯水分质供应系统优先采用316L。

（五）其他

（1）根据当地气象条件做好水系统设备、设施的防冻、防结露措施。

（2）医院给水计量应实行三级计量，所有用水都宜按科室或楼层安装计量的水表。

三、医院热能动力系统

医院热能动力系统的主要应用有灭菌消毒、卫生热水、洗浆、采暖、食堂、制剂、开水等，做好热能动力系统的前期规划与设计工作，既是医院总体规划设计的重要组成部分，更是保障医院正常运行的关键环节。

（一）燃料与热负荷

1. 燃料选用

医院热能动力系统燃料的选用，应做到合理利用能源和节约能源，并与安全生产、经济效益和环境保护相协调。燃气锅炉房的备用燃料，应根据供热系统的安全性、重要性、供气部门的保障程度和备用燃料的可行性等因素综合确定。

2. 热负荷

热负荷是确定锅炉房规模，选择设备和台数的重要依据。一般应确定以下热负荷。

（1）全院各部门的蒸汽和热水的热负荷：包括小时最大热负荷、小时平均热负荷、蒸汽和热水参数以及热负荷供求特点。

（2）生活用热负荷：包括生活热水、生活开水、职工食堂、营养部等的小时热负荷和使用时间。

（3）采暖通风用的小时热负荷及特点。

（4）与外单位协作供汽、输送距离、热负荷参数等。

（5）医院用热发展情况：包括医院是否分期扩建，热负荷增加情况以及用汽设备的规模容量是否增加等。

（二）站房选址与主要设备选型

1. 站房选址

热能动力系统站房选址需综合考虑以下因素。

（1）锅炉房应靠近热负荷需求比较集中的位置，并使引出热力管道和室外管网的布置在技术、经济上合理，其所在位置应与服务主体项目相协调。

（2）应有利于减少烟尘、有害气体、噪声和灰渣对居民区和主要环境保护区的影响。

（3）应有利于凝结水的回收。

此外，锅炉房布置需注意：锅炉间出入口不应少于2个且应有1个直通室外，锅炉间通向室外的门应向室外开启；锅炉房工艺布置应确保设备安装、操作运行、维护检修的安全和方便，并应使各种管线流程短、结构简单，使锅炉房面积和空间使用合理、紧凑。

2. 主要设备选型

影响锅炉容量和台数的因素较多，在选择时主要应考虑以下因素。

（1）考虑采暖期和非采暖期，白天及夜间热负荷变化情况。

（2）热负荷的大小及其发展趋势，选择锅炉容量要略超出所需热负荷的数量。

（3）应选用热效率高、投资低、运行管理费用经济并能适应热负荷变化。

（4）同一锅炉房内设置锅炉的台数，应体现出一定的备用率，当一台炉因某种故障停止运行时，其他锅炉仍能满足供汽、供暖及供热设备的需要。

（5）仅供采暖的锅炉，一般不设备用锅炉；对于供生产负荷兼供采暖或专供生产负荷的锅炉，应考虑设置备用锅炉。

（6）扩建锅炉房新购锅炉的结构型式和辅机等与原锅炉设备相一致，以便于锅炉房的运行管理与维护保养。

（7）新建锅炉房应尽量选用同容量、同类型的锅炉。

（8）新建锅炉房锅炉总台数不宜超过5台，扩建和改建总台数不宜超过7台，非独立锅炉房不宜超过4台。

（9）锅炉房有多台锅炉时，当其中1台额定蒸发量或热功率最大的锅炉检修时，其余锅炉应能满足采暖、生活用热所需的最低热负荷。

（三）热力管网

（1）生活热水、采暖管道材质应选用铜管或304号及以上不锈钢管，工业蒸汽及冷凝水管道材质应选用无缝钢管或304号及以上不锈钢管，洁净蒸汽管道应采用316号及以上不锈钢管道。

（2）蒸汽输送管道应按使用部门科室设备实际情况设置减压站及汽水分离器装置。蒸汽管道应沿输送的方向布置一向下的坡度，每10m不小于100mm的坡度（1∶100）。蒸汽管道应每隔30m～50m设置一个疏水点，且在管道最低点处也应布置疏水点。

（3）热力设备、热力管网、阀门及附件均应保温，保温材料优先选用CAS铝镁质。

（4）锅炉房烟囱高度应满足相关标准规范要求，燃油、燃气锅炉烟囱应采用钢制，优先选用304号及以上不锈钢材质；燃气锅炉的烟道和烟囱最低点应设置冷凝水排水设施。

（四）其他

（1）锅炉房设计必须采取减轻废气、废水、固体废渣和噪声对环境影响的有效措施，排出的有害物和噪声应符合相关标准规范要求。

（2）锅炉房大气污染物排放应符合《锅炉大气污染物排放标准》（GB 13271）、《大气污染物综合排放标准》（GB 16297）的有关规定，同时满足属地锅炉大气污染物排放要求。

（3）燃油、燃气锅炉均应采用低氮燃烧技术。

四、医院供配电系统

供配电系统是医院建筑的一个重要子系统。为确保供配电系统运行经济、安全、可靠，同时方便后期维护管理，应对供配电系统的供电容量、供电方式、电力电缆、配电室选址、设备选型、负荷分级与配电方式等进行重点关注。

（一）供电容量

供电容量如何设置是供配电系统规划设计应首先考虑的内容。医院建筑功能定位和建筑内部功能分区的差异使得其内部用电设备复杂多样。与此同时，医院在长期运营发展过程中用电需求的变化，使得医院建筑内部的用电负荷大小亦处于变化之中。一般来讲，供电容量的设置应结合建筑功能定位、内部功能分区，基于诊疗、检验、信息网络、办公生活以及建筑附属用电设备的性质、数量、使用情况等进行综合考虑，并应前瞻性的为医院的长远发展预留适当地供电容量，以利适应后期增加用电设备等需要。

（二）供电方式

供电方式的选择关系到供配电系统投运后的供电安全与保障能力。医院供配电系统应采用双电源供电或者多电源供电,并明确主供/备供电源。主供电源、备供电源的供电容量宜保持一致,备供方式在预算允许的情况下宜优先采用冷备用(一用一备),以保证供配电系统在后期运行过程中切换供电电源时,无论是由主供电源供电还是由备供电源供电均不需要人为压减用电负荷。

与此同时,医院供配电系统应结合负荷性质与数量,配置足额的自备发电机组和消防应急电源(EPS)、UPS 等应急电源,以提高极端情况下的供电能力。

(三)电力电缆路径

电力电缆的路径规划应在紧密联系当地供电公司和有关行政主管部门的前提下进行。医院供配电系统的外部电源一般引自就近分布并由供电公司管辖的变电站,电力电缆一般沿既有市政公网或新建电缆通道进行敷设。在规划设计时,医院作为建设方应紧密联系当地供电公司和有关行政主管部门,就变电站出线间隔数量、出线间隔供电容量、电力电缆通道条件、与其他市政管线交叉情况等进行逐一核查,确保电力电缆具备敷设条件。

同时,为方便运行过程中的安全巡检、隐患排查与突发性停电事件处理,在对医院供配电系统进行设计时应对电力电缆的起止点、路径走向、配套管沟、对接头、规格型号等的具体做法或标识信息进行详实的描述和标注。医院供配电系统运行管理主责部门(或科室、技术班组)应将带有详实描述和标注的定稿设计图纸作为重要的技术性文件建档、保存和备查。

(四)配电室选址

配电室选址应综合技术、经济、安全等因素全面考虑。一般来讲,应满足下列要求。

(1)宜接近负荷中心,接近电源侧,方便进出线,方便设备运输,远离有剧烈振动或高温场所。

(2)远离多尘或有腐蚀性物质的场所,当无法远离时,不应设在污染源盛行风向的下风侧,或应采取有效的防护措施。

(3)不应设在厕所、浴室、水箱或其他经常积水场所的正下方,亦不宜设在与上述场所相邻的地方。当相邻时,相邻的隔墙应做无渗透、无结露的防水处理。

(4)不宜设在对防电磁干扰有较高要求的设备机房的正上方、正下方或相邻场所。

(5)当拟建建筑(或建筑群)有多层地下层时,不应设置在最底层;当拟建建筑(或建筑群)只有地下一层时,应抬高配电室地面,并采取防止雨水、消防水等积水的措施等。

（五）主要设备选型

在对供配电系统中的设备进行选型设计时，应充分遵循安全、经济、节能的原则。一方面，应适当限定和缩小品牌范围，将运行稳定性、可靠性在长期实践运用中已通过用户检验和认可的品牌纳入重点考虑范围；另一方面，应合理配置和设置设备的数量和技术参数，预留备用且不闲置设备的同时，确保设备投运后的经济运行；与此同时，应将设备的能效水平纳入规划设计时的重点考虑内容，减少设备自身损耗的同时，降低后期运行成本。

（六）负荷分级

从电气安全防护角度来看，医院建筑内部一般存在3类不同的医疗场所，详见表9-1。医疗场所的差异，必然使得场所内用电设备存在差异。在对医院供配电系统进行规划设计时，应针对不同医疗场所分别进行配电设计，以确保医院供配电系统在长期运行过程中安全、稳定、可靠。

表9-1 医疗场所分类及特征描述

类别	特征描述
0类	不使用医疗电气设备接触部件
1类	医疗电气设备接触部件需要与患者体表、体内接触
2类	医疗电气设备接触部件需要与患者体内接触，电源中断或故障后会危及患者生命

与此同时，不同医疗场所内用电设备对供电可靠性要求以及中断供电对生命安全、人身安全、经济损失等造成的影响程度往往不同，因此这些设备在负荷分级上也往往不同，详见表9-2。为确保医院供配电系统运行安全，在对其进行规划设计时，也应针对不同的负荷等级进行差异化考虑。

表9-2 医疗建筑用电负荷分级

负荷等级	用电负荷名称
一级负荷中特别重要的负荷	抢救室、血液病房、产房、烧伤、重症监护室、麻醉室、手术室、血透室等
一级	内镜室、急诊观察室、婴儿室、核医学室、放射治疗室、高压氧舱、病理室等
二级	影像诊断室、中心供应室、空气净化机组、客梯、生活水泵等
三级	一二级以外的其他负荷

(七)配电方式

为确保运行安全并方便运维管理,医院供配电系统设计应至少符合下列要求。

(1)当采用双电源供电,其中一路电源或变压器中断供电时,另一路电源或变压器应能承担全部一级负荷中特别重要的负荷、一级负荷和二级负荷。

(2)除消防负荷外的一级负荷的两路电源宜在末端配电箱处或用电设备处自动切换。

(3)除消防负荷外的二级负荷的两路电源可在配电所或总配电箱处切换。

除此之外,还应充分考虑用电设备受电端的电压偏差按需配置应急电源(柴油发电机、UPS、EPS等),部分医疗场所配电设计时还应设置局部IT系统。

就配电方式的选择而言,照明设备、大型机电设备、大型诊疗设备等宜由不同的配电回路供电;用电负荷为容量较大或比较重要的用电设备时,宜由配电室放射式配电;负荷等级相同且供电路由合理时,宜采用树干或混合式配电。

五、医院供暖通风与空气调节系统

医院供暖通风与空气调节系统是承担医院医疗环境控制等的系统,因医院临床科室众多,对诊疗环境的要求各不相同,使得医院空调通风系统形式种类较多、结构复杂,控制系统要求较高。

(一)冷热源

空调系统的冷热源应根据医院所在区域的气候条件以及具有可选择的天然冷、热源种类、规模、数量、载冷剂种类,以及建设、运维的经济性等多方面因素综合考虑,合理选用空调系统冷热源。应优先利用天然冷源和周边方便获取的冷热源,如周边条件有限,可根据医疗建筑自身能获取的水、电、气的容量来综合考虑选择设置空调冷热源系统。

洁净室的空调冷热源需要考虑洁净室全年冷热负荷特点、系统的使用特性和设备的可靠性、稳定性等,一般采用独立的冷热源设计或采用能全年提供冷、热源的四管制系统。

冷热源安装位置选择应合理,留足检修空间并做好减震降噪措施,确保震动和噪声达标。同时应考虑预留设备后期汰旧更新的运输路径,降低后期改造成本。

根据临床科室使用特点和工艺要求,应合理配置备用冷热源设备,充分利用周边相邻的冷热源系统互为备用,降低建设成本。冷热源设备选择时还应注意设备的可靠性、经济性以及运行能效等,确保后期系统建成投用后能高效、节能、稳定运行。

(二)空调系统选择

空调通风系统应着重从负荷特性、建筑功能布局、医疗工艺、节能、建造成本及运行成本、运行管控等方面进行合理选择。如介入 DSA,缺乏经验的设计人员往往将设备间、检查室、控制室等用房设计为一个空调系统,这样设计将导致临床科室无法正常使用。因设备间设备较多,发热量大,需全年降温,考虑空调设备故障等对设备间降温影响,不同检查室的设备间需独立设置空调系统,不能合用;检查室因病人脱衣检查和医务人员需要穿铅衣等情况,医患人员所需室内温度不同以及相邻检查室检查时间不一致,每一间检查室的空调系统也需要独立设置;几间 DSA 的控制室可考虑一个系统制冷和采暖。

不同临床科室根据其使用特性考虑系统备用、设备备用等措施,如实验室区域实验、检测设备较多,发热量大,需要空调设备全年制冷降温,此区域可采用双空调系统,一套系统故障时不影响正常使用。另因设备贵重,电气元器件较多,不能使用水系统提供冷源,可采用全空气系统+多联式空调系统形式。全空气系统的冷源可由大楼空调系统提供,因冬季仍需要降温,为了节约能耗充分利用冬季室外冷源降温散热,可将全空气系统设计为直送直排的全空气系统。

净化空调系统按照临床科室需求及国家相关规范要求,从节能和感染控制等角度考虑,根据系统特点及能耗大小合理选用一拖一或一拖多系统、一次回风系统、二次回风系统以及直送直排系统等,再加热因地制宜选用蒸汽、热水或电加热系统,加湿宜选用蒸汽加湿。

病理科、检验科等设置通风橱、外排型生物安全柜时,通风系统需要根据科室需求来确定通风系统参数和送补风、排风形式,送排风的控制逻辑以及排出气体的处置措施、排放位置等。

发热门诊、传染楼和负压病房、负压隔离病房等的空调通风系统应按平疫结合、感染控制要求、系统可靠性进行设计,确保感染控制需要同时兼顾平时、疫情期的运行成本控制和系统运行维护方便可靠。

(三)空调末端设备及管线

需按建筑平面、功能分区等合理规划末端设备、机房位置、数量以及机房的空间、层高、设备运输路径等,合理规划各种管线的安装路径、空间,满足安装施工需要,同时满足设备等后期的操作、检修维护需要。设备运输路径需考虑后期设备汰旧更新等情况时能够重启使用,规划路径不能被占用。

空调系统采用水系统时，楼层设备机房位置和管线需要特别注意，实验室、病理科等精密检测设备较多的房间，其室内吊顶不能设计安装水管管线，在上部楼层区域不能设置空调等有水设备机房，防止因爆管等造成设备损坏及临床无法检测等损失。

洁净室的空气处理机组选择时需要注意防止空气二次污染，选用医用卫生型洁净空气处理机组，表冷器等均处于风机的正压段；冷凝水接水盘宜采用不锈钢制作，投资允许情况下空气处理机组的内壁板宜采用不锈钢；特别重要的科室，如血液层流病房的空气处理机组的风机宜采用双风机一备一用。

（四）节能及控制

空调通风系统的运行能耗较高，约占建筑能耗的50%，需加强设备选型以及系统的自动化控制设计，对冷热源主机、流体输送设备、空气处理机组等设备选型要在满足系统要求基础上，选择高能效、低噪声、低震动、高自动化的设备。系统自动化控制应采用时控、频控、群控、智能模糊控制等自动控制手段使空调通风系统运行更舒适高效。

净化空调系统的控制需要注意室内压力控制方式，采用定送风变排风、定排风变送风或送排风都同时根据相关参数调整来实现洁净室的压力控需要。同时需要根据运行过程中系统过滤器堵塞情况适时调整送风机转速来确保送入室内送风量，确保洁净室的新风量和换气次数需要。有通风橱、外排型生物安全柜的洁净室，还需要考虑通风橱等设备的排风量、设备数量、同时使用台数等确定洁净室的压力控制方式和控制逻辑，确保在使用过程中始终能保证室内的压力恒定。有双工况运行需求的净化空调系统（如手术室和血液层流病房等）控制设计时宜考虑采用双工况模式运行设计，手术部设置正常运行和值班运行两种工况，血液层流病房采用白天和夜间两种运行模式，从而有效降低运行能耗和维护成本。

净化空调系统的设备一般设置在设备层或单独的机房内，在控制系统设计时还需要注意临床科室及工程运维人员对系统运行使用和工程维护时的可操作性，宜在设备机房和临床科室分别设置相应的显示控制面板，方便操控和检修维护。

六、医用气体系统

（一）医用氧气主供应源选择

医用氧气主供应源有医用液氧贮罐、医用氧气汇流排和医用分子筛制氧机，医疗卫生机构通常根据医疗需求及医用氧气供应情况，选择、设置合适的医用氧气供应源，并要求使用满足国家规定的用于医疗用途的氧气。各种供应源的特点如下。

1. 医用液氧贮罐

医用液氧贮罐供应方式具有流量大、无噪声，供应的氧气纯度高，通常在室外占地空间 60m³ 左右的常温、通风环境中运行，在除了灌充液氧外基本不需维护，适合大中型医院使用。为确保医用氧气系统安全、不间断供氧，医用液氧贮罐供应源的医用液氧贮罐不宜少于两个，并应能自动切换使用。

选择医用液氧贮罐作为主氧源时，需考虑到医用液氧供应厂家的运输距离及供应能力，如果医院周边的交通受限，液氧供应可能会受交通影响，进而影响医院正常供氧。因此在选择医用液氧贮罐作为主氧源时，必须要求医院周边交通便利且供应厂家具备足够的运输能力。

2. 医用氧气汇流排

医用氧气汇流排通常按双路自动切换设计，两路氧气通过控制器自动切换，一路工作，一路备用。当工作一路的气瓶压力下降到下限时，自动切换到另一路工作，同时发出报警，提醒工作人员对空瓶进行换瓶操作。医用氧气钢瓶运输和购买方便，但其容量小、换瓶频繁，通常作为大中型医院的备用氧源或应急备用氧源，也作为小型医院的主要氧源。

医用氧焊接绝热气瓶汇流排储存的是液态氧，具有流量大、无噪声、输出氧气纯度高、气瓶运输和购买方便等优点，但容量也较小、换瓶较为频繁，且液氧会自行蒸发，通常作为中、小型医院的主要氧源。当单个气瓶输氧量超过 5m³/h 时，每组气瓶应设置汽化器。

3. 医用分子筛制氧机

医用分子筛制氧机制取氧气的原料为空气，容易就地取材，具有消防限制相对较少等特点。在不容易获得液氧的地区，特别是偏远地区和医院位置较狭窄的医疗机构中使用。医用分子筛制氧机供应源及其产品品质应满足国家有关管理部门的规定。

（二）医用气体用气种类

不同类型的医院所需要的医用气体不尽相同，医用氧气、医用真空、医疗空气是常用的医用气体。医院具体需要使用的医用气体种类，应根据各级医疗卫生机构用气的用途和医疗工艺需求的不同，经论证后与医疗专业人员共同确定。

（三）站房选址和主要设备选型与设计

1. 站房选址

（1）医用液氧贮罐供应源站房选址原则如下：

- 宜靠近最大用户处；

- 有扩建的可能性；
- 有较好的自然通风和采光；
- 方便液氧运输槽车抵达等。

（2）医用分子筛制氧机供应源站房选址原则如下：

- 医用分子筛制氧机站房宜为独立单层建筑物；
- 宜设置在医疗机构内的上风侧且空气污染较小的位置；
- 按照《综合医院建筑设计规范》（GB 51039）的规定医用分子筛制氧机供应源站房可设置在建筑物屋顶，但部分地区应急管理部门不予认可。

（3）医用氧气钢瓶汇流排供应源站房选址原则如下：

- 医用氧气钢瓶汇流排间可设于一层或靠近洁净手术部的设备夹层，均应有安全便利的运输通道或货梯，避免钢瓶搬运时通过人员密集场所；
- 传染病医院的氧气钢瓶汇流排间应设置在隔离区以外。

（4）医用真空汇选址与布置原则如下：

- 医用真空汇站房一般设置于地面建筑内，在条件限制时也可设于用气点较集中的病房楼、住院楼、综合楼内的地下或半地下空间。
- 医用真空汇站房不宜与医用空压机站房布置在同一房间。
- 独立传染病医疗建筑的医用真空汇应独立设置、自成体系。

（5）医用空气供应源站房选址原则如下：

- 一般独立设置或设于医院用气点较集中的病房楼、住院楼、综合楼等建筑物内部；
- 传染病区（医院）的站房应设在非隔离区，并设置在医用真空汇的上风向。

（6）其他医用气体供应源站房选址。其他医用气体供应源包括氮气、二氧化氮、氧化亚氮、氩气以及氦气等，这些医用气体的供应源通常采用自动切换气体钢瓶汇流排，其选择原则是：

- 宜靠近最大用户处；
- 方便液氧运输槽车抵达等。

2. 站房设备选型与设计

（1）医用氧气站房设备选型与设计原则如下。

- 医用液氧贮罐供应源的医用液氧贮罐不宜少于两个，并应能自动切换使用。
- 医用分子筛制氧机供应源设备选型应根据计算出的医院总用氧量确定采用多少套

医用分子筛制氧机供应源，至少满足一用一备或多用一备。

• 医用氧气钢瓶汇流排供应源的汇流排容量，根据医院生命支持区域的最大耗氧量及操作人员班次确定，但必须满足生命支持区域 4h 的用氧量。

• 医用氧焊接绝热气瓶汇流排供应源的气瓶宜设置为数量相同的两组，并能自动切换使用；每组医用氧焊接绝热气瓶应满足最大用氧流量，且不得少于 2 只。

（2）医用真空站房设备选型与设计原则如下。

• 医用真空机组至少满足一用一备或多用一备。

• 优先采用将真空泵、汽水分离器（采用液环式真空泵时需要）、除菌过滤器、真空电磁阀、真空止回阀及管道等组合在一起的一体化真空机组，不仅可以节约安装空间，提高医院站房的有效使用，而且因集成机组在制造商处组装、调试，可减少现场安装工作量，更能保证产品质量。

（3）医疗空气站房设备选型与设计原则如下。

• 医疗空气机组至少满足一用一备或多用一备。

• 采用将压缩机、干燥机、过滤器、控制系统集成在一起的一体化机组。

• 储气罐宜设置备用，储气罐的总储气量宜尽量大，减少压缩机的频繁启停。

• 储气罐应使用耐腐蚀材料，如不锈钢或者进行耐腐蚀处理。

（4）其他医用气体站房设备选型与设计原则如下。

• 其他医用气体钢瓶汇流排，在选型时应特别注意汇流排与各种医用气体钢瓶的连接应具有防错接措施。

• 其他医用气体钢瓶汇流排供应源的汇流排容量，应根据用气区域的最大耗气量及操作人员班次确定，其储备量宜满足 1 周及以上的使用，且至少不低于 3d。

（四）管道、阀门与终端

（1）医用气体的管材应采用无缝铜管或无缝不锈钢管，其中设计真空压力低于 27kPa 的真空管道，如麻醉废气或呼吸废气排放管道、牙科专用真空管道可采用三丙聚丙烯管（PPR）等非金属管道或焊接不锈钢管。

（2）医用气体的阀门设置宜包括总阀门、分系统阀门、区域阀门、维修阀门。管道系统维护、测试、扩容时可通过适当的阀门对相关的区域实行隔离。

（3）阀门的选择。应使用铜或不锈钢材质的等通径阀门，不应使用电动或气动阀门；压缩气体管道阀门应经过脱脂处理并达到相应清洁度；大于 DN25 的医用氧气管道阀门应采用专用截止阀。

（4）可在系统中设置一级减压和二级稳压箱，二级减压箱通常采用双减压阀，以保证在维修、检测、故障状态下连续供气。

（5）手术室、ICU、呼吸科、急诊科等氧气用量大的临床科室，宜安装两套二级稳压箱。

（6）每间手术室、麻醉诱导和复苏室，以及每个重症监护区域外的每种医用气体管道上均需设置区域阀门。

（7）大于DN25的医用氧气管道阀门应采用专用截止阀，阀门应设置明确的当前开、闭状态指示以及开关旋向指示；除区域阀门外的所有阀门，应设置在专门管理区域或采用带锁柄的阀门。

（8）医院在改扩建工程中要兼顾已有的终端制式，统筹考虑选择医院医用气体终端制式。

（五）其他关注点

（1）选择医用液氧贮罐作为主氧源时，医用液氧贮罐和汽化器基础应采用防冻混凝土，在液氧槽车停放充装位置的道路地面应为不燃材料。

（2）针对新型冠状病毒感染救治面临的医用氧供应紧张的问题，建议增加汽化器，加大蒸发面积，采用双汽化器设计一备一用，在大流量或极端天气情况下，可以切换使用或并联使用，提高液氧汽化效率。在寒冷地区，水浴式汽化器效率优于空温式汽化器。

（3）医用分子筛制氧机、医用真空汇和医用空气供应源必须设置应急备用电源。

（4）医疗空气供应源机房应设置有独立的送排风系统，医用空气压缩机的散热应通过单独的风管引出到室外。

（5）医用真空汇的排风应单独排至室外高空处。

（6）其他医用气体钢瓶汇流排供应源站房内应设置送排风，保持站房内通风良好。

（7）医用气体设备带安装位置墙体的应为实心墙，确保设备带安装牢固。

第二节 施工过程参与事项

在工程施工阶段（含施工准备阶段），作为医院运维管理前移人员，可通过参与图纸会审、材料设备选样、样板间（区）查验、隐蔽工程验收等方式，将影响工程运维管理的关注点逐一落实，为工程建成后的运维创造良好的基础条件。

一、参与图纸会审

运维人员参与施工图纸会审,主要从方便后期运维管理的角度出发,全面审视设计人员是否已将运维管理人员关注的相关问题全部纳入设计范围并予以妥善解决。若有设计疏漏或不当之处,需及时提请设计解决,避免后期返工造成浪费。需重点关注以下内容。

(一)景观及室外环境

(1)景观排水方式是否兼顾美观性,且不易堵塞。

(2)景观维护用水的取水位置的合理性和水景供水管道是否有防堵措施。

(3)景观苗木种植时的效果和维护便利性。

(4)医患休息区的安全和便利设施是否便于维护保养。

(5)各景观水池的给排水设施是否便于清洗。

(6)绿化与水景连接处的过渡带处理是否合适,通道是否有可靠的安全措施。

(7)景观耗能的控制是否符合节能管理要求等。

(二)地下室

(1)地下室停车车位布置是否合理性,地下室通往电梯的通道设置是否合理。

(2)地下室与地下门厅的高差是否采用无障碍设计及坡度是否合理。

(3)地下室排水处理以及维护维修是否方便,地下室的找坡及排水设施是否合理。

(4)地下室车辆出入口是否设置有截排水措施与防滑降噪措施。

(5)地下室防火分区防火卷帘安装位置是否恰当。

(6)经过结构板通往地下室的管道(排水、消防管道)周边防渗水处理措施是否可靠等。

(三)设备机房

(1)机房门的选材是否防火、经久耐用,是否便于维护维修。

(2)窗户的设置是否达到防尘、防雨淋、防小动物的进出的要求。

(3)机房是否有妥善的排水设施。

(4)机房是否有防潮措施(特别是配电房及带用电控制设备的机房)等。

(四)其他

(1)屋面及露台的防排水设置是否合理,空调位置及排水设施是否合理且便于维护维修。

(2)排污管道是否顺畅,各类管道材质是否经久耐用并便于维修。

（3）管道（消防、给水）是否设计有稳定可靠的固定措施等。

（4）装饰材料和洁具、灯具选择是否符合经久耐用并易于维护维修的原则。

（5）门禁系统是否满足管理需要，安防监控点位是否存在安全盲区。

（6）各类设备进场运输道路（包括汰旧更新）是否通畅等。

二、材料设备选样

为方便后期运维管理，医院后勤运行维护人员应积极参与材料设备选样。通过参与材料设备选样，医院后勤运行维护人员不仅可以对材料设备进行综合把关，还可以将运行维护需关注的问题带入材料设备选样全过程，使得被关注的问题在施工阶段能够得以落实和解决。

（一）选样前准备

医院后勤运行维护人员在材料设备选样前，应充分了解材料设备品牌、参数、供应商资质、质量证书等一系列既定要求，并将其作为选样时的重要依据。

（二）选样的要点

（1）应查验材料设备样品品牌，确保其品牌在选样品牌范围之内。

（2）对材料设备参数有明确设计要求的，应认真核对样品参数，确保其符合设计要求。

（3）对实行生产许可证或强制性认证的材料设备，应检查样品材料设备的生产许可证或强制性认证标志，并核查生产许可证或强制性认证证书的认证范围、有效性和真实性。

除此之外，在进行材料设备选样时，运维人员还应对材料设备样品在经济性、环保性、耐用性、美观性、实用性等方面进行综合评估与考量，并对材料设备样品进行确认。

（三）选样后记录并留样

对于已确定的材料设备样品应留样保存，运维人员应详细记录其品牌、参数、质量证书等产品信息，以便安装后参与验收和评估。

三、样板间（区）查验

样板间（区）查验是施工单位完成样板间（区）制作后，依据有关标准、规范、设计图纸、合同等对样板间（区）设计符合性、功能、观感、质量等进行的多专业联合查验。运维人员参与样板间（区）查验，应更多地从后期运行维护角度对样板间（区）内各项工程的美观性、实用性、耐用性、便利性等进行重点关注。

(一) 美观性查验

应重点关注样板间 (区) 墙顶地面装饰材料选择是否符合房间使用功能需求 (防火、耐水、防撞、院感等),是否便于维护维修;块料面层是否粘贴牢固、无棱角损坏,色泽是否一致,是否存在空鼓、拼缝是否均匀;整体面层涂刷是否均匀,有无透底、流坠、脱皮、裂纹、污渍、渗水痕迹等现象;收边收口是否细致等。

(二) 实用性查验

应重点关注样板间 (区) 内强弱电插座设置的数量与安装位置是否符合要求、是否符合使用习惯,照明灯具、卫生洁具、门窗、工作站台、设备带以及吊 (挂) 件的造型及安装型式是否过于复杂,是否满足使用与维护维修 (构配件、元器件更换与维修空间等) 需要等。

(三) 耐用性查验

应重点关注样板间 (区) 内门窗、吊 (挂) 件的五金配件质量是否符合要求,玻璃面是否安装牢固且胶封密实,强弱电插座、照明灯具、开关面板、控制面板、设备带、防护设施等是否安装稳固且无松动等。

(四) 便利性查验

应重点关注样板间 (区) 内门窗是否便于灵活开启,吊 (挂) 件、开关面板、控制面板、呼叫手柄、设备带、防护设施等安装位置和高度是否便于使用,风口、消防感知设备、灯具、吊 (挂) 件、检修口等相互间的间距是否符合要求以及便于后期检修维护等。

四、隐蔽工程验收

隐蔽工程验收是在被检查对象被后道工序覆盖之前对其质量进行的最后一次检查与验收,工程施工过程中,需要各质量责任主体验收的隐蔽工程较多,如地基验槽、钢筋隐蔽、防水工程等,运维前移人员作为医院水、电、气 (汽)、暖、消防、通信与网络等支持保障系统运行维护工作人员,并非工程建设的质量责任主体,可酌情参与以下隐蔽工程验收。

(一) 防水工程

医疗建筑中,除屋面防水外,其余防水工程均较为零星分散,隐蔽工程验收时,除应检查实体施工质量与工艺外,还应重点检查蓄水或淋水试验后下一层顶面天花板或墙面的是否存在渗水情况。

（二）门窗工程

应重点检查强电间、弱电间、风机房、医用气体管道井、水管井等区域的门窗预埋件、锚固件是否预埋和锚固，门窗的隐蔽部位是否进行填嵌和防腐处理等。

（三）暗管工程

应重点检查给排水、暖通空调、医用气体、消防等系统管路的材质、位置、标高、坡度、走向、焊接、防锈、防腐、防凝露、保温层及预埋件等是否符合要求，管道阀门、法兰是否符合规范，管道穿过楼板或墙面时是否妥当处理。

与此同时，应检查暗管工程中所涉及的各类试验的记录是否完整详实，如给排水系统承压管道的水压试验、非承压管道的通水试验、医用气体系统管道吹扫效果、颗粒物检测、压力试验和泄漏性试验，暖通空调系统风管漏光试验等。

除此之外，还应对暗管工程中各类管道的标识进行检查。

（四）强弱电线路工程

应重点检查强弱电管距、材质、弯曲半径等是否符合要求，线管是否固定，线管与线管之间、线管与盒体、线管与保护导体之间是否可靠连接，强弱电是否有共用线管等情况。

隐蔽工程验收过程中，若发现有不具备隐蔽条件（存在质量问题）的情况，应及时告知现场管理人员安排相关人员进行整改，并在整改完成后再行复验，直至验收合格为止，避免留下质量隐患。

第三节　竣工验收与接管验收管控内容

在竣工验收与接管验收阶段，作为医院运维管理前移人员，可通过参与系统调试、竣工验收和专项工程验收，并主导工程接管验收等方式，将影响工程运维管理的关注点逐一落实解决，以利工程物业接管后的运维工作能顺利高效开展。

一、参与系统调试与竣工验收

（一）参与系统调试

1. 参与系统调试的准备工作

为保证运维管理人员全面掌握机电设备的安全操作步骤、运行管理重点、维护保养方法等,在机电设备调试阶段,组织运维管理人员全程参与机电安装各系统的调试,了解并掌握设施设备的相关参数、技术指标、运行状态等,重点做好以下方面的工作。

(1)仔细阅读设备使用说明书和图纸,了解设备的技术指标、控制原理、操作程序、调试步骤等。

(2)监督施工单位做好调试记录,对于重点环节,运维管理人员做好详细记录。

(3)做好调试过程中发生故障及修复情况的记录。

(4)监督施工单位做好试运行记录,随机检查设备的运行状况、试运行时间等是否达到国家相关规定的标准。

(5)根据系统调试情况,验证设备的各项技术指标、经济指标是否达到设计要求。

(6)监督施工单位认真完成调试总结报告并进行总结分析。

2. 系统调试合格的标准

不同的系统,调试合格的标准不尽相同,下面以柴油发电机组系统调试为例进行说明。柴油发电机组系统调试合格的标准如下。

(1)采用1000VmΩ表检查发电机电气绕组的绝缘电阻值,测得值应符合相关标准要求。

(2)用相位表检查发电机绕组的相序,产生的电源应与电网电源相一致。

(3)发电机的手自动控制:市电消失后,机组控制器接到启动信号,单台机组自动启动,启动时间在3s内完成;10s内起动、调整后,可带负荷运行,0s~5s内(可调)自动控制接通供电断路器,或手动控制接通供电断路器。市电恢复,接到停机信号后,延时后自动启动停机程序,切断总供电断路器,停止供电;或手动切断总供电断路器,启动停机程序。

(4)消防联动调试:能接受到消防控制中心联动控制台手动和就地监控模块远控启停干接点信号,并将机组运行及故障信号正确反馈。

(5)带载试验:机组能快速手动/自动启动,10s内启动调整带载,能带60%以上负荷起动,电压调整率±0.5%,频率调整率±1%。接收变配电所双路市电失压继电器干接点自动启动信号,应能自启动,自启动失败,应能发出报警信号。

(二)参与竣工验收

1. 竣工验收时运维前移人员关注的主要内容

(1)在医疗建筑正式投入使用前,必须进行系统联动测试,满足标准与运维接管条件。

（2）有国家强制检测要求的运行系统，以第三方专业机构报告为准，如电梯、净化手术室、压力容器设备、高压试验、避雷检测等。

（3）给排水系统：水箱内外要有扶梯，透气、溢水口要有网罩，水箱入口加盖加锁；除末端外，阀门要挂牌标识；集水井应打扫干净，井内不能留有建筑垃圾；地漏必须畅通，地下室潜污泵要有自动排水、报警装置及备用水泵；管道井内各类管道方向标识清晰，吊顶内水管每隔10m应有清晰标识，检修阀门应有检修口及检修空间等。

（4）供电系统：所有电柜内外标识清晰，图纸张贴于电柜内；电柜电箱及各楼层电井必须上锁，楼层电井、电箱使用通用钥匙；各路负载试验供电正常，漏电开关动作灵敏；双电源切换正常，上级必须有明显断开点；电缆桥架、电缆沟内各层电缆标识清晰，电缆转弯处及每隔10m需有清晰标识等。

（5）空调与通风系统：空气滤网、水过滤器拆卸方便，回风箱不得用铆钉铆死；供回水管标识清晰，能准确区分空调供水回水、消防、生活冷水和生活热水等各类管道；风机盘管维修、更换零部件有检修口及操作空间等。

（6）医用气体系统：各类气体管道无交叉连接及相互不通气，按规范作好标识，并标注气流方向；氧气终端、医用真空负压等末端压力需满足相应要求；各类气体阀门、表计设置合理，方便使用和检修；埋地管道按规范设置警示标识等。

（7）手术室系统：手术区内各类风口位置、大小、风量等满足规范要求；手术区内气体管道按规范作好等电位接地，电阻值满足要求；医疗设备带设专用接地，电阻值满足要求；手术室电源设置有隔离变压器的功能性接地系统；手术室气体须从中心气站独立接入，并按要求设置安全阀；手术室所有盥洗设备排水必须设有水封，以杜绝与外界空气相通；手术区电源必须配套双电源供电及自动切换，必须配套UPS电源；在极端气温下须保证手术区域内温度、湿度、压差满足相关要求。

2. 运维管理前移人员对竣工资料的审查

（1）开竣工报告、图纸会审记录、设计变更通知单等。

（2）原材料出厂证明文件、检测报告。

（3）隐蔽工程检查记录、各项试验记录。

（4）建设单位质量事故勘查记录、建设工程质量事故报告书。

（5）分部、分项工程质量验收记录。

（6）给排水竣工图、电气竣工图、通风与空调工程竣工图、消防（水、电）工程竣工图、弱电（智能）等专业竣工图（原件）。

（7）电梯负荷运行试验记录，自动扶梯、自动人行道整机性能、运行试验记录。

（8）室外工程竣工资料及竣工图等。

3. 技术培训管理

在工程竣工移交前，编制详细的培训计划，组织专业厂家技术人员针对机电设备、设施及系统等的操作和维护要点与注意事项，对运维管理人员进行培训，以确保运维管理人员在工程投入使用后能独立完成各机电设备及系统的操作、维护和常见故障排除。督促施工单位对所提供设施、设备编制维修手册和操作说明等技术文件，供运维管理及操作人员使用。

二、专项工程验收

医疗专项包括医用气体系统工程、物流传输系统、净化工程、医用纯水、污水处理等多个专项工程。为保证各专项工程建设质量，需对各专项工程进行逐一验收。下面以净化工程专项为例，介绍其验收的内容及要点。

净化工程专项验收需按分项验收、竣工验收和性能验收三阶段进行。

（一）分项验收

在施工过程中主要针对隐蔽工程和关键项目进行验收，分项验收需有监理方和建设方共同参加。分项验收未通过时，不得开展后续工程施工。重点检查验收包括以下内容。

（1）风管安装：重点检查各法兰咬口连接及密封、风管所用材料厚度、风管支吊架、冷桥木安装固定及设置间距、风口、风阀等安装是否符合规范，各风管分支是否采用三通、变径等，以及水平度检查，有风管竖井的需保证密封。

（2）风管漏光实验：检查漏光点数量是否在规范允许范围内。

（3）空调水管、氟管道（铜管）安装施工：材质检查、支吊架间距、焊接、丝接管道施工是否符合要求，阀门安装位置是否妥当，套管是否按要求加装；管道的除锈刷漆是否按要求进行，冷凝水管干管坡度是否符合设计要求等。

（4）管道试压：检查试验压力是否达到要求，保压时间是否满足规范及有无泄漏点。

（5）管道保温：检查保温材质、保温层厚度及施工工艺是否满足设计及规范要求。

（6）吊顶内设备安装检查要点如下：

- 吊架及减震装置制作安装是否满足规范及设计要求；
- 设备安装是否符合要求，有无检修空间；
- 设备与水管、风管的对接是否采用软性连接、电气接线是否符合设备使用要求等；

（7）管道穿墙跨缝：检查吊顶内的管线穿墙洞是否密封，管线穿越伸缩缝是否采用软连接等。

（二）竣工验收

此阶段验收应包括设计符合性确认、安装外观检查及运行确认。

1. 设计符合性确认及安装外观检查

对现场施工的设计符合性进行确认，检查相关设计施工文件是否完整。经检查确认设计施工文件完整后，再对安装的系统、设备等进行各项外观检查，主要检查包括以下内容。

（1）安装项目目测无可见的缺陷、遗漏和非规范的做法。

（2）检查管道、设备等安装是否牢固、正确。

（3）检查各种调节装置的严密性、灵活性和操作是否方便。

（4）检查穿越洁净室墙体的管道、设备、装置等与墙体表面的气密性是否达到要求。

2. 单机试运行检查及联合试运行检查

对系统和设备外观检查合格后，需对设备进行单机试运行检查，确认单机试运行是否正常，其中送、排等风机试运行时间不小于 2h。

对所有设备单机试运行结束后，应对系统（带冷、热源）进行联合试运行检查，时间不少于 8h。检查系统各设备部件动作和联动运行情况，动作须正常，无异常现象。联合试运行需作相应的记录，联合试运行结果需由建设方或监理方对其进行确认。调整测试内容至少需包含以下内容：

（1）风机等设备的风量、出口静压值等；

（2）室内的风量调整测定和系统平衡；

（3）各相通房间静压差的检测调整；

（4）温、湿度设定、调整；

（5）自动控制系统联动、设定及调整；

（6）高效过滤器边框及本体检漏；

（7）不同工况切换是否正常；

（8）洁净度检查等。

（三）性能验收

净化工程项目在工程完工系统联调联试完成后需进行综合性能检测和确认，并应在性能确认合格后进行性能验收。

综合性能检测前，需对被测洁净区域环境和风系统再次进行彻底清洁，净化空调系统需连续运行12h以上。综合性能检测需经建设方委托具有检验监测资质的第三方承担，依据《医院洁净手术部建筑技术规范》（GB 50333），对必测项目和选择的非必测项目进行全面检测，一般应包括温度、相对湿度、照度、噪声、换气次数、平均风速、尘埃粒子数、平均细菌浓度进行检查。检验使用的仪表、设备等须经过计量检定单位检定合格并在有效期内。

若综合性能检测各项指标满足设计及GB 50333的相关要求，性能验收即为合格；反之，需经责任单位整改后再行检测，直至合格为止。

三、接管验收

医院建筑一旦投入使用，应保证其能长期稳定运转，运维管理人员必须尽快熟悉建筑及设备的相关情况，为工程移交后的管理打下坚实的基础。接管验收是移交前的重要工作，是运维管理团队迅速掌握新建工程具体情况的最有效方式。

（一）接管验收与竣工验收的区别

接管验收即管理移交前的验收。接管验收与工程竣工验收在前提条件、交接对象、验收目的和验收方法等方面均有所不同，故不能以竣工验收代替接管验收。

1. 验收的前提条件不同

竣工验收的前提条件是工程按设计要求全部施工完毕，达到设计要求及质量标准；接管验收的前提条件是竣工验收合格，已通过各质量责任主体进行的验收。

2. 交接的对象不同

竣工验收是由建设单位接管建筑工程承包商移交的建筑工程和物业设施；接管验收是由医院建筑的运维管理部门接管建设单位的物业设施。

3. 验收的目的不同

竣工验收是为了检验工程是否达到设计文件和工程建设强制性标准所规定的要求；接管验收是在竣工验收合格的基础上，以满足运维管理需要为主要目的的再检验。

4. 验收的方法不同

竣工验收是按设计文件和相关标准规范实施必要的检测和检查；接管验收是按使用需求和运维需要对所有系统和功能开展的全覆盖测试和检查。

（二）接管验收流程

医院建筑接管验收流程可概括为熟悉情况、参与竣工验收、制定接管验收规范化方案、组织验收、落实验收结论五个步骤，其流程图见图9-1。

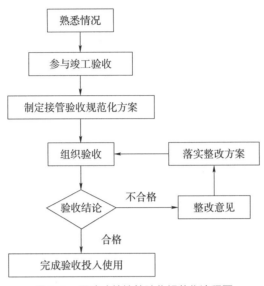

图 9-1 医院建筑接管验收规范化流程图

1. 熟悉情况

运维管理部门在工程竣工前，全面熟悉工程设计和现场情况，掌握各系统的构成方式和原理，系统设备的详细分布，明确系统运行后能够实现的功能。对不熟悉的系统、专业设备和软件等，应在工程安装调试阶段及时介入，做到培训前置。

2. 参与竣工验收

实地考察建筑和安装工程实体质量；听取项目建设工作的全面汇报；审阅工程档案，包括文字资料、图纸等。

3. 制定接管验收规范化方案

根据现场实际情况，结合参与竣工验收情况及竣工资料，按照各专业使用要求，制定详细的验收方案和验收细则，并与建设管理方、监理单位和施工单位进行沟通，达成共识。

4. 组织验收

与工程建设管理方、监理单位和施工单位一起，按照验收方案共同进行验收。验收可分专业进行，着重检查设计要求是否全部得到落实，功能是否达到使用需求和质量是否可靠，最终形成验收意见和结论。

5. 落实验收结论

验收通过的，办理移交手续，并组织设备厂商、施工单位和运维团队及时开展使用培训（也可视实际情况提前开始）；验收提出的整改意见，需限期整改，并严格进行复验，直至合格为止。

(三)接管验收要点

1. 全面检查与标识核对

规范化接管验收不能是抽检式验收,而必须根据各系统的特点,结合运维管理的经验,对运维中容易出现问题的重点部位和关键点进行全面查验,关注细节;为确保后期运维的便捷性,还应重点检查各系统、各设备设施的标识和操作提示等内容是否准确全面。

2. 核对工程资料

工程资料是后期使用、维修和改造的重要参考资料,实际使用中常常会出现竣工资料与现场实际不吻合的情况,接管验收时应仔细核查竣工图纸等全部工程资料,避免出现与现场实际不一致的情况而给运维管理带来麻烦。

表 9-3 和表 9-4 分别为供配电系统和医用气体系统运维特点和接管验收方法与注意事项,其余各专业可参考相关资料并结合表 9-3 和表 9-4 进行拟定。

表 9-3 供配电系统运维特点和接管验收方法与注意事项

运维特点	接管验收方法与注意事项
医院负荷不能随意断电,否则极易引起人身安全事故或导致财产损失	逐一停电核对配电室开关和各楼层配电箱的对应关系,以及配电箱内各开关和末端用电设备的对应关系;逐一清查首末端标识标牌是否正确,配电柜和配电箱编号是否与图纸一致
手术室、ICU、急诊等较多一级负荷,供电可靠性要求高	检查所有一级负荷的供电形式,必须具备双电源,测试双电源的切换功能并检查各电源回路的质量
医院故障停电应尽量控制在小范围内,不能发生越级跳闸的情况	检查开关质量是否符合选型要求;检查各级开关的接线是否牢固;检查配电箱零线是否采用放射式接线(不能跳接),确保单个开关故障需更换时,不影响其他开关的正常供电
操作设备多,操作必须遵循固定程序和要求	检查每一个高压开关、刀闸、重要负荷开关、手自动切换器、控制模块、保护器的标识和操作说明是否按要求张贴到位;按张贴的操作说明实施验证操作
电缆多为隐蔽走线,故障或改造时非常依赖图纸和工程资料	清查所有隐蔽工程验收资料,重点位置需进入隐蔽空间检查;核对现场实际与图纸是否一致,平面图与系统图是否一致

表 9-4 医用气体系统运维特点和接管验收方法与注意事项

运维特点	接管验收方法与注意事项
负压使用频繁,容易堵塞,影响病人治疗,造成医疗事故	负压使用较多的科室,必须在末端加装过滤网,防止长时间使用造成负压主管道的堵塞
末端气体接口错误极易造成人身安全事故	逐一验证末端气体接口的正确性,包括负压、氧气、压缩空气、笑气、二氧化碳等气体的所有终端
手术室、ICU 等重要科室对用气可靠性要求高	采用中心供氧的,在重要科室至少配置两个二级减压箱,确保故障时有备用系统可以使用

案例 ××医院氮气站房选址及站房面积优化

一、××医院基本情况及医用氮气系统设计概况

（一）××医院基本情况

医院性质：三级综合医院； 建筑面积：26.1万 m^2；

总床位数：1200床； 设计日门诊量：5000人次；

手术间数量：66间（位于医技楼四层）。

（二）医用氮气系统设计概况

医用氮气系统气源采用2套10+10瓶组氮气汇流排，医用氮气通过汇流排上的自动切换装置，实现左路、右路的气体钢瓶自动切换并持续输出医用氮气，再通过建筑物内的氮气管道系统及末端设施向各用气点提供医用氮气。原设计将氮气站房（氮气汇流排间）设置在手术中心上层（医技楼五层），汇流排站房面积约 $26m^2$。

二、医用氮气系统用气量计算及原设计存在的问题

（一）医用氮气用量计算

根据《医用气体工程技术规范》（GB 50751—2012），医用氮气用量按照下式进行计算：

$$Q=\sum [Q_a+Q_b(n-1)\eta]$$

式中：

Q——气源计算流量（L/min）；

Q_a——终端处额定流量（L/min），按照GB 50751—2012取值；

Q_b——终端处计算平均流量（L/min），按照GB 50751—2012取值；

n——床位或计算单元的数量；

η——同时使用系数，按照GB 50751—2012取值。

医院运维管理人员在审核该院医用氮气系统设计图纸时，按照该院手术中心使用氮气的手术室共有31间的具体情况，在不考虑手术间数量的科学性前提下，根据以上公式计算得出该院医用氮气用量为 $178.5m^3/h$；按照单瓶40L的氮气瓶在14MPa的充装压力下氮气储存量为 $5.6m^3$，每小时使用的氮气为：$n=178.5/5.6≈32$ 瓶。

（二）原设计存在的问题

根据原设计采用的2套10+10的氮气汇流排，其上可安装40瓶氮气瓶，可提供 $224m^3$ 的氮气，按计算用气量每间隔1.25h就需将汇流排上的40个氮气瓶更换一遍，若

维持原站房选址（医技楼5层），在实际运维中至少存在以下方面问题。

（1）气瓶装卸问题：气瓶车辆来院时需在医技楼周边设置气瓶装卸区域，该区域在装卸时需要临时放置大量的氮气瓶，由于院内人员过往频繁，气瓶本身较重且充装高压气体，一旦发生倾倒或气体泄漏，容易出现安全事故。

（2）气瓶转运问题：气瓶从装卸区到医技楼5层的氮气站房，气瓶推车一次性运输气瓶数量有限，需往返多次，加上房间内气瓶的摆放和在汇流排上的更换安装，整个过程费时费力。

（3）气瓶的安全及院感问题：气瓶运输需要经过就诊通道和电梯，运输中存在占用医护、患者通道空间，同时大大增加院内交叉感染的风险。

（4）气瓶的存储空间问题：原设计氮气站房（汇流排间）平面尺寸为 7.5m×3.5m（约26m^2），除去安装占用空间和人员在房间内操作、检修的活动空间，气瓶存放空间十分有限，将导致储备量严重不足，存在医疗安全风险。

三、优化方案及效果

（一）优化站房选址方案并扩大站房面积

经运维管理人员与医用气体系统设计师及建筑师共同研究，为解决前述存在的问题，采用以下方案对原设计进行优化。

（1）将氮气汇流排间从医技楼5层调整到医疗建筑之外，紧邻液氧站房氧气汇流排间设置。

（2）将氮气汇流排间的面积适当扩大，满足气瓶存放要求。

（二）优化后的效果

（1）站房位置调整后，氮气汇流排间远离诊疗业务区域，避免了因院内转运可能造成的交叉感染风险。新站房与道路相邻，站房前的通道可作为临时装卸区，方便了气瓶装卸和转运，避免了人员频繁往返运送气瓶造成的身心负担，更利于人员、设备、物资的管理。

（2）汇流排间的面积变大后，房间内的氮气瓶储备量将大大提升，降低了因存储气瓶量不足可能导致的供应中断风险，提高了供气安全性。

第十章　医院后勤管理与"双碳"目标

实现碳达峰、碳中和是贯彻我国新发展理念、构建新发展格局、推动高质量发展的内在要求,是党中央统筹国内国际两个大局作出的重大战略决策。医院作为公共建筑的能耗大户,加强节能降耗管理和建安设备全生命周期管理,既是促进医院高质量发展的内在要求,更是医院后勤管理者为实现"双碳"目标贡献力量的具体举措。

第一节　医院节能降耗的意义与医院能耗结构分析

本节从国家"双碳"政策和医院可持续发展的内在要求,阐述节能降耗管理的背景,并从医院常见的能源使用结构和能耗测算方法及参照标准出发,介绍医院节能降耗的意义和目标。

一、节能降耗管理的背景和意义

(一)"双碳"目标下的节能要求

2020年9月,国家主席习近平在第七十五届联合国大会一般性辩论上正式宣布了中国的"双碳"建设目标——中国力争于2030年前实现碳达峰,努力争取2060年前实现碳中和。我国作为全球碳排放量最高的国家之一,年碳排放量约占世界总量的27%,碳污染较为严重,中国此次宣布的目标虽然实现难度较大,但意义非凡,对中国乃至全球绿色经济的发展都具有积极重要的影响。

2021年10月,国务院正式印发《2030年前碳达峰行动方案》(以下简称《方案》)。《方案》围绕贯彻落实党中央、国务院关于碳达峰、碳中和的重大战略决策,按照《中共中央　国务院关于完整准确全面贯彻新发展理念做好碳达峰碳中和工作的意见》工作要求,聚焦2030年前碳达峰目标,对推进碳达峰工作作出总体部署。要求全国各行各业要明确目标任务,加快实现生产生活方式的绿色化变革,推动经济社会发展建立在资源高效利用和绿色低碳发展的基础之上,确保如期实现2030年前碳达峰和2060年前碳中和的"双碳"目标,"双碳"的内涵见图10-1。

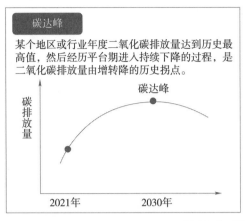 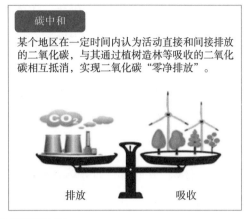

图 10-1 碳达峰和碳中和

2021年6月，国家机关事务管理局、国家发展和改革委员会编制印发了《"十四五"公共机构节约能源资源工作规划》（以下简称《规划》），《规划》对标"双碳"发展目标，明确工作目标任务，指引绿色低碳发展，促进生态文明建设，要求深入推进"十四五"时期公共机构能源资源节约和生态环境保护工作高质量发展。《规划》提出实施公共机构能源和水资源消费总量与强度双控，公共机构能源消费总量控制在1.89亿t标准煤以内，用水总量控制在124亿m^3以内，二氧化碳排放总量控制在4亿t以内；以2020年能源、水资源消费以及碳排放为基数，2025年公共机构单位建筑面积能耗下降5%、人均综合能耗下降6%，人均用水量下降6%，单位建筑面积碳排放下降7%，详见表10-1。

表10-1 "十四五"时期公共机构节约能源资源主要指标

指标	基期值（2020年）	目标值（2025年）	属性
总量			
能源消耗总量（亿tce）	1.64	≤1.89	预期性
用水总量（亿m^3）	106.97	≤124	预期性
碳排放总量（亿t）	—	≤4	预期性
强度			
单位建筑面积能耗（kgce/m^2）	18.48	17.56	约束性
人均综合能耗（kgce/人）	329.56	309.79	约束性
人均用水量（m^3/人）	21.53	20.24	约束性
单位建筑面积碳排放（$kgCO_2/m^2$）	5年下降率为7%		约束性

《规划》同时聚焦"双碳"目标，要求高度重视实施绿色低碳转型，提出了绿色化

改造行动重点任务：推广集中供热，拓展多种清洁供暖方式，推进燃煤锅炉节能环保综合改造、燃气锅炉低氮改造，因地制宜推动北方地区城镇公共机构实施清洁取暖；开展绿色食堂建设，推广应用高效油净化等节能环保设备；推动实施中央空调改造，运用智能管控，多能互补技术实现能效提升，建设绿色高效制冷系统；实施数据中心节能改造，加快设备布局、制冷架构等方面优化升级，探索余热回收利用，大幅提升数据中心能效水平，大型、超大型数据中心运行电能利用效率下降到1.3以下；持续开展既有建筑围护结构、照明、电梯等综合型用能系统和设施设备节能改造，提升能源利用效率，增强示范带动作用；积极开展绿色建筑创建行动，新建建筑全面执行绿色建筑标准，大力推动公共机构既有建筑通过节能改造达到绿色建筑标准，星级绿色建筑持续增加；加快推广超低能耗和近零能耗建筑，逐步提高新建超低能耗建筑，近零能耗建筑比例。

（二）医院可持续发展的内在要求

医院作为大型公共建筑，其内部结构相对复杂，其设施设备种类繁多且能源消耗量巨大，是公共建筑中单位建筑面积能耗较高的建筑类型，相关数据显示，医院的能耗水平通常是一般公共建筑的1.6倍~2倍。

改革开放以来，随着我国社会经济的发展和人民生活水平的提高，人们对健康问题越来越重视，对医疗服务的需求也越来越高。这就推动了我国医疗业务的高速发展，各大医院的门/急诊人次、住院人次逐年上升，各类高精尖医疗设备也不断投入使用，各种舒适性配置（如中央空调系统、24h热水供应系统、新风系统等）也进入医院建设中，这就使得各大医院的能源消耗费用占医院支出成本的比重也在逐渐提升，导致医院的运营成本和运营压力越来越大。

2023年，国家卫生健康委颁布了新的《国家三级公立医院绩效考核操作手册2023版》（以下简称《手册》）。《手册》从医疗质量、运营效率、持续发展和满意度四个维度确定了55项核心考核指标和1项新增指标，其中的第34项"万元收入能耗支出"（计量单位：吨标准煤/万元）专门用于考核三级公立医院的能源管理成效，其指标意义在于引导医院进一步加强节能管理工作，推进节约型医院建设。

此外，在《关于印发公立医院高质量发展促进行动（2021—2025年）的通知》（国卫医发〔2021〕27号）和《国务院办公厅关于推动公立医院高质量发展的医院》（国办发〔2021〕18号）等文件中，均对医院的节能降耗工作有相关的部署和指导，以确保医院运营管理的可持续发展。

二、医院能耗结构分析

（一）医院能源种类及使用占比

医院能源消耗种类大体包含一次能源（煤炭、石油、天然气等）和二次能源（电力、热力、汽油和柴油等）。其中天然气和电力多用于医院的锅炉和中央空调系统，主要提供热水（病房、值班室等区域）和蒸汽（消毒供应中心、洗涤中心、食堂等区域）；汽油和柴油主要用于应急发电机组、救护车或医院公车使用；电力主要用于照明、空调（含中央空调、分体空调等）、医疗设备、其他动力设备等。

随着医院的不断发展，各类能源资源在医院的使用占比也在发生在变化，比如21世纪以来，医院的燃煤锅炉逐步被更加清洁、高效、智能的燃气锅炉或电锅炉替代；随着医院的发展和更多的医疗设备、舒适设备的投入使用，电力消耗在医院总能耗的占比也越来越大。以某医院2021年度的主要能源资源消耗结构图（见图10-2）分析，消耗的主要能源资源费用及占比分别为：电费占总费用的72%、水费占总费用的10%、天然气费占总费用的14%、汽油费占总费用的3%、柴油费占总费用的1%。由此可见，电能消耗费用是所有能源资源消耗费用中占比最大的，达到了总费用的72%。经对电力消耗结构进行分析发现，电能消耗主要由照明、空调、医疗设备、其他动力设备和应急消防五部分构成，其分别占电费总支出的15%、55%、15%、12%和3%。

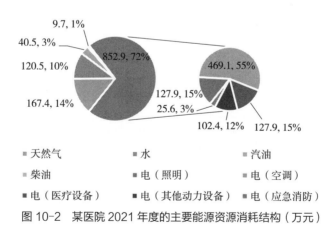

图10-2 某医院2021年度的主要能源资源消耗结构（万元）

（二）医院能耗测算指标及参照标准

医院的能耗测算指标通常包括万元收入能耗支出、万元收入能耗支出费用、人均综合能耗、单位建筑面积能耗等。其中：万元收入能耗支出表示该医疗机构每收入1万元所对应支出的能源消耗情况（kgce/万元）；万元收入能耗支出费用表示该医疗机构每收入1万元钱对应支出的能源消耗费用情况（元/万元）；人均综合能耗表示该医疗机构统计范围内的综合能耗与其总用能人数的比值（kgce/人）；单位建筑面积能耗表示该医疗机构统计范围内的综合能耗与其总建筑面积的比值（kgce/m²）。不同能源资源的标准煤系数折算参照表10-2。

表10-2 不同能源资源的标准煤系数折算参照表

种类	单位量	折算标准煤	种类	单位量	折算标准煤
电	1kW·h	0.1229×10^{-3} tce	煤油	1t	1.4714tce
煤炭	1t	0.7143tce	柴油	1t	1.4571tce
煤气	1m³	0.5714×10^{-3} tce	燃料油	1t	1.4286tce
天然气	1m³	1.33×10^{-3} tce	外购热力	1GJ	0.0341tce
汽油	1t	1.4714tce	水	1t	0.0857×10^{-3} tce

各地均结合当地实际情况制定有相应的能耗定额标准，以四川省地方标准《公共机构能耗定额标准》（DB51/T 2762—2021）为例，规定各级医院的能耗定额参考标准如表10-3所示。表10-3的约束值表示为实现该类型医疗机构正常运行所允许的能耗指标上限值，基准值表示该类型医疗机构正常运行且采取了一定的节能管理技术措施后的能耗水平，引导值表示满足该类型医疗机构正常运行的条件下，能效提升的目标值。

表10-3 四川省公共医疗机构能耗定额参考标准

医院类型		人均综合能耗（kgce/人）			单位建筑面积能耗（kgce/m²）			常规用能系统单位建筑面积电耗（kW·h/m²）		
		约束	基准	引导	约束	基准	引导	约束	基准	引导
三级甲等		432	272	199	24	19	15	121	90	62
三级乙等及以下		365	248	161	24	16	11	106	82	51
二级医院	省、市、区	367	176	96	16	10	7	98	63	42
	县	443	190	112	16	9	6	92	64	42
一级及以下	省、市	283	120	74	11	7	3	70	45	21
	区	199	80	36	7	5	3	48	29	18
	一类县	194	92	42	6	4	3	36	24	14
	二类县	200	104	38	4	2	1	29	15	8

万元收入能耗支出作为全国三级公立医院考核的重要指标，其指标导向是"逐年降低"。从全国三级公立医院2016年—2021年万元收入能耗支出费用统计图（见图10-3）

可以看出，全国三级公立医院万元收入能耗支出费用的中位数和平均数呈下降趋势，中位数从2016年的128.83元下降至2021年的99.82元，下降比例22.52%；平均数从2016年的121.3元下降至2021年的91.06元，下降比例24.93%。2021年由于新冠疫情开门开窗通风的要求，综合能耗费用的中位数略有增加。

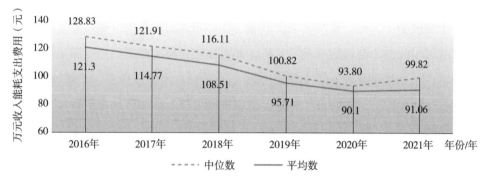

图10-3 全国三级公立医院2016年—2021年万元收入能耗支出费用统计

第二节 医院节能降耗的方向与措施

本节从管理节能、技术节能、行为节能三个方向介绍医院节能降耗的方法和措施，目的是推动医院在节能降耗的管理工作中健全规章制度、强化运维管理、开展节能技改、强调宣传和引导并重，并为医院管理人员在节能降耗工作开展的过程中提供参考。

一、管理节能

（一）加强组织领导

医院要做好节能降耗工作，一是，建立组织机构，明确工作职责。医院成立节能降耗工作领导小组，由分管后勤工作的副院长担任组长，后勤部门的负责人担任副组长，开展具体工作。二是，工作领导小组对医院节能降耗相关工作进行整体部署和系统推进，领导小组办公室要加强统筹协调，督促将各项目标任务分解落实；要强化责任，着力抓好各项任务落实，确保制度到位、措施到位、成效到位；要严格监督考核，逐步建立系统完善的综合用能评价考核制度，对节能降耗工作成效突出的部门或科室按规定给予表彰奖励，对未完成目标任务的部门或科室要按规定进行绩效扣罚。

(二)完善节能制度体系建设

在节能降耗工作领导小组的统一部署下,一是,要加强医院节能管理制度建设,规范节能运行操作程序,并根据医院设备设施类型和用能特点建立可操作的节能运行操作制度和管理规定;建立医院的《节约能源资源实施方案》《节能工作考核目标制度》《高能耗设备节能管理制度》等一系列节能降耗工作制度和文件,将公共机构节能有关要求贯穿于制度中。二是,要制定年度节能工作计划,明确年度节能目标。三是,对上年度科室或部门的能源消耗情况进行分析,并对标同类科室或部门的能源消耗情况,制定科室或部门的年度能耗指标、节能计划和节能目标。同时,设备运维管理要标准化、流程化,对重点用能设备要有专业技术人员运维管理,并制定设备运维管理的标准化流程,建立详细的用能设备设施台账,健全用能系统运行和巡视检查记录档案,规范设备设施管理,并在工作中逐步优化设备设施运维工作的标准和流程,强化节能运行与管理。

(三)明确设备经济管理标准

管理节能就是要把节能降耗工作精细化,并制定相应的设备运维标准化流程和精细化管理标准。例如,在照明设备使用中,有智能照明控制系统的区域,可以通过系统优化控制照明设施的开闭时间或照度;无控制系统的部分可以在照明开关上标注"昼夜开、按需开"等标识,起到提醒作用;在空调使用过程中,要明确温度设定要求(夏季不低于26℃,冬季不高于20℃,特殊区域除外);在不同的设备机房温湿度要求下,按规定要求启停机房空调或新风设备,杜绝机房空调24h长时间运行等。

二、技术节能

技术节能主要是通过人为干预、设备技术改造或更新的方式来减少浪费,提高能源利用效率。一方面可以引入科技含量高的节能产品,另一方面可以从技术层面进行改进并提升管理节能手段,也可利用智能化的管理方法,提高技术管理效能。从图10-2可以看出医院的主要能源消耗占比情况,在制定节能降耗的技术措施上,要结合医院的自身能源消耗特点,制定相应的节能改造方案。推进重点用能设备节能增效,加强重点用能设备节能审查和日常监管,确保能效要求全面落实。

(一)建立医院中心能源管控平台

医院中心能源管控平台的能耗数据采集方式以自动采集为主,采集的数据包括水、电、燃气等总用量和分项能耗以及科室用量数据,由自动计量装置实时采集,通过能源管理系统传输至能源管控平台。通过全面的能耗采集，来分析医院的用能状况，发现医院实际运营中存在的各类用能问题，为医院管理节能及技改节能提供数据支撑。其主要模块功能包括：对项目进行图文并茂的介绍、当日用能趋势、本月能耗总览（同比、环比）、能源占比、各项能耗评价（同期相比）、关键能耗考核指标概览等；提供两个维度（科室维度和区域维度）的能耗分析模型；能耗预警分析（预警值可调）；提供对能耗模型内多个节点单个时间段或者单个节点多个时间段的能耗对比；对能源消耗进行定额管理；对经营性能耗考核指标进行管理，包括单位床日能耗、单位门诊量能耗、万元收入能耗、单位业务量能耗、单位建筑面积能耗、单位空调面积能耗等。以平台为支撑，实时监控医院能耗数据，并以点概面，确保资源高效利用，严格杜绝能源资源"跑、冒、滴、漏"现象的发生。

（二）技术节水措施

1. 采购使用节能产品

对卫生间、医用洗手台、冲洗台等区域尽量替换安装红外感应水龙头等节水器具，其他用水区域尽量采购使用具有节能标识的洁具。

2. 找到适合医院运营的经济供水水压

通过对全院日用水量及日平均用水水压进行一段时间的采集分析，可看出满足医院实际工作需求的最佳节水水压。对于部分需高水压的科室可增设加压泵，对于如洗手台等区域不需要较高水压的区域，可以通过调节出水龙头下方的三角阀来降低出水压力，如此一来，年节水量较以往可提高10%以上。

3. 建立可回收用水系统

经统计，医院的绿化灌溉和厕所冲便用水占总用水量的比重达到15%～20%，同时医院的净化水使用（血液透析中心、胃镜中心、检验中心、锅炉用水等）又有大量的反渗透水、冷凝水等产生。因此，根据不同区域的可回收用水收集量，设计并安装可回收用水收集箱/池，即可满足就近区域绿化灌溉和厕所冲便的使用，减少水资源的浪费（可详见本章案例）。

（三）技术节电措施

1. 淘汰高耗能产品

引入能耗低效率高的先进设备，如：通过更换医院高耗能开水器，并自主设计改造开水器控制箱，根据不同科室的用水时段需求，调整开水器的分时段智能启停，以节省电费；更换改造老式水泵，可极大降低水泵电耗等。

2. 照明节能

全面推广使用 LED 照明灯具替换原有普通节能灯和非 LED 日光灯管，并配合使用声光感应开关、人体红外感应开关、雷达开关、时间控制开关等，有效降低照明能耗指标。优化区域照明，如：通过优化院内各地下停车场灯光照明布局，可直接减少使用灯管 70% 以上；配合感应开关，可将原来 24h 常亮的地下室照明系统综合能耗降低 80% 以上。通过更换电梯光源、优化照明布局等措施，也可将原需 24h 常亮的电梯照明电耗降低。

3. 空调节能

除了可采用集中控制、群控、变频控制以外，还要定期清洗全院中央空调系统冷却塔设备、过滤网（分体式空调滤网也要根据不同区域的情况按需定期清洗），还可将向阳面的窗户张贴隔热膜，以提升空调使用效果，减少能源损耗。规模较大的院区可配置空调及新风系统滤网专职清洗人员，按照国家规范、行业标准、管理科室和院感科室共同制定的清洗标准和清洗要求循环清洗。

4. 设备节能

通过计算机中心远程关闭科室夜间不使用的电脑，夜间电脑使用数量仅占总电脑数的 20% 左右，给科室明确哪些电脑可夜间使用，其余的电脑就可关机以节省电费。同理关闭其他不用的用电设备，以降低设备待机功耗。在电梯方面，通过调整部分电梯分单双层运行，并于夜间关闭部分电梯，以降低电梯电能消耗。在一级和二级中心配电室引入无极功率补偿设备，可将原配电系统功率因数由 0.95 左右提升至 0.99 及以上，有效降低线路损耗等。

（四）技术节气措施

医院的天然气主要用于锅炉和中央空调（燃气空调），锅炉主要提供热水（病房、值班室等区域）和蒸汽（消毒供应中心、洗涤中心、食堂等区域），年燃气消耗量占医院总能耗的 14% 左右。在使用过程中，科学调节天然气与空气燃烧配合比值，提高天然气燃烧率；以专用蒸汽发生器替换传统燃气锅炉，可节约用气约 35%；协调消毒供应中心与洗涤中心的用蒸汽时间，将开、停蒸汽时间尽量保持一致，缩短锅炉开机时间，以节省天然气资源等。

（五）其他节能措施

通过开展能源审计工作，分析、对比、查找能耗支出较大的薄弱环节，从而有针对性地制定节能降耗措施；要求洗涤中心必须分类、集中清洗各相关科室衣物等，从而不同程度降低洗涤成本（水、电、蒸汽、洗涤用品用量）；利用洗涤中心剩余蒸汽，将洗涤中心熨烫设备由用电改造为用蒸汽熨烫，以节约电费；在洗涤中心自建余热水回收系统，可回收大量热水，同时还可节约洗涤时间等。

三、行为节能

（一）强化宣传引导

医院的节能降耗工作决定不是某一个部门能承担的，需要在节能降耗领导小组的带领下，医院各部门、所有员工共同参与。所以，增强医院职工的节约意识、环保意识、生态意识尤为重要，要持续开展世界地球日、世界环境日、全国节能宣传周、全国低碳日等主题宣传活动，也可通过印发节能手册、节能宣传涂鸦、摆放节能展板、微信公众号推广等多种形式，不断倡导简约适度、绿色低碳、文明健康的生活和工作方式，增强医院职工绿色低碳意识，把绿色理念行为转化为全体员工的自觉行动，促使生态文明理念更加深入人心，引导医院职工形成良好的用能、节能习惯。

（二）重视节能培训

医院节能降耗领导小组要重视节能降耗培训工作，把培训工作纳入医院节能降耗领导小组年度工作计划，切实普及国家节能环保和"双碳"目标建设的政策要求，以及节能降耗的基础知识和日常管理办法。利用医院节能降耗领导小组的季度/年度工作汇报会议、新进员工培训会议、实习生/进修生培训会议等，开展医院的节能培训工作；也可通过定期组织开展医院节能降耗的知识竞赛等活动，来丰富节能降耗的宣传和培训。针对医院用能设备的管理部门，要组织开展专门的节能降耗知识培训和考核，并将相关部门的节能管理工作纳入部门质控考核，考核结果与工作绩效挂钩，增强大家对节能降耗工作的重视。利用管理节能、技术节能是医院节能的手段，倡导行为节能才是医院节能的核心。

案例　某地市级医院可回收用水系统建设实例

一、项目概况

（一）医院概况

案例所在医院为一所地市级三级甲等综合医院，目前开放床位1800余张，在职职工2500余人，2021年门急诊量200余万人次，出院病人约8万人次，手术约4.5万台次，平均住院日7.8d。

（二）医院供水管理系统

为杜绝资源流失浪费，该医院在节能节水工作中探索革新技术，深化科学管理，分析医院节能空间，以实际节能节水为抓手，努力实现"节能降耗、降本增效"的效果，通过人工抄录与智能采集相结合管理途径，建立医院供水计量统计和管理分析档案。通过智能化管理平台，实时监测医院用水变化情况，实现全天候高质量管理跟踪，确保医院供水系统安全、可靠。现医院建设有以下智能供水管理系统模块，详见表1。

表1 医院智能供水管理系统模块

序号	智能系统模块	建设区域	装置时间
1	智慧水务管理系统	全院主楼宇供水管网	2019年
2	水浸报警系统	医院水箱间、水泵房、污水井口	2021年

（三）医院近年用水情况

该医院近年来的门急诊人次、住院人次及用水情况详见表2。可以看出，在医院门急诊人次由2018年的176.08万人增长至2021年的204.28万人，增长比例16.02%；住院人次由2018年的7.6万人增长至2021年的8.1万人，增长比例8.93%的同时，医院用水量不增反降，由2018年的32.80万t下降至2021年的30.52万t，下降6.95%。

表2 医院近年来用水情况分析

项目	2018年	2019年	2020年	2021年
门急诊人次（人/年）	1760785	1917254	1591415	2042833
住院人次（人/年）	76060	78971	67691	81052
年用水量（万t）	32.80	35.40	35.53	30.52
年用水费（万元）	129.56	139.82	140.34	120.56

二、医院水资源消耗统计分析

对于一所大型综合医院来说，供水消耗量会随着医疗发展日益巨增，而在医学研究过程中易忽略了一些节能管理措施造成的资源浪费。当前，现代医疗设备对水质有着不同的要求，很多医院用水单元使用的是经过滤后的纯水（医院的血液透析中心、内镜中心、口腔治疗中心、检验检查中心及锅炉用水等），在过滤的同时会产生大量的过滤废水（废水比甚至高达1∶1）。通过统计数据显示，医院年均用水费用均破百万元，用水消耗费用较高。从而促使医院必须重视节水管理和节水技术引入，降低运营成本。

三、可回收用水系统项目改造潜力分析

（一）系统建设思路

该医院的可回收用水系统建设思路为收集门诊大楼、内科大楼及分院血液透析中心的净化水过滤废水及大楼周边雨水，用于系统周边绿化灌溉和公共卫生间冲便用水。项目内容主要包括可行性论证分析、建设方案（方案、规模、经费和建设时间等）、实施效果评估等阶段。

（二）项目可行性论证分析

通过抄送既往月份医院区域用水数据，可核算项目计划区域用水量及可回收水量如下。

1. 区域公共卫生间用水量

门诊公共卫生间日均用水量约为$33m^3$；内科一楼公共卫生间日均用水量为$8.5m^3$；内科二楼公共卫生间日均用水量为$3.6m^3$；分院公共卫生间日均用水量为$25.7m^3$。

2. 区域可回收废水点及可回收水量

门诊内镜中心+门诊口腔科月均用水量$870m^3$，按照50%过滤排水比例（即排水量为$435m^3$），日均排水量为$14.5m^3$；内科大楼血透中心月均用水为$1000m^3$，按照50%过滤排水比例（即排水量为$500m^3$），日均排水量为$17m^3$；锅炉空调班月均用水量为$700m^3$，按照50%过滤排水比例（即排水量为$350m^3$），日均排水量为$11.6m^3$；门诊检验科月均用水量为$300m^3$，按照50%过滤排水比例（即排水量为$150m^3$），日均排水量为$5m^3$；供应室月均用水量为$1570m^3$，按照50%过滤排水比例（即排水量为$785m^3$），日排水量均为$26m^3$；分院血透中心月用水量为$1800m^3$，按照50%过滤排水比例（即排水量为$900m^3$），日均排水量为$30m^3$。

3. 数据统计分析与结论

（1）数据统计分析

核算统计1：按日平均用水量核算，门诊公共卫间、内科一、二楼公共卫生间、分院公共卫生间每日总用水量为$70.8m^3$、每月$2124m^3$、一年$25842m^3$，合计水费$25842×3.93=10.16$万元。

核算统计2：统计范围内的每日回收过滤排水总量达$104.1m^3$，即每月$3123m^3$、每年$37996m^3$，合计用水费用$37996×3.93=14.93$万元。详见表3计划回收水量与区域用水量对比分析表。

表3 计划回收水量与区域用水量对比分析

用水性质	回收/用水量/m³			对应水费/ （万元/年）
	日	月	年	
计划供水区域用水量	70.8	2124	25842	10.16
计划范围可回收水量	104.1	3123	37996	14.93

（2）项目建设投资预算

为避免回收水水源与自来水水源交叉污染，可回收用水供应管路系统不能同医院给排水系统共用管路。因此，在可回收用水系统建设中，所有涉及的管路系统需要重新建设，结合医院可回收用水系统建设项目的设计方案，经医院后勤工作人员现场测量，逐项预算出该项目建设总投资约10.8万元。

（3）项目可行性分析结论

结合可回收排水量核算（因雨水的不确定性，在测算过程中不考虑雨水回收量），现目前医院过滤排废水量为$104.1m^3/d$，远大于计划保障的区域（门诊所有公共卫生间、内科大楼1、2楼公共卫生间、外科大楼/南苑楼等公共卫生间及绿化浇灌供水）用水量$70.8m^3/d$。同时，预估项目建设总投资约为10.8万元，项目投运后每年可节约水费10.16万元，项目投资回收期约1年，项目可行。

4.项目建设的意义

根据项目可行性分析结论，可回收用水系统项目建成后，每年可回收水量约3.8万t，满足医院绿化灌溉和公共卫生间冲洗用水，每年可节余10万余元水费。

基于上述情况，医院自筹资金10.8万元，立即启动实施"可回收用水系统建设"项目，现已正式开始发挥效益，提升了水资源的利用效率，也促进医院绿色可持续发展。

第三节　医院节能降耗的其他举措

节能降耗是一个持续改进的过程，基于宏观环境分析（PEST分析）可知，政策、经济与科技的影响因素对节能降耗起到了促进作用，特别是能源专业化管理、产能和储能设备设施的飞速发展，推动了节能降耗工作的开展。除了本章第二节介绍的节能降耗手段和举措外，也出现了一批更为先进和高效的节能方法和举措，例如合同能源管理、分布式能源系统建设、建筑节能、光伏发电系统建设等。

一、探索合同能源管理

（一）政策背景

2021年6月，《"十四五"公共机构节约能源资源工作规划》（国管节能〔2021〕195号）提出，鼓励采用能源托管等合同能源管理服务模式。

2022年9月7日，《关于鼓励和支持公共机构采用能源费用托管服务的意见》提出，鼓励公共机构采用能源费用托管服务，调动社会资本参与公共机构节约能源资源工作，推进公共机构绿色低碳转型。

（二）合同能源管理模式

合同能源管理模式是指由节能服务公司与客户签订节能服务合同，由节能服务公司投资进行节能技改和建设能耗管理系统，客户零投资。合同范围通常包括客户节能降耗项目的设计、融资、设备采购、施工、设备安装调试等节能服务环节，节能公司通过从客户进行节能改造后获得的节能效益中收回投资和取得利润。

在医院合同能源管理模式下通常还包含能源费用的托管，具体是指医院根据确定的能源基数费用支付给节能服务公司相应的能源托管费用，再由节能服务公司代为支付医院的水、电、气等能耗费用。同时，由节能服务公司进行投资，通过科学的管理运行和节能技术的应用达到节约能源资源、减少费用支出等目的，获取合理的利润。同时，结合医院实际情况，在保证节能服务公司合理利润的前提下，可要求节能服务公司拿出部分利润，对医院后勤信息化的建设、一站式服务中心等进行投资，通过智慧后勤建设提升医院设备安全性、实现精细化用能管理、提高医院后勤服务效率与品质，为智慧医院建设奠定基础。

合同能源费用托管的服务周期一般为10年左右，因为较长的合同期有利于促进节能服务公司和用能单位系统的规划能源管理工作，通过周期性的节能量审计、实时诊断和分析，有利于建设有序改进、持续优化的能源管理体系。

（三）项目实施流程

2022年9月7日，国家机关事务管理局、国家发展和改革委员会、财政部印发的《关于鼓励和支持公共机构采用能源费用托管服务的意见》，对合同能源托管的具体实施步骤提供了规范，结合医院实际情况开展合同能源托管服务的项目实施步骤详见表10-4。

表 10-4 医院开展合同能源托管服务的项目实施步骤

步骤	对应环节	具体内容
1	前期评估	医院可通过委托第三方能源审计服务公司，对过去1年~5年的能耗水平进行诊断分析，包括用能建筑、用能设备、用能时段、用能人数、能源单价等变化因素对能源消耗的影响，并结合医院实际情况，提出技术可行、经济合理的节能技改建议，以及对医院未来10年的能源消耗进行模拟测算，出具能源审计报告。能源审计报告作为确定合同能源费用托管服务项目的能源基准、基准能耗费用的依据
2	组织采购	医院在完成市场调研、能源审计工作后，由后勤部门整理相关材料报院办会充分研讨，确定综合能源托管服务的具体范围内容，再将确定的需求文件移交医院采购部门，同时上报所在地的行政主管部门审批。医院采购部门依据相关法律法规的有关规定，开展项目的政府采购。采购方式按照政府采购相关制度规定确定，采购类型宜按照服务类型进行采购。采购文件中需明确能源基准、托管范围、托管期限、实施内容等具体内容，评审过程中要充分评估项目的可行性、经济性和先进性
3	合同签订	医院根据政府采购结果，与节能服务公司签订合同能源费用托管服务项目合同。合同内容至少包括托管范围、能源基准、托管期限、托管费用的标准及支付、实施内容、项目移交、双方责任、保密责任、合同变更及解除等内容
4	组织实施	项目实施是指节能服务公司按照合同约定时间内依法投资完成实施内容，并通过医院验收合格（或请第三方专业机构参与验收），移交医院运行管理。托管期内，医院仅拥有系统、设施设备的所有权。托管期满后，相关资产移交给医院管理
5	项目调整	项目在托管期内，如遇边界条件、用能设备、用能区域、用能人数、能源单价等发生重大变化，医院与节能服务公司按照政府采购法律法规有关规定签订补充合同，能源基准及费用按照补充合同进行调整和支付
6	后期评估	项目托管期限届满前1个月，节能服务公司要按照合同约定，对能源资源系统进行全面检修，保证用能设备设施完整且正常运行
7	资产管理	项目托管期限届满，节能服务公司按照合同约定，将其投资形成的项目资产移交给医院，医院按照国家统一的会计制度对移交的资产进行会计处理

（四）合同能源管理的效益

1. 社会效益

通过合同能源托管服务项目，在医院不额外投资的情况下，可以实现通过科学的管理运行和节能技术的应用达到节约能源资源的目的，实现医院用能进行精细化的管理，降低医院万元收入能耗水平，为行业起到智慧用能、绿色用能的引领作用，同时为实现"碳达峰、碳中和"目标提供了清晰的实现路径。

2. 经济效益

在合同能源托管建设模式下,无需医院额外投入节能改造和信息化平台建设资金,既可借助节能公司的力量提升医院后勤管理的信息化、智能化水平,保障设备运行安全,也可有效控制和降低医院能源消耗。

3. 管理效益

依托相关智慧化建设,以响应国家政策,符合上级部门对后勤一站式服务、加强医院运营管理、智慧医院建设的要求;通过建设后勤一站式服务中心,提升医院整体管理和服务水平,实现医院的数字化转型,强化医院整体品牌效应。

二、分布式能源系统建设

作为一种新型的能源供应模式,分布式能源系统是集中式供能系统的有力补充。传统的集中式供能系统采用大容量设备、集中生产,然后通过专门的输送设施(市政电网系统、集中供暖系统等)将各种能量输送给较大范围内的众多用户;而分布式能源系统则是直接面向用户,按用户的需求就地生产并供应能量,具有多种功能(供电、供热、供冷),图10-4是常见的天然气分布式能源系统示意图。

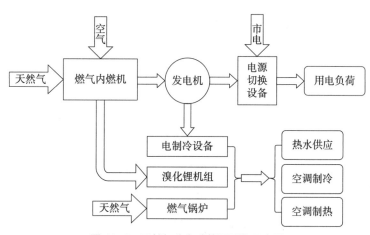

图 10-4 天然气分布式能源系统示意图

分布式能源系统提供的制冷、制热量则通过热水供应和中央空调供应的形式直接提供给用户,其提供的电能除用户可直接使用外,多余的部分还可以结合当地国家电网的政策,利用相关设备实现与市电的并网。其主要适用对象是电、热、冷供应集中的区域用户,如商务中心、学校、医院等。

在实际运用过程中,分布式能源系统建设有以下主要特征及优点。

（1）直接面向用户的实际需求，建设于用户所在地或附近，可以大幅减少系统提供用户能量的输送环节，进而减少能量输送过程的能量损失与输送成本。对用户而言，比向电网购买高价电力和单纯使用天然气供热有更好的经济效益，且初始投资相对较小，日常维护相对简单，也能作为用户能源系统的补充，提高能源供应的安全性。

（2）分布式能源系统是以天然气、轻油以及生物质等为燃料（最常见的是天然气），热、电、冷联供为主要形式的多联产系统，有效地实现了能源的梯级利用，加之"热泵""余热回收"等新能源技术的成熟运用，可充分挖掘系统能源利用潜力，使全系统燃料利用效率达到70%～80%，系统总体上较常规能源供应方式更加环保。

（3）分布式能源系统采用性能先进的中、小型机组，具有较高的自动化控制水平和运行灵活性等特点，再加上合理的设备配置和系统搭配，可实现设备便捷启停，负荷灵活调节，提升系统的安全可靠性。

（4）随着经济、技术的快速发展，特别是可再生能源的积极推广应用，用户的能量需求开始多元化；同时伴随不同能源技术的发展和成熟，可供选择的技术也日益增多。分布式能源系统作为一种开放性的能源系统，开始呈现出多功能的趋势，既包含多种能源输入，又可同时满足用户的多种能量需求。

三、建筑节能

建筑节能是一个非常宽泛的研究课题，是建筑全生命周期过程中每一个环节下节能的总和。某建筑在选址、规划、设计、建造和使用过程中，通过采用节能型的建筑材料、产品和设备，执行建筑节能标准，加强建筑物所使用的节能设备的运行管理，合理设计建筑围护结构的热工性能，提高采暖、制冷、照明、通风、给排水和管道系统的运行效率，以及利用可再生能源，在保证建筑物使用功能和室内热环境质量的前提下，增大室内外能量交换热阻，以减少供热系统、空调制冷制热、照明、热水供应等因大量热消耗而产生的能耗。从而降低建筑能源消耗，合理、有效地利用能源，使得该建筑的全生命周期过程中尽可能减少能源的消耗。其途径主要包括：尽量减少不可再生能源的消耗，提高能源的使用效率；减少建筑围护结构的能量损失；降低建筑设施运行的能耗。

通常情况下，理想的节能建筑应在最少的能量消耗下满足以下三点：一是能够在不同季节、不同区域控制接收或阻止太阳辐射；二是能够在不同季节保持室内的舒适性；三是能够使室内实现必要的通风换气。随着人们经济水平和对生活环境需求的不断提升，相信未来房屋的建设发展趋势必然是由过去的高能耗建筑向低能耗建筑（节能型）转变，并力争向近零能耗建筑转变。

对既有建筑的建筑节能改造通常的做法有以下几点：

（1）利用建筑围护结构传热系数检测仪对既有建筑的门窗传热性能进行检测，找出造成能源损失的薄弱环节，制定对应的整改方案；

（2）对出现热桥或保温层缺陷门窗的位置进行整改；

（3）对光照影响较大的地方进行隔热贴膜；

（4）增加光伏发电、集中供热供冷等系统，替代原部分能源供应系统；

（5）利用高新技术下的节能产品淘汰建筑体内高耗能的设备和系统等。

四、光伏发电系统

太阳能是人类取之不尽用之不竭的可再生能源，具有充分的清洁性、绝对的安全性、相对的广泛性、确实的长寿命和免维护性、资源的充足性及潜在的经济性等优点。2021年10月，《2030前碳达峰行动方案》提出，建设"光储直柔"建筑，到2025年，城镇建筑可再生能源替代率达到8%，新建公共机构建筑屋顶光伏覆盖率力争达到50%。而光伏发电则是利用半导体界面的光生伏特效应而将光能直接转变为电能的一种技术。太阳能电池经过串联后进行封装保护可形成大面积的太阳电池组件，再配合上功率控制器、逆变器等部件就形成了光伏发电装置。常见的光伏发电系统示意图见图10-5。

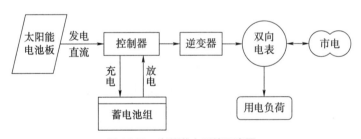

图 10-5 光伏发电系统示意图

光伏发电系统通常分为独立光伏发电、并网光伏发电、分布式光伏发电三种类型。它是一种新型的发电和能源综合利用方式，具有广阔的发展前景。它主要倡导就近发电、就近并网、就近转换、就近使用的原则，既能有效提高同规模光伏发电的发电量，又能有效解决电力在升压和长途运输中的损耗问题。就医院而言，常见的光伏利用措施有：太阳能充电车棚、光伏供电系统、太阳能路灯、太阳能热水器等。

第四节　医院建安设备全生命周期管理

医院建安设备是医院的重要组成部分，做好医院建安设备的全生命周期管理工作，可有效提升医院的运营水平和效率。本节从医院建安设备的常见种类和管理特点入手，分析不同项目建设管理模式下医院建安设备建设的利弊，最后提出医院建安设备全生命周期管理的意义和应用方法。

一、医院建安设备的常见种类和管理特点

（一）医院建安设备的常见种类和特点

1. 医院建安设备的常见种类

医院作为特殊的公共建筑，其建安设备系统的种类和特点与一般公共建筑有所区别，通常包含强电系统、给排水系统、医用气体系统、暖通系统、电梯系统、消防系统、物流系统（气动物流、轨道小车）、直饮水系统等。

2. 医院建安设备系统的建设管理特点

医院建安设备系统的建设管理主要有以下特点：

（1）医院建安设备工程与一般公共建筑相比，其功能更复杂、专业技术要求更高、投资更多更密集；

（2）对项目建设的安全和质量要求更高，建设周期也更长；

（3）院方参与人员少；

（4）通常由建筑总承包转包给下级专业分包公司完成；

（5）隐蔽工程多，最终项目质量难以控制。

其管理痛点主要表现为："头重脚轻"，只重视后期的维保，不重视前期的设备选型、施工安装调试；设备工程的进度与土建工程的进度配合默契度差；设备安装质量得不到有效的监督，工程质量差；从项目交付使用就开始改造，甚至还未交付就再次改造；因资料交接不全、实际运管人员对系统设备不熟而无法确保后期运维质量，后期运维专业性不强导致设备维保费用逐年增加且维保质量逐年下滑。

（二）医院建安设备建设项目管理模式

常见的医院建安设备建设形式大致分为两种，即新建项目和改建项目。

新建建安设备建设项目往往跟随医疗建筑主体的新建同步建设，项目实则为基建项目的子项目；而改建建安设备建设项目往往是伴随医院规模的扩张、新业务开展需要、

科室搬迁等，在原有建安设备系统不能满足医院发展需要的情况下，在原系统基础上改扩建或新建的独立建设项目。不论哪种建设方式，其项目管理模式大体分为传统管理模式、狭义全生命周期项目管理模式和广义全生命周期项目管理模式三种。

1. 传统的医院建安设备建设项目管理模式

传统项目管理模式下的医院建安设备建设方式是近几年最常见的项目建设管理模式，下面从跟随基建项目的医院建安设备系统（新建）和独立的建安设备系统建设（新建或改建）两方面分别进行介绍。

（1）跟随建设项目的建安设备系统建设。跟随基建项目的医院建安设备系统建设项目即为新建医疗建筑项目内所包含的子项目，一般由建筑施工方总承包负责，再分包给具有对应专业施工资质的单位建设，医院方参与人员多为基建管理人员。主要项目管理流程大致为：①建设项目立项；②委托设计单位按甲方需求进行项目设计（以建筑为主，包含水、电、气、暖通等专项设计），并编制项目清单；③编制项目工程造价预算并送财评中心审核；④按预算和财评结果进行项目招标；⑤项目建设并交付使用（进入质保期）；⑥项目质保期满后继续使用。

（2）独立的建安设备系统建设。独立的医院建安设备系统建设项目即是不跟随建设项目的一种建设形式，该形式一般在已有物理空间内做专项的建安设备系统工程建设，相当于是一个建安设备系统的专项工程，医院方参与人员多为基建管理人员或医院后勤部门的对应班组管理人员。其主要项目管理流程同跟随基建的项目类似，主要区别在于基建项目是以建筑为主，而建安设备系统专项工程是以设备安装为主，所以采购形式上前者通常为工程类招标，后者通常为设备购置类招标（含安装、调试等）。

2. 狭义全生命周期项目管理模式

在医院建安设备系统建设项目中引入狭义全生命周期项目管理模式，是在传统项目管理模式上的一种突破和创新，但就目前而言，运用也相对比较少。基于此模式下的医院建安设备系统建设项目过程主要包含：项目的定义与决策、设计与计划、实施与控制、完工与交付使用。医院方参与人员包含医院管理人员、基建人员、后勤相关专业管理人员、医疗设备管理人员、部分临床工作负责人等。

3. 广义全生命周期项目管理模式

如果把狭义的全生命周期项目管理模式建设内容定义为项目的建设阶段，则广义的全生命周期项目管理模式即为在项目建设阶段后期再增加了项目的运营和终结阶段，实为真正的全过程管理。该模式下的医院建安设备建设项目需要由医院方组建项目管理小组统筹管理，参与人员除上文提及人员外还包括采购、财务、资产管理等人员，同时项目所涉及的设计单位、造价单位、监理单位、施工单位等均会在项目的不同实施阶段参与其中。医院建安设备全生命周期管理阶段模型见图10-6。

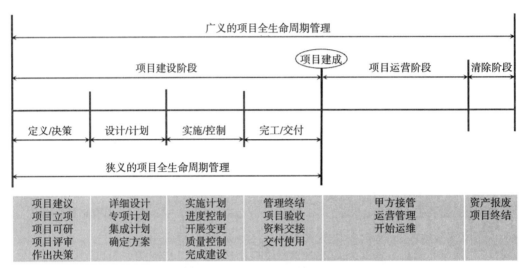

图10-6 医院建安设备全生命周期管理阶段模型

二、不同项目管理模式利弊分析

要提高医院建安设备系统建设项目的管理质量和效率，需要仔细研究我国现阶段医院建安设备系统建设中存在的问题，再来选择合理的项目建设管理模式，确保建设项目在后期运营过程中发挥显著的作用。

（一）传统项目管理模式利弊

在传统的项目管理模式下，由于医院的基建部门就医院而言本质是辅助部门，其人员配置往往仅由少量土建、造价和工程管理人员组成，往往缺乏其他专业人员，这就容易造成作为主体工程子项目的建安设备系统项目的管理出现因论证阶段项目负责人缺乏相关专项工程建设经验，而出现建安设备系统方案设计不全面和工程实施过程中风险管理不完善的问题，并导致对项目本身的重要性、技术性、资金预算评估不准确，进而导致项目后期超预算、工期延长、技术缺陷等情况出现。

传统项目管理模式最大的问题就是缺少了和医院对应的设备运维管理部门、使用部门以及其他相关部门的沟通参与，最终造成项目建成后不满足需求或需要反复改造的情况，从而导致项目时间成本、资金成本的增加。同时，在传统的建设项目管理模式下的医院建安设备系统建设，一般采用工程类招标的形式进行实施，该方式侧重要求建设资质和工程价格（价格考量占比一般会≥60%），而忽略项目本身是以设备购置、安装、调试为主体的建设项目。基于这种工程类招标模式下实施的项目招采工作，项目投标单位根据业主方招标需求竞标，出现的结果往往会是中标单位有很高的建设资质，较低的投标价格，最终落地的项目质量也就很难得到保障。

（二）狭义全生命周期项目管理模式利弊

将狭义的全生命周期项目管理模式应用于医院建安设备系统建设项目管理中，由于多了医院管理人员、水电管理人员、医疗设备管理人员、部分临床工作负责人等的参与，项目实施前期的定义与决策、设计与计划环节得以深化和细化，可以有效解决传统的项目管理模式下的医院配电中心建设因设计需求不明确而带来的后续诸多问题。同时，基于该项目管理模式下的医院建安设备系统建设项目往往不再跟随房屋建设/基建项目实施，而是单独立项，并由医院相关设备系统后期管理部门（总务科/后勤科/动力运维科/保卫科等）牵头成立项目组完成。又因为建安设备系统建设项目内的设备购置费用通常占整个项目预算的70%以上，这样就带来另一个好处就是项目备案立项通常不会以基建项目或者工程类项目进行立项，而是以物资类采购形式进行立项招采。在物资类采购招标中，物资/设备技术条件要求占评标分值通常高达30%～50%，而项目报价一般仅占30%～40%，就能够充分把握项目内物资/设备的品质要求，从而提升设备质量，确保后期运营的可靠性。

基于该模式下的医院建安设备系统建设项目在建好以后即交付院方使用和管理，不再参与后勤运维管理工作，最多提供1年～3年的售后运维，导致项目建设和运维实际是两个不同的团队的情况，出现项目技术交接不全、售后及时性不够等问题，不利于项目后期长达20年～30年，甚至更长时间的运营维护工作。

（三）广义全生命周期项目管理模式利弊

严格意义上来说，广义的全生命周期项目管理模式由于成立了项目管理团队，有了各相关部门的参与，才真正实现了项目从事前的定义与决策、设计与计划，到事中的实施与控制，再到后期的完工与交付使用、项目终结的全过程管理。将该项目管理模式应用于医院建安设备建设项目，让项目后期运维管理人员成为项目实施管理中的一员，才能杜绝项目在建成交付使用过程中的技术交接脱节的情况。但该项目管理模式需要院方大量的人员参与其中，且实际周期相对漫长，和传统的医院建安设备系统建设项目管理比较，需要更多的人力资源成本的投入。

三、建安设备全生命周期管理的意义和应用方法

（一）建安设备全生命周期管理的意义

长期以来，医院进行设备管理时，注意力主要集中在设备维护维修方面，这种管理模式具有很大的局限性。在全生命周期管理理念中，设备管理范围不断拓展，从前期规划、设计、到设备的选型、购买、运输、安装，再到正常使用、维护、报废等，将设备管理的整个过程称为全生命周期，这个周期囊括了设备的各个流程和环节。对于建安设备的全生命周期管理，其意义在于以下方面。

1. 经济效益

（1）直接经济效益。医疗建筑体量庞大，一般投资额较大，而建安设备，特别是医疗建筑的建安设备，一般占总投资的30%以上。这些建安设备历经设计、采购、施工、交付、维保等多个环节，构成了全生命周期管理的过程。前期阶段，如设计、选型对建安设备投资的影响占到百分之80%以上，全生命周期管理包括了前期阶段，这样就能根据医院的总体投资规模、门诊量、住院量等科学地进行建安设备的规划、设计、选型，这样能够直接对投资进行控制；在采购阶段，通过前期合理的调研，拟定招标控制价和招标技术参数，能够让医院采购到符合预期的（安全、耐用、经济）建安设备；在施工阶段，业主方需要深度参与建安设备的施工，从驻场、验收设备到施工过程，院方需参与建安设备施工的全过程，协调处理施工过程中的各项问题，这些问题绝大部分都直接或间接的影响投资；在建安设备进入到全生命周期管理的维保阶段后，通过各种先进的管理手段和技术的应用，能够将设备的各项数据进行实时收集，及时进行维保作业，降低故障率和事故率，从而进一步降低维保后的运维成本。

（2）间接经济效益。在全生命周期的管理理念中，设备的经济效益还体现在宏观层面，在设计和设备选型时就考虑到投资回收期的问题。建安设备作为医疗建筑不可分割的部分，其建安成本将计入建筑主体，因此设备的使用年限、造价、运维费用都将影响建筑后期的投资回收期，而使用年限和造价也同时会影响每年的折旧费用，这些都是需要考虑的。在微观层面，如果建安设备在设计选型时，其本身就可以产生一定的经济效益，如选用的配电设备包含光伏发电功能、给排水设备包含回收功能、空调系统为利用地热等，这些直接或间接节约的能源费用等，都将产生一定的经济效益；建安设备在全生命周期管理的过程中会收集一系列的设备、财务台账和管理、维修记录，如设备的可靠性管理及维修的历史数据，都可以作为设备全生命周期分析的依据。最终在设备报废后，可以对设备整体使用的经济性、可靠性及管理的科学的作出分析，并可为以后设备

的采购提供决策依据，从而使得设备全生命周期的管理形成闭环。

2. 提升效率

（1）提升医疗项目建设效率。对于医院来说，新改扩建项目越早完工投入使用，就能越早发挥社会效益和经济效益。医疗项目的建设包含土建、安装、建安设备等一系列的分部分项工程，并且常常分属不同的实施单位，参建方有时数量达到几十家，各个分部分项工程与建设设备均有不同程度的交叉作业情况。在应用全生命周期管理的方式以后，院方全程深度参与项目的建设，能够及时发现问题、解决问题，并协调沟通各单位的关系和矛盾，这样能加快推动项目的整体进度，提升项目的建设效率。

（2）提升后期运维效率。在采用了建安设备全生命周期管理方式以后，院方全过程深度参与项目建设，从前期设计选型、调研开始就对建安设备的各项技术参数和优劣有一定的了解；后期在施工过程中，又对建安设备的施工全程参与，在协调处理各种问题的同时，也对建安设备有了进一步的认识；在竣工验收时，院方的管理人员和使用人员分别接受了建安设备的相关使用、维保培训，对于建安设备的运维效果又有了一定程度的提升；在建安设备投入使用以后，通过全生命周期管理的应用，可促使运维效率的进一步提升。

3. 建安设备全生命周期管理引领新技术的应用

随着现代建筑的发展和5G、蓝牙、BIM、物联网、智联网等技术的不断推广应用，对医疗建筑的全生命周期管理方法提出了新的挑战，促进建安设备的全生命周期管理体系的建立引领着一系列新技术的应用落地。

（1）实现设备信息共享与互联。通过信息传感器、射频识别技术、室内定位系统、红外感应器等各类新兴技术的应用，赋予医疗建筑各项设备物联网属性，动态监测其声、光、热、电、力学、位置等所需数据，从而实现医疗建筑内物与物、物与人的泛在连接。例如可以引入能耗控制、监控系统，将医院的各种能源消耗通过5G智能化设备（水表、电表、通风阀等）通过无线网络联通，实现统一控制、实时监控、数据收集分析等多种功能。

（2）智能监控设备的应用。在医疗建筑内设置一定数量的智能监控探头，通过5G互联，在终端系统进行智能分析，实现安保监控功能的同时，增加电气火灾监控、电子围栏报警、行为管理等附加功能。有条件的单位还可以考虑与当地公安系统联网，在人流量大的部位通过智能监控在数据库中监测逃犯。

（3）智能物流系统的应用。与其他公共建筑相比，医疗建筑的人流量、物流量数量庞大，为了解决物流问题，可以考虑适当引入轨道小车、气动物流等现代化的物流系统，这些系统的引入不但能够解决医院水平、垂直运输的问题，还有利于院感管理。同时，物流单独的通道不挤占人员水平、垂直运输的通道，还可以节约人员物流的成本。

（4）BIM技术的应用。在建筑设备系统投入使用后，使用方、管理方可根据BIM技术更加直观地对工程系统进行掌握，对维修维护提供极为便利的条件，使用管理上不再受限于竣工图缺失、隐蔽工程或是人员调动时交接工作不到位等因素。当系统出现故障时，管理方能在三维立体空间中结合现场情况，通过软件搜集到各类关于设备系统的信息资源，迅速地找到问题所在，尤其在隐蔽工程中，这个优势更为凸显。为项目建安设备全生命周期的运营管理维护既节省了时间成本，又节约了技术成本。

（二）建安设备全生命周期管理的应用方法

1. 做足前期准备工作

对于公共建筑的建安设备，特别是医院的医疗建筑，建安设备所占的投资额比例较大，一般占比都在30%及以上，因此必须重视建安设备的前期工作。例如投资额的确定，在投资额确定后，再进行深化设计，根据医疗用房的面积、功能需求按照建筑设计规范设计"主要设备参数表"，一旦这个参数表确定下来，便为建安设备的选用划定了"下限"，就需要围绕这个参数表来进行设备调研，拟定具体的设备招标参数，进而推动项目的实施。

2. 合理选择建安设备分包模式

医院建安设备系统建设项目的招标采购形式因项目管理模式不同，可能出现招标采购方式为工程类招标和货物类招标两种截然不同的采购形式。这两种采购形式前者更侧重项目建设能力和预算经费，后者更侧重项目设备质量和技术方案。若将医院建安设备系统建设项目放在基建项目总包范围内，再想在总包单位的二次分包采购中采用物资购置招标形式，则实施起来相对困难。所以，就医院建安设备系统建设项目而言，为确保项目建设质量和顺利开展，保障后期建安设备系统运行的安全可靠性，最好采用物资类招标，并尽量提高招标评审过程中的技术要求分值占比，而这种招标形式的前提就是确保项目的独立性，才能在项目立项时就直接选择物资类采购招标。

3. 成立专门的项目建设团队

全生命周期项目管理模式势必需要更多的医院部门参与。根据医院建安设备专业需求特点，最好由医院后期管理该建安设备的对应部门牵头（总务科/后勤科/基建科/医工科等）。最好从牵头部门派出一名既懂得项目管理方法，又熟悉相关建安系统专业知识的人员担任项目负责人，协同其他相关部门完成项目。

项目建设管理团队在项目实施的过程中，除院方人员外，应该还有项目设计单位、施工单位、监理单位、设备供应单位、售后运维单位等的参与。同时，为确保项目的顺利进行，牵头部门和项目负责人在项目开展的全过程中尽量保持不变，直至项目终结。

4. 明确项目管理范围

考虑医院建安设备系统建设项目的重要性和复杂性，在广义全生命周期的医院建安设备系统建设项目管理模式下，还需要在成立项目管理团队的基础上明确项目管理的具体范围。通常情况来看，项目管理范围至少应包含项目评估与决策管理、项目采购管理、项目时间管理、项目成本管理、项目质量管理、项目风险管理、项目沟通管理和项目人力资源管理等，才能确保项目在实施过程中按预期计划顺利推进，并最终达到项目目标要求。同时，基于项目管理范围内的每一个管理分项，最好由项目经理主导，并交由项目建设团队中对应部门的专业人员负责，实现项目管理的分工与协助。比如，将项目管理范围内的成本管理工作，交由项目组内的医院财务人员负责跟进，将采购管理工作交由项目组内的医院采购人员跟进等。

5. 建安设备的施工安装过程控制

医院往往缺乏机电相关的专业管理人员（或不足），因此，对于建设安装的过程控制常常力不从心。为此，需要通过提高"专业性"来解决：

（1）从内部提高管理人员的专业性水平，例如：招聘机电专业管理人员或外聘机电专业管理人员，全过程参与建安设备的施工过程，由"专业的人干专业的事"。一方面可以起到监督施工安装质量、进度的作用，另一方面，深度地参与建安设备的施工安装过程，可以让这些管理人员更加熟悉设备，有利于后期设备的运行和维保。

（2）利用监理单位的技术力量，严格要求施工方按图施工，为建安设备安装提供良好的安装条件。

（3）邀请政府相关技术部门现场监督、检查和指导，例如电梯、燃气管道等，可以邀请特检部门和天然气公司，强电施工可以邀请当地电业部门，污水处理系统可以邀请环保部门。这样既可以规范施工单位的行为，也可以发现建设过程中的不足。

（4）业主参与协调，包括协调交货周期、安装场地条件、安装强弱电条件、安装（吊装）通道、土建配合收尾等，这个过程看似主要是施工的一些问题，其实在协调解决问题的过程中，院方也能汲取不少经验，对于后续设备的维保、更新和制度的建立都有极大的帮助。

（5）在安装收尾，验收移交时，要求设备方或施工方对院方相关人员进行培训，培训的内容包括但不限于：设备的使用说明、维护保养、备品备件的使用和采购、应急处置等，并且一定要使用人员现场操作，达到熟练使用的程度。

6. 建安设备运维阶段的管理

建安设备一旦验收投入使用以后，就进入了运维阶段，在这个阶段，需要注意以下方面。

（1）对于使用频率高、依赖性强的建安设备，必须由专人负责维保工作，通常需要成立专门的维保班组，负责设备的日常维保。

（2）在建安设备验收移交前，需要做好院方使用科室、管理科室人员的培训工作，达到能够正确使用设备、处理常见故障之目的。

（3）对于专业性较强的建安设备，可通过引入专业第三方单位从事维保工作。

（4）建立建安设备的技术档案和维保档案，并定期巡查。

（5）建立建安设备突发事故应急预案并每年组织演练。

7. 建安设备全生命周期管理软件的应用

以医疗建筑建安设备的全生命周期管理为核心，实现建安设备购置管理、使用运维管理、质量管理、效益分析的全流程、多场景智能管理，为医院智慧管理建设提供可靠的业务支持。管理软件的应用有利于简化设备管理流程、降低管理工作量、提升工作效率等，如实施一机一档规范管理，为每一台设备建立完整的档案，可以方便地查询、记录、分析和监管设备的各类信息，包含设备基础信息、设备故障维修统计分析、设备运行状态监测、设备维保情况等。

第十一章 医院后勤应急管理

突发性公共卫生事件主要包括自然灾害、事故灾害、公共卫生事件和社会安全事件等，这些事件在医院中均存在发生的可能性。应急管理是为更有效地降低突发公共卫生事件所产生的负面影响而所采用的计划、组织、协调和控制等管理行为的总和。应急管理就是通过一系列有效管理行为来预防和处理突发公共事件，以便公共组织及其成员摆脱危机状态的行为过程。本章重点介绍应急管理的一些基本观点以及医院后勤应急的特点及理念，让读者对应急管理有较全面的了解，从而更好地理解和指导医院后勤应急管理工作。

第一节 医院后勤应急管理概述

一、应急管理的概述

（一）应急管理的发展背景

由于突发性公共卫生事件造成人民生命财产损失和社会影响巨大，各国政府很早就已开始着眼于各类突发事件的应急系统建设。对突发性公共卫生事件的研究，可以指导政府或组织做出正确的应急管理计划。

2001年"9·11"恐怖袭击事件使美国调整了自身组织架构和管理体系，2003年3月美国新组建了国土安全部（DHS），以应对威胁国家本土安全的重大事件，这是对全球应急管理都产生重大影响的标志性事件。

我国的突发性公共卫生事件应急管理体系建设同样也是2000年后一系列重大事件的发生后逐步建立和完善的。2003年的传染性非典型肺炎（SARS）波及全球包括我国在内的31个国家和地区，SARS的肆虐暴露了我国公共卫生系统对其识别能力不足，应急指挥体系不健全，以及对应急管理的能力不足等缺陷。

针对这些问题，国务院2003年年底成立了国务院办公厅应急预案工作小组，先后组织召开了国务院各部门和部分重点省、市预案工作会议，全国上下全面展开应急预案的编制工作。

2003年4月1日，吴仪副总理在视察中国疾病预防控制中心（CDC）时，首次在公开场合提到建立中国突发公共卫生事件应急机制的迫切性。2003年5月9日《突发公共卫生事件应急条例》颁布实施。2006年1月8日，国务院发布《国家突发公共事件总体应急预案》，该预案包括《国家突发公共事件总体应急预案》和25件专项预案、80件部门预案，共计106件。在此指导下，全国各省、自治区、直辖市的省级突发公共事件总体应急预案均逐步编制完成。2007年8月30日，我国通过实施《中华人民共和国突发事件应对法》，从法律角度完善了应急体系建设。

2008年的"5·12"汶川地震，使得刚刚形成的突发性公共卫生事件应急体系面临新情况的检验和冲击，但是应急系统在关键时候还是发挥了重要的作用。汶川地震处置过程中我国政府对内响应迅速、协调联动、处置得当、军民结合、社会动员，对外信息公开透明、心态开放、广纳外援，赢得了国际社会的高度评价和广泛赞誉，为我国处置特大突发事件积累了宝贵的经验。

近几年，甲型H1N1流感、脊髓灰质炎、埃博拉、"寨卡"等疫情的相继暴发，给各国人民生产生活和经济社会发展带来了严重影响，成为各国应急医疗的重大考验和挑战。无论是政府，还是医院管理者都在不停地探索实践，为今后应对此类突发公共卫生事件提供了非常宝贵的经验借鉴。

（二）应急管理体系

突发性公共卫生事件具有偶然性、复杂性和不可预测性，在实际工作中，尽管会采取措施对一些可能预见的不利事件严加防范，但还会发现有些事件防不胜防。随着人们对应急管理的深入研究，作为管理者仍然需要在不可预测中找出工作规律，建立相对完善和合理的应急管理体系，科学地、有针对性地防范和处置各种可能的突发事件，才能最大限度地减轻因此带来的损失和影响。

应急管理是一系列管理措施构成的体系，正如罗伯特·希斯所著《危机管理》（该领域的权威范本）的定义是一个完美的危机管理必须要采用全方面的危机管理才能发挥真正作用。铃木敏正在《危机管理系统》认为实现应急管理要有危机管理规划或者管理体系。就像世界卫生组织在《社区应急准备手册》中阐述的应急计划是描述包括处理、恢复以及监督评估可行性和确定内部联系的方案。

完善的应急管理体系通常包括较为健全的法律制度体系、权责分明的组织架构、应急资源的分析整合、全面的预警和监控体系、高效的现场指挥机制、科学的救援和保障体系、透明有效的信息发布和管控体系等。我国已相继出台《中华人民共和国突发事件应对法》《国家突发公共事件总体应急预案》等多部相关法律法规，基本建立起了以宪法为依据，以突发事件应对为核心，以"以人为本，减少危害；居安思危，预防为主；统一领导，分级负责；依法规范，加强管理；快速反应，协同应对；依靠科技，提高素质"为原则，以相关法律法规为配套的法律法规体系。

（三）现代应急管理的发展

应急管理和突发性公共事件是对应事件的两个方面，其中应急管理工作者在应急管理中是主体，应对的事件为客体，而应急管理学科就是主体对客体发展规律性的认识，以及研究主体的价值、对客体的作用和操作等手段的方法。应急管理的系统研究通常指基于公共突发事件的成因、事件在发展过程中造成的消极影响进行科学分析，通过集合各个方面的社会资源，对公共突发事件开展有效控制和应对，实现降低突发事件危害性的一种系统化理论和方法。此外，不同于其他学科，应急管理通常起源于实践且能够在实践中不断发展和完善，由此看出应急管理的实践通常先于理论方法，并在实践中不断调整和提高，但同时应急管理研究又需要依靠理论的支撑作用才能发挥其最大的效用。

随着对应急管理的研究关注与深入，目前的应急管理取得了长足的进步。以往应急管理处理的事件比较单一且涉及的行业有限，而现今应急管理在突发事件处理中涉及的行业或领域更为广泛；此外，现代应急管理融合了如信息技术和现代管理等新的技术和方法，且需要应对的突发事件具有更综合性的特点。根据组成成分的不同，现代应急管理包括事件处置、资源组织和调配、预案启动及过程调整、信息的发布和管理等方面的内容。现代应急管理的应急预案、体制、机制和法制（一案三制）共同决定了其原则和组织方法，是现代应急管理的基本的体系组成。

在诸多的现代应急管理研究当中，对医院应急管理影响较大的有以下方面：一是系统论的观点与方法；二是目标管理的方法；三是人力资源管理的研究；四是组织学习理论。

二、医院在应急管理中的地位及医院应急管理的基本理念

（一）医院在应急管理体系中的重要地位

当面对各类突发事件时，医疗机构开展医疗应急救援终极目标是降低医院在突发事件应对过程中所受到不良影响，确保医疗活动的正常开展，最大限度降低人员伤亡和经

济损失。因此，医疗应急管理作为应急管理的一个重要组成部分，正日益受到关注。

有效的医院应急能力规划可以显著提高因灾难而受伤的病人的治疗能力和效果，其能力高低不仅体现在其组织架构和应急预案制定、信息预测预报及指挥决策方面，还体现在资源调配和调动社会力量方面。

四类公共卫生事件中，突发性的公共卫生事件发生时，医院可以说是监测预警的前哨，通常能够第一时间接触到此类疑似患者的机构就是医院。其他三类重大突发公共卫生事件（自然灾害、事故灾害、社会安全事件）发生时，医院将作为医疗救治患者的主战场。灾害受害者第一时间的治疗必然依托于医院，医院对群体事件的管理和诊疗水平将同患者的生命健康产生直接的关联性。同时，医院在救治伤者或患者时，所采用的有效诊疗药品、方案、技术等，对于减少人民群众生命损害，快速控制重大突发公共卫生事件起到了关键作用。所以，医院是公共卫生事件的全周期的重要参与者，其各阶段的应急措施，以及自身应急保障和后勤保障的能力将直接决定公共卫生事件的最终结果。

（二）医院应急管理的基本理念

医院应急管理是管理学理论的一个重要分支，医院应急管理具备管理学的普遍理论基础，又具备自己的独有特征。有学者提出医院的应急管理主要目标有以下两个。

一是医院在应急管理中必须全力保障医疗服务的连续性。公共卫生事件对医院的影响主要体现在当常规的医疗服务受到干扰，以及与公共卫生事件有关的医疗需求急剧增加时，医院的连续性医疗服务会受到严重挑战。例如新冠肺炎疫情发生时，大量不明原因的发热病人涌入医院，导致医院的医疗资源被大量挤兑，加上医疗机构自身的传染病防控措施未及时跟上，导致大量医务人员被感染，医院的医疗服务连续性被中断。

二是要兼顾提高医疗应急可容量和改善其兼容量。医院在公共卫生事件应急管理中不仅要充分考虑到日常诊疗的服务需求，还需要考虑因应对公共卫生事件而所需要的应急专业知识与技能、隔离病房、应急物资等的特殊需求。

2008年，美国医疗机构联合协会（JCAHO）提出了医院应急准备标准。该标准可以归纳为三个主要的工作方向。

第一，应急管理的组织与管理，包括组织与管理、应急预案、医院有计划地测试其急诊处理计划；第二，医院应急管理的支撑系统，包括应急通信和联系计划、应急期间管理资源和财产的策略、应急期间的安全管理及交通管理、管理应急期间的能源供应系统、处理病人临床和支持活动的策略等，这些应急处理措施与医院后勤密切相关；第三，医院应急中的人力资源管理。应急管理过程中的主体还是人，但有别于日常团队的人力资源管理，应急队伍人员需要具有心理素质过硬、灵活机动、危机意识强、专业能力突出等众多特征，因此对于应急人员的管理工作也更为复杂，提出了更高的人力资源管理要求。

三、医院后勤应急的特点

医院后勤应急应紧扣医院应急关注的要点采取针对性的措施，具有连续性和预见性、精准性和专业性，并关注细节等特点。

（一）预见性和连续性

后勤应急应该注重应急的"预见性"。例如9·11事件发生后，阿灵顿医疗中心的弗吉尼亚医院大量伤员、伤员家属、医务人员、非医务人员、志愿者、媒体等人员涌入，导致人员拥堵无法很好地完成工作。该院的急诊通道与医院的主要通道共用，也造成应急时交通不畅。这充分说明医院在建筑规划时应有应急的"预见性"：①医疗建筑应该预留充足的疏散空间；②在建筑设计时急诊科应该预留充分的应急储备空间或场所；③建筑规划时应注意应急交通顺畅等。

后勤各类保障设施，例如水、电、气等，在面对突发事件导致的供应故障时，应能迅速恢复能源供应，保障医疗活动的连续性，是医院临床治疗的客观要求。所以医院设置备用能源系统（双路供电、应急气源等系统）的关键不在于排除故障（有时故障也难以排除），而在于迅速提供第二能源供应。应急措施必须与日常的脆弱性分析结合，其关键点就在于重视日常应急备用能源系统的建设、医用应急物资库房建设、备用应急通信系统建设、备用应急信息系统建设以及备用人员调度系统的建设等。

完整有效的应急备用系统需要管理者具备"预见性"，在日常管理中充分融入应急观念，提前做好备用系统，在关键时刻才能保证医院后勤应急保障体系正常运转。

（二）精准性

医院后勤的应急预案的制定应更加具体而精准。应急预案是根据发生和可能发生的突发事件，事先研究制定的应对计划和方案。应急预案是各类突发重大事故的应急基础，确定了应急救援的范围和体系，有利于作出及时的应急响应，降低事故后果。医院后勤的应急预案由于其操作人员的特殊性，操作系统的复杂性，更要求应急预案有具体可操作的流程。

笔者在之前的研究中发现很多医院对于书面的应急预案完成较好，但缺乏应急预案的动态管理和演练。医院应急预案从横向来讲，应该根据医院应急事件的发生概率制定全面的应急预案，从纵向来讲应该建立各级预案，预案层级越低，各项规定就要越明确、越具体、越精确。

（三）专业性

后勤工作人员普遍文化程度偏低，缺乏主动性的应急意识，所以在应急管理中应该特别重视应急指挥工作的准确性和任务的具体性。这样才能让后勤保障这样一个人员众多、专业繁杂、文化程度不高的群体在关键时候充分调度，发挥应有的作用。随着医院建设的现代化进程，现代医院的后勤管理已经是专业分工详细，专业性强，智能化水平较高的专业技术性工作，必须有专业的技术人员从事应急工作，才能在紧急事件发生时，及时采用专业知识和经验解决问题。无论医院后勤实行社会化或者自管，关键时刻对系统熟悉，具备专业技术能力和应急水平的后勤人才，都是医院应急管理中必不可少的。

在应急管理中还应建立备用人力和人力应急调配系统。应急工作中，发挥至关作用的还是人，对人力的管理一方面加强应急培训，另一方面在应急时如何紧急调配人力，第一时间到达现场进行应急处置也是应急预案是否发挥作用的重要环节。医院应该针对后勤常见的应急状况储备应急人力，例如面对医疗纠纷时的安保人员，面对能源故障如供水管道爆管的后勤维修人员等，在应急状况时应同时启动应急人力动员流程。

（四）关注细节

在日常工作中，必须关注到应急准备的细节，例如医院应急通信，必须提前准备应急对讲机、巡逻车广播、扩音器等；应急状态下医院要加强对救援人员及家属的支持活动（住房、交通、孩子照顾、老人照顾、家人联系等），就需要提前有应急处理措施，从人、财、物方面提供保障；医院在应急时处理危险材料或废物的流程，也是医院后勤工作者必须提前关注的细节，提前对工作人员进行培训，才能在关键时刻避免院内感染的发生。

四、医院后勤应急管理体系基本框架和管理要点

应急管理体系是以"一案三制"为基础形成的。"一案"为突发公共事件应急预案，"三制"为应急管理体制、运行机制和法制。医院管理者应根据后勤应急工作的特点，在医院层面以制度的方式固化应急责任、明确管理职责、管理应急预案，并逐步将应急工作规范化。下面主要介绍后勤应急管理的基本框架和管理要点。

(一) 后勤应急管理的体制与机制

所谓应急管理体制,是指为了应对突发公共卫生事件而建立起来的具有确定功能的组织结构和行政职能。管理机制是指组织结构的不同部分相互作用的过程和方式。无论是体制还是机制,都需要通过制度来加以确立和保障。从目前国内外的实践来看,医院后勤应急管理的体制和机制主要涉及常态下的组织领导和防范、准备活动,以及非常态下的应急指挥和反应、恢复行动。

常态下的体制建设主要包括:对应急管理实行统一的领导,将其纳入日常管理范围;设置专门机构、专职人员负责应急管理工作;建立由多部门、多专业参与的委员会,对应急管理进行监督、指导和协调;通过制定预案和建立健全制度来明确有关部门的应急管理职能和责任等。

在常态下,医院后勤应急管理的运行机制主要包括:通过制定、实施规划和计划推进工作的机制;开展风险评估的机制;进行培训和演练的机制;建立物资储备和通信、能源等应急机制;定期评估和持续改进的机制等。

非常态下,医院后勤应急管理的运行机制涉及应急反应行动和恢复行动的各个方面。其内容包括:预警、危害评估、预案启动、通信联络、信息收集与发布、内部与外部协调、安全保障、疏散转移、物资保障、人员保障、病人管理、财务管理、文档管理、应急解除、总结评估等。国内也有学者从总体上将应急管理的机制归纳为预警机制、处置机制和辅助机制三个方面。

(二) 医院后勤应急监测与预警

应急预备期要对突发事件做到防患未然,要将潜在的还未爆发造成实质影响的风险隐患消灭在萌芽中,并充分完善医院应急监测与预警机制。在应急预备期将应急监测与预警机制发挥最大作用效应,也为应急处置和后期恢复工作打下坚实的基础。完善的预警机制将进一步提升医院以及相应主体单位应对突发公共卫生事件的警觉性,为后期公共卫生事件的爆发和持续阶段奠定更充分、高效的前期基础。

在日常应急管理中应不断完善医院的应急监测机制以及突发事件的预警机制。一是应在职能部门定期开展突发应急事件的脆弱性分析,提升对突发公共卫生事件的风险认知以及有关部门的预测能力。二是要加强对医护人员的培训与学习,让他们了解各类不良事件,能及时发现并处理出现的问题,并对其进行有效的识别,防止潜在的危险和潜在的后果。三是利用好信息化技术提高医院信息化水平,搭建起高效、科学、智能化、方便操作的信息平台,提高对紧急情况的预测和分析能力。

(三) 医院后勤应急信息化处理

应急管理与处置工作是医院应急工作的重要内容，其处理过程与处理成效将直接影响到公众的生命和社会的安定。随着医院物联网的迅猛发展，过去简单人力集中模式已经落后。后勤的设备监控预警系统建设、各项安全技防投入运行、服务报修系统使用以及智能手机的广泛应用，都为应急管理的精准指挥奠定了基础。现代化信息手段引入医院应急管理将有效提高应急指挥的精准度，提高信息互通的协同作战能力。

可以说，信息化手段引入应急管理将极大提高后勤应对各类不良事件的能力。加强医院后勤信息网络建设与应用，可以实现后勤应急信息的上传下达，有利于后勤应急管理系统的收集、管理医院与应急医疗有关的信息，也利于及时获得灾害或突发事件发生、救援、响应、灾后等过程的信息。同时，还可以将应急工作的情况和数据上传到信息共享平台，有利于全院、全地区、全省甚至全国范围内的应急信息共享。具体而言，可从完善医院应急信息发布机制、把社会的力量结合起来开展救援、制定区域化应急物资联合作战模式三个方面着手。

(四) 医院后勤应急管理责任体系和责任追究

医院的应急管理虽然针对的目标是突如其来的紧急事件，紧急事件的发生才是真正检验应急预案是否发挥作用的关键。但是，紧急事件发生后也会充分暴露系统建设是否合理，日常管理是否到位，应急流程是否具有操作性等问题，这些问题仍然值得后勤管理者认真总结与反思。

应对突发公共卫生事件时，首要任务是尽快复工复产和稳定社会秩序。在突发公共卫生事件应急结束后，有必要及时评估和分析突发公共卫生事件的风险，并将应急处理的全过程落实到预案制定、资源配置、应急处理等方面。同时还应开展应急管理相关责任追究和问责工作。强化医院应急管理的责任体系、加强医院的问责机制，也是各级医院在应急管理中必须面对和认真研究的问题。

第二节　医院后勤保障脆弱性分析

一、目的意义

作为特殊的公共场所，医院面临人员复杂、流动性大、建筑物密集、交通拥挤、管道线路密集、易燃易爆物品多等各类问题，且人流稠密易发生流行病等突发公共卫生事件，同时还可能发生地震、洪涝、雷雨大风等自然灾害。灾害脆弱性分析是指采用系统的方法对可能影响医院功能正常发挥和干扰医疗服务连续性的各种潜在危害加以识别，对其风险进行评估，确定应对重点，提出应对建议的过程。它对于提高医院管理者应急反应决策的科学性、正确性以及医院整体的应急反应能力都具有重要意义。更为关键的，医院的应急预案都应以脆弱性分析作为基础和前提。

自 2011 年的医院评审工作中，国家卫生行政主管部门特别将灾害脆弱性分析（HVA）作为应急管理中的核心条款，要求医院必须开展灾害脆弱性分析，明确医院需要应对的主要突发事件及应对策略。

在医院管理的视域下，灾害脆弱性侧重医院受到某种潜在灾害影响的可能性（概率），以及医院对灾害的承受能力，由此后勤管理者要关注概率的分析和预判，属于事前行为。

二、基本特点、工作原则与主要流程

（一）基本特点

在医疗机构的语境下，对灾害脆弱性分析的定义是：通过科学方法确认潜在的紧急情况及其对医疗机构的运行和服务需求可能产生的直接和间接的影响。其基本特点有。

1. 潜在性

医院是公共场所，天然存在某种灾害发生的潜在性。潜在的因素可能是外在力量、物理状态、生物化学等，甚至包括员工或客户的安全思想，都可能造成人员伤亡、财产、环境、经营的严重损失，从而干扰医院功能的正常发挥。

2. 动态性

HVA 需要关注动态性，随着一系列因素，如外在力量、物理状态或生物化学因素等，可能导致更大事件的引发，事件形成灾害的可能、灾害演变成灾难的可能。

3. 科学性和可借鉴性

脆弱性分析就是要对医院可能面临的各种危机、事件甚至事故发生的成因进行系统分析和判断，这就决定了其科学性。在进行脆弱性分析的过程中，借鉴其他医院的相关经验也是其重要的研究方法之一，如某医院发生了停电故障，应该进行案例分析，对照本院是否存在类似问题，并针对性进行设备改进、人员培训、完善应急预案等措施。

(二) 基本原则

1. 以人为本原则

以保障员工、客户生命安全和集体、个人财产安全，维护正常社会及医疗秩序，构建和谐医院环境为主要任务，最大程度地减少灾害事件造成的伤亡、损失和负面影响。

2. 预防为主原则

通过脆弱性分析，加强对灾害事件的预防、监测，并强化监督管理，建立健全风险防范体系，积极预防、及时监控、消除隐患，加强医患沟通，尽可能地避免或减少灾害事件的影响。

3. 分类分级原则

根据灾害的类别、登记，建立健全分类管理、分级负责的灾害应急管理体系。常规来讲，灾害分四大类：自然灾害、事故灾害、公共卫生事件和社会安全事件，见表11-1。

表11-1 灾害分类汇总表

灾害类别	包含的灾害名称
自然灾害	主要包括台风、冰雹、暴雨洪涝、高温、冰冻等气象灾害，火山、地震、山体崩塌等地质灾害，海啸等海洋灾害以及森林火灾等，还包括由此而产生的对居民的直接与间接灾害。例如2008年的"5·12"汶川地震、2021年河南郑州"7·20"特大暴雨灾害
事故灾害	主要包括民航、铁路等重大交通运输事故，工矿企业、建设工程、公共场所发生的各类重大安全事故，供水、供电、供气等城市生命线事故以及通信、信息网络、特种设备等安全事故，核与辐射事故，重大环境污染和生态破坏事故等。例如印度化工厂毒气泄漏、苏联切尔诺贝利核泄漏等。医院常见的有院内火灾、电力故障、电梯关人、医用气体故障、医疗设备故障、输血不良事件、危险化学品泄漏等。例如2023年4月北京长峰医院火灾等
公共卫生	主要包括突然发生的重大传染病疫情、群体性不明原因疾病、重大食物和职业中毒以及其他严重影响公众健康的事件。例如2003年的SARS、2019年的新冠肺炎，以及医院的院内传染病传播等
社会安全	主要包括涉及公共安全的重大刑事案件、恐怖袭击事件、经济安全事件以及规模较大的群体性事件等。例如2001年美国"9·11"事件、日本"地铁沙林毒气"事件等。医院常见的包括暴力伤医、患者院内自杀、院内恐怖袭击等

4. 平战结合原则

充分利用现有资源，积极做好应对危机事件的思想准备、组织准备、物资准备、技术准备，加强宣传培训演练，充分挖掘潜力，做到平战均能及时有效工作，鼓励一专多能，整合并共享信息与资源，避免重复建设。

（三）主要流程

确立灾害的范畴→收集并罗列出危害类别→召开专家会议，使用 HVA 表评分→统计分数进行排序→针对全院或局部风险脆弱性改善及编制应急预案→演练、培训。

二、应用与探索

（一）分析示例

以国内某双院区并行的三甲医院为例，医院组织相关职能部门负责人集中培训，培训内容为医院灾害脆弱性分析及调查内容、形式等，培训结束当场填写调查评价表并回收。调查结果分析根据后果的严重程度、综合发生概率、人员伤亡、财产损失、运营影响、应急准备、内部反应、外部支持 7 方面评估，结合灾害造成的后果严重性大小计算得分并进行统计学处理和排序（见表 11-2、表 11-3、表 11-4）。

表 11-2　风险发生概率的量化

量化估计	描述	评分值
高（很可能发生）	每年内已多次发生，最近 3 个月内发生过	3
中（有可能发生）	3 年内发生超过 1 次	2
低（不太可能发生）	从来没有发生过，或根据掌握的合理知识认为不太可能发生	1

表 11-3　风险产生后果严重程度的量化

量化估计	描述	评分值
高	1）事件造成大量的人员伤害； 2）对医院的财产、经营活动造成重大影响； 3）针对事件各方面应急准备差	3
中	1）事件造成一定量的人员伤害； 2）对医院的财产、经营活动造成较大影响； 3）针对事件各方面有较完善的应急准备	2
低	1）事件造成个别人员伤害； 2）对医院的财产、经营活动有较小影响； 3）针对事件各方面有完善的应急准备	1

表 11-4 评估结果统计表

灾害/危险事件	可能性	严重性（损失-防范）						相对风险	排位
	发生概率	人员伤害	财产损失	运营影响	应急准备	内部响应	外部响应		
评分标准	0=无或不适应 1=低 2=中 3=高	0=无或不适应 1=低 2=中 3=高	0=无或不适应 1=低 2=中 3=高	0=无或不适应 1=低 2=中 3=高	0=无或不适应 1=高 2=中 3=低/无	0=无或不适应 1=高 2=中 3=低/无	0=无或不适应 1=高 2=中 3=低/无	0~100%	
自然灾害									
破坏性地震	1	3	3	1	1	2	2	15.55%	14
洪水	1	2	3	1	1	1	2	18.52%	11
危险品危害									
放射性暴露	1	2	1	2	2	1	1	16.67%	12
药品安全	1	1	1	1	2	2	1	14.81%	15
化学性泄漏	1	1	1	1	2	1	1	12.96%	16
技术危险									
供电故障	2	1	1	2	1	1	1	25.93%	8
供水故障	2	1	1	1	1	1	1	22.22%	10
医疗气体中断	1	2	0	1	1	2	3	16.67%	12
信息系统故障	2	0	2	2	2	2	3	40.74%	5
电梯意外	2	1	2	2	2	2	3	44.44%	4
锅炉故障	1	2	1	1	3	2	3	24.07%	9
其他									
火灾	2	3	3	2	2	2	2	51.85%	2
暴力性医疗纠纷	2	3	3	3	2	2	3	59.25%	1
医院食品安全	1	3	1	2	2	3	3	27.78%	7
突发公共卫生	2	3	2	2	2	2	2	48.15%	3
医院感染	2	1	1	1	2	2	3	37.04%	6
备注：各项目中除外部支持外均对医院而言。									

相对风险合计 = 可能性（分子/分母）× 严重性（分子相加/分母相加）×100%，每项分母均为 3，自己评出的分值为分子。结果判断标准：相对风险：0~30% 为低风险；30%~60% 为中风险；60%~100% 为高风险。

（二）结果分析

本次调查分析结果证实，该院灾害脆弱性分析调查的灾害危险事件前十位分别为：暴力性医疗纠纷（风险均值59.25%）、火灾（51.85%）、突发公共卫生事件（风险均值48.15%）、电梯故障（风险均值44.44%）、信息系统故障（风险均值40.74%）、医院感染（风险均值37.04%）、医院食品安全事件（风险均值27.78%）、供电故障（风险均值25.93%）、锅炉故障（风险均值24.07%）、供水故障（风险均值22.22%）。

以上分析不难看出该院应以应对医疗纠纷、火灾、突发公共卫生事件为重点，同时还要关注电梯意外、信息系统故障、医院感染、食品安全事件、供电供水故障等事件。

（三）主要风险应对措施及对策

后勤管理中常见的有能源供应故障、电梯意外事件、医院食品安全事件、锅炉故障及地震、洪涝灾害、生产安全事故等。

能源包括水电气（医气），核心保障基础是双路乃至多路供应，确保有备用能源。如主次供电加发电机、EPS（UPS），双路供水加二次供水水箱，天然气加油电转换，制氧机、液氧加汇流排、瓶装气体等。在此基础上，能源和其他设备设施、各类安全保障服务项目类似，需要同时加强硬件和软件建设，硬件方面是强化预防式维修、定期巡视和维护保养，软件方面则是制定应急预案、强化专业队伍建设和专业培训、应急操作的标准化。相关风险的应对示例如下。

1. 供电、供水等应急事件

患者在医院就诊过程中因外部条件和医院内部管道、线路发生障碍后导致的供电、供水中断的现象。

（1）主要危害：供电、供水故障可能导致医院的大型设备发生故障，造成医院财产损失；可能影响患者抢救等工作。

（2）脆弱环节：切换双电路时可能存在转换故障等情况；供水管道可能发生爆管、堵塞等情况。

（3）预防与控制措施：定期做配电房年检预试验；定期对供水设备等进行巡检；加强培训，不断提高业务技能，发现异常及时处理报修。

2. 电梯意外事件

电梯意外事件是指电梯因钢绳断裂、门系统、蹲底或冲顶等引发的人员伤亡意外事件。

（1）主要危害：乘梯人员的健康和生命受损；使医院形象受损及造成其他不良影响。

（2）脆弱环节：部分电梯运行时间较长，使用人员较多，若电梯门遭受重击、电梯地坎卡入异物，或门未关紧就启动，则有可能出现故障，将乘客关在电梯内；部分电梯使用年限较长，可能出现安全问题。

（3）预防与控制措施：强化管理，定期对电梯进行维修保养，确保电梯正常安全运行，并处于良好工作状态；电梯司机、维修工持证上岗，定期接受相关机构的检查、审核，电梯保修由供应厂商指定专人负责；电梯内贴有醒目的安全提示及标识，并设有故障应急电话；若电梯发生故障，维修人员立即前往现场，及时排除故障，并在维修、检查时警示告知乘客暂停使用电梯。

3. 医院食品安全事件

医院食品安全事件是指医院职工和患者在食堂就餐发生食物中毒或其他食品安全事件（事故）。

（1）主要危害：人民群众健康和生命严重受损，对人民群众造成心理伤害；事件会引发群众恐惧、焦虑情绪等；使医院形象受损及造成不良影响。

（2）脆弱环节：医院食堂集体用餐量大，管理力度待加强；对于食物物资采购质量把关，有潜在性风险。

（3）预防与控制：修订完善医院食堂食品安全事故应急预案及相关制度，责任到人；加强应急演练，清查隐患，堵塞漏洞，组织食品管理和从业人员全员培训；加强食物物资采购管理。

4. 锅炉故障

锅炉作为压力容器应切实贯彻"预防为主、安全第一"的方针，确保其安全运行，保障医院工作正常运转。

（1）主要危害：锅炉意外事故可能造成重大人员伤亡、经济损失和不良社会影响等。

（2）脆弱环节：锅炉在运行过程中存在着火灾、爆炸的危险。

（3）预防与控制措施：认真贯彻执行《蒸汽锅炉安全监察规程》，有压锅炉运行必须"三证"齐全（登记证、许可证、年检证）。司炉工、水处理人员必须持证上岗，定期接受监督部门的检查、审核。司炉工熟悉锅炉性能，熟练掌握操作技术，严禁无证、疲劳操作。三大安全附件齐全，水处理设备完好，其中安全阀灵敏、可靠、定期校验。严禁锅炉超温、超压、超负荷运行。相关人员进入炉膛、锅筒内作业时，所有与另外锅炉联接的管道要隔断，禁止带压维修，检修时必须同时有人在场监护，使用照明电压不得高于36V，随身工具、物品必须经两人以上人员核对后一件不少地带出炉膛、炉筒。采取严格的维修保养制度，司炉人员无能力、无条件检查修理的，应立即通知设备厂商进行检修、排除，保证维修合格，并作好记录，双方签字认可后方可投入使用。

5. 洪涝灾害

洪涝灾害是我国涉及面最广、影响人最多、灾害期最长、带来损失最大的自然灾害。

（1）主要危害：洪涝灾害可能造成设备、物资损坏，线路短路，人员伤亡等情况发生。

（2）脆弱环节：该院配电房及发电机房均在地下二层，若因水灾、暴雨进水，会影响到全院供电，且有造成线路短路的危险。

（3）预防与控制措施：在汛期来临期间，及时掌握雨情、水情，有针对性地采取防范措施，最大限度地减少灾害带来的损失；对集水坑等排水设备设施进行检查，确保运转正常；对有毒物质和遇水起化学反应的物质妥善保管，不放在潮湿、透水和屋面渗漏的库房；认真做好关键设备、设施的维护、保养工作；加强对施工现场工地、重点设施设备、重点部位的防控工作。

6. 液氧供应中心事故

液氧供应中心是为满足医疗业务需求，现场设置的为医院提供氧气（液氧）的供应站，氧的分压过高会引起氧中毒，液态氧还能刺激皮肤和组织，引起冷烧伤。

（1）主要危害：液氧供应中心若发生泄漏、爆炸等事故，可能造成重大人员伤亡、经济损失和不良社会影响等。

（2）脆弱环节：若供气站周围发生火灾，可能造成贮槽因升温而气压升高，导致超压、膨胀爆炸，将导致生命财产巨大损失；若低温液体外泄失控，可能造成人员冻伤、遇火剧烈燃烧甚至爆炸。

（3）预防与控制措施：从业人员持证上岗，严格按操作规程进行操作，避免因操作不当引起的事故；加强防范意识，在液氧站周边设立警示标志，严禁烟火；在液氧站周围配置消防器材，做好应急灭火准备。

7. 地震

地震灾害具有突发性以及难以预见性、惨重的灾难性、次生灾害的频发性、对社会功能的巨大影响性、救灾与重建工作的艰巨性的特点。

（1）主要危害：地震常常造成大面积的、严重的人员伤亡，能引起火灾、水灾，有毒气体泄漏、传染病流行及放射性物质扩散，还可能造成崩塌、地裂缝等次生灾害。

（2）脆弱环节：住院门诊大楼楼层高、住院病人多，如遇大地震不易疏散人员；地震发生时需要保护、转移的患者多；地震发生后医务人员可能存在伤亡，医疗场所可能受到破坏,给救援工作带来困难。

(3)预防与控制措施:结合医院的实际制定、完善地震应急预案,落实各项防灾措施;加强宣传教育,学习地震、抗震科普知识,提高广大职工的抗震意识和震时的应急应变能力;重要部位和岗位要有严明的纪律和安全操作规程,震时严禁逃岗或因错误操作造成不应有的损失;了解住所周围的环境条件及避震的场地、路线和有关规定,熟悉水电闸、阀的位置及煤气炉灶的应急关闭操作要求。

8. 生产安全事故

医院生产安全范围包括全院的被服洗涤、院区绿化、各类维修,以及供配电系统、给排水系统、管道暖通系统、消防系统、层流系统、楼宇自控系统、医疗气体系统、污水处理系统及电梯、锅炉等设备设施的维护与运行。医院后勤保障涉及多种工种,分工细、日常维修事务多、保障涉及面广,管理模式多样化,有较多且要求较高的各种保障系统。

(1)主要危害:安全生产事故可能造成人身伤亡、经济损失及严重的社会影响。

(2)脆弱环节:各类压力容器存在火灾、爆炸的危险;配电房、发电机房及各种供电线路检修过程中存在触电或发生电气火灾的危险等。

(3)预防与控制措施:依照国家法律、法规,负责对各部门、科室、班组生产安全工作进行指导、监督、检查。加强安全管理,开展对从业人员的培训,为从业人员提供良好的安全工作条件;定期对生产作业现场的检查,研究分析生产作业过程中的不安全因素,及时发现和消除事故隐患,保证充分的安全投入,提高设备设施的本质安全水平;对本部门、本科室、本班组容易引发事故灾害的危险源、危险区域进行评估,定期进行检查和监控,并按照有关规定切实采取安全防范措施;广泛宣传应急法律法规和预防、避险、自救、互救、减灾等常识,增强职工自救、互救能力。

第三节 应急预案编制及演练

一、医院应急预案与后勤应急预案的区别联系

《三级综合医院评审标准(2021年版)实施细则》明确强调医院应急管理体系建设是医院应急管理的核心环节,纳入评价核心条款,后勤的各类应急管理成为重点。作为医院应急管理体系的重要组成部分,后勤应急系统的建设是医院应急管理水平的重要体

现，在医改不断深化的形势下，对医院后勤应急管理工作提出了新的更高的要求。

医院的应急预案是纲领性指导文件，重点是建体系，搭框架，是关注系统风险，而后勤应急预案则是从具体操作层面制定突发事件专项应急预案。综合国内外各种理论，对照目前医院后勤具体预案管理情况，在目前的基本体系框架下，后勤应急管理还存在很大的差距，需要进一步从管理体系上进行调整，实现科学化、标准化。具体的工作核心是简化管理层级、缩短应急流程、固定程序、重塑标准等。

综合国内外各种理论，对照目前医院后勤具体预案管理情况，在基本体系框架下，后勤应急管理还存在很大的差距，需要进一步从管理体系上进行调整，实现科学化、标准化，具体的工作核心是简化管理层级、缩短应急流程、固定程序、重塑标准等。

二、应急风险防控的基本流程

应急风险防控的理论基础源自危机管理，在实践中存在应急各阶段周期特点，须在危机发生前、中、后的不同阶段都要关注处理相关要素。美国危机管理理论起步最早、发展较为成熟，美国危机著名学者 Robrt Heath 提出的 4R 危机管理模型为经典理论并广泛运用，即：危机缩减、危机预备、危机反应和危机恢复（Reduction—Readiness—Response—Resilience）4 个阶段。4R 危机管理模型见表 11-5。

表 11-5　4R 危机管理模型

	阶段	策略	以医院后勤为例
事前	危机缩减（Reduction）	识别危机来源或起因，进行风险评估和风险管理，主要涉及制定管理策略	科学评估应急事件的影响，系统制定防控体系和应急物资保障策略，确保科学化和时效化
事中	危机预备（Readiness）	建立监视和预警系统、培训员工，提高危机应对能力，主要涉及风险预警、专业培训演练	掌握应急事件演化速度与波及范围，统筹应急物资和技术资源，确保精准化、全局化和专业化
事中	危机反应（Response）	制定危机管理计划，通过组织调配确保必要的资源，主要涉及充分信息沟通、明确防控流程及标准	研究应急事件本质规律特点，全面分析可控与非可控因素，注重舆情治理，确保灵活化、时效化
事后	危机恢复（Resilience）	控制危机后，将人力、财力、物力以及工作流程恢复到常态，主要工作涉及影响分析、恢复策略、经验总结等	回顾总结应急经验策略，做好复工复产，应用推广策略成果，建立长效机制，确保专业化和标准化

以上危机的四个阶段细化到操作层面有七个环节，危机缩减（研判）、危机预备（预警、准备）、危机反应（响应、处置）、危机恢复（恢复、复盘）

（1）研判。此项工作主要为结合实际的脆弱性分型和相应应急制度、机制的建立。

（2）预警。医院是蕴含风险的公共场所，预警应综合考虑人防、物防、技防。

（3）准备。该阶段核心任务：一是建立一套行之有效的机制，即预案；二是据此开展的演练。

（4）响应。根据响应的本质和近年来全国各大医院处置情况梳理，明确了应急响应的两项原则：一是须在确认安全再展开应急行动，以免次生伤亡；二是一切以挽救生命为要，胜过财产损失、舆情管理等。

（5）处置。处置的快慢好坏，决定了整个应急的结果，后勤应急时涉及跨层级、跨部门、跨专业、跨管理，须统一指挥、有效联动、规范有序。影响因素有三项：一是定位，每个人知道自己的角色分工任务；二是定量，怎么做，做什么，做到什么程度；三是定心，指挥员须统揽全局协调各方，各个环节动态掌握及时修正。

（6）恢复。恢复是应急响应的最后阶段，是处置成功的一个标志，也是应急状态结束的一个信号。如何在较短时间从战时状态恢复到平时状态，体现了一家医院后勤的应急能力水平，也成为医院的核心竞争力。

（7）复盘。复盘利于不断完善应急方案和应急水平提升，从而启动下一个 PDCA 循环。一般评估包括以下基本内容：突发事件的发生经过、事故原因、发展过程、应急处置及造成的后果（包括人员伤亡、经济损失）分析、评价，采取的主要应急处置措施及其有效性，主要经验教训及对有关部门或人员的表扬、处分、善后安排情况等。

三、医院后勤应急预案的编制与管理

（一）编制依据

医院后勤应急预案编制的重要依据包括以下内容。

（1）医院（后勤）脆弱性分析报告。

（2）《中华人民共和国突发事件应对法》《国家突发公共事件总体应急预案》等。

（3）医院评审标准要求，突发事件总体应急预案编制要求等。

（4）上级单位及医院有关规章制度等。

（二）编制范围

包括自然灾害突发事件的预防、事故灾害突发事件的预防和社会安全事件的预防。

1. 自然灾害突发事件的预防

根据医院所处的地理位置和自然环境，编制自然灾害突发事件专项应急预案，成立灾害事故应急专家组。医院在进行工程建筑、设备设施的安装及举办有关大型活动时，

必须事先及时接收和掌握有关气象、地震等方面预报和预警，并做好相应防范。

2. 事故灾害突发事件的预防

事故灾害是医院后勤部门突发事件应急管理的重点。后勤必须严格执行并明确责任制，严禁违规指挥、违章作业；对容易引发事故灾害的危险源、危险区域进行调查、登记和评估；定期检查各项制度和安防措施的落实情况，及时消除事故隐患；加强相关岗位人员业务技能训练和应急知识培训，不断提高安全防范意识；院内配备必要的应急设备、设施并注明使用方法和确保处于良好状态；确保安全通道和出口标识明显，并保证其畅通。医疗质量安全管理的加强可促进事故灾害的预防，如强化医护人员技能培训，加强职工职业道德和风险意识教育，不断提高安全防范意识，杜绝医疗事故的发生。

3. 社会安全事件的预防

坚持预防为主与妥善处置相结合的原则，增强防范意识，加强干群交流和医患沟通，及时掌握职工队伍及患者、家属的思想状况及有关动态，定期进行矛盾纠纷的分析排查，及时处理和化解，严防矛盾激化和事态扩大，把可能引发群体性社会突发事件的矛盾和问题解决在萌芽状态，解决在局部范围。充分利用信访渠道做好防范、维稳工作。

（三）应急预案体系

医院突发事件应急预案体系主要包括：医院突发事件总体应急预案、专项突发事件应急预案、医院重点岗位应急措施、大型活动应急预案等。

（四）预案管理

1. 主要原则

（1）以人为本原则。要始终把保障公众健康和生命财产安全作为首要任务，最大限度地减少事件发生及其造成的人员伤亡和危害。

（2）平战结合原则。坚持预防与应急相结合、常态与非常态相结合，常抓不懈。

（3）权责落实原则。明确应急指挥体系和架构，落实管理责任。

（4）联动协调原则。建立联动协调机制，形成统一指挥、反应灵敏、功能齐全、协调有序、运转高效的应急机制。

2. 编制要求

后勤部门制定应急预案，特别是专项预案，应针对本部门各类风险隐患的特点和薄弱环节，在突出重点的同时，覆盖所有工作环节及所有岗位和人员。岗位预案应简明扼要，准确规定操作规程和动作要领，使每位职工都能做到看得懂、记得住、用得准。

3. 修订和执行

后勤应急预案应符合实际情况,确保其具有可操作性。要根据灾害脆弱性分析情况的变化及时修订,原则上每三年修订一次,以完善应急预案的内容并严格执行应急预案的有关规定。编制规划和计划时,应考虑安全防范的需要,统筹安排应对突发事件所必需的设备、设施建设。

四、医院后勤应急演练

(一)应急演练的目的和意义

应急演练作为推动和促进组织和个人从理论到实践、从实践到实用的一种有效手段,已经得到了社会各界的高度认可和重视,医院应急管理和应急演练工作,目前正在向规范化、标准化、专业化的方向发展。总的来说,演练是一个暴露和检验的过程,具体包括如下内容。

1. 暴露缺陷

通过应急演练可以在事故真正发生前暴露预案和流程缺陷,暴露应急资源的不足,暴露组织和个人协同的问题,暴露意识和信心的问题。

2. 综合检验

通过应急演练,一是检查预案的科学性和有效性,对存在的问题提出解决方法;二是评估应急准备状态,发现并及时修订预案,执行程序,处置行动中的缺欠和不足,进一步提高应急救援体系的反应能力、处置能力以及协调作战能力。

3. 实战培训

演练过程是一次生动的、深刻的培训过程,包括应急知识、技能的培训,各级领导的组织指挥能力培训,应急负责人的组织协调能力培训,应急队伍的抢险救灾技能培训,员工和客户对突发事件的预防和灾害发生时的自救、互救能力等。

(二)应急演练的基本流程

应急演练包括以下基本流程。

(1)演练启动,当事人或在场人员发现应急事件,第一时间向相关部门(8h 外向总值班)、分管院领导报告,并根据情况立即向上级主管部门和地方有关部门准确报告突发事件的信息。

(2)立即组成应急指挥小组,组长统一组织指挥对突发事件的应急处置和救援。

(3)立即采取妥善办法营救受害人员,疏散、撤离并妥善安置受到威胁的人员。

（4）迅速采取有力措施控制危险源，遏制灾害、灾难的扩大或公共卫生事件的蔓延，直至灾害、灾难或事件完全消除。

（5）封锁危险场所，划定警戒区域，实行交通管制等控制措施。

（6）抓紧组织抢修被损坏的通信、交通、供水、排水、供电、供气、供热等公共设施。

（7）尽快组织向受到危害的人员提供临时避险场所、生活必需品、医疗救护、卫生防疫等保障措施。

（8）禁止或限制使用有关设备、设施，关闭或限用有关场所，中止人员密集可能导致危害扩大的活动。

（9）启用应急费用和物资，必要时调用其他急需物资，为应急处置提供保障。

（10）加强监控防范，严防次生、衍生事件的发生。

（11）演练结束，点评讨论。

（三）应急演练的常见问题

新形势下，医院后勤保障服务专业化程度更高，分工更细，后勤管理尤其是体现战斗力和抗打击能力的应急管理面临诸多新挑战。日常应急中，常在"及时响应，有效应对"上打折扣，出现响应迟误与过度反应并存的现象。归根结底，随意性是症状，碎片化是病情，不专业是基因。在应急演练上，平时缺乏专业常态化的实战演练、常规的演练，重"演"轻"练"，常规做法是先设计"剧本"，之后严格"表演"。

目前在多数医院应急管理实践中出现了一种形式主义和官僚主义，原因在于应急的各项措施停留在理论论述上，没有构造出具体的管理流程和工作流程，因而缺乏可操作性。相关责任人只能凭经验行事，或者走报告程序，再加上从网上或兄弟单位间抄袭复制，应急变成了纸上谈兵，一旦发生，猝不及防，防不胜防。

（四）应急演练的实践与创新

1. 探索单盲或双盲应急演练机制

应急演练是技术性、专业性、综合性很强的工作，谁在什么时候以什么方式向谁做了什么达到什么效果，涉及倾斜程度、标准维度、操作指标、监督原则等方面。针对应急演练的常见病多发病，建议各大医院后勤战线，可以考虑源自医学试验的"单盲"或"双盲"应急演练机制。单盲演练即参演方不知道演练时间和内容，双盲演练为组织方和参演方均不知道（仅有评价测试方知悉），这类演练突然触发后方能真实暴露各项缺陷问题，可真实检验预案的可操作性。

2. 探索以颜色识别下的分类分级

根据医院实际情况和医疗工作特点，通过灾害脆弱性分析，确定火灾，医疗纠纷（事故），供电、供氧、供水故障，信息，电梯，自然灾害，治安，药品安全，交通、环保等医院可能存在的风险，从而重点应对。但梳理过程比较复杂和碎片化，要想系统建立整体应对策略，须考虑分类分级，具体为：探索类同临床路径、按病种分组付费的思路，明确首要任务是解决突发事件的分类分级问题，不同类别等级触发不同的连锁程序。

欧美等的分级标准一般不精确到伤亡人数和财产损失金额，只预判事件影响辐射范围，而我国是按性质、规模或严重程度分4级，建立了分类管理、分级响应和多部门协调联动体制。基于预判的事件分级不可能精确，考虑国际应急医疗救护机构通用的急救优先分级调度系统（AMPDS）系统，把应急分4级，即A级危及生命，B级危及健康，C级不会导致伤亡但须应急准备，D级关注即可无需响应，在探索中作了对应，预警烈度从高到低为红色、橙色、黄色、蓝色，预警信息包括事件的性质、原因、可能造成的危害、可能波及的范围、提醒事项和应采取的措施等。

3. 探索舆情标准化处理流程

在发生突发事件后，根据突发事件的级别、类别和部门职责分工，由医院应急管理办公室按照有关规定及时向上级主管部门和地方有关部门报告突发事件情况，并迅速将应急情况向职工通报，在整个应急期间向职工提供准确、一致、及时的信息，通报突发事件及应急处置、救援工作情况及事态发展的情况信息。在应急处置和救援过程中，要做好媒体接待和舆情监控工作，认真研究确定对外口径，发布准确、权威的信息，同时加强突发事件应急处理的宣传报道、危机心理干预和防病知识普及。

第四节　医院后勤应急管理要点与案例

一、应急管理相关要素概论

应急管理有共性中的个性，也有个性中的共性，总的来说，以下五大要素是必不可少的。

人：组成应急指挥部并进入工作岗位，应急队伍进入待命状态，并动员有关人员做好应急处置和救援准备。

机：采取必要措施确保公共设施的安全和正常运行。

料：调集应急处置和救援所需资源，并确保处于良好状态。

环：加强重点部位和重要基础设施的安全保卫、维护医院正常工作秩序，关闭或限制使用易受危害的场所及相关活动，恢复工作经营秩序。

法：根据情况妥善安置易受危害的人员和财产，及时通报有关预警情况和采取特定措施避免或减轻危害的建议、劝告。

二、应急预案与应急演练

应急预案与应急演练将应急管理的人机料环法等要素进行了科学分配和有效组合，两者是鸡和蛋的关系，没有应急演练的预案是一纸空文，而没有应急预案的演练则是一团乱麻，演练促进了预案的建立和完善，预案让演练更有意义和秩序。

预案强化了风险分析、应急能力评估的地位和作用，演练的落脚点则是缩短与实战的距离上，甚至最好的演练就是实战。

应急预案与应急演练的成熟，需要两者的相互促进和相互成就。一是在于后勤专业人员在行业规范和实际实践基础上制定应急预案；二是集思广益，头脑风暴，进行演练脚本编制，基于岗位职责进行人员角色定位和任务；三是演练后进行复盘评价，分析问题和不足，反哺应急预案的可行性与科学性；四是应急预案要持续更新、培训，每年演练后修订、完善编制程序、具体内容，更新改进机制。

三、相关案例

案例1 ××医院极端天气防范处置应急预案

一、适用范围
本预案适用于雷电、暴雨、大风等极端天气。

二、等级划分
分蓝色、黄色、橙色、红色预警。

三、等级解释

（一）大风预警

（1）蓝色：24 h内可能受大风影响，平均风力可达6级以上。

（2）黄色：12 h内可能受大风影响，平均风力可达8级以上。

（3）橙色：6h内可能受大风影响，平均风力可达10级以上。

（4）红色：6h内可能受大风影响，平均风力可达12级以上。

（二）雷电预警

（1）蓝色：3h内可能发生雷电活动，有可能出现雷电灾害。

（2）黄色：3h内可能发生雷电活动，并伴有6级以上短时大风，或短时强降水，或小冰雹，出现雷电和大风害的可能性较大。

（3）橙色：3h内可能发生较强雷电活动，并伴有8级以上短时大风，或短时强降水，或冰雹，出现雷电和大风灾害的可能性很大。

（4）红色：3h内可能发生强烈雷电活动，并伴有10级以上短时大风，或短时强降水，或冰雹，出现雷电和大风灾害的可能性非常大。

（三）暴雨预警

（1）蓝色：12h内降雨量将达50mm以上，或者已达50mm以上且降雨可能持续。

（2）黄色：6h内降雨量将达50mm以上，或者已达50mm以上且降雨可能持续。

（3）橙色：3h内降雨量将达50mm以上，或者已达50mm以上且降雨可能持续。

（4）红色：3h内降雨量将达100mm以上，或者已达到100mm以上且降雨可能持续。

注：预案启动与结束应根据国家气象部门、水文等部门发布的天气预报信息，各部门、班组自行按预报等级提前启动预案，待后勤保障部正式发布通知后调整应对级别或终止。

四、固定工作

（1）每年4月底前，完成防雷检测、建筑物外装检查、集水坑测试、雨落管、雨篦子清掏及院内树木枯枝修剪。

（2）每年4月底前，各班组完成制定应急抢险物资储备表，并完成抢险物资清点及补充工作。

（3）每年5月起，后勤服务中心专人负责每天收集气象信息，并当天下班前通过微信群及时向全院发布。

（4）每年5月第一周内，更新备好重点设备设施点位图及相关电路、管网图纸等。

（5）每年5月，预防保健科为高温高热工种人员配备防暑降温物品。

五、分类分级预警

（一）大风预警

1. 蓝色及黄色预警

（1）准备。通过微信群向全院发布预警（级别）信息，告知医院所有员工关窗、窗户外不得放置物品等防范要求；人员备勤：管道暖通班、保卫科安排值班人员进行备勤。

（2）安全。对院内树木进行一次全面巡查，预防树木折断伤人；机修组：对全院铝合金窗户进行一次全面巡查，发现移位及时处理。

2. 橙色及红色预警

（1）准备。后勤服务中心通过微信群向全院发布预警（级别）信息，告知医院所有员工关窗、窗户外不得放置物品等要求及相关防范知识；人员备勤：保卫科、管道暖通班、机电运维班安排值班人员进行备勤，如遇险情确保及时到位。

（2）物资。准备木质支撑杆3根～5根、麻绳5根～10根、锯子等工具；机修组：各类维修工具、各型号螺丝、螺母等；保卫科：备齐用于警戒的锥形桶、警戒带等。

（3）安全。对院内树木进行一次全面巡查，在起风期间对院区内的大型乔木进行不间断巡查，发现可能出现树木折断伤人的区域通知保卫科对该区域进行警戒，在可行情况通知机电运维班人员协助对大型乔木进行临时加固支撑；机修组：除对全院铝合金窗户进行一次全面巡查外，对全院屋面广告架进行巡查，重点检查固定广告架的螺丝、螺帽有无松动，支撑钢架有无松动破损等，在起风期间进行不断巡查，发现险情立即上报并通知管道暖通班、机电运维班人员前来进行协助加固处理，保卫科对相关区域进行警戒，直至大风结束。

（二）雷电预警

1. 蓝色及黄色预警

（1）准备。后勤服务中心通过微信群向全院发布预警（级别）信息；人员备勤：机电运维班（配电房）做好应急抢险人员安排及备勤，班组全体人员电话保持畅通，确保遇雷击突发事件能及时到位抢险。

（2）物资。自预警信息发布起备齐维修材料，尤其是易受雷电侵袭损坏的配件，如保险管、开关、断路器、避雷器等配件。

（3）安全。对2台1250kVA变压器、1台630kVA变压器；××院区4台1250kVA变压器，2台1600kVA变压器内浪涌保护器进行检查，雷电期间持续对各馈线柜、变压器、电流、电压等运行数据进行监测，发现异常及时上报。机电运维班：负责对医院所有建筑屋面的避雷针、避雷带进行一次全面的巡查，发现有松动、脱离的立即上报。

2. 橙色及红色预警

（1）准备。通过微信群向全院发布预警（级别）信息，并告知全院职工应对雷电的相关防范知识，ICU、手术室、配电房、放疗、头伽、全伽、CT等重要部门采取电话方式进行信息告知。人员备勤：除机电运维班（配电房）做好应急抢险人员安排及备勤外，管道暖通班、机修组、汽车班所有人员电话保持畅通，确保遇雷击突发事件能及时到位抢险，双院区物业公司分别加派3人~5人进行值班。

（2）物资。自预警信息发布起备齐维修材料，尤其是易受雷电侵袭损坏的配件、保险管、开关、断路器、避雷器等。所有配件应按蓝色及黄色预警的双倍进行储备。

（3）安全。对××院区2台1250kVA变压器、1台630kVA变压器，××院区4台1250kVA变压器，2台1600kVA变压器内浪涌保护器进行检查，分别对××院区600kW及××院区1600kW发电机进行空载运行，保证发电机正常使用，且储油量能维持发电机3h运行时间。雷电期间持续对各馈线柜、变压器、电流、电压等运行数据进行监测，每小时对低压侧柜内的电器元件进行巡查，发现异常及时上报。电运维班：负责对医院所有建筑屋面的避雷针、避雷带和浪涌保护器进行全面检查。保卫科：负责对医院进行巡查，对可能存在雷击造成火灾的区域进行现场清理，整治隐患。

（4）保障。因雷击造成医疗设备损坏，而不能满足危急重病人医治条件的，汽车班随时做好立即转运的准备，物业公司项目经理应安排专人协助搬抬。

（三）暴雨预警

1. 蓝色预警及黄色预警

（1）准备。做好应急抢险人员安排及备勤，部门负责人及全体干事，外包项目经理、主管、组长等全体二线备勤，电话保持畅通，确保应急处置及时到位。各班组值班员负责8h外对重点科室进行巡查。发布信息：后勤服务中心通过微信群向全院发布预警（级别）信息，包括离人断电，关窗，窗外不得放置物品，以及极端天气的防范知识等。ICU、手术室、配电房、放疗、CT等重要部门采取电话方式进行信息告知。

（2）物资。梳理应急物资清单，应急物资库房钥匙实行AB双人管理模式，对应急物资、设备进行检查，保证应急物资充足和应急设备的完好可靠。机电运维班：自预警信息发布起备齐维修材料，尤其是易受雷电侵袭损坏的配件，如保险管、开关、断路器、避雷器等配件。配电房：检查发电机房备足至少3h的发电用油，发电机蓄电池确保满电。管道暖通组：准备并检查应急抽水泵、排水管等备品、备件，双院区各准备防洪沙袋200个，自预警信息发布之时起每日对二次供水系统进行检查。汽车班：检查车况，确保车辆尤其是医用车辆油量充足。

（3）安全。负责对设备层、浪涌保护器、避雷带进行巡查，重点巡查手术室、ICU、配电房、电梯机房、液氧站、大型医疗机房，确保浪涌保护器和避雷带功能完好,遇雷电侵袭时能对设备、设施进行有效保护。雷电期间停止一切线路维修工作,保证安全。配电房:持续对各馈线柜、变压器进行监测,发现异常及时上报。管道暖通组:检查集水坑水泵、管路,确保功能完好(××院区7个,××院区25个)可靠,对全院低洼地带的雨篦子进行清理,检查井盖是否完好,有无缺失,当日维修更换。××院区应加强对1号楼裙楼屋面的巡视,重点检查层流系统无防护室内配电箱及部分下穿风管的防雨措施。保卫科:负责每日至少一次对全院进行巡查,对已积水,且无法判断水深的点位拉警戒线警戒。医学装备部:全面排查空调外机及附件是否牢固。

(4)保障。专人负责确保液氧、瓶氧、瓶装二氧化碳储备充足。××院区液氧存量低于$2m^3$、氧气汇流排瓶装氧气若满瓶低于18瓶、二氧化碳汇流排瓶装二氧化碳若满瓶低于3瓶,××院区液氧存量低于$5m^3$、氧气汇流排瓶装氧气若满瓶低于18瓶、二氧化碳汇流排瓶装二氧化碳若满瓶低于6瓶应立即通知送气。外包单位安排好应急人员及应急物资准备,并将应急人员名单、联系方式及应急物资名称、数量递交至后勤保障部核实。××院区物业至少准备30m防滑垫,分别铺设在1号楼大厅外、急诊科、2号楼大厅、7号楼、8号楼,同时准备4台吸水设备;××院区物业至少准备20m防滑垫,分别铺设在1号楼门、急诊大厅外,同时准备4台吸水设备。

2.橙色预警

(1)人员。做好办公室二线值班、班组值班及二线备勤,联系好维保外包公司值班安排,将值班表报分管院领导,并递交一份至总值班。干事及班组长手机保持24h畅通,确保应急处置及时到位。

(2)物资。各班组、外包公司:自预警信息发布之时起备齐未来2日所需的备品、备件等物资。应急物资库房:每日报告应急物资数量及应急设备、设施完好情况,随时掌握备品、备件数量。道暖通组:每日对二次供水水量进行检查,及时补充。双院区分别准备两台应急抽水泵、2条至少20m消防水带。

(3)安全。机电运维班、保卫科自预警信息发布之时起对全院设备、设施、建筑施行全覆盖巡查及现场整改,确保防雷设施的完好可靠,并将巡查整改情况汇总上报至相关部门。

(4)保障。建立专用通信渠道,及时收集相关信息;建立多层面联动的应急抢险小组;科室负责人为抢险小组组长,组员由办公室干事、班组成员组成。部门、班组及外包单位主要人员下班时间延长至晚上7点。

(5)外包单位。收到预警信息及时做好应急抢险人员值班安排,备足应急物资。小卖部预备至少200瓶矿泉水，饼干等干粮保证1日用量。各外包单位将抢险人员值班表、应急物资清单报送至后勤保障部核实。

3. 红色预警

（1）人员。自预警信息发布之时起，提前安排好未来3日备勤及二线值班人员（含外包），将值班表报分管院领导，并递交一份给总值班。红色预警期间办公室二线值班人员每天上午、下午各一次致电各班组，了解设备设施运行情况，需现场处理事项必须第一时间到场。

（2）物资。各班组、外包单位备齐直至解除预警信息的应急抢险备品、备件等物资。每日下班前对应急物资进行清点，随时掌握备品、备件数量，及时补充。

（3）安全。机电运维班：每日对全院设备、设施进行全覆盖，零死角巡查及整改，确保防雷设施完好可靠，并将巡查及整改情况汇总后报相关部门，由专业人员对整改情况逐一核实，并对整改效果进行评估；配电房：做好应急供电准备，密切监测配电数据，每小时对变压器和各馈线柜进行巡查，发现问题及时上报。

（4）保障。建立信息共享平台（微信群），多层面联动机制，成立应急抢险小组，科室负责人为抢险小组组长，组员由办公室干事、班组成员组成。

（5）外包单位。自预警信息发布之时起将应急抢险人员值班表和抢险物资清单报送至后勤保障部核实。小卖部每日准备至少300瓶矿泉水，足量干粮，主副食品原料数量多于日常备量的20%以上且当天到位，直至预警信息解除。

（6）保障。取消一切院内后勤会议、活动及非必须出差。

案例2　××医院大后勤联动应急预案

一、适用范围： 适用于工作日8h外、节假日期间的后勤应急工作。

二、工作原则： 后勤总值、多重防守、分类应急。

1. 建立大后勤总值班机制，由部长、副部长、科长、后勤骨干进行轮值（可考虑为二线班），值班期间至少电话或视频查岗一次，手机保持通畅。

2. 形成多重应急队伍，当班为主，附近为辅，骨干为补。即以当天班组和外包值班人员为主力应急，若无法支撑则以院内休息人员、住家距离医院3km范围内人员进行补充，紧急重大事件调动后勤骨干迅速赶往医院。

3. 按安全、保障、服务三类工作分类应急。

（1）安全类：主要包括电梯关人、重大故障、火灾火警、各类纠纷、群体事件、疫情防控、环保事件、院感事件、舆论事件以及极端情况下外包公司缺位替补等。

（2）保障类：主要包括停电、停气、停水、漏水、爆管、极端天气、供餐、车辆、搬运、各类演练等。

服务类：主要包括各类接待、迎检、会议、文体活动、下收下送、综合巡逻等。

三、重点工作

1.各部门、外包公司建立应急人员（岗位）通讯录、应急物资（用品）清单。

2.后勤管理部门梳理各类应急事件的应急流程、注意事项，进行全员培训。

3.建立包含外包公司的大后勤对讲网络（配足对讲机、建立公共频道、确保通讯质量）。

4.应急物资准备，详见表1。

表1 ××医院后勤应急物资储备清单

分类	名称	数量
工具类	消防铲、围栏	2把、3个
	圆铲、方铲、生命镐、二锤	各1把
通信类	对讲机、喊话机	30个、5个
照明类	应急灯、多功能露营灯、露营马灯	10个、10盏、5盏
	电筒、蜡烛、7号电池、1号电池	20个、50支、10对、15对
防护类	防毒面具、一次性防毒面具	各10个
	绝缘鞋、绝缘手套	各2双
防汛防火类	雨衣雨裤、一次性雨衣	20套、50件
	吸尘吸水机、抽水泵（带水带）	1台、2台
	沙袋	200个
生命支持类	压缩饼干、矿泉水	500块、500瓶
战事预防类	综合应急包内有：急救包1套、地垫雨披1件、手套1双、防尘口罩1包、防护口罩2支等	20个
备品备件类	后勤安全、运营保障的实物储备，用于及时消除设备设施缺陷和加速抢修，包括但不限于后勤设备设施、医疗专项等。做到进库出库有记录，专项存储，不得擅自使用，应急处理的备品备件消耗后，需及时补齐入库	

案例3 ××医院年度消防应急演练方案

一、演练目的

检验医院《突发火灾事故应急预案》实用性；检验医院工作人员突发火灾事故的应

急处置能力；检验医院消防组织机构的组织能力和指挥能力；检验医院各岗位工作人员的快速反应补救初期火灾和疏散能力；检验医院消防设施设备和消防器材的完好率。

二、组织机构及职责

演练总指挥：院长

副总指挥：后勤副院长

成立灭火行动、疏散引导、安全保卫、通信联络、医疗救护和后勤保障六个应急小组。

1. 灭火行动组组成及职责

（1）组成：组长由保卫科××担任，成员由志愿消防队灭火组成员和现场工作人员组成，主要负责灭火和抢险救援工作。

（2）职责：接到现场总指挥灭火指令后，做好自身防护，携灭火器材赶赴着火点对初期火灾进行有效扑救。

2. 疏散引导组组成及职责

（1）组成：组长由××担任，成员为××、××，其他楼层的负责人及安全员，负责该区域人员（病人、病人家属及工作人员），主要负责使相关人员安全、迅速到达指定的区域。

（2）职责：接到现场总指挥疏散指令后，将2号楼所有人员疏散至指定的安全区域（所有人员均应做好个人防护）。

3. 安全保卫组组成及职责

（1）组成：组长由保卫科××担任，停车公司值班员和保卫科保安组成，主要负责安全警戒和车辆疏导。

（2）职责：接到火情通报后，立即对着火区域及周边进行警戒，严格控制无关人员进入着火区域；对疏散路线和设立的安全区域进行交通管制。

4. 通信联络组组成及职责

（1）组成：信息部××负责，主要保证通信联络及时、快速、准确。

（2）职责：确保演练过程中无线通信畅通，使现场总指挥指令有效传达至各应急小组。

5. 医疗救护组组成及职责

（1）组成：组长由医务部××担任，成员为急诊科医生、护士组成，主要负责火灾受伤人员的救护。

（2）职责：对火灾现场疏散出的伤病员进行救护，安抚其他人员情绪。

6. 后勤保障组组成及职责

（1）组成：组长由后勤保障部××担任，成员由××、××组成，主要负责设备保障和演习结束后设备复位。

（2）职责：演练所需器材保障；停用电梯。

7. 现场评判组成及职责

（1）组成：由院内相关人员、街道办、社区工作人员和消防应急救援大队参谋组成。

（2）职责：对演练的整个过程按评判细则进行详细评判。

8. 摄影（像）组：负责演练过程的影像资料收集工作。

三、演练时间、地点及参加人员

1. 演练时间：××××年××月××日下午16：00—17：00时。

2. 演练地点：住院部×层。

3. 参加演练人员：医院各科室负责人、医院志愿消防队员、各科室安全员、着火点及着火点相邻楼层的相关人员，医护人员，愿意参加演练的患者及家属。

四、演练内容

1. 发现火情并报警。

2. 就近使用消防器材扑救初期火灾（模拟）。

3. 组织疏散逃生。

4. 灭火器、灭火毯油盆灭火。

五、演练流程

（一）火警确认

以消防控制中心接受现场工作人员电话报警开始计时，按一级火警处置，现场医护人员和保卫巡逻人员确认发生二级火警。

（二）火警处置

1. 报警

（1）现场工作人员第一时间向消防控制中心报警，讲明具体位置、火势大小、燃烧物质、有无人员被困等。

（2）消防控制中心电话通知保卫科值班员和医院总值班。

（3）医院总值班按程序向院领导及相关管理人员报告火警。

（4）院领导接警后赶赴消防控制中心成立应急指挥部。

（5）医院志愿消防队接火警通知后在指定区域集结待命。

2.现场处置

（1）现场工作人员在报警同时扑灭初起火灾，同时准备疏散着火区域人员。

（2）灭火行动组、疏散引导组成员在接到现场总指挥指令后，做好个人防护，携带救援相关器具赶赴现场处置火情、疏散所有人员。

（3）安全保卫组接到现场总指挥指令后，立即对着火区域及周边进行警戒，严格控制无关人员进入着火区域；对疏散路线和设立的安全区域进行交通管制。

（4）后勤保障组人员接到现场总指挥指令后，据情况确定是否对着火区域及其他区域进行断电（如果需要断电立即通知配电房切断非消防电源），并停用2号楼电梯。

（5）防护救护组接到现场总指挥指令后，在指定的安全区对疏散出的伤病员进行救治。

（三）演练总结

1.各小组完成灭火、救援相关工作后，在指定区域集结待命。

2.消防救援大队参谋对演练过程进行专业点评。

3.院领导作总结发言。

（四）演习结束

保卫科、后勤保障部恢复消防设施设备，确保灭火器材完好，清扫演练场地，恢复正常工作秩序。

案例4 ××医院供电应急演练方案

一、演练目的

检验预案。通过开展应急演练，查找预案中存在的问题进而完善应急预案，提高应急预案的实用性和操作性。

完善准备。通过开展应急演练，检查对应急突发事件所需应急队伍、物资、技术等方面的准备情况，发现不足及时予以调整补充，做好应急准备工作。

锻炼队伍。通过开展应急演练，增强演练班组人员对应急预案的熟悉程度，提高其应急处置能力。

磨合机制。通过开展应急演练，进一步明确相关人员的职责任务。

二、物资准备

手电筒、移动式发电机、对讲机、发电用油。

三、演练时间

××××年××月××日××时。

四、演练内容

应急供电实战演练。

五、参加人员

后勤全体人员。

六、演练工作责任分工

总指挥：后勤保障部负责人，××负责应急演练的组织、指挥与协调，对演练过程及结果作总结评价；××配合实施。

配电班：负责倒闸电，以及发电机的启停。

电工班：负责巡视各重要部门的供电情况，并准备好移动式发电机以便随时启用（停电倒闸期间：××监控停电瞬间EPS应急电源，确保手术时供电正常；××在急诊科值守，如有抢救病人则立即启用汽油发电机）。

电梯工：负责对全院的电梯进行巡查。

锅炉房值班人员负责恢复生活热水锅炉的运行。

水工班：负责对大楼所有风机进行巡查、恢复。

××：负责停电前与血透、ICU、手术室、电梯工确认是否准备到位；市电恢复后监控楼宇自控的运行情况。

七、实战演练程序

1. ××发出指令，演练正式开始。

2. 我院市网主供突然停电，发电机约1.5min自动连网启动，对全院重要电力区域进行保障性供电。

3. 配电房值班人员迅速将此情况报告后勤保障部负责人，××立即分配人员检查次供是否有电，确认有电后按操作规程将主供切换到次供；切换到次供前由一人到发电机房检测发电机负载电压、三相电流情况、零线电流，做好相应记录。

4. 配电房与供电部门取得联系，确认主供的停电原因及来电时间。

5. ××接到报告后立即向后勤副院长及总值班汇报情况，并立即通知相关人员进行巡查；联系确认ICU、血透、信息科、手术室等重要科室是否因停电造成损失等。

6. 电工班接到通知后，所有人员应到各楼层对供电是否恢复进行巡查，并对手术室EPS的应急电源柜进行检查，确认EPS电源柜是否正常切换。

7. 电梯管理员××对电梯进行巡查，如发现有人被关在轿厢内应将人立即放出，保障电梯的安全运行。

8.水工班值班人员巡查各类风机的运行情况，对因停电而造成运行状态不正确的风机及时通楼控系统调整；锅炉房值班人员恢复生活热水锅炉的正常运行；××联系手术室维保人员恢复手术室层流系统；××通过楼宇控制系统负责对全院风机、水阀、公共区域照明等进行调整、恢复，对楼控系统显示故障或报警的风机，应及时通知水工班值班人员到现场进行调整。

9.各组向××汇报演练情况，××向上级领导汇报。总指挥对演练过程做总结评价。

10.演练结束，恢复正常工作秩序。

第十二章　应对公共卫生事件的医院后勤管理

公共卫生事件主要包括传染病疫情、群体性不明原因疾病、食品安全和职业危害、动物疫情,以及其他严重影响公众健康和生命安全的事件。在公共卫生事件暴发期间,尤其是传染病疫情暴发期间,医院作为控制疫情蔓延、紧急救治患者的主战场,为保证高质量完成疫情防控和医疗救治任务,必须有强有力的后勤保障做支撑。

在公共卫生事件暴发期间,医院后勤管理部门除需完成日常后勤支持保障工作外,还需结合公共卫生事件特点,有针对性地做好支持保障管理与服务。本章简要介绍应对公共卫生事件的院内通道管理、医院环境清洁消毒管理、公共卫生事件下的设备设施运维管理,以及卫生应急队伍的后勤综合保障体系建立和运行的相关内容。

第一节　应对公共卫生事件的院内通道管理

在公共卫生事件暴发期间,院内通道组织管理尤其重要,合理的交通组织是控制传染源、切断传播途径、保护易感人群、切断传染链,杜绝院内交叉感染发生的重要举措,也是医院后勤保障部门在公共卫生事件暴发期间的管理职责和重要作用所在。

实践证明,"三圈层"管控方案是控制传染源、切断传播途径、保护易感人群、最大限度减少院内交叉感染发生,保障医院有序、规范、安全诊疗的有效方法。本节简要介绍"三圈层"管控方案的运用要点。

一、"三圈层"管控方案与具体流程

(一)"三圈层"管控方案简介

"三圈层"管控方案是结合德国农业经济学家冯·杜能提出的圈层理论,以环境布局为设计基础,以减少门诊部、急诊部、住院部人群交叉为目的,设置"三圈层"防控,按圈层从外到内监管人流走向和疑似感染人群的隔离处置的交通组织方法。

(二)"三圈层"管控方案具体流程

从医院入口的外圈(第一圈层)开始逐步实施分流监测筛检,到发热门诊、急救中

心、门诊部、应急隔离房的中圈（第二圈层），再到住院病房的内圈（第三圈层），建立三道防线，层层分区分类监测筛检，做到每道防线都能排除可疑感染患者，并将可能引起传染病流行的传染源控制在一定范围。

二、各圈层管控措施

（一）第一圈层管控流程

以医院外墙为"第一圈层"，建立人车"单进单出"通道，设置人员入口两个（医院职工、患者及家属各一个），机动车入口两个（医院职工车辆、其他车辆）；设置人员出口一个，机动车出口一个。控制外卖、借道、非必须探视人员进入；在外围入口处设置体温监测关卡，体温正常的工作人员、住院患者及陪护根据通道指引进入各自区域；体温超过37.3℃的人员，登记详细信息（姓名、性别、年龄、身份证号、体温、流行病学史、联系方式等），引导其按照规定路标进入发热门诊就诊。第一圈层管控流程见图12-1。

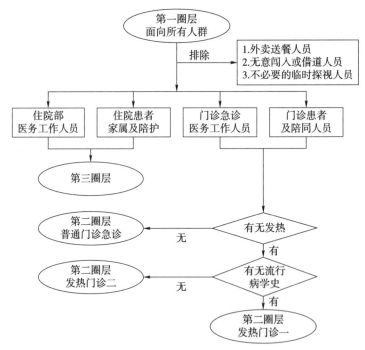

图12-1 第一圈层管控流程图

（二）第二圈层管控流程

发热患者筛查诊疗区域为"第二圈层"，重点区域重点管控，圈层内包括发热门诊、观察等待区、应急隔离病房、急救中心、门诊部、感染疾病检查实验室、感染放射影像检查室。

通过第一圈层的初步筛检：发热患者将由工作人员引领，通过发热患者通道前往发热门诊进一步诊断检查；普通门诊患者则通过门诊通道的三级预检分诊前往各专科门诊就诊；急诊患者通过急诊预检分诊前往急救中心各诊区就诊；儿童就诊患者根据是否发热分别分流至儿科普通门急诊或儿科发热门诊。

管控过程中，严格执行发热患者筛查、诊断、临时安置、转院等规范流程，有效识别感染患者，并限制在第二圈层范围内。第二圈层管控流程见图12-2。

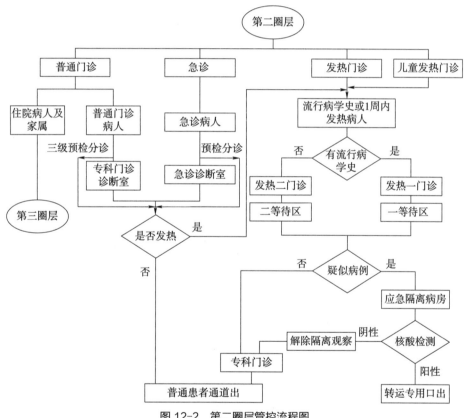

图12-2 第二圈层管控流程图

（三）第三圈层管控流程

住院病房的内圈为第三圈层。患者从医院入口的外圈（第一圈层）开始逐步实施监测筛检分流，到发热门诊、急救中心、门诊部、应急隔离房的中圈（第二圈层），再到住院病房的内圈（第三圈层）。通过三道防线，层层分区分类监测筛检，做到每道防线都能排除可疑感染患者，并将可能引起传染病流行的传染源控制在一定范围，实现控制传染源、切断传播途径、保护易感人群、切断传染链的目的，有效杜绝院内交叉感染的发生。

三、人员分工与培训监督

（一）人员分工

医院"三圈层"管控措施要充分考虑患者与工作人员、物资需求和供给等多种主体关系，门诊部、急诊部、住院部等不同地理区域，形成条理规范的公共秩序，实现全院全流程排查监管。人员分工可根据医院组织架构和院区布局等实际情况合理确定，一般需要党群、行政、后勤部门工作人员与青年志愿者共同参与。

圈层道路设置可由保卫部门与后勤保障部门负责规划布点，工会或青工部门组织志愿者负责道路点位提示，体温监测由医院感染控制部门（科室）负责制定方案并由工会或青工部门组织志愿者执行，人力资源管理部门负责人员调派、排班设定、人员到位督导，后勤保障部门和医学装备部门负责生活和医疗物资的供应保障，医院感染控制中心负责全院感染控制督导检查与个人防护培训等。

（二）培训监督

根据疾病传播特征，医院感染管控部门牵头针对不同工作（包括后勤保障）岗位联合进行疾病诊治与接诊流程、消毒隔离与人员防护、医疗废弃物处理、标本采集、转运转诊等制度和工作规范进行全员培训，并进行考核，合格后方能上岗。

严格落实消毒隔离措施，执行《医院隔离技术规范》《医务人员手卫生规范》《医务人员穿脱防护用品的流程》，圈层内每名成员必须正确实施手卫生及穿脱防护用品，做好个人防护。医院感染管控部门随时督导检查全员院感防控落实情况，对不符合要求的诊疗操作、医疗废物处置等行为详细分析原因，并制定整改措施，促进全员全流程操作安全规范，有效防控院内交叉感染。

第二节　医院环境清洁消毒管理

高质量医院环境卫生和优质的医疗环境不仅仅可以降低医院感染风险，同时对患者的康复具有促进作用，使患者产生并保持愉悦的心境，满足患者生理及精神舒适的需要。国家卫生与计划生育委员会于2016年12月27日发布了《医疗机构环境表面清洁及消毒管理》（WS/T 512—2016），为促使医院的整体环境向安全、清洁的方向发展起到了标准引领作用。

在公共卫生事件爆发期间，加强医院环境清洁消毒管理是减少院内交叉感染发生的有力措施，也是医院后勤管理人员必须高度重视的支持保障工作。

一、医院环境清洁与消毒设备设施配置与使用管理要点

适合的清洁工具及设备等，不但可以提高工作效率，还有利于减少人力及物力的成本支出。员工按规范操作和正确使用清洁工具可有效地降低病原微生物在医院环境中的传播的风险，有效阻止医院感染的暴发。

（一）设备设施配置

1. 科室单元设置规范的保洁工具间

在医院新建或改建中，需在每个科室单元内设置专用保洁工具间，房间内应具备相应的保洁工具用后处置设施、清洁消毒后保洁工具储存柜等空间。工具间需随时保持环境清洁干燥、通风换气。在工具间内洁-污工具分区有效的复用处置及存放，避免消毒后的保洁工具发生二次污染导致医院感染在院内传播。

2. 配置符合标准的清洁手推车

提倡使用洁-污工具分区分层存放的保洁工具（用品）手推车。推车上配置超细纤维抹巾、平板地拖、钳夹及铲刀、簸箕扫帚、工作手套、垃圾及医废收集袋等保洁工具，洁-污保洁工具应装箱密闭放置避免交叉污染。采用无接触方式取出清洁抹巾及平板地拖、用后抹巾及平板地拖也以无接触方式存放在污染箱内。用后的抹巾及平板地拖集中收集送洗浆房或地巾抹布集中清洗与消毒中心进行清洗与消毒。

3. 配置超细纤维抹巾及平板地拖

超细微纤维材质抹巾可高效清洁物表，更好地捕捉污渍碎片、微生物等，更好地吸收液体，通过物理表面擦拭可去除表面99.9%的微生物。微纤平板地拖也可确保彻底清洁及去除地表的微生物。此外，微纤平板地拖在使用过程中的用水量很少，并可快速干燥，从而避免因拖地后地面湿滑致行人滑倒的危险。同时微纤材质的耐久性好，意味着更少的损耗和更低成本支出。

4. 智能清洁与消毒机器人应用

近年来，随着人工智能技术的迅速发展，智能机器人已在医疗行业广泛应用。由于医院环境的特殊性，病原微生物会随着空气及飞沫流动或沉降于物表及地面。智能清洁

与消毒机器人通过无人驾驶技术，搭载前视摄像头、超声波雷达、双目视觉摄像头、智能消毒等智能化设备，具备稳定可靠地人机交互、自主及多点移动等功能，导航、路径规划、自动充电等能高效、精准地对室内地面及空气进行清洁与消毒。

智能清洁与消毒机器人替代医院最传统人工操作，可用于医院内各类人员高频活动区域、人流密集的区域、传染病科室、发热门诊及疫情现场等，具有不必疏散人群、减少保洁人员前往隔离区且可长时间连续工作等优势，可有效地对地面进行清洁刷洗及真空吸水干燥，喷雾等方式精准对室内空气及物表进行清洁与消毒，尤其在公共卫生事件爆发期间应用智能清洁与消毒机器人具有明显而独特的优势。

（二）使用管理要点

1. 对抹巾及平板地拖进行分区分色使用管理

在使用中将抹巾及平板地拖分为不同颜色，对应用于办公区、清洁区、潜在污染区、污染区进行分区等色使用（手套颜色与抹巾颜色匹配），可有效避免员工对不同区域的混用，也方便监督者及时发现并及时进行督导整改。避免员工使用一块抹布或拖头抹到底、拖到底，使清洁过程变为污染过程。

2. 使用消毒湿巾在环境表面进行清洁与消毒一次性完成

消毒湿巾以无纺布为载体，吸附消毒液或消毒液+表面活性剂，利用对环境表面的擦拭过程释放消毒因子，对环境物表病源微生物实施杀灭。消毒湿巾在欧盟、北美等地已有10余年使用史，效果已得到肯定，消毒湿巾代替传统消毒法将成为环境表面清洁消毒的主要趋势。特别推荐使用正规厂家的消毒湿纸巾用于新生儿科、产房及产科病房、ICU、急诊、手术室、血液科、发热门诊等科室，利用消毒湿纸巾高效、快速、低毒性、低腐蚀性等消毒功能，将物理擦拭清洁与消毒一次性完成。

3. 抹布地巾用后集中清洗与消毒

有条件的医院，按照《医疗机构环境表面清洁与消毒管理规范》（WS/T 512—2016）的要求，将用后的保洁地巾和抹巾集中收集送洗浆房，采取机械清洗、热力消毒、机械干燥、装箱备用、密闭转运的流程，能够达到洁污分类分流管理、清洗与消毒合规、节约人力成本及水电消耗。

无条件送洗浆房的医院，可在院内建立地巾抹布集中清洗消毒中心，避免分散清洁与消毒过程中因个人行为不规范而导致清洗消毒不合格的情况，从而降低医院感染风险。

无论是送洗浆房清洗消毒还是院内集中清洗消毒中心清洗消毒，均需制定完善的管理制度、岗位工作职责、培训计划、考核标准、质控方案等文件，制定标准化的集中清洗与消毒标准操作流程（SOP）：收集—转运—预处理—清洗—烘干—整理—发放等流程，以确保地巾抹布集中清洗与消毒的效果。

二、医院环境清洁卫生质量审核标准

医院环境清洁卫生工作，无论是外包第三方物业公司，还是医院后勤自营提供服务，都要确保高质量地完成医院环境表面清洁与消毒工作，并应根据医院环境高中低不同风险区域分类完成医院环境表面的清洁与消毒工作，通过目测法、化学法、微生物法三种质量评审标准进行监控。

（一）医院环境清洁卫生质量审核方法

1. 目测法

根据医院环境的高中低不同风险区域分类进行清洁与消毒，并制定格式化的现场检查表格，培训考核人员落实考核内容及考核标准、正确填写表格中各项指标。如在可视范围内的物表及地面等区域的清洁，采用肉眼目测（鼻嗅）法评判是否达到干净、干燥、无尘、无污垢、无碎屑、无异味等清洁；高处或肉眼不能分辨的区域采用干净的白色纸巾进行评判是否达到干净、无尘等要求。

2. 化学法

化学法可细分为荧光标记法、荧光粉迹法和腺嘌呤核苷三磷酸（ATP）法三种，其中荧光标记法为主推方法。

（1）荧光标记法。在保洁人员不知情的情况下进行清洁工作前，将荧光标记笔在患者诊疗区域内的物表或手高频接触的表面预先标记，保洁人员清洁后借助紫外线光照射该区域检查荧光标记是否被有效清除，如有荧光反射表示保洁人员清洁工作未到位及未彻底。通过计算有效的荧光标记清除率，可客观地评价及考核保洁员环境清洁工作质量。其频次、标记点位及方法、时间等根据质控对象及需求或院感防控重点科室而制定。

（2）荧光粉迹法。将荧光粉撒在邻近患者诊疗区域内高频接触的环境表面（在环境清洁服务人员实施清洁工作前预先标记），清洁后借助紫外线光检查荧光粉是否被均匀、被扩散，统计荧光粉扩散的参数，与荧光标记法相同。

（3）ATP法。按照ATP监测产品的使用说明书执行，记录监测表面的相对光单位值（RLU），考核环境表面清洁工作质量。

3. 微生物法

环境微生物考核采样方法和评价方法参考《医院消毒卫生标准》(GB 15982);保洁工具(用品)复用处理后的微生物考核指标,采样方法和评价方法同样参考GB 159822。

(二)医院环境清洁卫生质量审核标准

医院环境清洁卫生质量审核标准参见表12-1(依据WS/T 512—2016),医院环境清洁卫生质量审核管理及评价标准参见GB 15982。

表12-1 医院环境清洁卫生质量审核标准

风险等级	清洁卫生管理等级	审核标准				
		目测法	化学法			微生物法
			荧光标记法	荧光粉迹法	ATP法	
低度风险区域	清洁级	整洁卫生、无尘、无碎屑、无异味等	无要求	无要求	无要求	无要求
中度风险区域	卫生级	整洁卫生、无污垢、无污迹、无异味等	质量抽查使用,无荧光痕迹	质量抽查使用,无荧光粉扩散	质量抽查使用,合格标准按产品说明书规定	细菌菌落总数≤10CFU/cm^2或自然菌减少1个对数值以上
高度风险区域	消毒级	整洁卫生、无污垢、无污迹、无异味等	定期质量抽查使用,无荧光痕迹	定期质量抽查使用,无荧光粉扩散	定期质量抽查使用,标准按产品说明书规定	参考GB 15982,按不同环境类别评判

三、医院环境物表清洁与消毒的原则

(一)按高中低不同风险区域的等级进行

按WS/T 512—2016的要求,将所有部门及科室按不同风险等级划分为高中低三个风险区域,按区域划分开展清洁与消毒工作。低度风险区域:基本没有患者或患者只作短暂停留的区域,如行政管理部门、图书馆、会议室、病案室等;中度风险区域:有普通患者居住,患者体液、血液、排泄物、分泌物对环境表面存在潜在污染可能性的区域,如普通住院病房、门诊科室、功能检查室等;高度风险区域:感染或定植患者居住的区域以及对高度易感者采取保护性隔离措施的区域,如感染性疾病科、手术室、产房、重症监护病房、移植病房、烧伤病房、早产儿室等。

根据区域的风险等级和清洁等级要求,制定医院环境及物表清洁与消毒标准化操作流程。如针对不同风险区域的工作操作流程、作业时间和频率、使用的清洁剂与消毒剂、配制浓度、考核标准等。又如低风险区域使用湿式抹尘及拖地(有明显污垢可使用清洁剂辅助清洁),不需要对物表使用消毒液消毒,每日进行1次~2次,达到干净、干燥、无尘、无污垢、无碎屑、无异味等清洁级要求。

不同等级风险区域的日常清洁与消毒管理要求参见表12-2(依据WS/T 512—2016)。

表12-2 不同等级风险区域的日常清洁与消毒管理要求

风险等级	环境清洁等级分类	清洁与消毒方式	频次(次/d)	标准
低度风险区域	清洁级	湿式卫生	1~2	区域内环境干净、干燥、无尘、无污垢、无碎屑,无异味
中度风险区域	卫生级	湿式卫生,可采用清洁剂辅助清洁	2	环境表面菌落总数≤10CFU/cm^2,或自然菌减少一个对数值以上
高度风险区域	消毒级	湿式卫生,可采用清洁剂辅助清洁	≥2	区域内环境表面菌落总数符合GB 15982要求
		高频接触的环境表面,实施中低水平消毒	≥2	

(二)"清洁单元"操作原则

邻近某一患者的相关高频接触表面为一个"清洁单元",如某一患者使用的病床、床边桌、监护仪、呼吸机、微泵等视为一个"清洁单元"。"清洁单元化"指有多名患者共同居住的病房或其他诊疗区域,清洁病房或诊疗区域时应遵循清洁单元化操作原则,即每完成一个清洁单元操作后,应更换抹巾及拖头(地巾)等清洁与消毒工具,员工更换手套、清洁双手等措施,才能再去完成下一个"清洁单元"的清洁与消毒工作,而不应共用一张抹巾或一个拖布对多名患者共同居住的病房进行清洁与消毒。

(三)由上而下,由里到外,由轻度污染到重度污染原则

在清洁抹尘或擦拭消毒时顺序为:应先由上而下(先做高于地面的桌柜顶部不被污染表面),由里到外(先做柜门关闭或抽屉里面)。其目的从轻度污染区域再到重度污染区域进行的原则,避免保洁人员在操作时把较重污染区域的感染因子通过不规范的操作而污染轻度污染区域的物表。在抹尘时按"经纬度"方向进行擦抹,每抹一遍应盖住上一遍部分不留空白区域,保证了清洁与消毒面的全覆盖。

（四）污点清洁与消毒原则

在医院保洁工作过程中，如遇被患者体液、血液、排泄物、分泌物等污染的环境物表或地面，应先采用可吸附的材料（废弃床单被套布块、废报纸、专用吸湿纸等）将其清除，再根据污染的病原体特点选用适宜的消毒剂及消毒方法进行消毒。

案例 ××医院参照了《医疗机构环境表面清洁及消毒管理》（WS/T 512—2016）标准，区分污染物容量及污染范围，制定了较为详细的污点清洁与消毒处理流程。处理大于10mL的患者血液、体液、呕吐物、大小便等污染物的流程依次是：放置"小心地滑"警示牌或其他警示标志—准备清洁手推车、戴口罩帽子—打开医疗废物袋—戴手套取吸湿材质先遮盖血液、体液、呕吐物、大小便等污染物—分别用两个医疗废物袋套包整个扫帚及簸箕，由外向中心反复清扫污染物入簸箕内—取下扫帚及簸箕医废套袋，袋口封口扎紧一并放入医废大袋中并密封→投入医疗废物桶内待转运—更换手套，再用抹巾或拖布反复擦洗干净污染面，用后抹巾或拖布以无接触方式放入收集箱内—用消毒液擦拭或喷洒污染地面或物表并超过污染面（作用30min）—清洁与消毒或更换保洁工具等—脱手套—洗手或消毒手。其中，使用消毒液种类及浓度需根据感染的病原体种类进行选择确定。

（五）先清洁再消毒的原则

进行物表消毒前，若其表面有污染物或污垢遮盖，需先采用表面湿式物理擦拭（冲洗）等清洁方式，有效地清除物表污渍污垢，防止物表被病原微生物形成的生物膜而导致清除困难。对难以清除的物表应使用中性清洁剂等先去污除污，再选择适合的消毒剂及消毒方法进行表面消毒。如清除不彻底，不但降低消毒液浓度，同时也会消耗更多的消毒因子而不能达到消毒的效能。

此外，医院环境物表清洁与消毒还需遵循抹巾分面使用原则；不易清洁与消毒物表采取屏障保护原则；新生儿床和暖箱内表面不宜采用高水平消毒剂进行日常消毒原则；精密仪器设备表面清洁与消毒等原则，在此不予赘述。

四、医院病房卫生间清洁与消毒

医院公共区域和各科室都配置有大量的公共卫生间，因其数量多、使用频次高，需随时保持清洁干燥等要求，否则极易引起院内交叉感染。下面以住院病房卫生间为例，介绍其清洁及消毒操作流程，并简要介绍保洁工具的清洗消毒要点。

(一)病房卫生间清洁与消毒

病房卫生间虽然面积不大,但包含的设备设施较多,下面仅介绍沐浴间、洗手盆、座便器的清洁及消毒要点。

1. 沐浴间清洁及消毒

(1)每日使用清洁消毒抹巾擦洗或百洁布擦洗花洒水龙头开关、花洒头、软管。

(2)每日使用百洁布蘸全能水,擦洗水龙头上下、洗手池上下四周、洗手台,再用抹布擦净,可在早上、中午及下午或晚上各做一次。

(3)每日清洗地面,拖净吸干地面水分;每周一次刷洗墙面四周及门,随时保洁。

(4)每月一次天花板、灯罩、通风口等除尘,随时保洁。

(5)每天收集垃圾桶的垃圾2次~3次,随时控制垃圾不超过2/3满。

2. 洗手盆清洁与消毒

(1)清洗洗手盆各面及水龙头。

(2)清洁百洁布擦水龙头。

(3)擦洗手池盆内、四周(太脏可用全能水或其他)。

(4)水洗净水龙头及洗手池各面。

(5)500mg/L含氯消毒液喷雾或擦拭洗手池及水龙头各面。

3. 座便器清洁与消毒

(1)按7步法清洗消毒座便器。1步,用水冲座便器四周及槽内,擦洗座便器水箱;2步,擦洗座便器四周及盆外四周边;3步,分段刷洗座便器内上、内下、内出口(必要时用洁厕液);4步,擦洗座便器座圈四周,消毒液对四周进行喷雾消毒;5步,放水冲洗、拖净吸干地面水分;6步,500mg/L~1000 mg/L含氯消毒液喷雾座便器及周围地面;7步,脱手套、洗手、检查刷洗效果,放置"已消毒"标识。

(2)座便器清洁消毒维护。消毒液对座便器座圈四周表面喷雾消毒后,使用抹巾擦拭干净水渍,每天维护2次~3次(早上及下午或晚上)。

(二)保洁工具清洗与消毒

清洁消毒工作结束,使用后的抹巾、地拖、刷子等,集中收集送洗浆房清洗消毒,或按要求进行清洗干净后,在桶内配置含氯消毒液500mg/L~1000mg/L浸泡拖布、地拖、刷子30min后晾干备用。

后水桶及压水桶清洗与消毒,由内至外冲洗干净,配制500mg/L~1000mg/L含氯消毒液,由内至外喷雾或擦洗用水冲净消毒液,干燥备用。

第三节　公共卫生事件下的设备设施运维管理

设备设施包括水系统运行、电力系统、供暖通风与空气调节系统、热能动力系统、医用气体系统、物流传输系统、空调净化系统、中央纯水系统等。公共卫生事件下，各系统运维管理均需在常态化管理的基础上开展有针对性的业务管理工作，限于篇幅，本节仅介绍医院电力保障管理、中央空调系统运行管理和医用气体系统运维管理三方面内容。

一、医院电力保障管理

公共卫生事件状态下，作为应急一线的医院电力保障工作至关重要，医院后勤保障部门应在做好常规电力保障工作的基础上，根据公共卫生事件的特点，有针对性地做好电力保障工作，确保临床医疗救治工作能顺利开展。

（一）医院的常规电力保障能力和要求

1. 硬件设施方面

（1）医院应在保证用电安全和质量前提下，配置符合实际医疗需求且具有高可靠性的电力系统；电力系统的设计应与医院总体规划相匹配，并考虑医院可持续发展的长远需求。

（2）医院电力系统由院外上级变电站至院内高压配电室的输电线路和院内高低压变配电设备、输电线路、终端配电设备以及应急电源系统等所有装置和设备组成。院内高压配电室进线电源应至少由两个不同的上级变电站引入，并明确主供电源和备供电源。不同高压母线段之间、不同低压母线段之间应能通过母线联络的方式实现相互切换，以提高突发性电力故障情况下的供电能力。

（3）医院应配备足够的保安应急电源系统，包括发电机、UPS 不间断电源和 EPS 电源。保安应急电源系统容量应满足医院一级负荷的正常安全用电容量需求。

2. 运维管理方面

（1）医院应根据自身情况设立电力运行保障管理部门，并由电力运行保障管理部门负责院内电力系统的运行、操作、维护、巡视、检修与应急抢修安装等工作。与此同时，应根据现行法律法规和行业标准，为电力运行保障管理部门配置足额的运行人员和管理人员，并确保运行人员和管理人员已取得与所处岗位相对应的作业资质。

（2）医院应设立电力保障应急小组并明确每个小组成员的职责，组长可由后勤部长部门负责人担任，下设电力保障应急队，队长由电力运行保障管理负责人担任，队员为所有电力运行保障管理团队人员。应急小组应有成熟、安全、可靠的应对不同情况下的突发停电处置应急预案，并定期（每年不低于两次）进行演练，并有相关文字和图像记录。

（3）医院应定期对电力系统中的供配电设备进行预防性试验，并根据试验结果对供配电设备的缺陷进行预处理。电力系统中任何仪器、仪表及安全工具、器具应按照相应的标准进行定期检测并记录结果。

（4）医院应按照有关标准定期对发电机组进行维护保养和开展带负载测试，有关记录应详实、完整。

（5）医院宜有相对固定的高压电力系统维护供应商，负责医院高压电力系统的预试、检修、维护、抢险等工作。

（6）电力运行保障部门应制定详细的巡检表格，定期对医院内各楼栋、各科室电力系统进行仔细巡查，并严格按照表格内容进行巡检，发现问题及时处理。遇到自己无法处理的问题立刻上报领导并寻求专业电力维保供应商或属地电力部门的协助。

（二）公共卫生事件状态下的电力保障管理

在突发公共卫生事件状态下，医院电力保障工作，可从以下两方面入手。

1. 对外加强协调沟通，寻求支持与配合

（1）在突发公共卫生事件状态下，医院要积极与属地电力部门保持联系、加强沟通，寻求属地电力部门的支持，保障医院电力系统进线电源的安全、可靠供电；特殊情况下，还需请求电力部门提供大型发电车进行现场支援。

（2）联系医院高压电力系统维护供应商，让其做好应急抢险准备，做到随叫随到，保障突发公共卫生紧急状态期间医院安全供电。

2. 对内加强保障管理，确保安全可靠供电

在日常运维管理的基础上，加强以下管理措施，保障供电安全可靠。

（1）加强院内变配电站的管理。运行值班人员在日常巡查情况下，加大对电力设备的巡查力度，增加巡查频次，严密监测用电负荷情况，发现异常立即向上级领导汇报。

（2）加强电力线路的巡检、维护。电力运行维护人员要加强电力用电终端配电箱、插座、照明灯具、用电设备等的巡检，发现问题及时处理和上报。

（3）公共卫生紧急状态下新增用电负荷保障。在公共卫生紧急状态下会新增很多保障区域和保障点位，主要包括：门诊流调入口、公共卫生紧急状态下的专用病患标本采集点、医技科室（放射科、检验科、彩超室、心电等）、应急门诊、隔离区、新增医疗设备等。

对上述这些点位区域，医院电力运行保障管理部门应提前做好应急准备工作，一旦公共卫生紧急情况发生，能够迅速启动既定的突发公共卫生紧急状态下的电力保障应急预案，并根据各科室在公共卫生紧急状态下新增用电需求制定安全、合理的供电保障方案，并为后期新增设备的用电需求预留电源条件。

除此以外还要考虑因公共卫生紧急状态下给正常科室带来的新增电力负荷，例如中央空调停止运行后的替代设备（取暖器、单体空调等）电力保障。

（4）公共卫生紧急状态下电力物资的储备保障

在平时就要提前储备好足够的公共卫生紧急状态下所带来的各种电力安装所需的电力保障应急物资，做到用有所备。例如满足各种公共卫生紧急状态下应急场所的各种照明灯具、插座、电线电缆、配电箱柜，以及相匹配的空开、开关等。

除此以外还应常备几台可移动式小型发电机，在医院整个电力系统无法正常使用情况下应急保障使用（特殊情况下，还需请求电力部门提供大型发电车进行现场支援）。

（5）公共卫生紧急状态下的电力技术人员保障

在平时就要组织一批政治合格、技术过硬、吃苦耐劳、能打能抗的电力保障队伍，在突发公共卫生紧急状态下能迅速反应，以应对医院各种应急电力安装、抢修等电力保障任务。

二、中央空调系统运行管理

（一）公共卫生事件下的运维管理

公共卫生事件下，除按照本书第四章第四节所述内容对中央空调系统进行运维管理外，还需根据公共卫生事件的特点开展有针对性的管理工作。应结合病毒传播路径及特点，综合采取阻断、稀释、杀灭等多种措施，防止病毒扩散与交叉感染，为医院防疫防控工作提供有力支撑与保障。

1. 人员培训与工作制度

（1）从业人员培训。除常规培训内容外，应根据疫情特点进行有针对性的培训，至少应包括疫情特点、传播途径、空调系统处置措施、清洗消毒方式方法、人员防护以及废弃物处置等。

（2）临床医护人员培训。对隔离区内一定数量的医护人员进行空调通风系统操作及应急处置能力培训，当遇到空调通风系统突发故障时，可自行解决一些简单的问题，既可减少运行管理人员在隔离区的穿插，又能为抢修工作争取更快的应急响应时间。

（3）工作制度。根据疫情具体形势，调整相关工作模式和值班制度，中央空调、通风系统运维人员应坚持24h值班制度，隔离区内的空调、通风系统运行管理宜采用专人管理的方式。

2. 中央空调、通风系统主要设备运维管理

公共卫生事件突发期间，不仅要加强设备、设施日常巡检和维护保养的力度，还应根据疫情特点和防控要求，合理调整院区不同风险区域的空调通风系统的运行模式和运行时间等，并需加强空调末端设备设施的清洗消毒。

（1）运维管理总体原则

- 按照医院统一调整的医护人员及病人进出院区大楼的三通道管理，调整空调通风系统运行并关闭各大楼出入通道的空气幕运行，拆除悬挂的门帘等，加强空气流动。

- 对全院中央空调新风口和排风口进行排查，检查有无污染空气可能被吸入室内的风口，进行整改。

- 对全院所有卫生间、污物间等的排风系统进行检查，确保排风正常并24h开启使用，防止排风机、换气扇故障等导致楼层排气互串。

- 对全院大楼各楼层的空调冷凝水排水地漏进行检查并加水确保形成水封，用以阻止楼层之间传播病毒的途径。

- 调整全院中央空调系统过滤器、表冷器等清洗消毒频次，同时合理调整消毒方式方法和消毒药剂的使用。

- 引导全院临床科室适时开启外窗通风，并根据室内温度适时调整空调主机的供回水温度，确保室内舒适度。

- 加强全院中央空调设备运行巡视，保障全院中央空调系统正常运行使用，对发现的故障设备及时处理和紧急抢修，确保全院诊疗区域的通风换气。

- 合理调整服务保障工作模式，对存在感染风险场所的运维工作，指定专人维护维修并按感染防控要求做好个人防护，以此降低工作人员被交叉感染的可能性。

（2）末端系统及设备

在做好末端设备日常情况运行维护管理要求前提下，应根据医院不同功能区域、人流量大小等情况，确定该区域位置末端设备运行维护状况。

①门诊、急诊区域。可按照以下方式进行运维管理：

• 门诊区域空调系统调整运行使用时间，每天宜提前开启和延后关闭各 1h；急诊区域空调系统应 24h 开启运行使用；

• 加大新风量送入，按最大新风量运行；

• 如采用带一次回风的全空气系统，将回风阀关闭并采取措施密封，按最大新风量运行（有条件改造为直送直排系统的可进行改造）。

②医技区域。可按照以下方式进行运维管理：

• 可直送直排的全空气系统应关闭回风阀、全开新风和排风，按直送直排工况运行；

• 带一次回风的全空气系统，将回风阀关闭并采取措施密封，按最大新风量运行（有条件改造为直送直排系统的可进行改造）；

• 带一次回风的恒温恒湿空调系统根据温湿度控制范围及机组负载大小尽量加大新风比运行（能全新风运行的系统使用全新风运行）；在空调机组内或回风管段、回风口设置更换低阻型过滤器（F7 及以上等级），确保对病毒的有效过滤；

• 采用变流量多联式空调系统和风机盘管＋新风系统的区域，在加大清洗消毒频次的同时调整新风系统，按最大新风量运行；

• 对所有关闭后的回风阀进行检查，关闭不严的回风阀门采用铁皮等封口并用密封胶进行密封，严防带病毒的回风被抽吸再次送入室内造成交叉感染；

• 所有调整的空调系统需适时调整机组供水阀门开度，必要时可调整冷热源主机的供回水温度来保证室内温度满足要求。

③住院部分、医护办公休息区。该区域患者与医护人员相对固定，流动较小，可采取以下运维管理措施：

• 住院病房常规采用独立的内循环空调机组（如风机盘管等）＋新风系统，空调系统可正常开启使用，新风系统按最大风量运行使用；

• 使用期间加强清洗、消毒及设备维护。

④手术室等区域净化空调系统：医院净化系统主要分布在手术室、实验室以及监护室等，上述区域共同特点是对空气温湿度、洁净度控制精确度要求高，不管是日常情况，还是公共卫生事件下，该部分设施设备都需要重点维护管理。

• 手术部、洁净病房、重症监护、消毒供应中心、实验室等洁净室的净化空调系统可按正常使用并定期做好工程维护；

• 如重症监护区域采用变流量多联式空调系统、风机盘管＋新风系统等，处理方式同普通病房区，在加大清洗消毒频次的同时调整新风系统，按最大新风量运行；

• 落实专人进行感染手术室工程维护，维护人员须做好个人防护，更换下的滤网等耗材需放置安全容器中密封后按感染废物统一处理。

⑤行政办公等区域。可按照以下方式进行运维管理：

• 非24h运行使用的行政办公等区域，通风空调系统提前开启和延后关闭各1h；

• 地下车库24h开启运行通风。

（3）冷热源主机与水路管道及附属设备。公共卫生事件下，该部分系统运行致疫情传播感染的几率相对小。但因冷热源主机是中央空调的核心设备，在防控关键时期，在常规维护保养基础上，巡视巡检次数要较平常加倍，并做好易损零部件库存储备。水路管道及附属设备也需加大巡视巡检力度，防患未然。

（4）其他。包括以下内容：

• 送、排风系统应保持正常运行，有条件的可在系统进出口及管路安装消毒、物理过滤等设备设施（如电加热高温消毒、等离子静电消毒、紫外线消毒、高效低阻过滤器等）；

• 条件许可时，可在盘管回风口安装等离子静电消毒设施，对盘管回风消毒杀菌处理，降低交叉感染风险；

• 做好空调、通风系统设备易损、易耗件的库存储备，以利及时更换处理；

• 对于发现有感染病患区域的空调通风系统应立即停止使用，并及时对空调通风系统进行消毒处理；

• 及时对各区域更换下的过滤器等废弃物进行分类、安全转运和处置。

3. 供应服务商管理

涉及的供应服务商主要包括冷热源主机供应服务商和系统及设备维保单位等。公共卫生事件期间，除对其进行常规管理外，还需针对疫情特点开展有针对性的管理工作，以满足临床服务需要。

（1）协调各服务商保持服务人员应相对固定并确定紧急联系人，方便紧急情况下联系。

（2）督促所有服务商到院服务的人员按医院感染防控要求，进入不同区域相应按防控要求佩戴口罩、手套、鞋帽、隔离衣、防护面罩等防护用具，并接受体温检测等。

（3）协调服务商准备充足的易损配件、材料等，以保证公共卫生事件下运行所需物资能及时到货并按要求进行更换等。

（二）公共卫生事件下的应急处置措施

中央空调、通风系统为医患工作及医疗提供环境保障支撑，也是医院感染防控和监测的重点区域之一。无论是公共卫生事件爆发期间还是正常状态，空调、通风系统运行、清洗消毒维护等不及时都有可能导致感染事件等发生。下面结合新冠疫情期间暴露出的空调、通风系统相关问题，介绍相应的应急处置措施。

1. 用于分诊、治疗的有负压要求的诊室、病房等不足的解决措施

公共卫生事件爆发期间，尤其是呼吸道传染疾病爆发期间，各医院的门、急诊人流量通常暴增，医院用于传染疾病分诊及治疗的用房常常不足，一定程度上影响临床医疗救治工作的顺利开展。

结合医院建筑布局及各空调通风系统特点，在紧邻门、急诊区域选取空调通风系统相对独立的区域，进行紧急改造作为分诊点位，或搭建临时帐篷并加装空调通风设施作临时分诊点，并紧急选址建设发热门诊和负压隔离病房等，以满足病患就诊治疗需要。

2. 新冠疫情期间暴露的其他问题与应对措施

（1）因负压病房、负压隔离病房、负压手术室等在正常情况下使用较少，有的平时几乎不用，系统设备等平时疏于维护，在疫情发生紧急启用时发现设备、系统等无法正常使用。

为保证系统紧急启用时能正常使用，平时就需定期（如每月）对系统进行启动运行并检查系统各设备运行情况，对存在问题及时处置，已确保系统正常、稳定、可靠的运行。

（2）易耗材、零配件储备不足或被挪用。为保证疫情发生时医院重点区域（如负压病房、发热门诊、病毒检测实验室等区域）的空调、通风系统正常运行，这些区域的空调通风系统耗材（如高效过滤器、活性炭过滤器等）应作为应急物资，库存备用一定的数量并畅通补充渠道。

（3）疫情发生时无传染病患分诊、治疗用房可用。在条件允许情况下，医院可按实际情况适当建设急诊分诊、发热门诊、负压病房、负压隔离病房及负压手术室等。也可采取平疫结合的方式建设部分医疗用房，改变公共卫生事件发生时无相关医疗用房可用或用房紧张的被动局面并减少资源浪费。

三、医用气体系统运维管理

（一）公共卫生事件下的运维管理

公共卫生事件情况下，除按照本书第五章第一节所述内容对医用气体系统进行运维管理外，还需根据公共卫生事件的特点开展有针对性的管理工作。

1. 人员培训与工作制度

（1）从业人员培训。除常规培训内容外，还应增加疫情防控、防护知识的培训。

（2）临床医护人员培训。对隔离区内一定数量的医护人员进行医用气体应急处置能力培训，当遇到医用气体系统突发故障时，可自行解决一些简单的问题，既可减少医用气体运行管理人员在隔离区的穿插，又能为抢修工作争取更快的应急响应时间。

（3）工作制度。根据疫情具体形势，调整相关工作模式和值班制度，医用气体系统运维人员应坚持24h值班制度，隔离区内的医用气体运行管理宜采用专人管理的方式。

2. 主要设备、设施及气瓶管理

公共卫生事件突发期间，需加强对医用气体各系统设备、设施的管理。不仅要加强设备、设施日常巡检和维护保养的力度，还应加强对各站房的环境管理，每天至少进行一次清洁和消毒，并需加强站房的通风。下面简要介绍医用真空机组、管道系统与末端设施及医用气瓶的管理要点。

（1）医用真空机组运行管理。在公共卫生事件下，尤其是呼吸道传染疾病爆发期间，医用真空系统的管理对于有效防控病毒传播意义重大，因此需重点加强其运行管理工作。

• 加强巡检。巡检内容与正常状态下的日常巡检无异，但需适当增加巡检的频次，并重点检查排气口细菌过滤装置阻塞情况是否在正常范围，滤芯是否需要更换。

• 维护保养。除及时进行易损件、易耗件、润滑油的检查更换等常规设备维护保养工作外，还需定期对真空泵进行排污处理，并根据疫情形势和真空泵的实际使用情况，适当增加频次；此外还应每天对真空泵房进行严格消毒处理。

• 注意事项。如果隔离区域的医用真空系统需进行维修处理，应关闭该区域的医用真空系统，阻断传染源后再进行；若使用水环式真空泵，进入真空泵房内的人员应穿戴隔离防护服和护目镜，并应戴好口罩和手套。

（2）管道系统与末端设施管理。包括巡检管理和维护保养与维修管理。

• 巡检管理。医用气体管道系统及末端设施主要包含二级稳压箱、设备带、吊塔、气体终端等，这些设施多处于隔离区域内，为防止院内交叉感染，疫情期间应尽可能减少医用气体从业人员在隔离区内流动和停留。因此在公共卫生事件爆发期间，末端设施的巡视工作可交由经培训的隔离区医护人员进行。

• 维护保养与维修管理。为减少人员在隔离区域内的流动和停留时间，可准备一定数量的备品备件，加强与临床使用人员的沟通联系，采用"不坏不修、坏了即修"的方式，以临床的故障保修为依据，及时进行维护维修，以保障管道系统及末端设施的完好率和终端用气的安全性。

（3）医用气瓶管理。在公共卫生事件下，用氧需求通常较大，医用氧气瓶作为应急备用气源使用不可或缺。除须符合日常医用气瓶管理要求外，还应重点注意以下方面：

- 每批次气瓶出入库，应对气瓶整体进行消毒处理并登记；回收空瓶入库前应进行消毒和记录；瓶装供应商供货前，应对每批次供应的气瓶进行消毒和记录；
- 气瓶运送人员应熟练掌握气瓶运转、存储、使用操作流程和应急处理措施，气瓶配送人员需进入到隔离区域时，应采取防护措施；
- 疫情期间，宜适当增大气瓶的储备量，至少应储备 3d 的用气量。

3. 供应服务商管理

涉及的供应服务商主要包括医用液氧及瓶装氧气生产供应商和医用气体设备维保单位。公共卫生事件期间，除对其进行常规管理外，还需针对疫情特点开展有针对性的管理工作，以满足临床医疗救治需要。

（1）医用气体生产供应商管理

- 至少选定两家医用气体生产供应单位，以提高供应的保障率。
- 医用气体管理部门和气体供应商应固定紧急联系人，方便紧急情况下沟通联系。
- 供应商气瓶运送人员、押运人员应佩戴口罩、手套等防护用具，并接受体温检测。
- 为医用气体供应商提供开展应急工作证明函件，以便医用气体供应商交由交通管理部门进行登记和备案，确保在公共卫生事件期间，其运输车辆在供货途中的交通顺畅性等。

（2）医用气体设备维保单位管理

- 协调设备维保单位安排专人常驻医院，以便在紧急情况下立即到达现场进行处理。
- 协调设备维保单位准备足够数量的易损配件，以保证必要时能迅速得到更换。
- 设备维保人员进场作业前，督促其提前做好相关个人防护工作。

（二）公共卫生事件下的应急处置措施

医用气体系统作为生命支持系统，无论是公共卫生事件爆发期间还是正常状态，医用气体的供应中断或不正常都可能导致严重的医疗事故或安全事故。下面结合新冠疫情期间暴露出的医用气体系统相关问题，介绍相应的应急处置措施。

1. 氧气系统供应流量不足的解决措施

公共卫生事件爆发期间，尤其是呼吸道传染疾病爆发期间，各医院的用氧需求普遍较平时有较大增加，医院的既有供氧系统通常满足不了使用需要，特别是普通病房改造成重症隔离病房，导致供氧系统出现流量不足、压力偏低等状况，影响临床医疗救治工作的顺利开展。

医用中心供氧系统作为一个复杂的供应系统，其供应能力受医用氧气供应源、氧气管道与附件、氧气供应末端设施等的综合影响，当发现氧气系统供应流量不足时，需进行全面系统的分析诊断，找出存在问题的根源，并采取相应的解决措施。

2. 新冠疫情期间暴露的其他问题与应对措施

（1）气体供应商供应能力不足。当出现大规模大量用氧，一家气体供应商供应极有可能出现供氧能力不足，可选定两家气体供应商，已提高气体供应的保障性。

（2）气体终端与呼吸支持设备接头不适配。由于国内气体终端有采用国标、德标、美标、英标等不同制式，为保证呼吸支持设备能顺利的连接上气体终端，应根据设备接头及终端制式备足相应制式的转换接头，以保障医用气体的正常连接及供气。

（3）普通病房内无医疗空气终端。若将普通病房改造成隔离病房，对必须用到医疗空气的床位，具有改造条件的可增设医疗空气管道及空气终端，如无改造条件可采用小型医疗空气压缩机进行病床前临时供气。

（4）医用真空吸引系统存在的问题。对于医用真空吸引系统的废气排放口的安装不规范、位置不合理，以及水环泵的循环水中未加消毒剂、排水系统未排入污水处理站等现状易造成周围环境、站房内环境、管理人员、操作人员、维修人员、排气口周边人员的感染等隐患，需按照《国家卫生健康委员会办公厅关于全面紧急排查定点收治医院真空泵排气口位置的通知》（国卫办医函〔2020〕104号）要求进行排查整改。

第四节　卫生应急队伍的后勤综合保障体系建立和运行

随着人类社会的不断发展，各类灾害事件频繁发生。卫生应急队伍是国家安全战略的重要组成部分，也是防灾减灾救灾的生命线。建立完善的综合后勤保障体系并高效运行是卫生应急队伍有效开展救援工作的重要前提。

一、卫生应急队伍的后勤保障特点、难点和盲点

(一)卫生应急队伍的后勤保障特点

卫生应急救援,是突发事件处置过程中必不可少的环节。后勤保障是救援队伍在实施救援和队伍生存中各项专业勤务保障的总称。所谓"兵马未动,粮草先行",充分的保障是救援工作的重要基础和顺利圆满完成救援任务的前提。在高效、统一的应急指挥体系下,医学救援队员和相应的保障有机、整体结合,才能充分发挥救援工作的最大效率。

卫生应急保障是指以提供应对突发事件发生时所需要的装备物资和后勤支持为目的,以追求保障效益最大化和灾害损失最小化为目标的特殊保障活动。虽然卫生应急保障也是由流体(具体物资)、载体(运输工具)、流向(保障对象)、流量(保障数量)、流程(管理程序)等基本要素构成,但与常态化医疗保障有着本质的区别。常态化医疗保障是在环境安全的情况下进行,以效益优先,同时兼顾效率;而卫生应急后勤保障具有突发性、不确定性、时间紧迫、需求集中、阶段变化性等特点,强调安全、及时和高效。

在实施救援的同时,保证医疗应急救援人员的安全与健康不仅是劳动者的权利,也是他们医治病人、挽救生命的先决条件。研究卫生应急的特点规律,加强保障能力建设,提高保障水平,具有重要的现实意义。

(二)紧急救援中的后勤保障难点和盲点

1. 救援实施突然,时间紧任务重

应急救援,事发突然,对后勤保障提出了很高的要求。保障部门临危受命,要在极短的时间内完成信息收集、灾情评估、制定方案、确定物资、人员收拢、后续补充等诸多工作,任务繁重且时间紧迫。如果没有健全的组织构架、缺乏"平战结合"准备方案,无内控及监督机制,后勤保障往往混乱和难以及时跟上。

2. 灾害环境复杂,保障任务艰难

不同的灾害类型,造成的困境不同,需要的保障也不一样。如自然灾害可能导致基础性设施的破坏,造成运输中断、补给困难,需要医疗保障的同时,生活保障必不可少。大规模传染病疫情,能利用当地资源,但防疫防护保障需求明显。全域性的灾害,可能造成采购物流困难,物资获得难度增大。

3. 运载能力有限,多而全不可取

应急救援,可能需要远距离运输和投送,涉及运载能力的问题。多而全的准备,一

方面不切实际,另一方面可能造成物资闲置,反而给救援队的行动带来负担。

4. 医疗培训充分,后勤演练不足

各类报道显示,目前应急培训内容主要集中在医疗救治、群众疏散方面,而涉及突发公共卫生事件来临时的装备展开使用、物资供给调配、捐赠流程、监督管控等很少进行。

5. 重视物质保障,精神支持缺位

各种突发事件,不仅严重威胁公众的生命财产安全,也给人们的心理造成了严重的创伤。随着国家文明和社会进步,针对受灾民众的心理干预已经作为重要内容,补充到医学救援的体系中,但如何监测救援队员的身心状态,预防心理伤害、进行心理干预,还需被充分认识和加强。

6. 信息化建设有待提升,教学研究有待加强

紧急救援中的后勤保障管理的信息化建设水平不高,导致救援保障的质量和效率也相对较低。目前在国家级紧急医学救援队中承担后勤保障任务的,主要还是来自省市级医疗卫生机构的事后勤保障、装备设备、应急管理、车队等相关职能科室的人员,他们面对的更多是常态化的工作,接受应急救援的相关培训不足,没有教学体系,这也是未来需要面对和解决的问题。

二、后勤综合保障体系的构成

按功能可将保障内容划分为装备和物资保障、生活保障、安全保障、通信保障和人文保障五个部分。现将要点和应用案例介绍如下。

(一)装备和物资

装备主要是在救援行动中发挥作用的设备、器械、车辆等,在一段时间内可以重复使用。装备建设包括装备的标准制定、采购、验收、使用培训、保养维护、动用、运输、维修、报废等全过程。要求做到平战结合、分类配置;装备之间以及装备与载体之间相互匹配;携行和运行装备有机结合;根据作业单元实行各类装备的模块化组合,尽可能做到箱囊化。

物资是指医学救援过程中需要消耗的物品或用于生产生活材料,包括医用耗材、检验试剂、药品食品等。物资筹备的过程包括平时采购、及时补给、质量评定、仓储管理、准确发放、结余处置等全过程。由于不同任务需要的物资和当地可利用的物资差异,对储备物资模块化管理,将可能发生的突发事件按照地区、环境、救援队工作天数需要进行模块分类，做成预案，突发情况时紧急启用。通过与市场供应商提前签订协议，并充分动员社会支持，可以实现"带得动、运得走、卸得下、用得上"以及补充不中断，确保救援的顺利进行。

以4·20芦山地震救援为例，国家（四川）紧急医学救援队派出44名医务人员和22名保障人员。医用装备包括：中央帐篷1顶，病房帐篷3顶，ICU帐篷1顶，手术车1台、医技车1台、物资保障车1台（含药房）。配备应急车辆10辆，其中卫星通信车1辆，抢救型急救车2辆，车内有全自动心电监护仪、呼吸机、吸氧设备等。指挥车、手术车、医技车、物资保障车、水电车各1辆。ICU床位3张，病房床位18张，应急背囊4个，监护仪4台，呼吸机1台，配有制氧机应急装备。医用物资则包括若干药品、医用耗材、医疗器械及设备等。

（二）生活保障

生活保障主要是指在执行任务中支持队伍自身生存生活的食宿、被服、洗漱等方面的保障。涉及装备如野外宿营车、淋浴车、餐饮保障车、洗衣机等，物资包括队员携行背囊、生活用具、睡袋等。

以川渝两省市卫生健康委组织的应急演练为例，演练前对全体队员进行了适应性训练和野外生存工具使用练习。演习内容包括海拔4200m的设备运行测试，3000m营地的帐篷搭建、保温防潮测试等。饮食保障采用基地早晚餐+救援现场制作午餐+优质零食（如水果、牛奶、巧克力、坚果等）+营养补充剂（可溶性膳食纤维粉、复合维生素矿物质片）模式，保证医疗队员有充足的能量和优质蛋白质供给。为保证队员安全，要求全员填写健康监测表，及时提供吸氧支持，对有高原反应高风险队员及时降海拔安置。对演练中暴露的问题进行实时改进、优化对策。

（三）安全保障

安全保障是指在医学救援过程中，监控所有救援行动及环境的危险状况，组织防护行动，负责现场全体救援人员安全。具体内容包括防暴防火、传染源/毒化物的个人防护、驻地安全、垃圾清运和消杀等。硬件涉及特殊燃料、动力增效系统、垃圾处置等装备，以及制氧机、血氧监测仪、喷雾消毒仪等设备，手套、防护服、护目镜、口罩、药品等物资。根据事故指挥体系（ICS），承担队伍安全责任的技术人员称为安全员，需要与从事环境监测、医院感染专业技术人员和救援当地消防人员、公安民警等协作完成安全保障任务。

以武汉方舱医院救援任务为例，国家紧急医学救援（四川）队赴武汉医疗队72

人，出发时携带医用防护物资包括：一次性防护服200套、隔离衣800件、N95口罩400个、一次性圆帽2000只、一次性医用口罩6600只、无菌橡胶手套2000双、防护眼罩240个、一次性鞋套700对、体温枪10个、免洗手消毒液200瓶、医用酒精200瓶、背式喷水桶2个、含氯消毒片200瓶、洗手液3箱、污染物垃圾袋2000只。

驻地安全包括：第一时间制定并实行"两圈层""三分区""四流程"感染防控体系。两圈层是以驻地酒店大厅为第一圈层、队员房间为第二圈层实行双层感染防控管理；三分区是指每个圈层均设置污染区、半污染区和清洁区；四流程是指制定并执行《外出人员进入酒店时感染防控处理流程》《驻地消毒管理要求》《驻地紧急隔离应急处置方案》《援鄂医疗队驻地酒店感染防控工作指南》四个标准操作规程（SOP）。

（四）通信保障

通信保障包括保障对外联系通畅和保障内部管理高效。重大灾难发生时，可能造成电力、广播、通信等基础设施的破坏，甚至完全瘫痪，使灾区成为信息孤岛，影响灾情判断，降低救援效率，救援人员进入后也有自身失联的风险。目前有卫星、宽带自组网、短波、超短波（对讲机）等备用通信方式，适用于不同救援场景。相关设备包括电台、卫星电话、手持机、指挥中心办公设备等。

内部通信保障方面，批量伤员在固定工作站登录信息，一方面伤员移动不便将造成信息录入困难，另一方面可能造成人群聚集触发安全隐患，可移动小型设备的机动性能可以极大提升救援效率。而传染病疫情期间，信息载体及工具只能从清洁区流向污染区而不能反向流动，对设备的网络信息安全亦提出了全新要求。

（五）人文保障

救援队员在实施对他人的救助同时，本身也承受着巨大的压力，可能出现应激反应，如焦虑、忧虑、情绪起伏、消化不良、睡眠不好等，严重者甚至影响工作表现及社会关系。适当必要的文体活动，非但不会影响救援进度，反而可以帮助救援人员在短期心理失衡时进行调适，以良好的心态和饱满的热情继续投入到救援工作中。文化激励也有利于鼓舞士气、增加自信、凝聚力量，增强救援队员克服困难、迎难而上的信念。

人文保障的硬件包括队徽队标、图书、数字设备、便携式文体器械、心理干预量表、活动场地的划定等。具体操作可以由队伍中有文体特长的队员和具备心理咨询师、健康管理师资格的人员担任。

以援鄂救援任务为例，国家（四川）紧急医学救援队在武汉时间45d，后勤保障组因地制宜，开展了"无接触轻健身"和"心理援助、健康驿站"两项主题活动。在驻地酒店封锁区的室外环境中，保持队员间隔安全距离的前提下，每天固定时间，安排擅长健身运动的队员组织团队锻炼，包括动态热身 5min、中强度有氧快走或慢跑 20min、静态牵拉放松 5min，再根据队员个体化差异，自选锻炼项目，提供必要的器械。

心理援助包括尽早开展心理健康教育支持；合理排班、适当轮休、加强工作心理预期；鼓励多与家人沟通，从家庭中汲取力量和温暖。开展线上心理科普宣传，并组织线上冥想练习、压力宣泄等身心放松活动，推送相关的自我放松及调试的技巧音频视频文件；对心理反应过度的队员在个人接纳的前提下进行个体访谈或利用情绪团体和巴林特小组进行队内团体心理干预；对于因焦虑、失眠、抑郁等症状已严重影响到正常工作的医务人员，及时由专业的精神心理医生会诊，必要时给予精神科药物治疗等。

三、后勤综合保障未来发展方向

新型、复合型、小型紧急医学救援装备的研发，可以节约空间，提升运输及部署效率；建设适用于救援队的物资管理平台，在装备管理中引入物联网技术，在医疗救援过程中提供内部资源共享信息化平台以及充分发挥"人机交互""远程会诊"等，可以提高救援保障的质量和效率；加强应急管理、急救/灾害医学、生物医学工程、后勤保障专业的交叉融合、互相借鉴，培养具有交叉学科背景的"一专多能"的后勤保障人才，研究保障需求特点、提高业务水平等，将是后勤综合保障未来的发展方向。

第十三章 以等级评审标准为导向着力提升后勤管理水平

医院等级评审是医院管理水平、技术水平、医疗服务水平的大检验，而医院后勤管理是一个系统庞大且复杂的管理体系，涉及院内的方方面面。医院应该充分利用等级评审的机会，以评审为抓手，着力提升后勤管理水平，推动医院后勤管理向规范化、精细化、科学化不断发展。

第一节 医院等级评审标准框架体系概要

一、医院等级评审概述

（一）等级评审定义

等级评审是对医疗机构的功能定位、医疗质量、服务能力和管理水平等进行综合评价并确定等级的专业技术活动，是促进医院高质量发展的重要抓手，也是国际上医院管理的通行做法，评审结论分类为甲等、乙等和不合格。其本意是通过周期性的评审，引导医院进行科学化、标准化、精细化和专业化的管理，推动医院不断完善和落实管理制度。

后勤保障作为医院的重要保障和支持系统，其内容在等级评审标准中也不可或缺，主要体现在制度体系建设、人员管理、后勤保障管理、应急管理、环境与废物管理等方面。

（二）等级评审原则与方针

医院等级评审坚持政府主导、分级负责、社会参与、公平公正、透明公开的原则；医院等级评审的方针是以评促建、以评促改、评建并举、重在内涵。

（三）等级评审方法

医院等级评审包括周期性评审和不定期重点检查，周期性评审是指卫生行政部门在评审期满时对医院进行的综合评审，评审周期为4年，不定期重点检查是指卫生行政部门在评审周期内适时对医院进行的检查和抽查。

目前的评审方式已经由过去的现场检查、主观定性、集中检查转向以日常监测、客观指标、现场检查、定性与定量相结合的评审工作模式。通常通过文件查阅、记录查看、员工访谈、现场检查、员工操作、患者访谈、数据核查等方式对细则内容逐项进行符合程度判断。一方面，引导医疗机构重视日常质量管理和绩效，减少突击迎检行为；另一方面，尽量减少主观偏倚，增强评审结果的客观性。

靠数据说话将会是未来评审的主流和方向，用客观量化的数据反映医院的真实情况。

二、部分发达国家医院评审认证体系简介

（一）美国

美国是全球最早开展医院评审评价的国家，最权威的就是1914年建立的美国医疗机构评审联合委员会（JCAHO），该委员会下设有专门对美国以外的医疗机构进行认证的附属机构（JCI），JCI标准就是该机构制定的国际版评审标准的简称。JCI标准评审检查的范围包括申请医院所有与标准相关的职能及其所有的医疗环境，涵盖368个标准（其中200个核心标准，168个非核心标准），每个标准之下又包含几个衡量要素，共有1033小项。国际组织对医院进行JCI认证，采用的是"循迹追踪法"，即对医疗过程的各个环节进行全方位的跟踪检查，尤其关注那些严重影响病人安全与医疗服务质量的流程。

（二）德国

德国多种医疗机构认证体系中最主要且开展最广泛的是德国医疗透明管理制度与标准委员会认证体系（KTQ）。KTQ评审标准主要从六个维度来反映医院质量管理：以患者为导向、以员工为导向、安全、信息与交流、领导和质量管理。上述6个维度共有25个子目录和63条次级标准。评审主要分为两个阶段，一是自我评估阶段，二是现场调查阶段。不论是在自我评估阶段还是在现场调查阶段，PDCA循环都是贯穿始终的评审宗旨。

（三）英国

如何有效对医院实施评价是英国医疗质量委员会的重要工作之一。医疗质量委员会（CQC）成立于2009年，是专门负责英国医疗服务质量监控的机构，并通过年度医疗服务检查（AHC）对公立和私立医疗机构进行质量监管。CQC标准以患者为中心，将患者安全和感受融入标准中，并将社会调查作为评价依据之一。

（四）澳大利亚

澳大利亚通过"卫生服务质量评审"实施对医院服务效果的绩效评价。所采用的标

准包括澳大利亚卫生服务质量标准委员会（ACHS）的标准、澳大利亚行业卓越标准、澳大利亚质量改进委员会的标准，或者采用国际标准组织的9000系列的质量标准，审评采取外部评价和内部同行评价相结合的形式。

三、我国医院等级评审背景与评审条款简介

（一）医院等级评审背景

医院等级评审是一项较为复杂的系统工程，与国际上发达国家的医院评审活动相比，我国医院评审活动仍处于起步阶段，尚在探索和积累经验的过程中。坚持评审制度，并不断完善相关法律法规，是提高我国医院质量的根本保证。

1994年发布的《医疗机构管理条例》明确规定"国家实行医疗机构评审制度"，在法规层面将医院评审工作制度固定下来。1995年，卫生部发布《医疗机构评审办法》，确定了医疗机构评审的基本原则、方法和程序，并开展医疗机构评审工作。2011年制定发布《医院评审暂行办法》和《三级综合医院评审标准（2011年版）》。2020年制定发布了《国家卫生健康委关于印发三级医院评审标准（2020年版）的通知》。

2022年12月15日，国家卫生健康委又公布了《三级医院评审标准（2022年版）》及其实施细则，在保持标准主体内容不变的基础上，补充或更新了近2年来国家新发布的政策要求。2022年版等级评审以数据为导向，以数据驱动医院精细化、常态化管理。

由此可见，三级医院等级评审不仅要求医疗机构重视日常质量管理和绩效，另外相关数据指标体系的建立、质控监管、数据上报已成为等级评审的关键。

（二）《三级综合医院评审标准（2022年版）》评审条款简介

《三级综合医院评审标准（2022年版）》共3个部分107节，共设置364条标准和监测指标，相比于2020年版本减少了84个标准和监测指标，适用于三级医院，二级医院也可参照使用。评审标准分为前置要求、医疗服务能力与质量安全监测数据、现场检查三个部分。

2022版评审标准中加强了对医院后勤管理的重视，尤其在第三章"医院管理"的第六大点中专门做了详细阐述，同时制定了实施细则，对后勤管理的实施要点进行了进一步解读。各地再结合本地特点，遵循"标准只升不降，内容只增不减"的原则，对《三级医院评审标准（2022年版）实施细则》进行了调整，备案后实施。后勤相关条款的核心要求主要体现在安全、质量和服务上，医疗机构应重点关注规范运行、安全运行、提供优质服务方面。

后勤管理作为医院运行必不可少的重要组成部分，贯穿于医院其他工作的各个环节，其工作水平的高低直接影响到医院的医疗质量和经济效益。为进一步推动三级医院等级评审中后勤管理部分评审达标，医疗机构应成立专项迎评工作小组，各职能部门按照分工，密切配合，积极参与，各司其职，确保人员到位，责任到位，工作到位。小组成员对照实施细则标准逐条进行自查与整改，逐条达标，从而保证医院后勤管理评审达标。

通过评审，更新观念，变"后勤"为"前勤"，对评审中发现的问题进行针对性的完善及整改，进一步拓展后勤服务内涵、延伸后勤服务管理、规范后勤服务标准，持续提升后勤服务工作效率和专业化水平。

四、医院后勤在医院等级评审中的困难与挑战

有别于临床服务的评审条款，后勤管理部分的评审难点在于绝大多数的后勤条款并没有直接给出明确的量化指标及设施设备的安全指标，同时又因后勤工作覆盖范围广、琐碎庞杂，很多工作存在交叉，给医疗机构工作人员对评审标准的理解及文书资料的准备工作带来了极大挑战，具体体现在以下四个方面。

（一）能耗数据难于精准采集

能耗指标是后勤各考核条款中为数不多的可量化的指标，但大多医院占地面积广，用能设备多，部分医院能耗采集仍用人工收集的方式，缺乏完善的能源信息统计工具。较多医院目前对能源的管理体系与制度仍然较为粗放，缺乏具有针对性的精细化管理。较多医院由于建筑设施老旧，在建设过程中缺乏对水电气等能耗进行监测的设备，导致很多区域的能耗情况无法得到及时以及精准的采集、汇总、分析、存储，缺乏数据，能耗去向不明，无法做到国家要求的能耗分类分项计量，考核难以量化。

（二）职能科室监管职责落实不到位

医院等级评审中大量引入了PDCA循环的管理理念，对各项工作要有计划、有落实、有监督、有改进，最终达到持续改进的目的。后勤服务社会化是目前发展的大趋势，可以有效改善服务质量，但也存在弊端，医院主管职能部门虽然平时有进行检查记录，但是容易出现检查内容不全面，检查频次不够，没有相应的整改措施及效果追踪；或者是对检查发现的问题提出整改措施后，并未继续追踪落实与否；缺乏定期的分析与评价。

（三）评审档案资料繁杂

档案资料是评审中最重要的支撑材料和依据，是在医院等级评审中评价医院的重要

组成部分，后勤工作涉及大量安全巡检、设备巡检等记录，绝大多数为纸质文档，易丢失、难检索。现场评审过程中会查阅各种原始记录，而医院的原始记录往往存在一些瑕疵，主要表现为记录不全、缺时间、缺人员、缺数字、缺事项、缺内容；或者记录不符合要求，该记录的未记录，不是重点的却很详细；记录差错，与实际情况不符合等；未按评审要求收集整理，资料未集中和分门别类，各部门资料有交叉重叠，未充分使用等。

（四）制度流程执行不到位

现场评审是评审中的重要方式，医院后勤涵盖的服务内容多，其中涉及大量的标准操作流程以及应急预案，容易出现以下问题：（1）制度及应急预案照搬照抄，未能贴合医院实际情况；（2）国家相关政策及标准变化，但医院制度并未及时进行更新；（3）制度虽有，但执行不到位，没有落地，应急预案没有实际演练过，或演练频次不够。在现场评审时，往往出现一线工作人员对流程并不熟悉，无法在现场回答以及现场操作等情况。

五、迎审策略与要点

（一）熟悉评审评价的标准，对标开展工作

三级医院评审标准不仅仅是检查标准，更重要的是管理依据，对日常工作有极大的促进和改善作用。针对2022版三级医院评审实操中的难点，第一，要吃透评审条款，分系统进行督导。熟悉评审评价的标准，对标开展工作极为关键，惯性思维不可取，差之毫厘，谬以千里；应该深入领会三级医院评审标准及评分规则，对标改进，明确责任分工，杜绝每一个条款出现0分。第二，慎重对待现场评价，准备数据目录清单及支撑材料，保证复核原始数据可追溯。此外，医院还可以借助"第三只眼"，模拟现场评审并反馈整改。

（二）制定相应计划，逐一落实

医院在迎评过程中，后勤管理部门需要针对医院评审标准中后勤管理的各项内容制定相应计划。将标准要求与日常管理工作结合，评审是管理的抓手，标准和制度不仅仅是文件，关键是行动，是落实。建立质量管理体系，建设质量文化，把要求、标准细化为可执行的流程和程序，把目标转化为医院管理的行动和员工的行为。同时大部分条款要求"持续改进有成效"，各项工作需体现PDCA循环，是一个持续改进、螺旋上升、不断完善的过程，改进成效也要有相应的支撑材料，最好是数据支撑。

(三)全员参与,持续改进

医院评审是一把手工程,也是系统工程,需要全院全员参与、领导强势推进、工作持续改进。通过医院评审,促进医院服务能力全面提升,进一步规范诊疗和服务,加强医疗质量与安全,建立质量持续改进的理念和制度。医院评审不是被动式的检查工作,是医院管理的长效机制,医院的管理要从经验管理向科学管理理念的转变,更多的是让持续改进的理念深入每个员工的心中。

第二节 设备设施运行维护管理水平提升策略

随着国民经济的不断发展和人们对就医需求的不断增加,医院建筑的规模逐步扩大,与医院建筑配套的设备设施随之增加,设备设施的智能化水平也越来越高,这就给医院后勤管理带来了巨大的挑战。后勤设备设施的管理在医院等级评审中是重要的组成部分之一,着力提升设备设施运行维护管理水平对提高医院核心竞争力发挥着重要的作用。

一、设施设备运行维护管理的范围特点及等级评审相关要点

(一)设施设备运行维护管理的范围特点

医院后勤设施设备管理主要是指医院管理者坚持"以患者为中心",为患者创造良好就医环境,保证医疗及其他工作正常运行,对建筑安装设备的使用、维护、维修等各方面进行管理。其内容主要包括供配电系统、给排水系统、污水处理系统、电梯、锅炉、通风与空调系统、医用气体系统、物流系统等,具有连续性(不可间断性)、专业性、经济性和安全性的特点。

设施设备运行维护管理涉及的工作范围广泛、分工复杂多样,是医院综合管理内容之一,也是医院后勤管理的重要组成部分。

(二)医院等级评审相关要点

《三级医院评审标准(2022年版)实施细则》第三章"医院管理"的第六大点"后勤保障管理"中统一规定了后勤水、电、气、暖的保障要求,主要通过制度、管理手段、智能化技术、现代科技等方式保障所有动力设施设备的安全、正常、低耗(节能)运行。具体内容详见表13-1。

表 13-1　三级医院评审标准（2022 年版）实施细则摘要（设施设备管理）

部分	节	评审细则
第三章 医院管理	六、后勤保障管理	（一百六十七）有后勤保障管理组织、规章制度与人员岗位职责。后勤保障服务能够坚持"以患者为中心"，满足医疗服务流程需要，注重员工合理需求
		3.6.167.1 有后勤保障管理组织、规章制度与人员岗位职责
		3.6.167.2 后勤保障服务能够坚持"以患者为中心"，满足医疗服务流程需要
		（一百六十八）后勤专业人员及特种设备操作人员持证上岗，按技术操作规程工作
		3.6.168.1 后勤专业人员及特种设备操作人员持证上岗
		3.6.168.2 按技术操作规范开展工作
		（一百六十九）控制与降低能源消耗，水、电、气、物资供应等后勤保障满足医院运行需要
		3.6.169.1 控制与降低能源消耗
		3.6.169.2 水、电、气、物资供应等后勤保障满足医院运行需要

二、设施设备管理水平提升策略

（一）给排水系统运行管理水平提升策略

1. 用水计量与分析

大多老旧医院普遍使用机械水表，每月用水量数据人工抄表，由于医院水表数量较多，抄表时间长，数据核对及分析时效滞后。基于上述原因及提升管理水平需要，可逐步将机械水表更换为智能水表。建立用水统计分析自动平台，对用水情况进行实时监测、异常报警。建立医院用水量数据库，分析用水规律，不断提升用水效率并节约水资源。

2. 建立雨水收集回用系统

较多医院公共卫生、绿化用水采用市政自来水，可以根据当地气候条件，在充分论证情况下，建立雨水收集回用系统，满足相关规范后用于绿化及公共卫生用水，从而达到节约用水的目的。

3. 提高重点科室用水保障率

按照现行规范要求，医院供水水源应至少有两路市政供水，重要用水科室（如血透中心）宜保证有一路市政自压供水和一路院内二次加压供水，对于没有二次加压供水的医院，宜增设满足规范要求的中间传输水箱。

4. 定期维护清理排水设施

医院雨水井、污水井、化粪池沉积污泥需定期清掏；排水管网管道及其附属设施，需定期检查其通畅性，保证处于正常使用状态。

（二）供配电系统运行管理水平提升策略

医院供配电系统是医院支持保障系统中极其重要的一个子系统，其具有装机容量大、变配电设备多、系统结构复杂等特点，管理难度相对较大。与此同时，医院运营过程中医、教、研、管等各项业务的开展对供配电系统的供电连续性、稳定性、可靠性、安全性要求极高。因此，有效提升医院供配电系统运行管理水平在医院运营发展过程中尤为重要。

1. 既有台账的动态调整与完善

医院在运营发展过程中，为满足基本建设、运行保障、业务发展等需求，往往需要推进众多新建项目。与此同时，医院运营过程中所伴随的支持保障系统优化改造项目也比较多。而新建项目和优化改造项目往往都离不开供配电系统这一核心"发动机"作为动力源。

在项目推进过程中，供配电系统中的变配电设备增加、减少或变更在所难免。因此，根据项目推进过程中供配电系统所涉及的变配电设备变更情况，及时对设备台账进行动态调整和完善，有助于系统运行管理。

2. 管理范围的梳理与明确

从传统管理层面来讲，医院供配电系统运行管理主要针对外部进线电缆和内部高压配电设备、变电设备、低压配电设备、楼层配电设备（设施）、用电设备和自备电源设备（发电机）、应急电源设备（集中式或大型EPS、UPS）等。但在实际运行过程中，依然有很多需要使用电源的配套设备因设备归口或使用情况的不同，导致存在管理界面争议，例如：大型医疗设备所配套的电源控制设备、建筑附属机电设备（电梯、送排风机组、水泵等）所配套的电源控制设备、带消防联动的应急照明设备、消防系统所配套的电源控制设备和小型应急电源设备等。

因此，供配电系统运行管理应结合医院内部职能部门设置和各职能部门工作职责划分情况，对具体管理范围进行梳理和明确。

3. 管理内容的丰富与提升

目前，医院供配电系统运行管理的有关行业标准已相对完善。但在制定标准的过程中，往往考虑到行业内各级各类医院的普适性问题，因此标准内对供配电系统运行管理的要求相对比较基础。医院在执行标准过程中，应结合自身装机容量、设备数量、供电质量要求等情况，就供配电系统运行管理所涉及的制度流程、系统运行、检验试验、应急演练、教育培训等一系列具体管理内容尽可能高于标准要求。

4. 管理手段的探索与运用

随着社会发展，医院后勤管理正逐步由传统的精细化、标准化向信息化、智慧化、高质量过渡转型。在医院后勤管理信息化、智慧化、高质量发展趋势下，医院供配电系统运行管理应顺应发展潮流，加强对先进管理手段的探索和先进管理工具的运用，以提升管理效率、提高管理质量，为医院高质量发展创造条件。

（三）暖通系统运行管理水平提升策略

医院作为特殊公共建筑，暖通空调系统不仅要保障病患、家属及医护工作者的舒适度和必要空气品质，还要满足医院特殊区域的个性化需求。

1. 机房主要动力设备备用及保养

暖通系统主要动力设备的正常、安全运行关系着医院的冷暖供应，提高系统稳定性可采取以下措施。

（1）对主要动力设备设置可供切换的备用设备是保障稳定运行的有效手段，可在医院建设前期规划或通过后期技术改造予以完善。

（2）建立设备定期轮换使用制度，定期开展设备切换试验，确保主、备设备均处于良好状态，减少因设备故障导致的系统非计划停运。

（3）建立大型设备全生命周期维修档案，定期开展设备维护，以提高设备使用寿命。

（4）完善机房设备设施标识建设，统一制定设备双重名称（名称＋编号），并在相应醒目位置悬挂，以利识别与操作。

（5）提高运行人员职业技能水平，暖通运行维护人员需持制冷与空调作业证，蒸汽锅炉运行人员需持有司炉证和水处理证。

2. 重点关注特殊区域的个性化需求

根据科室要求及病人体感，医院存在较多对温湿度要求严格的特殊区域。部分区域要求温湿度恒定，如手术室、ICU、药房；部分区域要求室内温度四季低温，如检验科、病理科、输血科、放射科；部分区域要求室内温度相对较高，如体检、康复理疗等需病人脱衣进行检查治疗的科室，针对上述特殊区域，有以下提升措施。

（1）有条件的医院可设置精密空调或采取分体空调＋除湿机形式，控制室内温湿度。

（2）采取四管制空调系统，制冷制热可随时切换，独立控温。

（3）对末端空调进行技术改造，增设温湿度探测器，加装智能控制面板，根据室内温度进行智能调节。

（4）手术室层流净化系统对于医院自身无维保资质能力的可制定相应维保标准及要求，外包给相关专业公司执行；医院管理人员不定期抽查初、中、高效过滤器的更换情况及机组机箱清洁状况，并关注净化检测相关参数合格性等。

3. 注重系统节能降耗

暖通设备能耗大，为实现节能降耗，可有以下提升举措。

（1）硬件提升改造，更换老旧设备，安装新型节能设备。

（2）打造智能化楼宇控制系统，通过智能分析，控制运行操作，减少浪费。

（3）通过相关管理规章制度以及培训，加强运行人员的对系统的熟悉认知，提升运行技能，强化节能意识。

4. 规范执行特种设备管理及相关行政检测

按照《固定式压力容器安全技术监察规程》（TSG 21—2016）规定：空调制冷主机（含蒸发器、冷凝器）属特种设备压力容器，应按特种设备管理规范执行管理。

需按政府行政单位要求对暖通设备开展定期检测，如废气检测（锅炉废气、实验排风废气）、手术室净化区净化检测、蒸汽锅炉（外检、内检、水压试验、安全阀校验、压力表校验、炉水水质）检测等。

（四）医用气体系统运行管理水平提升策略

医用气体系统是生命支持系统，关乎患者生命安全，其运行管理水平的提升，重在其运行的安全可靠性提升，从经验管理向精细化管理理念转变，具体可从以下方面着手。

1. 定期进行医用气体终端巡修保养

医用气体终端易出现泄漏、堵塞情况，泄漏主要由密封环老化、卡圈损坏、弹簧变形等情况引起；堵塞主要因使用不当，造成污物吸入负压吸引系统，需要拆卸清洗。在终端底座损坏不可修复的情况下，需立即更换，满足临床医疗需求。

医用气体终端巡修保养需按科室、分楼栋、分楼层有计划地开展巡修和保养工作。工作开展前通知临床科室护士长，以便协调工作；手术室中心的巡修需安排在非手术日（周末或节假日）进行，以利降低对临床医疗业务的影响。

2. 精细进行医用气体终端巡视检查

氧气终端巡视检查。日常运维人员巡视临床科室时，观察氧气终端内容主要包括：标示是否清晰、外形是否有损坏；用手触摸气体（压缩空气、二氧化碳、笑气）终端，感受是否有气流触感；将特制终端插拔头插入氧气（压缩空气、二氧化碳、笑气）终端等，还需要特别注意增加需拆卸终端外装饰盖，打开氧气（压缩空气、二氧化碳、笑气）供气阀，将特制终端插拔头插入氧气（压缩空气、二氧化碳、笑气）终端，检查是否漏气。

负压终端巡视检查。日常运维人员巡视临床科室时，观察负压终端内容主要包括：观察负压表数值，是否在正常范围（不低于 0.03MPa），打开阀门，检查抽气率是否正常。若处于正常压力范围且抽气率正常，将负压表拔出，进行下一个负压终端的巡修，若低于使用压力（小于 0.03MPa）或抽气率异常，将负压表拔出，并立即对负压终端进行拆卸。但还应该用专用工具将终端头从底座上拆卸并取出，更换密封环，检查弹簧和钢针等相关配件是否正常，用工具清理终端内异物（痰液、毛发、小棉球等），并清洗干净。

3. 建立系统相关特种设备管理档案

管理部门应当建立特种设备技术档案，内容包括：特种设备的产品合格证明、使用维护证明书、安全技术资料、设备的定期检验和自查记录、设备运行故障和事故记录、特种设备使用登记证、产品质量证明书、特种设备及安全附件定期检验报告、特种设备巡检记录、维护保养记录等。

4. 加强安全防范，注重与临床医护人员沟通

（1）维修终端的工具严禁粘有油脂。

（2）维修过程需穿戴相关防护用具（手套、口罩），每次巡修均携带备用终端，巡修结束后，需将全部工具进行清洗并消毒。

（3）若在巡检过程中，发现终端出现异常，且不具备维修条件时（呼吸机正在使用、危重病人正在进行治疗等），需先与医护人员进行沟通，征得同意后，在医护人员的协助下，具备条件时，方可进行维修；若医护人员不同意立即维修，需做好记录并随时跟进，待具备维修条件时再进行维修。

（五）降低能耗管理举措

医院用能设备繁多，其中大型用能设备包括空调主机、净化空调系统、大型医疗设备（放射性检查设备）等，各类设备分散于全院、末端用能节点多，经常存在局部能源消耗去向不明的情况，增加了精细化管理的难度，医院能源管理与节能措施问题变得更加突出。与此同时，国家层面对医院能耗水平的考核愈发严格，除在医院等级评审中有明确要求外，在国家三级公立医院绩效考核中，亦将医院能耗水平纳入绩效考核重点内容，其考核指标为"万元收入能耗支出"。

因此医院需在充分保障医疗服务质量的基础上，强化医院能源管理，控制能源消耗，推动节能措施优化，实现医院的可持续性发展。

1. 加强宣传引导

充分利用院内电视晨会、宣传栏、院内公告等宣传工具，结合全国节能宣传周等大型活动，广泛开展节能降耗相关政策、法律、法规宣传教育，大力倡导绿色低碳生产生活方式，增强全院职工节能意识，积极营造"节约光荣"的浓厚氛围。

2. 建设能耗监控平台

部分医院建筑建设年代久远，存在设施老旧，前期设计未考虑分类、分项、分科室计量，导致部分医院能源数据采集仍采用人工抄表形式，常出现错抄、漏抄情况，费时费力且准确度不高。能源管理采用人工巡检模式，还易出现管理死角，难于杜绝能源浪费；缺乏历史能耗数据记录，节能改造工作全凭经验；没有合理的能耗考核标准和监督方法等问题。

建设能耗监控平台意义在于提高医院能源管理水平。掌握院内各类型能源供给方向和末端设备耗能方式，是实施精细化能耗管理的前提，能有效帮助医院管理人员掌握设备的实时能耗状况、能耗数据、能耗变化趋势和实时运行参数等信息，对医院节能降耗提供数据支持。

3. 优化照明系统

在医院建筑设备能耗排名中，照明系统能耗仅次于暖通空调系统，通常占院内总能耗的20%左右。部分医院照明系统老旧，灯具及灯控方式传统，可依据国家对医院照度值相关规定对院内照明系统进行技术改造，如采用LED低功率节能灯，红外感应、声控节能延时开关等适当调节各医疗区域照度值及照明时间，并尽量利用自然光源。

建设智能照明系统，可实时掌握全院照明灯具开关状态，实现智能远控。可根据每天的工作时间划分时段，有针对性的对照明回路进行整改，按照回路的不同搭配组合成多种不同的灯光效果（场景模式）。根据季节、作息时间的变化合理调节，当需要改变灯光效果时，只需一键切换，就可以调用预设的灯光场景。用最经济的能耗提供最舒适的照明，最大限度地降低医院照明系统能耗。

4.优化空调系统

为充分体现医院"以病患为中心"的服务理念，努力为病人提供安全、舒适、人性化的就医环境，中央空调系统已成为现代化医院建设的基本配置。但是病患对于室内温湿度，空气品质要求高，同时医院人流密度大，不同功能区域人流分布不均衡，人流量变化大；空调设备数量多、安装位置分散，运行管理难度大。为了保证医院温湿度处在合适的范围，就需要空调系统全年每天24h运转，导致浪费现象严重。

优化空调控制系统，中央空调系统通过自动获取各个空调子系统中传感器的信息，科学地调度各空调子系统的运行状态，从而控制空调系统中各个设备的运行状态，达到全自动化无人控制。采用先进的无人值守、自动调节物联网技术，实现精细管控替代原有人工粗放管控模式。中央空调系统根据外界天气状况、医院人流量负荷自动运行，减少运行时间，降低空调能耗。

利用先进的工业技术，建立智能的能源管理系统，实时监控能源使用情况，排查用能漏洞，挖掘节能空间，是降低能耗的关键环节。通过各项节能改造措施降低医院能耗值，不仅可以提高精细化管理水平，降低医院运行成本，还可实现安全用能、改善就医环境等。

第三节 医院环境品质管理提升举措

医院环境包括物理环境和社会环境。物理环境包括医院的建筑设计、基本设施、视听环境、嗅觉环境、仪器设备等；社会环境包括医疗服务环境和医院管理环境。其中，医疗服务环境是指医疗护理技术、人际关系、精神面貌等；医院管理环境是指医院的规章制度、监督机制及各部门协作的人际关系等。

医院后勤管理工作中承担的环境管理内容主要是针对物理环境进行管理，主要包含医院室内外环境、医疗废物收集处置环境和污水处理环境等管理要素。

一、医院环境管理特点目标与医院环境管理评审相关要点

（一）医院环境管理特点和目标

医院环境管理具有服务专业性、安全舒适性、统一管理性和文化特殊性的特点；医院环境管理的目标是安全、清洁、温馨和舒适。良好的医院环境能够保障医疗秩序，促

进患者康复，更好地体现"以人为本"的医院文化。

（二）医院环境管理评审相关要点

《三级医院评审标准（2022年版）实施细则》第三章"医院管理"第六大点"后勤保障管理"和第二章"临床服务质量与安全管理"第十大点"医院感染管理与持续改进"中，明确规定了医院环境管理的相关要求。具体内容详见表13-2。

表13-2　三级医院评审标准（2022年版）实施细则摘要（医院环境管理）

部分	节	评审细则
第三章 医院管理	六、后勤保障管理	（一百七十三）为患者提供清洁、温馨、舒适的医院环境，符合爱国卫生运动相关要求，美化、硬化、绿化达到医院环境标准要求
		3.6.173.1 深入开展爱国卫生运动，落实好医院病媒生物防制、健康宣传、厕所环境整洁、无烟医院建设等各项重点任务，为患者提供清洁、温馨、舒适的医院环境
		3.6.173.2 美化、硬化、绿化达到医院环境标准要求
		（一百七十一）医疗废物、废液管理符合医院感染管理要求。污水管理和处置符合规定
		3.6.171.1 医疗废物、废液管理符合医院感染管理要求
		3.6.171.2 污水管理和处置符合规定
第二章 临床服务质量与安全管理	十、医院感染管理与持续改进	（一百三十四）按照有关法律法规，建立医院医疗废物、废液管理责任制，健全组织架构、管理制度和工作机制，落实岗位职责。医疗废物的分类、收集、运送、暂存、转移、登记造册和操作人员职业防护等符合规范。加强相关人员培训
		2.10.134.1 按照有关法律法规，建立医院医疗废物管理责任制，健全组织架构、管理制度和工作流程，落实岗位职责
		2.10.134.2 医疗废物的分类收集、运送、暂存、登记、交接管理规范，对从事分类收集、运送、暂存等工作人员采取的职业防护措施符合规范
		2.10.134.3 加强相关人员培训。对从事分类收集、运送、暂存等工作人员及管理人员，根据岗位需要进行有关法律、法规、规章、规范性文件以及各种制度、工作流程、要求和意外事故的应急处理等方面的培训

二、医院环境管理品质提升举措

在医院环境管理工作中普遍存在一些实际困难和现实瓶颈。现场服务人员老龄化严重、人员流动性大、环境维护的效果不稳定，存在较大运行风险；服务范围广、涉及部门多、监管难度大，整体环境品质提升困难。医疗废物和污水收集处置需要加强信息化建设才能适应标准化智能化的管理要求。需要采取针对性的环境管理品质提升措施，才能长期稳定地达到医院等级评审标准。

(一)建立完善的环境服务方案并梳理 SOP 服务流程

以完善的环境保洁服务方案作为理论支撑并实现全流程管控,是医院后勤管理部门营造良好卫生环境,推动医院环境卫生相关评审的首要环节。

为确保环境卫生符合三级医院评审要求,后勤管理部门应建立健全医院保洁工作的组织管理体系和规章制度,明确各部门和人员的岗位职责,同时遵循医院感控管理要求,拟制完整规范的保洁服务方案,根据医疗机构实际情况明确服务范围、保洁人员配置、管理服务要求、服务标准、服务流程、应急管理及考核要求等内容。

保洁服务方案需要重点涵盖标准规范、流程规范及防护规范三项要求。一是医院保洁的流程规范,编写方案要根据《医疗机构环境表面清洁与消毒管理规范》(WS/T 512)的要求分低、中、高三个风险区域,不同风险区域的日常清洁方式和标准不同,相同区域的表面清洁与消毒要求统一;二是医院保洁的流程规范,方案中必须根据风险等级和清洁等级要求制定对应的标准化操作规程,内容包括清洁与消毒工作流程、作业时间和频率、使用的清洁剂与消毒药剂名称、配制浓度、作用时间以及更换频率等;三是医院保洁的防护规范,保洁人员在进行清洁与消毒时要根据院感防控要求做好个人防护,并做好手卫生处理,手卫生按《医务人员手卫生规范》(WS/T 313)的要求执行。

在建立完善的保洁服务方案后,由于最终操作执行的人员是一线保洁员工,这些人员大多存在年龄偏大、文化水平低及流动性大等特点,过于冗长、复杂及专业的服务方案对他们来说往往宣贯难度较大,不利于学习实践。因此医院后勤部门应充分参考保洁人员的实际情况,针对服务方案进行精简梳理,按保洁区域、服务时间、服务要求及标准差异四项内容形成各个岗位易于操作的保洁 SOP 标准化流程文件,尽可能让所有的清洁操作步骤都清晰易懂,易于接受。

(二)以新方式及新技术强化人员培训

三级医院评审除了要制定完善的制度流程外,也要看这些制度及流程的落地效果,而环境保洁的各项制度、职责及流程能否有效地被执行,关键在于医院后勤管理部门如何科学、高效地开展保洁培训工作。传统使用课件集体授课并一对一考核的培训方式,总结来看会存在实操性不强、知识点易遗忘、考核周期长等弊端。针对保洁一线岗位人员,更应注重培训的简洁性、操作性和效率性,因此后勤管理部门可考虑引入一些新的培训方式及培训技术。

第一,微课视频培训法的流行及应用。2019 年后我国受新冠肺炎疫情的影响,网课及视频培训基本带动起了一波社会热潮，此类方法不仅在一定程度上打破了时间和空间教学带来的限制，而且还能营造自主学习的环境氛围，并满足学习者对不同知识点的个性化学习需求，有利于知识点的持续强化及巩固。医疗机构针对环境保洁培训工作可以大范围地导入微课形式，例如，将保洁人员日常操作的消毒液配比及使用、终末消毒、个人防护及医疗废物分类收集等流程以视频拍摄及讲解方式进行全面梳理形成微课，后续在培训的过程中再结合观看学时限制、视频操作考核及问卷答题等多种形式，能够最大限度地让一线保洁员在不断观看视频并不断练习技能的过程中，更快速、精准地掌握其岗位职责及流程要点。

第二，在环境保洁管理中引入即督导人员训练（TWI）培训模式。TWI方法具备四大特征。其一是为彻底掌握基础原理和原则，高度定型化、标准化的课程具有很强的可复制性；其二是把现场的问题和实习素材带入教室，通过讨论和实际操作进行，更加具体，实践性强，其三是比起知识更强调技术，比起"应知"，更重视"应会"；其四则是讲义通俗易懂，有速效性，把"四阶段法"简明扼要地总结为一张卡片，易于执行。对医疗机构后勤管理部门而言，TWI是最适合应用于基层保洁人员的培训方法之一，因其"源于基层，且用于基层"。后勤管理部门应先组织梳理环境保洁服务的各基层岗位及服务流程，并对服务流程进行精简，TWI的精妙之处就在于它可按特定的规则将所有流程精简为四个阶段，并通过罗列存在要点使各阶段的操作更加清晰明了，随后要分岗位、分班组设立基层保洁训练员，结合"四阶段"法，以一带一进步的方式将服务流程在所有基层保洁员工中进行推广。

（三）强化现场监管

医疗机构环境保洁服务高品质的呈现需要各项制度及流程执行效果符合要求且满意度高，这就离不开后勤管理部门强而有力的监管及考核措施，但很多医疗机构都存在后勤管理部门人员配置少但保洁服务面太广等监管考核难题。

后勤保洁监管不够全面且欠缺客观性，是普遍存在的工作痛点。这就需要充分发挥各临床科室及患者的主观能动性，作为被服务主体，临床科室及患者都能最直观地感受保洁服务质量的好坏，对此，医疗机构更应建立后勤管理部门、临床科室及患者三方的联动机制，以其感知度和满意度为导向，定期通过满意度问卷、电话访问、现场调研等多种形式开展环境保洁服务监管及考核工作。

（四）通过信息化手段提高工作效率及人效比

完善的环境保洁制度、职责及流程的呈现是三级综合医院评审的必要条件，而环境服务新技术的应用无疑对工作的推进起到锦上添花之效果。技术作为信息时代的载体，对医院保洁服务也起到了一定的革新作用。

基于新技术派单系统的应用，目前很多医疗机构均已实现环境服务智能化管控，依托调度中心作为支撑，建立保洁服务从需求信息登记到派单、完工、评价的全流程闭环管理模式，后勤管理部门、临床科室及患者均可以通过电话、手机APP或者微信群等多种方式提出服务需求或反馈问题，为保洁品质管控提供更方便快捷的手段。同时保洁人员在完成工单的过程，也能同步形成任务数据及其工作量，让绩效考核有依据能参考，进一步提高人员工作积极性和主动性。

另外也可通过导入网格化管理模式，实现日常清洁消毒任务管理，后台全流程监控。这就要求将保洁服务网格地址细化至全院门诊诊室、病房床单元及办公区域，然后基层员工通过手机APP领取当日任务，并按要求逐步完成清洁消毒后进行打卡记录。同时保洁员也可进行转单处理，把保洁任务转给其他空闲的同事，提高工作效率。

此外，医疗机构亦可通过应用各类清洁智能化设备取代人工，提高人效比，如自动消毒机器人、自动扫地机器、智能玻璃清洁机等清洁智能化设备，除了能按标准要求实现精准作业外，也能降低现场人员操作（如高空作业、高风险区域消毒等）带来的风险性，并通过代替人工的方式，减少保洁人员成本投入，达到节约人力、提高效率之目的。

（五）通过医疗废物追溯系统实现数据化管理

医疗机构为满足三级医院评审中涉及医疗废物分类收集的相关条款，基本都会引入医疗废物追溯系统，以实现院内医疗废物系统性收集、运送、贮存、处置作业，实现医疗废物全生命周期的可追溯管理。

医废追溯系统通过集成医废管理APP、智能电子秤、自动标签打印和数据实时上报等功能，再配合监管部门的医废管理要求，进而实现了医废管理全程监管和数据化管理。服务流程清晰、数据精确且可追查，是医疗机构医废追溯系统上线所带来的提升效果，然而系统在运行初期仍会存在较多问题，这就需要后勤管理部门与厂家做好沟通对接，简化使用及操作流程，及时联络技术人员处理系统缺陷，后续可对系统收集数据可进行统计分析，并以此为依据开展PDCA，从成本管理、规范分类等方向引导临床科室做好医疗废物减量排放工作。

（六）加强宣传工作营造文化氛围

后勤管理部门可以通过制作宣传材料，例如宣传海报、宣传册等宣传材料，传达环境管理的重要性和宣传内容，向医院内部和外部广泛宣传；开展宣传活动，举办讲座、展览等形式，提高员工和患者的环境保洁意识，增强环境管理意识；利用院内的公共屏幕、电视、广播等多媒体宣传手段，播放环境保洁知识和环境管理政策，增强医院员工和患者的环保意识；利用医院官方网站、微信公众号等网络平台，发布环境管理宣传内容，建立环境保洁服务咨询热线和投诉渠道，方便员工和患者进行交流和反馈。

通过以上措施的实施，可以提高员工和患者的环保意识和参与度，有效推进医院环境管理工作的持续改进。

（七）提供一站式环境管理服务

通过建设后勤保障的一体化管理平台，整合全院涉及环境管理的各种部门、资源、机制，提供一站式环境管理服务，及时响应和处置环境管理应急事件。

第四节　医院安全管理水平提升要点

医院安全管理是指通过对医院有效和科学的管理方法，保证医务人员在提供医疗服务和患者及其家属在接受服务的过程中，不受到医院内在不良因素的影响和伤害。

医院的安全稳定是医院的生命线，是医院生存发展的根本所在，医院安全管理水平是体现医疗机构综合管理能力的重要标志。

一、医院安全管理原则范围和医院等级评审相关要点

（一）医院安全管理原则及范围

医院安全管理应坚持"安全第一、预防为主"的方针；加强党的领导、改革创新、协同联动、齐抓共管；着力强化医院安全生产主体责任、建立安全责任体系；落实安全生产标准化、规范化；切实增强安全防范治理能力；提升医院安全生产整体水平；增强医院安全生产保障能力；确保医院的安全稳定。

医院安全管理范围通常包括医疗安全、安全生产、治安、消防、危化品、食品、环境保护等安全管理工作，其中医疗安全一般不包含在后勤安全管理的范畴。

（二）医院安全管理相关等级评审要点

《三级医院评审标准（2022年版）实施细则》第三章"医院管理"的第六大点"后勤保障管理"和第七大点"应急管理"，以及第二章"临床服务质量与安全管理"第四大点"医疗安全风险防范"中，对医院安全管理要求做了相关要求。具体内容详见表13-3。

表 13-3　三级医院评审标准（2022 年版）实施细则摘要（医院安全管理）

部分	节	评审细则
第三章 医院管理	六、后勤保障管理	（一百七十二）医院消防系统、特种设备、危险品管理符合国家相关法律法规和标准
		3.6.172.1 医院消防系统管理符合国家相关法律法规和标准
		3.6.172.2 医院特种设备管理符合国家相关法律法规和标准
		3.6.172.3 医院危险品管理符合国家相关法律法规和标准
	七、应急管理	（一百七十四）成立医院应急工作领导小组，建立医院应急指挥系统，落实责任，建立并不断完善医院应急管理的机制
		3.7.174.1 成立医院应急工作领导小组，建立医院应急指挥系统
		3.7.174.2 落实责任，建立并不断完善医院应急管理的机制
		（一百七十五）明确医院需要应对的主要突发事件策略，制定和完善各类应急预案，提高快速反应能力
		3.7.175.1 明确医院需要应对的主要突发事件策略
		3.7.175.2 制定和完善各类应急预案，提高快速反应能力
		（一百七十六）开展应急培训和演练，提高各级、各类人员的应急素质和医院的整体应急能力
		3.7.176.1 有对各级、各类人员进行应急培训和演练计划并落实
		3.7.176.2 有考核，员工知晓，提高各级、各类人员的应急素质和医院的整体应急能力
第二章 临床服务质量与安全管理	四、医疗安全风险防范	（六十七）落实《关于推进医院安全秩序管理工作的指导意见》，维护正常医疗秩序，保护医务人员人身安全，为医患双方营造良好诊疗环境
		2.4.67.1 落实《关于推进医院安全秩序管理工作的指导意见》等有关规定要求，维护正常医疗秩序，保护医务人员人身安全
		2.4.67.2 加强医院保卫队伍建设，根据人流量、地域面积等情况，配齐配强专职保卫人员，聘用足够的保安员
		2.4.67.3 加强医院物防设施建设，为在岗保卫人员和保安员配备必要的通信设施和防护器械。医院供水、供电、易燃易爆物品存放等重点要害部位安装安全防护设施
		2.4.67.4 加强医院技防系统建设，建立完善入侵报警系统、视频监控系统、出入口控制系统和电子巡查系统，设置安全监控中心，重点区域视频监控全覆盖
		2.4.67.5 强化医院警务室建设，三级医院和有条件的二级医院设立警务室，配备必要警力；尚不具备条件的根据情况在周边设立治安岗亭（巡逻必到点）
		2.4.67.6 有序开展安检工作，建立安全检查制度，配备金属探测门、微量 X 射线安全检查设备、手持式金属探测器等安检设备

二、医院安全管理水平提升要点

如何通过有效的安全管理措施来提升医院安全管理水平,防范安全生产事故,已成为摆在医院后勤管理者面前的重要课题,结合三级医院等级评审标准可从以下方面着力提升医院安全管理的水平。

(一)提升医院安防系统能力水平

1. 加强医院安全秩序管理组织机构和制度建设

(1)明确医院安全管理的第一责任人是医院主要负责人,逐级落实各部处科室的安全责任人,签订安全责任书,明确岗位职责。同时要建立健全安全管理相关的工作机制,提升专职保卫机构的力量,提高专业化水平,形成齐抓共管的良好工作格局。

(2)制定落实风险排查、定期检查、安全防控、守护巡查、应急处置、教育培训等安全保卫工作制度。医院要定期组织召开安全专项工作会议,听取安全工作情况汇报,推进各项隐患的专项整改工作。

2. 加强医院保卫队伍建设

(1)设置或明确治安保卫机构,并设置相适应的治安保卫管理人员。二级及以上的医院是治安保卫重点单位,要设置保卫部(科)等专职治安保卫机构,并向属地公安机关备案。

(2)完善专职保卫人员招录、职级晋升、职业培训等职业保障制度,进一步激发工作积极性。

(3)医院安保人员的配备人数应遵循"就高不就低"原则,可按照不低于20张病床1名保安或日均门诊量3‰或者在岗医务人员总数的3%的标准进行配备。配备的安保人员要综合考虑年龄、培训经历、工作经历等因素,同时需经培训合格后方可上岗。

(4)结合自身安全管理实际,设置合理的工作岗位,明确安保人员的岗位职责,重点是在秩序维护、日常巡逻、应急突发事件等方面。

(5)结合自身实际情况,在属地公安机关的指导下,对治安保卫管理人员和安保人员开展相关的法律知识和保卫业务、技能培训,同时建立安保人员的标准化考核指标,规范保安员考核评价,提高职业能力和水平。

(6)医院应该加强对医务人员和员工的安全培训和教育,提高他们的安全意识和应急处理能力。培训内容可以包括危险识别、暴力事件处理、消防安全等方面。

3. 加强医院物防设施建设

（1）医院的供水、供气、供电、供氧、供热、易燃易爆物品及"毒、麻、精、放"等药（物）品的存放库房为重点要害部位，应当按照相关管理规定或标准落实安全防范管理，设置安全防护设施设备。

（2）麻醉药品、精神药品等应当存放在符合安全防范标准的专用库房，同时应安装符合国家标准的防盗安全门，与外界相通的窗户应安装坚固的金属防护栏实施防护，并保证在火灾等应急状态下可从内部快速开启，确保人员快速疏散。按规定存放的现金、有价证券等，应放入符合国家标准的保险箱（柜）内。保险箱（柜）采用可靠紧固连接方式固定于地面或墙体，专用库房和保险柜实行双人双锁管理。

（3）为安保人员配备日常必要的防护、救生、通信等装备，如橡胶棒、电话、对讲机、强光手电、电子巡更器等。

（4）二级以上（含二级）医院应配备相应的反恐器械，如防暴头盔、防暴钢叉、防爆毯橡胶管、机械甩棍、防暴盾牌、防割手套、防刺背心、执法记录仪等。

（5）医院应该设立门禁系统，限制外来人员的进入，并确保医院内部的出入管理有序进行。例如，通过刷卡、指纹识别等技术手段，限制未经授权的人员进入重要区域。

4. 加强医院技防系统建设

（1）按照国家相关标准和行业标准，结合医院自身实际情况，设立视频监控系统、入侵报警系统、一键式报警系统、门禁系统、电子巡查系统和车场出入口控制系统，同时实现系统间互联互通。

（2）设置安防监控指挥中心，对本单位的安防、消防等系统进行集中统一管理，尽量实现重点区域视频监控全覆盖。同时医院的护士站、收费窗口、便民服务台、诊断室、门卫室等重点要害部位要安装一键式报警装置，并与监控指挥中心联网，确保发生突发事件时能及时通知保卫机构和安保人员，迅速赶到现场先期处置。

（3）医院主要出入口、周界、重要部位周边、诊疗区等人员密集区域应当设置电子巡查装置。有条件的医院可在人员的主出入口加装人脸抓拍识别功能的视频监控摄像头。对于人流量大的三级医院，在门（急）诊部、住院部等主出入口可视情况安装安全检查设备，确保及时、有效查控各类危险人员和物品。

（4）医院停车场管理应建立智慧管理和监控系统，具有车牌号抓拍识别等功能，对出入车辆进行实时监控和管理。

（5）医院内部视频监控应当合理布局，重要部位及公共区域实现全覆盖、无盲区，图像质量不得低于《民用闭路监视电视系统工程技术规范》（GB 50198）所规定的4级。视频监控、入侵报警、电子巡查和声音采集系统数据存储时间不少于30d，出入口控制系统记录存储时间不少于180d，列入反恐重点目标的医院视频监控图像信息保存时间不少于90d。

5. 推进医院智慧安防建设

（1）按照医院智慧管理分级评估标准，积极推进医院安防智慧化建设。

（2）与属地人民政府、公安机关等上级主管部门积极探索综合治理智慧化应用，构建医院及周边全覆盖的安防体系，实现数据共享，提升防范和预警能力。

6. 加强设备维护和安全检查

定期对医疗设备进行维护和检修，确保其正常运行和安全使用。此外，要加强对危险品的管理，避免危险品泄漏和事故发生。

（二）提升医院隐患排查源头治理水平和有效预警防范水平

1. 严密细致排查风险隐患

（1）建立重点人群、重点时段、重点区域的安全风险排查机制，各部门加强协助配合，建立安全信息互通互联机制，及时查找安全隐患、安全防范薄弱环节，建立风险隐患整改清单台账，剖析问题隐患原因，逐一销项整改。

（2）加强每日安全防范巡查，开展防火巡查、检查，确定巡查的人员、内容、部位和频次，真正做到"安全自查、隐患自除、责任自负、接受监督"。

（3）按照消防安全管理有关规定和要求，开展消防月检和维护保养工作，并对月检检查记录和维修保养记录留档备查。同时聘请专业的维保机构，定期对医院的消防设施进行全面检查测试，出具检测报告，存档备查。

（4）督促科室建立每日防火检查机制。科室应安排专人上下班前后对科室内的用火、用电有无违章情况，安全出口、疏散通道是否畅通，消防器材、消防安全标识是否完好等进行防火检查，并留存检查记录备查。

（5）确保消防器材、设施设备保持在完好有效的状态。日常工作中应不断完善消防设施，配备足量的消防器材，消防设施器材指定专人负责维护管理，确保标识清晰，严禁挪作他用，制定详细的检查和维保计划，及时发现隐患并排除。消防设施存在故障时应立即修复，短时间无法修复的应汇报消防安全责任人，并加强人防力量，采取必要的安全保障措施，直至故障排除为止。

（6）积极探索建立隐患排查信息管理系统，用于记录和管理隐患排查的结果和整改情况。通过信息化手段，可更好地追踪和监督隐患整改进展情况。

（7）加强和推行安全文化建设，强调全员参与和共同责任。通过开展安全宣传教育活动、举办安全培训和演练，增强员工对安全管理意识，形成良好的安全行为习惯。

2. 强化医院警务室建设

二级及以上的医院应设立警务室，并为警务室的设立提供必要后勤支撑和工作条件，属地公安机关应在医院警务室配备必要的警力。加强院警联动，开展联合安全检查、巡逻、纠纷矛盾化解等工作，强化应急突发事件处置能力。

3. 有序开展安检工作

结合医院自身的实际情况开展安检工作，可通过人员主要出入口配备手持安检设备，对重点人员进行排查；二级及以上的医院可在主要出入口配备安检门、微计量X射线包裹机等设备。同时安检工作的开展要充分调研，设置安检绿色通道，以安全、合法、便民为指引，不影响人民群众的正常的就诊需求。

4. 建立完善高风险就诊人员信息共享、预警机制

利用闸机、监控、安检等系统平台，整合相关功能，积极探索建立安全综合管理平台，与属地公安机关联动，对高风险、黑名单人员实现智能精准预警，最大限度降低危险因素。医院内部各个部门和外部合作机构之间应建立信息共享平台，实现信息的快速传递和共享，包括与政府卫生部门、公安部门等建立联系，及时获取相关预警信息。

5. 引入先进的监测设备和技术

配备先进的监测设备和技术，用于监测环境、设备运行状况和患者病情等。通过实时监测和数据分析，能够及早发现异常情况并进行预警。

（三）提升应急处置能力

1. 制定应急预案开展应急演练

（1）建立各类应急突发事件应急处置预案，如消防、涉医暴力、群体性伤害、反恐等突发事件的应急处置预案，并定期组织推演留档备查。

（2）定期组织人员开展应急演练，结合不同的情景，开展不同类型的应急处置演练，并留存演练记录，分析演练情况，针对演练中的薄弱环节，对预案及时予以调整整改，不断优化完善。

2. 强化警医联动处置机制

（1）加强警医合作，建立信息沟通机制，做好各类涉医安全信息的收集汇总，及时将有倾向性、苗头性的线索上报。

（2）建立涉医突发事件处理流程，做好现场秩序维护、现场处置、警戒、疏散、医疗救助、后勤保障、舆情应对等方面工作。

（3）医院应与当地警方、消防部门建立密切联系，及时报告和协助处理安全事件。合作可以包括信息共享、联合演练和培训等。

3. 严厉打击涉医违法犯罪

积极配合公安机关严厉打击涉医违法犯罪，发现涉医暴力事件第一时间报警，安保部门应采取必要的保护措施，确保医务人员人身财产安全。

4. 做好舆情引导

要做好受害人家属和医务人员安抚工作，确保家属和医务人员情绪稳定，协调宣传、网信等部门加强舆论引导和网络舆情监测，严防因有害信息传播和媒体炒作诱发效仿。

（四）提升医院安全秩序宣传教育水平

1. 提高医务人员安全意识和防范能力

（1）定期开展对在职职工、实习护士、进修医生、研究生、规培生以及为医院服务的外来务工人员进行安全教育培训，原则上一年不少于 2 次。

（2）利用电子大屏幕、短信、微信群、微信公众号、企业微信、横幅以及集中课堂等形式，开展多样化的治安安全教育培训及宣传。

（3）引导全院各部处科室门都应参与到员工安全教育培训中，针对不同岗位医务工作人员，开展有针对性的安全防范教育和技能培训，提升应急处置能力。

2. 加强法治宣传教育

（1）在医院主要出入口、诊室等位置张贴严厉打击涉医违法犯罪、构建和谐医患关系的海报和标语提示。

（2）在医院医患纠纷接待室、门诊区域等地张贴相关管理条例和管理制度，开展法治案例宣传警示，引导群众合理合法解决争端维护权益。

（3）加大正面宣传，崇尚医德，弘扬职业精神，提高人民群众的健康素养，培养理性就医行为，形成良好的就医环境。

3. 建立反馈机制

建立安全宣传教育的反馈机制，鼓励员工和患者提出意见和建议。及时反馈可以改进宣传教育的效果和方式，使其更贴近实际需求，收到事半功倍的效果。

第十四章　医院后勤社会化服务企业遴选与履约管理

医院后勤服务社会化是将后勤服务从医院业务中剥离出来，向市场开放，由社会服务机构与医院签订服务合同，并与医院形成供需关系的服务模式。

国家鼓励医院后勤服务社会化。2000年2月，国务院体改办等八部委在《关于城镇医疗卫生体制改革的指导意见》中就已明确提出："为了加强医院的经济管理，成本核算，有效利用人力、物力、财力等资源，提高效率，降低成本，必须实行医院后勤服务社会化"。

本章介绍医院后勤管理中必须面对的社会化服务企业遴选、社会化服务合同管理和社会化服务企业考核管理三方面管理要点与管理策略。

第一节　社会化服务企业遴选

医院按照性质可以分为公立医院和与民营医院，因民营医院的社会化服务企业遴选可按照企业的要求进行管理，故本节主要讨论公立医院的后勤社会化服务企业遴选相关内容。

一、医院后勤社会化的主要内容、服务企业遴选方式与相关重要法规

（一）医院后勤社会化的主要内容

根据后勤服务范围，医院后勤服务社会化的主要内容如下。

（1）保洁运送。病区保洁、外环境整体保洁、病人检查运送、标本送检、手术室保洁和手术病人运送服务等。

（2）安保服务。车辆管理、消防管理、治安管理、安全保卫等。

（3）餐饮服务。职工餐饮、病人饮食。

（4）绿化美化。绿化养护、美化环境。

（5）物业维修。动力设备操作与维护、建筑单体内房屋设施完好。

（6）护理用工。病人生活看护。

（7）设备运行。配电、锅炉、冷冻机、电梯、医用气体等安全运行。

（8）专业设备检测、维修保养。电梯、空调、锅炉等设备的检测、维修保养。

（9）专业设备运行与管理。变电站、中央空调、污水处理等项目的运行与管理。

（10）其他服务。合同能源管理、智能化管理平台运行、太平间服务等。

（二）医院后勤社会化服务企业遴选方式

按照《中华人民共和国预算法》的相关规定，公立医院的财政补助收入以及事业收入、经营性收入和其他收入等"自有资金"，均应纳入部门预算管理，但凡使用纳入部门预算管理的资金开展采购活动，无论资金来源都应该执行政府采购的规定。公立医院后勤社会化服务企业遴选，其实质就是选择服务供应商，需要进行采购，就会用到财政性资金，必须遵循《中华人民共和国政府采购法》等相关法律法规。

公立医院后勤社会化服务企业遴选，就是以合同方式有偿取得服务，即通过一系列采购程序，选择合同的对方当事人为医院提供除货物和工程之外的标的。

1. 采购的分类

（1）按照采购组织的方式分类

按照采购组织方式的不同，公立医院的采购业务可以分为政府采购和自行采购。

政府采购是指采购人采购纳入政府集中采购目录或在采购限额标准以上的货物、服务和工程的行为。按照采购项目的可集中性，政府采购可以分为集中采购和分散采购。

自行采购是指公立医院采购未纳入政府集中采购目录且在采购限额标准以下的货物、服务和工程的行为。

（2）按采购方式分类

根据《中华人民共和国政府采购法》规定，我国政府采购采用以下方式：公开招标、邀请招标、竞争性谈判、单一来源采购、询价以及国务院政府采购监督管理部门认定的其他采购方式。其中，公开招标是政府采购的主要方式。

对于公开招标、邀请招标、竞争性谈判、单一来源采购、询价采购、竞争性磋商六种主要政府采购方式，在执行过程中不能并行对待，而应有优先选择次序。一般而言，首选是公开招标，其次是邀请招标，在以上两种招标采购方式条件均不满足的情况下，再考虑竞争性谈判、单一来源采购、询价采购、竞争性磋商。如技术复杂或性质特殊，不能确定详细规格或具体要求的，则可直接采用竞争性谈判方式；如供应商唯一或需要继续从原供应商处添购，且添购金额不超过原合同采购金额10%的，则可直接采用单一来源采购的方式;如采购现成的且并非按采购人要求的标准化货物,货源丰富且价格弹性不大的采购项目,可直接采用询价采购。

六种政府采购方式的适用条件见表 14-1。

表 14-1 各种政府采购方式的适用条件

采购方式	适用项目	适用条件
公开招标	货物、服务	公开招标数额标准以上的项目
邀请招标	货物、服务	①具有特殊性,只能从有限范围的供应商处采购的; ②采用公开招标方式的费用占政府采购项目总价值的比例过大的
竞争性谈判	货物、服务、工程	①招标后没有供应商投标或者没有合格标的或者重新招标未能成立的; ②技术复杂或者性质特殊,不能确定详细规格或者具体要求的; ③采用招标所需时间不能满足用户紧急需要的; ④不能事先计算出价格总额的
单一来源采购	货物、服务、工程	①只能从唯一供应商处采购的; ②发生了不可预见的紧急情况不能从其他供应商处采购的; ③必须保证原有采购项目一致性或者服务配套的要求,需要继续从原供应商处添购,且添购资金总额不超过原合同采购金额10%的
询价采购	货物	货物规格、标准统一、现货货源充足且价格变化幅度小
竞争性磋商	货物、服务、工程	①政府购买服务项目; ②技术复杂或者性质特殊,不能确定详细规格或者具体要求的; ③因艺术品采购、专利、专有技术或者服务的时间、数量事先不能确定等原因不能事先计算出价格总额的; ④市场竞争不充分的科研项目,以及需要扶持的科技成果转化项目

注:表中可采用竞争性谈判、单一来源或竞争性磋商进行采购的工程是指按照招标投标法及其实施条例必须进行招标的工程建设项目以外的且金额达到分散采购限额标准以上的工程项目。

此外,在政府采购的实际工作中还有定点采购、协议供货等其他方式,因不适用于后勤社会化服务企业遴选,此处不予赘述。

2. 可供选择的采购方式

公立医院遴选后勤社会化服务企业,可能采用到的方式包括:政府采购;公开招标、政府采购;邀请招标、政府采购;竞争性谈判、政府采购;单一来源、自行采购。公立医院遴选后勤社会化服务企业可供选择的采购方式见表 14-2。

表 14-2 公立医院遴选后勤社会化服务企业可供选择的采购方式

项目类别	举例	可选择的采购方式
集中采购目录内项目	如物业管理服务（地方预算单位）	政府采购；公开招标、政府采购；邀请招标、政府采购；竞争性谈判、政府采购；竞争性磋商、政府采购；单一来源
集中采购目录外、采购限额标准以上的项目	废弃物处理服务（中央预算单位，预算金额100万元以上）	政府采购；公开招标、政府采购；邀请招标、政府采购；竞争性谈判、政府采购；竞争性磋商、政府采购；单一来源
集中采购目录外、采购限额标准以下的项目	废弃物处理服务（中央预算单位，预算100万元以下）	自行采购

（三）医院后勤社会化服务企业遴选相关重要法规

我国政府采购实行监督管理职能与操作执行职能相分离的管理体制，各级政府财政部门履行监督管理职能，各级行政事业单位及政府集中采购机构履行操作执行职能。近年来，为规范行政事业单位开展政府采购活动，国家在政府采购管理方面先后制定了若干法律法规，已成为规范单位开展政府采购的重要依据文件。主要包括以下内容。

1. 法律及行政法规

（1）《中华人民共和国政府采购法》（主席令第68号，2002年颁布、2014年修订）。

（2）《中华人民共和国政府采购法实施条例》（国务院令第658号，2015年颁布）。

2. 部门规章

（1）《政府采购非招标采购方式管理办法》（财政部令第74号，2013年颁布）。

（2）《政府采购货物和服务招标投标管理办法》（财政部令第87号，2017年颁布）。

（3）《政府购买服务管理办法》（财政部令第102号，2020年颁布）等。

3. 财政部等规范性文件

（1）《关于开展政府采购意向公开工作的通知》（财库〔2020〕10号，2020年颁布）。

（2）《中央预算单位政府集中采购目录及标准（2020年版）》（国办发〔2019〕55号）。

（3）《地方预算单位政府集中采购目录及标准指引（2020年版）》（财库〔2019〕

69号，2019年颁布）等。

在医疗卫生领域，国家卫生健康委等也出台了一系列采购管理政策，如：《国家卫生健康委员会政府采购管理暂行办法》（国卫财务发〔2018〕17号）《国家卫生健康委关于进一步规范和加强政府采购管理工作的通知》（国卫财务函〔2020〕250号）等。

二、医院后勤社会化服务企业遴选存在的主要问题及对策

（一）医院后勤社会化服务企业遴选存在的主要问题

1. 可供选择的供应商数量有限

诸如保洁、安保、餐饮、车辆及驾驶员社会化服务等这类业务，因准入条件较低，市场上也有较多的企业，对医院来说，可以进行充分调研后再进行遴选，通常也能选择到比较满意供应商，即使一次选择不够满意，再次采购时也有很多选择余地。但是对于准入条件较高的或需要特殊资质的业务类型，如医疗废物处置、危化品运输等，由于市场上供应商较少、竞争不充分，医院在价格方面就存在弱势，且再次更换也不一定能选择到更适合医院的供应商。

2. 服务社会化动因模糊，导致供应商选择标准模糊

医院自身的管理水平和具体后勤服务的社会化程度等因素决定了每一项服务社会化的动因可能不同。这就要求职医院在遴选供应商的过程中，差异化地设计遴选评价体系，最大化地实现后勤服务社会化的目的。但实践中，医院社会化决策往往由院长办公会等集体决策机构做出，再交由具体的职能部门执行。未建立规范的决策流程、决策依据缺乏有效的数据支撑等都会导致决策随意性大，决策质量不高，不能明确社会化动因。此外，决策信息未能充分完整地传递给职能部门，也会导致遴选供应商时评价体系设计不合理，不能充分实现社会化的目的。

3. 社会化供应商评价原则缺失

医院在选择后勤服务社会化供应商时，应当建立一个选择的标准，不仅能筛选出满足医院要求的供应商，还能兼顾不同指标间的权重关系。实践中，除采用"综合评分法"进行政府采购的后勤社会化服务外，其他采购方式往往比较粗糙，评估标准单一或体系欠合理。采购时负责提出需求的后勤社会化业务管理职能部门对"采购"业务并不熟悉，"采购"业务归口管理部门对具体后勤业务了解不深，加上经办人员的业务能力和责任心因人而异，导致理想的参选供应商按照遴选标准却无法中选的情况时有发生。

这归根结底是医院后勤服务社会化供应商评价原则缺失导致的。

4. 遴选过程中未给出合同主要条款，失去后期合同谈判的主动权

医院后勤服务社会化管理中遇到的供应商配备的人员数量不达标且专业性不足、供应商违约后的处罚未详细约定追责困难等问题，很大程度上源于遴选过程中缺乏对合同条款细节的约定，当缔约达成后再进行合同谈判，失去了主动权。有的医院在遴选过程中甚至完全不涉及合同，遴选过程完成后直接采用供应商提供的格式合同，无法充分保障医院的权益。

（二）医院后勤社会化服务企业遴选存在问题的解决对策

1. 拓宽社会化服务企业的选择渠道

医院在使用政府采购方式选择后勤社会化服务社会化企业时，需要在政府采购网上发布需求公告的，潜在供应商能够获知到信息，但是涉及自行采购时，多数医院会在官网上发布需求信息，其受众面会更小一些，一定时间内可能征集不到足够的企业进行选择，可能错失优质供应商。第一，医院除了在官网上发布需求信息外，还可以通过公众号等发布需求信息，扩宽受众对象；第二，医院可以更充分广泛地开展调研，比如向同行咨询、网上搜集信息等方式，了解更多的服务企业，在需求公告发布后若没有充足的服务企业参与，则可以选择邀请其参与。

2. 规范后勤服务社会化决策过程，根据社会化动因设计遴选评价指标

医院应当规范后勤社会化决策过程，明确决策前应搜集的医院运营数据和服务市场数据，规范决策分析报告编写格式，确保覆盖应当考虑的所有重要方面。确保职能部门充分理解具体后勤服务社会化决策的主要目的，并据此调整遴选方案中不同指标权重。如：①社会化动因主要是节约成本，价格成为社会化供应商选择的主要标准；②社会化动因主要是基于提高服务质量，对提供服务的稳定性和出错率有严格的要求，质量标准应作为主要标准。详细做法可以是把所在行业当中质量排名居于首位的服务当作是标杆，同时对本医院所处地位予以确定，基于此而对相应的质量标准予以明确；③社会化动因主要是提升服务快速响应程度，要求服务社会化供应商迅速到位并限时解决问题的，应将"在当地是否有办事机构""办事机构距离医院距离""可服务人员数量"等与迅速响应能力相关的指标作为主要标准；④社会化动因主要是实现产品增值的，对服务的个性化、定制化的要求很高，应当关注供应商变通能力、创新能力及是否具备合作开发增值产品的意愿和实力，从战略合伙人的高度去考量供应商。

3. 建立后勤服务社会化供应商遴选评价原则

医院在选择后勤服务社会化供应商时，应当明确遴选的评价原则以保障遴选指标体系的设计科学合理。①系统全面性原则。所选择的评价指标一定要能够对其服务能力予以全面的反映，此外，需涵盖对供应商今后发展方面的指标；②实用性原则。庞大的指标体系和多层次的结构不利于实施。然而，一个简单而广泛的指标体系达不到综合性和客观性的要求，因此指标体系的建立需要考虑它的实用性；③稳定可比性原则。尤其对于市场化比较充分的医院后勤服务而言，社会化供应商评价指标还应该做到能与同行业以及国内外进行比较；④可操作性原则。考虑到在评估供应商时需要收集大量数据，这涉及可操作性问题。选择的评价指标必须是可衡量的，最好有一个量化的标准。如果在评价过程中难以收集指标信息或难以量化指标，评价结果就不能满足客观性的要求。

4. 建立后勤服务社会化合同范本并将其包含在遴选文件中

医院发布遴选公告及更详细的遴选文件从法律上讲是一种"要约邀请"，而前来参加遴选的供应商提供的参选文件是"要约"。"要约"作为一种缔约的意思表示，它能够对要约人和受要约人产生一种拘束力。所以，要想"要约"能够充分满足医院的采购需求，医院需在要约邀请（遴选文件）里包含内容详尽的"合同范本"，列出核心条款。医院后勤服务社会化合同范本的制定需要业务部门、财务部门、法务部门等多方共同参与，合同范本的框架应覆盖全面，尤其要注意明确医院关注的服务的重要方面（如质量标准、响应时间、人员资质要求）及尽可能详细地列举对方的各项违约责任。

三、后勤服务企业遴选的内部控制

政府采购合同履行前的业务包括采购管理组织及运行机制的建立、政府采购预算与计划控制、采购需求控制、供应商的确定、政府采购质疑与投诉、合同的签订等，因篇幅原因，现简要介绍供应商的确定所涉及的控制目标、主要风险和关键控制措施。

（一）控制目标

（1）确保供应商的确定过程符合国家相关法律法规及单位内部管理规定，提高采购事项的合法合规性，防止欺诈和舞弊行为。

（2）确保供应商的选择及其评价有利于医院获取"质优价廉"的服务。

（3）确保采购结果符合预期，价格不高于市场同类产品价格水平。

（二）主要风险

（1）供应商选择不当，采购方式不合理，招投标程序不规范，授权审批不到位，可能导致采购质次价高，甚至出现舞弊或遭受欺诈。

（2）采购定价机制不科学，采购定价方式选择不当，缺乏对重要采购标的价格的跟踪监控，导致采购价格不合理，可能造成单位资金损失。

（三）关键控制措施

（1）建立合格供应商名录。医院应当建立科学的供应商评估和准入制度，对各类服务的供应商资质信誉情况的真实性和合法性进行审查，确定合格的供应商名录（合格供应商库），健全医院统一的供应商网络。

（2）科学设定供应商新增及服务项目调整程序。新增供应商的市场准入、供应商新增服务项目，应当根据需要提出申请，并按规定的权限和程序审核批准后，纳入供应商网络。

（3）严格开展供应商资质审查。采购主管部门应当要求参加采购的供应商提供有关资质证明文件和业绩情况，并根据《中华人民共和国政府采购法》及医院采购管理制度规定的供应商条件和采购项目对供应商的特定要求，对供应商的资格进行严格审查。必要时，可委托具有相应资质的中介机构对供应商进行资信状况及履约能力调查。

（4）规范选用采购组织形式和采购方式。采购主管部门应当按照公平、公正和竞争的原则，根据国家相关法律法规及单位内部管理规定，规范选择和使用各类服务的采购组织形式和采购方式，择优确定供应商。

案例1　××医院保洁服务企业遴选评价标准

某医院为遴选一家优秀的保洁服务企业，采用综合评分法进行评价，评价因素包括服务价格、人员配置方案、实施方案、人员管理体系、企业环境安全管理体系、服务保障和质量控制体系、设备工具耗材配置方案、信息化手段、增值服务方案、履约能力、服务经验、合理化建议、应急预案13项。因招标人将保洁服务社会化的动因是提升保洁服务水平，注重投标人的服务经验和人员配置方案，对其赋予了较高的权重（分值），对服务价格赋予的权重（分值）相对较低，评价标准（摘录）见下表。

××医院保洁服务企业遴选评价标准（摘录）

序号	评分因素	分值	评分标准
1	服务价格	10分	以本次最低有效投标报价为基准价，投标报价得分＝（基准价/投标报价）×10
2	人员配置方案	10分	1.根据投标人针对本项目拟投入的项目经理的执业情况进行评审（共3分）： 具有全日制大专及以上学历得1分； 具有10年及以上的保洁管理经验的得2分；具有5年～10年（不含）保洁管理经验的得1分；具有5年以下保洁管理经验的得0.5分；无经验不得分。 注：投标时需提供学历证明复印件、项目经理和投标人签订的劳动合同证明、项目合同复印件以及体现项目经理姓名和服务时间的项目用户证明文件的复印件，加盖投标人公章（鲜章）。 2.根据投标人针对本项目所提供的人员配置服务方案（共7分）（包括①人员组织架构；②全部普通科室的保洁服务人员分布情况及工作时间安排；③全部高风险科室的保洁服务人员分布情况工作时间安排；④院感控制保洁服务人员安排）进行评比。 内容完整且完全满足招标文件要求的得4分；方案中每有一项内容要素存在缺失或遗漏或描述不完整或仅有大纲标题无正文内容的扣1分，方案内容要素中每存在一处内容不足或缺陷的扣0.5分，单项内容要素扣减分值不超过1分，扣完为止。 此外，投标人针对本项目所提供的人员配置服务方案中还具有其他符合采购人实际情况且符合医疗卫生行业及采购单位各科室实际特性的措施/方案且被评标委员会认可的，一项加1分，最多加3分
3	服务经验	20分	截至开标时间，对投标人具有的类似服务案例进行评比：每具有一个案例的得0.5分，最多得20分。 注：针对以上服务案例，投标人须提供项目合同（合同内容至少应包含保洁服务）予以证明，否则不予认定。项目合同需提供关键页复印件［首页、服务范围（保洁）页、服务周期页和签署页］，业绩需要备注业主方联系人和座机电话

第二节　医院后勤社会化服务合同管理

根据《行政事业单位内部控制规范》，合同管理指医院为实现合同目的，依据相关法律法规及本单位的内部控制制度，在立项、谈判、起草、审批、生效、履行、变更、纠纷解决以及合同归档的整个工作流程中一系列行为的统称。

随着我国医疗机构后勤社会化改革的深入，后勤部门和服务企业的合作关系也越发广泛，如何做好社会化服务合同管理，已经成为医院后勤管理者不得不重视的问题。

一、医院后勤社会化服务合同管理概况

（一）医院后勤社会化服务合同介绍

1. 医院后勤社会化服务合同的组成

一份完整的后勤社会化服务合同内容需要包含以下部分。

（1）合同当事人名称、地址及联系方式。明确合同双方当事人的完整名称，并且表明该合同是根据中华人民共和国相关法律、法规签订，同时还要包含合同双方的地址、联系方式等基本信息。

（2）服务内容及标准，详细阐述所有服务内容和相关要求。

（3）合同双方的义务和权利，包括合同甲方和乙方的所有义务和权利。

（4）服务费用。需要包括结算方式、付款方式、收款账户信息，以及在特殊情况下服务费用的调整，例如所在地区最低工资、社保费用、税率调整而产生的额外费用。

（5）服务期限。包括服务时长和具体的起始、结束日期，以及合同到期是否续签等。

（6）岗位要求。包括提供服务所需的全部岗位的相关职责、信息和每个岗位所需员工人数、人员标准。

（7）违约责任。详细规定合同双方发生违约情况时如何处理。

（8）争议解决方式。合同双方对合同相关内容产生争议时如何处理。

（9）其他内容。例如在什么情况下需要增加补充协议等。

2. 医院后勤社会化服务合同的特点

相较于其他类型的合同，医院后勤社会化服务合同具有以下特点。

（1）持续性。这是与相对临时性、独立性的单项服务合同最大的差别，医院后勤社会化服务合同在运行过程中需要长期为医院服务，过程中服务执行面、服务效率、服务品质等都是被长期关注的，这些都是需要整合在服务协议中的重要内容。

（2）与医院运营关系紧密。由于社会化服务单位是代表医院在执行服务工作，体现着医院对外的形象，因而在执行过程中对服务质量考核的标准和奖惩力度均高于非医院类物业服务的标准和力度。

（3）更加注重人员的管理。对后勤社会化服务人员的实际数量有较为严格的要求，合同条款中需要按照招标文件的要求，明确显示各个岗位的人员数量。

（二）加强医院后勤社会化服务合同管理的意义

1. 有利于降低医院的运营风险

随着医改的不断深入，医院所处的运营环境不断变化，面临的风险也越加复杂、多

样，完善医院内部管理尤为重要，而后勤社会化服务合同管理在其中扮演了重要角色。加强后勤社会化服务合同管理可以推动医院建立严格的服务企业筛选机制、严谨的审批程序、规范化的合同文本、合理的纠纷处理机制，从而明确权责，强化流程控制，有利于降低医院的整体运营风险。

2. 有利于促进医院内部控制措施落地

公立医院的合同管理是医院内部控制体系中的重要组成部分，其目标和内控体系的目标是一致的，加强医院后勤社会化服务合同管理有利于内控体系的落地。

3. 有利于提升医院后勤社会化的程度

后勤社会化服务合同和市场密切相关，完善的合同管理机制有利于协调医院和服务企业之间的业务关系，深化医院后勤社会化程度，促进医院和后勤服务企业更加密切的合作，减少因合同而出现的经济纠纷，进而提升整体后勤管理水平。

4. 间接提高医院的整体运行效率和水平

如采用信息化管理手段从合同的签订、执行、验收、付款、评价等环节更加精准、高效地管理后勤服务合同，能有效避免人为差错导致的数据差错，间接推动医院后勤信息化水平的整体提高，进而提高医院的整体运行效率和水平。

二、医院后勤社会化服务合同管理存在的问题

（一）合同管理流程不完善

目前，医院后勤社会化合同管理流程方面较为常见的问题主要包括以下方面。

1. 医院实际需求和合同条款内容不一致

部分医院对合同管理的重要性认识不足，没有健全的合同管理流程，合同的起草、订立、审批与执行过程中存在漏洞，导致出现合同条款考虑不周全，未能和医院的后勤服务需求达成一致。例如部分后勤社会化服务合同条款与招标文件内容不一致，简化合同后缺少违约责任条款和争议解决条款；还有少量合同包含个别违反相关法律、行政法规的合同条款，存在重大风险。

2. 缺乏统一的部门进行统筹管理

由于合同管理的组织与协调机制不完善，涉及的部门较多，缺乏沟通对接，往往会形成多个部门共同管理的粗放模式，一旦合同管理出现问题则难以厘清责任。在该模式下容易产生合同管理的边际盲区，导致后期出现推诿的情况，影响合同履行的效果，给医院的整体运营带来风险，甚至造成一定的经济损失或安全隐患。

3. 合同审核流程不健全

审核合同是合同管理的一个重要环节，其中的每一个细节都会涉及医院的多个部门，例如后勤部门、财务部门等，如果缺乏集体对合同的审批、会签流程，则容易出现合同内容不全面、不周到的问题，最终影响到执行合同的效果。此外，部分医院在签订后勤社会化服务合同的过程中并没有聘请专业的法律顾问，因此在合同中也存在着一定的法律风险。

（二）合同管理方式落后

合同管理系统化程度不足，缺少专门的合同管理组织体系，过度依赖于人的管理。目前，大多数医院的合同管理方式依然采用传统的人工书面流转与存档方式，不仅工作内容重复、工作量繁重，而且效率低下。

此外，合同文本只能在有关部门之间传递、使用和保存，各管理部门无法共享合同文本的信息资源，管理质量提升困难，合同的签订到执行缺乏科学严谨并且及时的监控与反馈。随着社会步入互联网大数据时代，信息化系统的应用无处不在，而医院后勤合同管理仍然依赖于人工管理的方式，严重落后于时代的发展，存在极大的不确定性。

（三）合同履行过程中缺少有效监督

医院后勤社会化服务合同签订后，合同是否按期保质履行离不开有效的监督机制。例如服务质量是否完全达到医院标准、付款是否有逾期、是否超额付款、出现问题是否及时处理等，每个环节都需要相应的部门和科室进行监督。但目前部分医院由于资源有限，没有建立起完善的服务考核评价体系，难以对合同履行的全流程进行有效监管，也无法对服务质量进行综合评价，导致后勤社会化服务合同尤其是框架合同（如零星工程维修、耗材等）容易出现履行不到位或超金额、超范围履行等一系列问题，甚至产生廉政风险，对医院的正常运营与建设产生较为重大的影响。

与此同时，还可能出现服务态度不佳、检查样本缺少代表性、合同双方对部分条款理解不一致而导致合同履行时产生争议，这些都是医院合同纠纷中常见的问题。

（四）管理人员合同意识淡薄

医院后勤社会化服务合同的目的是明确合同双方的权利义务，维护合同双方的合法权益，而合同的履行责任需要医院和服务方共同承担，但部分医院后勤部门合同意识淡薄，重签订轻履行，在合同生效期间未能严格按照合同条款履行监督、考核、协商、付款等义务，更谈不上利用合同条款来维护医院的合法权益，引发和服务商之间的劳务纠纷，影响医院后勤工作的正常进行。

此外，合同在履行的过程中出现变更是一种常见的情况，但是一些医院的后勤部门管理人员缺少变更的意识，没有及时变更合同或签订补充协议，导致医院利益受损。

（五）缺少专业的合同管理人才

医院后勤职能部门的合同管理人员大多不是专业出身，对合同文件的重视程度欠缺，缺少认真学习和研究，缺乏系统的合同管理、法律等基本知识，不熟悉合同管理的内容和流程，不能深入了解合同相关的环境与要素。同时也缺少部门间的沟通与协调，一般来说医院后勤社会化服务合同在正式签订后，由后勤管理部门按照合同约定条款进行执行把关，而医院审计及财务等部门是对执行后的效果进行评价，合同履行过程中在后勤外部的督导和控制上力量还相对欠缺。

三、提高医院后勤社会化服务合同管理水平的措施

（一）制定医院合同管理制度和组织管理体系

根据医院结合自身情况，结合《中华人民共和国合同法》《中华人民共和国政府采购法》等相关法律法规和实施条例，制定出适合本医院发展的医院合同管理制度和组织管理体系。

1. 明确职责与分工

建立明确的审批流程来确保合同条款科学、合理，避免因合同条款中的漏洞而产生的经济、法律风险。医院后勤部门（科室）、归口管理部门（后勤）、财务部门、采购部门、法务部门、分管院领导（或总会计师）共同参与，有条件的情况下，可聘请专业法律人员参与合同审核和纠纷管理。

2. 规范合同签署的前置条件

制定合同管理制度的时候要明确合同签署和公章的管理规定，合同签署盖章前需有相关的集体联签、会议纪要、审批记录等决策性文件和支撑性材料。

3. 建立合同履行管理的相关制度

把合同履行责任明确到具体执行部门及主要人员，并且将合同条款的执行情况与医院的考核体系相结合，利用体系化的力量促进合同管理质量的提升。

（二）健全合同管理组织体系并前置审核流程

1. 合同拟定的流程应当前置

在项目招标之前就要由财务部门、后勤部门、法务部门共同研讨项目招标文件的可行性以及相应的合同文件主要条款的合理性。审核重点是双方的权责等核心条款以及可

能在中标后签订合同时有争议的条款,并提前将其写入招标文件中。

以往,后勤服务社会化服务合同的起草往往由中标服务商完成,因服务商对技术条款比较熟悉,具备现成的模板,可以节省医院的时间成本,但服务商起草的合同条款也有可能隐藏对医院不利的内容,因此医院应该要严格把关或采用医院自行拟定的模板。

合同起草完毕后应按医院合同审批流程进行层层把关,例如:医院后勤部门对合同全部条款进行审核把关;医院聘请的专业法律顾问从法律层面对合同条款进行风险审核,降低法律风险的同时避免出现不利于医院的条款;医院审计部门从审计角度出发对合同进行执行前的内部审核;财务部门针对合同中的结算方式、付款方式等经济条款进行审批等。在整个审核过程结束后,由后勤业务部门结合审核部门提出的意见或建议,对合同进一步完善、沟通和确认。最后,由后勤分管的副院长、院长进行最终审批。

2. 招标完成后的订立合同阶段查漏补缺

医院招标完成后,在合同订立阶段要进行查漏补缺,通过进行逐级修订、审核、审批,减少风险。一是审核服务方的资信与履约能力,重点包括合同条款符合法律规定、合同主体资格合法,并具备履约能力,合同内容和招标文件内容一致。二是审核合同条款是否严谨,重点围绕服务商条款内有关合同价款、支付条件等诸多内容和招标、议标结果的一致性进行审核,以及关注预留保证金的合理性、违约责任与解决手段的有效性等。三是审核后勤服务社会化合同资料,包括招投标文件以及中标通知书等,必须保证合同文本的规范性、内容的真实性、表述的严谨性,从而有效降低签订合同的风险性。四是检查中标服务方在投标时是否作出优于招标参数要求的相关承诺,将其补充写入合同。

(三)建立完善的合同执行管理体系

在执行合同的阶段,为了确保后勤服务社会化合同能够有效履行,医院后勤管理部门需要代表医院依照服务合同,认真履行对后勤服务方的监督管理职能并履行相应的义务。主要包括:按照医院内部规定和合同条款对后勤社会化服务项目实行合同管理、质量监督、考核和评估;代表医院协调好与服务方之间的关系;按合同约定及时拨付后勤服务管理费用;当出现争议或合同内容需要补充时,后勤管理部门要及时和服务方沟通、协商,共同寻找解决方案。

在后勤服务合同履行期间,后勤部门应重点关注如下方面。

1. 定期检查考核服务企业的履约情况

合同履行期间,医院后勤管理部门(科室)需对服务企业进行检查和考核,确认服务流程与服务质量是否存在与服务合同不符之处,针对发现的问题及时通知服务企业进行整改,针对出现的重大违约行为要及时提出处理建议(包括终止合同)。对社会化服务企业的履约管理的详细内容见本章第三节,此处不再赘述。

2. 自觉履行合同约定的义务

后勤社会化服务合同中关于医院的义务,除了按时向服务企业支付服务费用外,一般还包括为服务企业提供一定面积的办公空间、为服务企业人员进入医院管控区域工作办理许可证件等,医院后勤管理人员应自觉履行合同约定的医院的业务,为服务企业正常开展服务创造必要的条件。

3. 严格服务费用支付管理

医院后勤社会化服务项目通常合同约定的服务周期较长,费用支付通常涉及预付款和进度款的支付,以及尾款结算和保证金的退还等管控工作。合同执行部门必须严格按照合同约定的支付形式、比例和时间节点、支付条件等进行适时支付,尤其应免出现服务款超进度以及超比例支付等问题出现。

4. 合同终结管理

在双方履行完后勤社会化服务合同约定的义务后,除应按照合同约定办理结算外,还需对提供给服务企业在合同有效期内使用的建筑物及设备设施进行全面检查,如因服务商原因导致相应不动产以及设备设施损坏的,应要求服务商按照合同约定承担赔偿责任。

(四)培养专业化合同管理人才队伍

医院后勤部门应该选用责任心强、有专业背景的合同管理人员,并定期开展培训。培训的广度和深度都应与时俱进,传授先进的合同管理理念,以适应市场经济的发展和后勤社会化的趋势。同时应结合医院后勤管理的特点,加强对合同管理人员的业务培训,管理人员应掌握法律知识、谈判技巧、合同管理知识以及一些管理软件的操作,才能熟练处理合同管理中的问题,主动有依据的维护医院的权利,并不损害后勤服务商的合法权益。必要时,可以请法律专家进行案例教学,从而全面提升合同管理人员的素质。

合同管理人员的经验交流必不可少,各大型医院的合同管理办法各不相同、各有所长,可以组织交流会和探讨会,让优秀的医院后勤合同管理人员介绍其特色和经验,促进相互学习,同时能够讨论疑难问题,解决方案供各医院参考。

(五)推进合同档案信息化管理

合同管理信息化是合同管理发展的总体趋势。以现代通信、网络、数据库技术为基础,从准备、起草、签署、履行等相关的环节入手,建立完善的信息化管理制度,将合同各要素汇总至数据库,将信息资源提供给各层次的管理人员,从而及时地掌握合同的审核、修订等情况,既可以提高管理合同的效率,避免出现差错,也可以对合同风险进行事前预警、事中预警(如超额支付进度款、超合同预算等)、时间线管理等,还能促进医院实现无纸化办公,促进医院节能减排。

合同管理信息化还有利于简化管理流程和保密工作,医院后勤部门可设置对应的模块,通过将合同管理制度和流程固化于信息系统中,建立合同范本库;设立合同审核会签模块、合同履行模块、合同执行监管模块、合同结算模块、合同变更模块等,流程自动流转;能够对医院整体的预算管理、招投标管理、合同管理实现动态跟踪,实时提供历史数据;可有效掌握合同进展程度;合同审批和执行过程中的人员交接与变更均能留下电子记录,提高合同审批的透明度和合同履行的规范性等。

合同的信息化管理可作为医院后勤信息化建设的一部分,促进医院后勤工作效率的提升,避免拖沓等人为因素产生的负面影响。

案例2　××医院对外签订合同实施办法

为了建立完善的合同管理制度,优化合同管理流程,某医院以《中华人民共和国合同法》和《行政事业单位内部控制规范》等有关法律法规为依据,并参照其他医院的成熟做法,制定了《医院对外签订合同实施办法》,作为该医院内部合同管理的最高级别的依据。通过《医院对外签订合同实施办法》将合同管理全流程涉及的准备、审核、签署、履行监控、行政职责等相关内容进行了界定。

在合同的准备过程中该医院界定了合同的签署条件、签约方的资质、合同的内容以及合同模板的内容。对于合同的条款审核,明确规定了审核的流程,包括科室审核、职能处室审核、法律事务小组审核、财务部门审核,以及医院最高决策机构的党委会审核,同时对各个部门的合同审核时限也进行了限定。合同的签章和档案管理作为合同管理的关键步骤由该院办公室负责,只有经过流转审批的合同方可用章并留存归档。

在合同的履行监控中,规定经办人为合同的第一责任人,科室、职能处室负监督责任,医院办公室统筹负责合同履行,如有法律事宜则由法律事务小组协调处理。

合同管理的现实形式。在合同管理的实施过程中,该医院成立了合同管理的领导小组和工作小组,将合同管理涉及的各个部门纳入统筹管理。其中,业务审核部门主要是合同经办人所在的科室和对应的职能处室,如涉及多个职能处室的采用多部门会签审核的方式进行;财务部门的审核主要落实在是否符合有关财务制度、是否有相关的预算进行审核；法律事务小组审核是该院合同管理中最为重要的步骤，医院专门聘用了两位法律专业人员，进行合同内容上的法律审核，弥补各个部门工作人员法律知识不足的问题。

该医院在开展合同管理初期受信息化建设滞后的限制，采用纸质流转单线下审核、线下传递的模式，随着合同量的增加，线下流转管理效率较低、流转时间长、档案建设投入精力大的缺点逐渐显现。为提升合同管理效率，自2019年起，该院开通线上办公平台和线上合同管理审批流程，医院职工可以随时登录系统，进行线上合同呈报、审核、用印申请等，系统根据经办人填写的合同有关信息自动分配到相应的审批环节，合同呈报可实时查询审批进度，实现了合同管理科学化、标准化和便捷化。

医院自开展规范化合同管理之后，在防范医院经济风险方面发挥了重要的作用。通过和上级主管部门以及后勤管理部门的沟通，同时结合公立医院经济运行管理和内控管理的相关要求发现，该医院的合同管理有以下特点。

（1）设置专人牵头负责医院的合同管理。明确合同管理的责任部门能够发挥办公室的综合协调和督办职能，促进合同管理的规范化。

（2）建立了从合同审核到合同执行的全流程、全过程管理体系，调动了各个部门的参与，明确了各部门的责任，完善了医院管理体系和内控体系。

（3）设立了法律事务小组，提供专业的法律审核，提高了医院管理的规范性和科学性，保障合同的效力和医院的权益。

（4）建立了线上审核的流程，实现了合同管理的科学化、标准化和便捷化。

第三节　医院后勤社会化服务企业考核管理

随着医疗市场竞争的日益激烈以及后勤改革的逐步深入，医院对后勤服务有了更高的要求，为满足临床的保障服务需求，医院后勤管理者需要对医院后勤社会化服务企业的考核管理展开研究，构建全面而精准的考核体系，促进医院后勤服务质量稳定提升，达到医院与后勤社会化服务企业共赢之目的。

一、考核目的、原则和依据

（一）考核的目的和意义

医院后勤社会化服务企业考核管理，具有以下目的和意义。

1. 有利于提升后勤服务的质量

医院后勤管理摊子大、范围广，而医院后勤服务企业提供的服务是直接体现医院后勤保障服务的重要载体，考核管理就是检测其为医院提供服务质量的主要方式，通过医院后勤管理部门的主动管理与督导，督促所属服务人员牢固树立"患者至上，临床第一"的后勤主人翁服务意识，提高业务能力，严格落实后勤服务的相关标准与规范，能够有效提升社会化服务企业的服务质量。

2. 有利于提升医患满意度

医患满意度是体现后勤保障服务水平的重要途径，是医院后勤服务水平的综合体现，也是评价医院后勤管理是否科学的标准之一；如何通过考核进行有效的管理，提升后勤保障服务企业的服务质量，可有效提高医院员工及患者满意度，让患者在医院得到良好的就医体验，能提升医院的服务形象，提高社会综合效益。

此外，通过对医院后勤社会化服务企业的考核管理，还有利于控制医院运营成本。

（二）考核的基本原则

1. 公正客观原则

考核过程以事实、数据说话，坚持公平、公正、透明，对于同类性质的服务企业实行相同的考核标准；考核依据符合客观事实，是可以量化的各种指标数据和非量化的客观事实，考核结果不依赖主观意识而存在，避免个人主观因素影响考核结果的客观性。

2. 沟通反馈原则

考核过程中，考核者要听取被考核者对考核内容的评价与意见，与其进行充分沟通，使考核结果公正合理；考核结束后，考核结果反馈给被考核人，同时要听取被考核人对考核结果的意见，以及时对考核结果存在的问题作出合理解释或及时修正。

3. 时限性原则

仅反映考核时段内被考核人的综合状况，同时不以考核期内被考核人部分表现代替其整体状态。

（三）考核的依据

医院对后勤社会化服务企业考核的主要依据是医院与社会化服务企业正式签订的服务合同及合同履行过程中签订的补充协议（若有），同时还包括履行服务合同必须遵循的文件、标准、规范和条例，参见表14-3。

表 14-3　医院后勤服务涉及文件、标准、规范和条例（摘录）

依据分类	标准编号	标准名称
环境管理	国务院令第 380 号 -2003	医疗废物管理条例
	GB 18466—2005	医疗机构水污染物排放标准
	GB 19193—2015	疫源地消毒总则
消毒卫生	GB 15982—2012	医院消毒卫生标准
	GB 19210—2003	空调通风系统清洗规范
	GB 17051—1997	二次供水设施卫生规范
职业健康	GBZ 188—2014	职业健康监护技术规范
	GB/T 45001—2020	职业健康安全管理体系　要求及使用指南
安全管理	GB 18218—2018	危险化学品重大危险源辨识
	GB/T 40248—2021	人员密集场所消防安全管理
能源管控	GB/T 24915—2020	合同能源管理技术通则
	GB/T 29456—2012	能源管理体系　实施指南
设施设备运行管理	GB 25201—2010	建筑消防设施的维护管理
	GB 50365—2019	空调通风系统运行管理标准
	WS 488—2016	医院中央空调系统运行管理
	WS 434—2013	医院电力系统运行管理
	WS 436—2013	医院二次供水运行管理
	WS 435—2013	医院医用气体系统运行管理
	WS 437—2013	医院供热系统运行管理
特种设备管理	TSG 08	特种设备使用管理规则
	TSG T5001	电梯使用管理与维护保养规则
	TSG T5002	电梯维护保养规则

二、考核的组织与考核模式

（一）考核的组织及考核要素

1. 考核管理小组

为更好地实施后勤服务管理工作，需要组建一支强有力的考核管理小组。根据医院架构不同，通常可以后勤分管院领导为组长、后勤部门负责人为副组长，后勤、医务、护理、院感管理人员为主要成员，以及其他相关科室代表及一线科室护士长参与。考核管理小组的主要责任如下。

（1）建立考核系统，确定考核内容、评估标准、考核办法及加分或扣分规定奖惩条款等，相关考核办法应当提前写入招标文件及合同，避免发生争议。

（2）指定队伍成员，每位成员都应具备所需的专业知识、技能和遵守医疗机构相关规定的行为。

（3）加强素质提升，为队伍成员提供职业技能培训和法律法规讲解。

（4）充分考察队伍成员的工作表现，确保其符合相关法律法规的要求。

（5）加强指导和监督，及时纠正不规范行为，保证队伍的积极性和业务水平。

考核管理小组对考核、抽查中存在问题的服务企业下发整改通知书，限期整改，针对共性问题要求举一反三、集中整改。定期对问题较为严重的服务企业进行通报，对服务质量、服务态度等各方面均较好的服务企业及个人给予一定的表彰或奖励。

2. 考核要素

考核要素应根据合同约定的服务范围、服务标准、服务质量、服务时长等内容，细化相适应的考核指标，以提高其适宜性和有效性，并按照考核结果实施相应奖惩措施。

（1）人员考核。后勤服务企业各层级人员，均纳入后勤绩效考核，以增强后勤管理人员监管积极性和力度，降低员工脱岗率，提高服务品质。定期检查后勤管理人员巡视与工作记录，及时发现不良事件苗头，及时督促改进。定期走访临床医务管理人员，了解对后勤服务人员的评价。

（2）服务流程考核。对于服务过程中的服务效果应进行质量管控，严格杜绝可能影响到医疗服务质量的各项流程，强化操作步骤的监管，定期跟踪抽检各项流程中工作人员的完成情况，要求做好痕迹管理。可采用与相关科室联合现场抽样检查的方式进行客观评价，针对抽样不合格的情况进行约谈调查，直至整改落实，确保保障服务达标。

（3）服务质量考核。定期组织医护人员与后勤管理人员召开沟通反馈会，取得临床工作人员对后勤服务质量的直接评价。通过沟通，了解近期存在的管理问题，进行现场协调，督促后勤服务企业制定整改措施并限期整改。

（4）服务对象满意度评价。以问卷的形式对医院各临床科室（护士长）进行调查，所有的调查都在医院后勤管理人员的监管下进行填写，社会化服务单位尽量回避，不同区域的调查负责人宜定期进行轮换，以提高问卷调查的真实可信度。

（二）考核模式

考核后勤服务企业，重点是增强相关企业管理人员自行管控的积极性和力度，以督促其保持和提高服务品质。因此，首先要定期检查后勤服务企业管理人员的巡视情况与工作记录，及时发现不良事件苗头，督促其及时改进；其次，要定期和不定期相结合，走访临床工作人员、患者及其家属，以充分了解服务满意度情况；第三，有条件的情况下可以引入第三方服务评价单位参与测评，并将测评结果作为考核依据。

日常考核根据后勤社会化服务合同中服务质量考核标准要求，可按照随机抽查、每周巡查和月度考核、年度综合考核的形式进行。

1. 随机抽查

医院考核人员不定时深入临床科室对服务质量进行检查，发现问题及时向服务企业指出，并将具体事实记录备案。在日常管理工作中，随机抽检是检验后勤服务企业各项指标执行落实情况的客观体现，医院后勤管理部门也需要不定期进行现场检查和走访沟通，对不规范行为进行及时纠正。

2. 每周巡查

医院考核人员每周定期对全院各科室进行巡查，按照巡查方案（包括巡查科室、重点区域、巡查频率、巡查内容等）要求实施，对社会化服务单位的服务质量缺陷进行记录，并将具体事实汇总上报医院考核管理小组。

3. 月度考核

每月根据医院社会化服务质量考核标准内容，结合上月随机抽查、每周巡查存在的问题，逐项进行评价打分，并依据合同规定执行奖罚。

4. 年度综合考核

由医院考核管理小组办公室按年度满意度调查结果与全年各月度考核总成绩进行综合评估打分。年度调查满意度为半年或每年一次，由医院考核管理小组组织，各监管部门具体实施。考核不合格或有较大质量问题的可依据合同约定进行惩罚或淘汰，严重不合格则可纳入供应商黑名单。

三、考核内容

医院对后勤社会化服务企业的考核内容应以双方签订的服务合同为基础，并在此基础上进一步细化考核内容。一般需包括服务人员配备、服务标准、设备工具物料和安全生产管理四个方面。

（一）服务人员配备

医院后勤服务人员的配置及素质要求一般按照合同约定内容进行配备，在实际运行过程中可根据医院的规模、科室的专业性等特点，结合服务企业的实际情况适当调整配置，但需征得医院同意。

医院后勤服务人员的素质要求需根据服务岗位的特点来进行评定和考核，包括年龄结构、文化程度、专业素质、工作经验等因素。

（二）服务标准

后勤服务企业需根据服务合同约定的服务范围，制定完善的后勤管理方案、工作流程和内部管理制度，并有具体的落实措施和考核办法。一般应包括客户服务管理制度、设施设备维修养护管理制度、秩序维护管理制度、环境清洁管理制度、绿化养护管理制度、安全生产管理制度、消防管理制度、环境保护管理制度、应急预案管理制度、信息公开管理制度。医院对后勤服务企业的考核应按照服务标准进行，保证公正透明。

（三）设备工具物料

后勤服务企业投入的设备工具物料方面，需考核服务企业投入项目的设备、设施、工具、耗材、办公设备、设施等先进合理性，且数量能完全满足医院后勤服务需求，且管理需规范、台账应清晰。

（四）安全生产管理

后勤服务企业需设置项目安全生产领导小组，建立安全管理制度，设置安全管理机构，配备专（兼）职安全管理人员，明确各岗位的责任人、责任范围、考核标准。医院需对制度职责的适宜性和执行情况进行定期评估和监督考核。应做到：

（1）开展安全生产宣传、教育和培训；

（2）定期开展安全生产检查，发现事故隐患，及时进行整改；

（3）定期召开安全生产会议，分析、总结、评估安全管理现状和安全隐患整改情况；

（4）执行医院感染管理制度，落实消毒和隔离制度要求，做好个人防护，对职业暴露等不良事件进行预防性控制等。

案例3　××医院后勤社会化服务企业安全管理考核细则

××医院为考核后勤服务企业安全生产管理情况，依据服务合同约定，结合医院实际情况，制定考核评分细则见下表。

××医院社会化服务企业安全管理考核细则

考核项目	检查内容	合格标准	扣分标准
计划管理 10分	工作计划 6分	①项目按时制定年度工作计划（含消防演练计划1次/年、其他应急预案演练计划2次/年、满意度调研计划、巡检计划等）；②制定月度工作计划，计划严谨合理，各项工作按计划实施	无计划或缺失扣2分/份；计划不严谨或涵盖内容不完善扣2分；扣完为止

续表

考核项目	检查内容	合格标准	扣分标准
计划管理 10分	培训计划 4分	①项目按时制定年度培训计划（含应急预案培训计划每年每项1次）和月度培训计划；②计划严谨合理，各项工作按计划实施	无计划扣2分/月；计划不严谨或涵盖内容不完善扣2分；扣完为止
消防管理 20分	操作技能 10分	①消控室人员能熟练操作消控主机，熟悉火灾报警处理流程；②消控室人员熟悉监控画面区域，监控视频调取熟练；③监控视频调取需按要求审批，及时记录；④消防设施设备有故障及时报修，填写报修记录，发现问题及时报备甲方；⑤视频资料保存时间≥1个月，突发事件录像须另行备份保存（保存时间≥6个月）	每发现一项不符合扣5分，扣完为止
	消防月检 10分	①各类消防设施（消火栓、灭火器、应急灯等）有清单（位置、数量、状态等）；②按要求进行月检，及时做好记录；③管理人员每月对消防设施检查情况进行汇总统计，发现问题及时上报甲方	查看相关记录与统计报告，并核对现场消防设施安全有效性，每发现一项不符合扣10分；扣完为止
安全运行 55分	供配电设备设施运行 15分	变配电室值班电工每班巡视变配电系统设备高压柜、变压器、低压馈电柜、无功补偿装置、联络柜、直流屏系统、继电保护和两次接线系统、模拟屏系统、输送电缆及母线槽、终端配电柜等，每2h巡视一次	查看相关记录与统计报告，每发现一项不符合扣2分；扣完为止
	给排水设备设施运行 15分	每2h巡视一次水泵房。检查泵房有无异常声响或振动；电机、控制柜有无异常气味；机柜风扇是否正常工作；电机温升是否正常（应不烫手或者轴承温度不高于85℃）；变频器散热通道是否顺畅；电压表、电流表指示是否正常；控制柜上信号灯显示是否正确；控制柜内各元器件是否工作正常；机械水压表与PC上显示的压力是否大致相等，是否满足供水压力要求；水池、水箱是否正常；闸阀、法兰连接处是否漏水，水泵是否漏水成灾；主供水管上闸阀的井盖、井裙是否完好，是否漏水，标识是否清晰；止回阀、浮球阀、液位控制器是否动作可靠；临时接驳用水情况；雨水井、沉沙井、排水井是否有堵塞现象	每发现一项不符合扣2分；扣完为止
	中央空调运行 15分	每隔2h巡视一次中央空调机组，检查线电压（正常380V，不能超国家标准额定值正负10%）；检查三相电流（三相是否平衡，是否超额定值）；检查油压；检查高压；检查低压；冷却水进水温度；冷却水出水温度；冷冻水进水温度；冷冻水出水温度；检查中央空调主机运转是否有异常振动或噪声；检查冷却塔风机运转是否平稳、冷却塔水位是否正常；检查管道、闸阀是否有渗漏、冷冻保温层是否完好；检查控制柜（箱）各元器件动作是否正常，有无异常噪声或气味	每发现一项不符合扣2分；扣完为止

375

续表

考核项目	检查内容	合格标准	扣分标准
安全运行 55分	电梯运行 10分	每天应对所有电梯的主要部位至少巡视一次。检查曳引电机有无异常噪声或气味、是否温度过高、曳引电机轴承是否需要加注润滑油、螺栓是否松动；减速箱是否需要加注润滑油，油色、油位是否正常，联轴器是否牢固可靠，螺栓有无松动；指示仪表、指示灯是否正确，各继电器、接触动作是否正常，有无异常声响；变压器、电阻器、电抗器温度是否正常，有过热热现象；制动器动作是否正常，制动线圈是否过热，制动轮上是否有油污；曳引轮、曳引绳、限速器、机械选层器、测速机等运行是否正常，有无异常声响；通信设施是否灵敏畅通，指示牌、标示牌是否完好，盘车手轮、开闸扳手等救援工具是否已放置在指定位置；轿厢照明是否正常，厅外轿内指层、指令及指示灯是否正常；厅门及轿门踏板是否清洁干净，轿厢和对重导靴盒中油量是否足够；电梯运行有无异常振动或声响，舒适感有无明显变化；开关门有无异常（顺畅），轿厢内应急灯是否可靠；底坑限速器、张紧装置、开关和碰铁距离是否异常；补偿链是否有异响，底坑有无积水或脏物	每发现一项不符合扣2分；扣完为止
应急处置 15分	应急预案 5分	①针对项目现场实际情况统一制定各类应急预案，符合现场实际情况且合理；②形成目录，有方案，有院方和运作总监审核；③建立应急处理联系网络和内外联系电话簿	应急预案不符合现场实际情况扣1分，无目录扣1分，无院方和运作总监审核扣1分，未建立应急电话扣1分；扣完为止
	应急演练 5分	按计划组织应急演练（含消防演练1次/年，其他应急预案演练2次/年），有演练方案、记录、评价总结及持续改进措施	查看应急演练记录（提供带日期水印照片），无记录（记录不完整）或无照片扣2分/次；扣完为止
	突发事件处置 5分	项目发生突发/意外事件，项目负责人应负责查清事发原因，并负责组织各部门对该事件的处理进行总结分析，突发事件发生的原因、处理情况、总结分析应形成书面报告，及时上报，周边人员做好安全教育，防止类似事件再次发生	查看突发事件报告，未闭环扣3分；未向员工宣告扣3分；发现隐瞒未报，此项不得分；扣完为止

第十五章　后勤一站式服务管理

医院后勤管理应重点关注如何适应医药卫生体制改革要求和医院发展需要,优化服务流程,加强调度管理,探索通过医院后勤一站式服务模式整合后勤保障资源和服务项目,畅通信息沟通与反馈渠道,确保持续提升服务质量和效率以满足医院快速发展的需求。

本章将从后勤一站式服务模式的概述开始,进而介绍构建后勤一站式服务模式的实践步骤并探索单院区、多院区医院后勤一站式服务构建的有效路径,最后介绍从"后勤一站式服务"到"后勤指挥中心"的过程,为实现全场景、全业务的后勤智能化管理提供强有力的支撑保障,期望能为后勤一站式服务管理的实际落地提供可复制、可推广的经验。

第一节　一站式服务模式概述

一站式服务理念最早诞生于企业管理领域,后来广泛应用于学校管理、政府管理等领域,并在医疗机构中也陆续得到推广、创新、实施。我国医院管理相关政策文件明确倡导推广医院一站式后勤服务。基于一站式服务的建设原则与建设方法,既不脱离实际,也不好高骛远,不断优化后勤标准化服务流程,使得管理模式优化,提高医院后勤服务质量和效率,已受到广泛关注和认同。

一、一站式服务的含义与政策背景

(一)一站式服务的含义

一站式服务的概念起源于英文"one-stop"一词,最早被欧美使用,起源于一种新兴企业管理理念。一站式服务理念的提出是希望通过增加产业规模和丰富商品种类,减少消费者为了获得某种商品或服务而花费的时间,并减少其因为四处奔波而耗费的精力和成本,尽量达到一次性满足购物者全部需求的目的。

一站式服务也可以说是商家为消费者提供一条龙服务。一站式服务主要是将日渐繁琐、复杂、冗余的服务流程进行集约、整合,并希望以此来减少繁琐的程序。各行各业结合实际情况将一站式服务推广到服务管理的各个领域。

为更好满足人民日益增长的医疗卫生服务需求，提高卫生健康供给质量和服务水平，一站式服务理念在医疗机构中陆续推广、创新、实施，越来越多的医院陆续推行了一站式出入院服务、一站式诊疗服务、一站式结算服务、一站式服务等一系列一站式服务平台，给人民群众和医护人员带来了真正的便利。

作为医院的管理运作"背景"，保障往往处于医院高质量、信息化发展的边缘，成为智慧医院建设中最亟待提升的"短板"，极大制约着医院管理效率的提升和高质量发展。现代医院管理，如果缺失现代信息化技术的支持，将极大阻碍医院临床服务水平的提升，影响医院运营管理水平的发展。

医院后勤一站式服务是指医院服务部门对范围内的非医疗服务需求提供的综合服务。它将过去分散在众多部门的服务集合起来，重新组合，统一由一站式服务中心进行管理和协调。在医院业务涉及专业领域多、事务权责归属繁杂的背景下，建立一站式服务平台，使所有服务需求通过一个口径提交后便能得到快速响应、及时解决，让患者和医务人员花费最少的时间精力成本解决遇到的问题。

凡涉及消防、治安、设备设施运行、物业维修、医疗设备维修、物流中心等各种服务需求，均可由一站式服务中心统一接单、统一分类、实时派单，推送院内部门、供应商、外包服务商等开展服务，并通过在线反馈进行评价，让每项服务全程可追溯，及时发现服务短板，基于数据决策不断改进提升服务体系的高效运作。

建立和实施一站式服务平台，除了能给使用者提供便捷的服务体验，最重要的是利用平台收集、归纳、整合、分析使用者的需求，掌握医院设施设备运行、能源利用、物资调配、服务效率等情况，从而推动医院提升服务能力和管理水平。

（二）医院后勤一站式服务的政策背景

为推行医院一站式服务模式，国务院办公厅、国家卫生健康委、国家中医药管理局等单位陆续下发了指导性文件，主要包括以下内容。

2017年，《国务院办公厅关于建立现代医院管理制度的指导意见》指出，探索医院一站式服务模式，推进医院服务社会化。

2018年，国家卫生健康委等六部委《关于开展建立健全现代医院管理制度试点的通知》指出，探索医院后勤一站式服务模式，推进服务社会化。推进医院节能降耗工作，降低万元收入能耗支出。

2020年，国家卫生健康委和国家中医药管理局《关于加强公立医院运营管理的指导意见》指出，探索智慧化一站式服务模式，持续改进服务质量和效率。

2021年,《国务院办公厅关于推动公立医院高质量发展的意见》指出,推广医院后勤一站式服务,建设后勤智能综合管理平台,全面提升后勤管理的精细化和信息化水平。

2022年,国家卫生健康委和国家中医药管理局《关于印发公立医院运营管理信息化功能指引的通知》指出,支持综合服务信息统一管理,包括餐饮、工程维修、物流运送、电梯服务、保洁服务等;支持医院服务业务的一站式管理,包括报修、应急保洁、运送、安保、投诉等。

以上文件为推行一站式服务模式提供了有力的政策保障。

二、一站式服务的建设原则与建设方法

(一)一站式服务的建设原则

建设医院一站式服务是以医院一站式服务为导向对业务流程进行优化,不论是对流程整体的优化还是对其中部分的改进,如减少环节、改变时序,都是以提高工作质量、提高工作效率、降低成本、降低劳动强度、节约能耗、保证安全生产等为目的。在进行医院业务流程优化时,既不能脱离实际,也不能好高骛远,需要坚持以下基本原则。

(1)以医院一站式服务为宗旨。按照一站式服务的宗旨来设定职位或完善具体的岗位职责,而不是依据现有的岗位来设计业务流程。

(2)基于现实。业务流程优化时要充分考虑现有的基础建设、资源能力等现实情况。

(3)循序渐进。业务流程优化不可能一步到位,应遵循分析—改进—执行—再分析—再改进—再执行的过程,并在此过程中不断进行改善。

(4)面向客户。业务流程优化的意义是最大程度地满足医患需求。

(5)结果导向。业务流程优化的成果应符合客户要求。

(6)并行原则。业务在流程的执行过程中,能够并行处理的工作尽量安排同时开展,以减少等待时间。

(二)一站式服务的建设方法

建设医院一站式服务有很多方法,但不是每个服务项目都具有适用性,也没有一个服务项目可以完全按照这些方法去运作,具体如何使用、是否使用取决于医院服务项目的特性,比如时间要求、范围要求等。常用的方法有以下几种:

1. 标杆瞄准法

标杆瞄准法(BMK)是指将需要优化的对象,如产品、服务、成本和经营等相关流程指标,与相应方面表现最优秀、最卓有成效的单位(选择对标的单位可以跨行业)

相比较，以改进本医院经营业绩和业务表现的一个不间断的精益求精的过程。该方法主要侧重于管理流程的改进，如战略、服务、职能等，通过比较来发现自身存在的问题，然后进行改进，希望短期内起到改善的效果时常用此方法。

2. 消除—简化—整合—自动化分析法

消除—简化—整合—自动化分析法（简称 ESIA 分析法）主要是在流程优化中尽可能地降低不增值活动，尽可能地提高创造价值的活动在整个流程活动中所占的比重，这种方法提倡渐进地温和式地改进流程，其分析方法被业界和学术界广泛地运用在各种流程优化改造的研究应用当中。其分析方法主要用于对传统一般流程进行改进优化，通过消除、简化、合并和自动化等来重新优化整个流程，其过程较为稳定且可以在局部形成突破，并对整体流程形成助推作用。

3. 取消—合并—调整顺序—简化分析法

取消—合并—调整顺序—简化（简称 ECRS）方法主要通过分析现有的方法，找出多余的环节进行取消；找出重复的环节进行合并；若各个环节中的顺序出现问题，则对各个环节进行重新排序；若因操作难度过高导致生产时间过长，则将原先复杂的方法合理地精简。ECRS 分析法需要对每一个环节进行取消、合并、重组、简化四项提问。针对原因对象，提问是否可以取消，若无法全部取消，也可以考虑部分取消。针对程序对象，提问是否可以合并或者重组。针对工作对象，提问是否可以简化，最大限度地缩短作业时间。

4. 计划—执行—检查—调整循环法

计划—执行—检查—调整循环法（简称 PDCA 循环法），是通过上述模式循环改善流程。PDCA 循环法需要对所有与改进过程有关的流程进行更新，检查其准确性，最后做出合理地分析、调整，以确保能够满足需求。

5. 六西格玛 DMAIC 模型

DMAIC 是六西格玛（6σ）中项目开展的过程和思路。六西格玛 DMAIC 是一个科学系统的流程改善模型，通过对现有业务流程进行界定（Define）、测量（Measure）、分析（Analyze）、改善（Improve）、控制（Control），减少过程缺陷及无价值作业，以提高生产质量、降低经营成本、缩短业务流程时间，最终提升医院的核心竞争力。

6. 业务流程外包

业务流程外包（BPO）指医院将原本由自身开展的基础类、非核心的业务流程以及相应的职能外包给专业供应商，由专业供应商对其进行重组和实施。

对于医院而言，只需要做好自己的核心业务流程就可以使医院的经营价值最大化，而其他的辅助流程、管理流程以及非核心的业务流程所产生的价值贡献会远低于核心业务流程的价值。而聚焦某一子产品或服务的专业型公司常常是所从事业务领域的技术领先者，他们对所承包的业务施以优化设计、科学运作与管理，并跟踪最新技术发展，不断更新公司的系统。医院将这些辅助业务对外承包给专业化公司后，其业务质量能得到显著而迅速的改善，从而有效地改善辅助业务对核心业务的支持作用，增加整体赢利。

第二节　一站式服务模式的后勤实践

一站式服务模式以发挥集约管理优势，满足医护患需求为宗旨，通过创新医院服务管理模式，为医院提供全方位、全过程的服务。一站式服务模式以发挥集约管理优势，满足医护患需求为宗旨，通过创新医院服务管理模式，为医院提供全方位、全过程的服务。一站式服务模式的后勤实践，既符合医护患的后勤需求，也是医院服务综合发展的必然趋势，对促进后勤管理提质增效具有重要的推动作用，已成为医院后勤管理充分发挥服务功能的必然选择。近年来，一站式服务模式的后勤实践在单院区和一院多区的医院不断得以实现和延伸，创造了可推广、可复制的有效路径，可为预期开展后勤一站式服务模式的医院提供可借鉴的宝贵经验。

一、构建后勤一站式服务模式的实践步骤

构建后勤一站式服务模式需从源头上反思当前业务流程的缺点和不足，通过"渐进式改革"，对流程进行逐步优化。业务流程优化要结合医院的实际情况，围绕优化对象要达到的目标，对业务流程进行分析和整理，在充分理解和分析现有流程的基础上，逐步改进工作流程。通过改进建立一个新的流程，并对其作出评价，针对评价中发现的问题，对业务流程优化的实施进行持续的探索。构建后勤一站式服务模式要勇于打破部门间的隔离墙，加强内部合作，不断改进并整合现有业务流程，从而提高服务效率。

后勤一站式服务模式以发挥集约管理优势，满足医护患需求为宗旨，通过创新医院服务管理模式，为医院提供全方位、全过程的后勤服务。流程优化4A模型［评估（Appraisement）—分析（Analysis）—改进（Amelioration）—实施（Actualization）模型］，可对现有业务流程自发地、持续地、渐进地进行自我改造、调整，实现流程绩效和组织绩效的持续改善和不断提高。

基于流程优化 4A 模型构建医院后勤一站式服务模式包括以下四个步骤。

（一）流程评估

本阶段的主要任务是评估、分析、发现现有业务流程存在的问题和不足，实现途径包括绩效评价、事故检讨、客户反馈、检查控制和学习研究等。

（1）绩效评价。根据部门的目标绩效完成情况，分析评估相关业务流程的质量和运作状况。

（2）事故检讨。服务过程中发生较严重的事故时，应分析评估相关业务流程的质量和运作状况。

（3）客户反馈。流程客户（包括直接、间接客户和内部、外部客户）通过投诉、抱怨、调查反馈、消极反应等方式传递意见时，应分析评估相关业务流程的质量和运作状况。

（4）检查控制。主动对业务流程的运作状况进行定期或不定期的检查，以及管理部门行使审核程序，都可以分析评估业务流程的质量和运作状况。

（5）学习研究。组织和个人在主动的学习过程中，以及在做标杆研究时，都可以对业务流程的质量和运作状况进行分析评估。

（二）流程分析

本阶段的主要任务是分析流程评估中发现的问题和改善机会，为后一步的改进行动提供指引，分析内容包括性质分析、原因分析、干系分析和实施分析。

（1）性质分析。对流程评估中发现的问题进行影响面和严重性的分析，判断其类别和性质。

（2）原因分析。分析探寻问题产生的原因机理和影响因素。

（3）干系分析。分析存在问题及潜在的解决方案会影响、涉及哪些关联方，掌握这些关联方影响的程度及其可能的配合程度等。

（4）实施分析。分析对发现问题进行优化改进的必要性、可能性和时间性，同时分析是否涉及关联流程的同步优化，即回答是否有必要改进、是否能改进、是否现在改进、是否需要和关联流程同时改进等问题。

（三）流程改进

本阶段主要任务是在上述分析基础上，对现有业务流程当中发现的问题展开修改、补充、调整等改进工作，研究方法包括访谈法、头脑风暴法、德尔菲法以及标杆学习法。

（1）访谈法。与流程关联方进行直接的、开放式的当面深度交流，获取有益信息和解决建议。关联方包括业务流程的客户、供应商、生产者和管理方等。

（2）头脑风暴法。由包括流程优化人员和关联方人员在内的群体，采用头脑风暴法集思广益、群策群力、互启互动，获取开创性的解决建议。

（3）德尔菲法。选择相关专业人士，通过独立的专家意见表述和背对背辩论，获取专业性的独立解决方案。

（4）标杆学习法。寻找和研究同行业或跨行业一流组织的最佳实践，通过比较、分析和判断，寻求自身改进的可行性方案。

（四）流程实施

本阶段的主要任务是在对业务流程修订改进后，付诸于实际操作运行，主要实施步骤有签署发布、宣传培训、现场指导和检查控制。

（1）签署发布。对改进后的新流程完成审批后予以确认发布。

（2）宣传培训。实际上是新流程在医院内部的营销推广，使相关各方理解、接受并实际操作使用新流程。

（3）现场指导。通过深入现场亲自监督、检查、指导以保障新流程的正确实施。

（4）检查控制。对新流程试运行过程中执行情况和实施效果进行检查、监督、纠正，评估流程改进效果，如出现异常及时调整；试运行成熟后，使之在操作中成型固化。

构建后勤一站式服务模式的步骤见图 15-1。

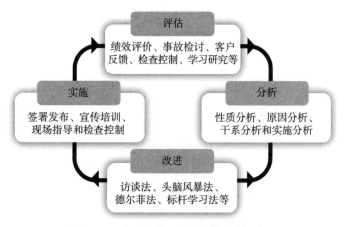

图 15-1 构建后勤一站式服务模式的步骤

二、单院区后勤管理现状与一站式服务模式构建

（一）单院区医院后勤管理现状

就我国大多数单院区医院而言，后勤管理现状具体表现在保障服务满意度不高、部

门职能划分不清、制度流程运用不合理、缺乏信息化手段的支持以及团队人员能力素质不足等方面。

1. 保障服务满意度不高

随着医院规模不断扩大，服务领域逐渐增多，时限性、精细化程度要求越来越高，综合服务涉及的部门多、专业复杂，不能及时满足临床对保障服务的需求，存在办事难、效率低的现象，致使医院临床科室不满意。

2. 部门职能划分不清

由于历史原因，职能管理在职责划分上不够清晰，各部门各司其职，管理边界模糊或空白，同时缺乏整体协调、沟通和管理的综合部门，临床在需要保障服务的时候找不到对应的部门，保障需求得不到解决。

3. 制度流程运用不合理

部分管理制度及流程更新不及时，没有随着国家相关政策和医院相关程序要求的改变而及时修订，缺乏系统性、规范性和可操作性，无法准确地指导工作有序开展，致工作效率较低，亟待进一步完善和规范各项管理标准。

4. 缺乏信息化手段的支持

医院管理模式传统、单一，大多数是靠人工进行处理，无法实现庞大数据的高效分析及实施运行状态的合理诊断，缺乏设备设施实时监测，无法实时掌握设备运行状态，而部分实施信息化的医院也存在系统间散而不通、状态同步全靠问的孤岛现象，无法适应现代医院的科学管理需求。

5. 团队人员能力素质不足

由于后勤在医院较为边缘化，未得到足够的重视，激励机制不够，导致在人员配备上相对弱势，文化程度及能力素质参差不齐、年龄结构不合理、专业技术匮乏、缺少现代管理知识等，未形成人才从培训、选拔及分配的一体化机制，致部分工作人员负荷过大或者闲置，这些不利于医院现代化、专业化发展进程。

（二）单院区医院后勤一站式服务模式构建

为保障临床科室高效运转，解决临床科室及病患后顾之忧，通过职能内部的改革及塑形、部门与部门间的整合及沟通协作等途径，构建医院管理、专业与服务为一体的医院"一站式"模式，快速提升保障服务的综合效率与品质，提高临床医护患的幸福感，助推医院高质量发展势在必行。

1. 部门内业务整合

（1）厘清各部门职责范围

根据各职能部门的专业特点，厘清部门职责范围，优化服务边界，合理组织架构，明确职责分工，破除传统习惯的依赖。通过实施运行维护部门统一、工程项目建设部门统一、物资耗材采购部门统一等，建立责权分明的管理体系，既保障稳步发展，又降低人力资源，推进解除影响医院高效发展的因素。

（2）优化各部门制度、流程，把控业务运行过程

优化各部门制度、流程：加强内涵建设，重塑医院大的管理机制，通过结合国家最新政策法规与实际工作情况，建立健全和优化各项管理制度，用制度管人、流程管事，实现工作有据可依；制定业务流程图，细化操作标准规程，明确各个业务之间的关系和相依性，制定过程注重其适宜性和有效性。通过有效的运用，将管理和服务前置化，变被动服务为主动作为，推进工作高效实施。

把控业务运行过程：职能部门运营过程中，应制定部门内部控制方案，实施内控管理工作，过程中重点关注各业务是否建立健全制度、规范各项工作流程、合理设置关键岗位，通过严格预算遵循"三严格"原则，强化预算约束及关键环节的管控；实施项目经费归口管理，明确岗位职责权限，加强成本管控；实施合同归口管理，明确签订合同的经济活动范围及条件，有效防范合同风险；实施资产归口管理，明确使用责任，定期进行资产清查及盘点，提升资产精细化管理程度等；定期进行部门控制报告编制，接受内外部监督，并按监督评价结果优化内部管理。

（3）合理配置资源，推进服务社会化

随着医院规模不断扩大，先进的技术和设备大量引进，工作的涉及面越来越广，对管理人员的综合素质提出了更高、更严的要求，运行模式逐步由粗放管理向精细化管理转变，资源配置也从注重物质要素递进至注重人才技术要素；由于社会分工专业化程度越来越高，医院人员专业化服务的力量较薄弱，亟待借助外部力量实施医院服务自身无法承担的专业部分工作，用专业人干专业的事，能最大限度发挥人、财、物的综合效益，全面提升管理水平及专业技术支撑力，降低运行成本，更好满足临床医护患对现代医院保障服务专业化的需求，不断提升患者就医体验感及医护人员幸福感。

2. 跨部门业务整合

（1）建立"一站式服务中心"，集约管理。将保障服务的窗口前移，形成枢纽机构，解决杂事、小事、琐碎事，腾出部门负责人的双手，让部门有更多的精力把时间投入科

室发展中；实施闭环式管理，落实首问负责制，通过统一调度、统一安排、实时追踪、落实反馈、总结分析将临床科室所提出的需求做到件件有着落、事事有回应，解决办事难、临床少跑路，实现了保障、供应一体化，促进"临床—后勤"双向沟通，解决"供需"矛盾，做到高品质、高效率的执行，有效缩短医教研管时间成本，提高团队满意度，同时为考核奠定基础。

（2）"一站式服务中心"设置内控综合管理办公室，实施集约化管理，进行整体的综合管理与统筹，合理资源配置。内控综合管理办公室是推进医院职能部门科学化、标准化、规范化管理的主要承载体，同时在办公室下建立标准化管理制度编写委员会、专家委员会等进行专业支撑，推行相关工作落实。

- 实施内控综合统筹管理

一是建立跨部门联席会议制度，加强职能内部间的高效沟通及协作，制定跨部门协作计划和目标，明确各自职责和任务，要加强对跨部门业务整合的宣传和推广，提高全员参与度和合作意识，通过综合协调深入推进保障从管理、专业、服务三方面的整合，及时解决工作中的问题，推动各项业务顺畅运转。

二是成立标准化管理制度编写委员会，落实标化管理工作，统一综合管理的制度，明确各部门之间的职责和工作内容，避免出现重复、冗余和遗漏的情况；过程注重内部分事行权，确保不相容岗位相互分离、相互制约、相互监督，并常态化应用于实践过程。

三是成立专家委员会，实施业务专业支持，由大后勤内部建设、信息专业、复合型管理骨干力量组成，外部专家邀请政府部门及医疗卫生行业的专家组成。通过专家委员对职能部门在基本建设、信息建设、能源动力、保障服务等方面作强有力的业务支持，进行项目论证、技术审核等专业支撑，注重项目的科学性、可行性、合理性及预算经费情况的把关，有效提升项目方案控制质量，以此弥补在专业技术及综合管理人员配备上的匮乏，为项目快速高效推进打下基础，同时为医院管理层提供专业决策支持，确保医院的安全稳定运行。

过程中，注重业务整合后的效果评估，对发现问题及时纠正，促进保障服务持续改进和提升。

- 加快信息化建设，用科技助力医院后勤管理

新一代信息技术快速发展，将数字化与医院管理有机融合，已成为重要的发展趋势，医院智慧化建设成为了部门改革发展的重要途径。通过充分利用信息化手段，通过

建立智慧信息平台，对三个板块（服务、物业、管理）资源进行整合、匹配，打通数据信息共享和沟通渠道，实现不同业务之间的数据共享、信息交流与匹配，对关键环节进行追本溯源和管控，推进医院管理数字化转型。

××医院通过加快信息化建设，用科技助力医院后勤管理的案例见本章末。

三、一院多区的后勤一体化管理实践

（一）一院多区的后勤管理挑战

随着人民群众对健康服务需求的提高以及优质医疗资源的扩容，"一院多区"的发展模式正成为当下医院发展的新方向。通常以一个主院区作为核心院区，主要通过新建、合并、托管或合作共建等途径开设多院区。开设多院区后，医院规模得以扩大、体量进一步增加，但不是低水平的重复建设。

多院区医院后勤管理存在一些难点，如院区间交通、运输成本增加，资源要素共享造成的成本核算复杂性增强；分院区部分业务存在责权主体不明、双线管理现象，影响管理效能；学科发展与规模扩张矛盾凸显，包括建设认知不足、考核评价机制不健全等。

医院需以"一体化同品质"多院区管理理念为指引，充分发挥管理优势，统一指挥、统筹协调多个院区后勤保障工作。通过同质化管理和运营，统一制度流程、信息系统、业务流程、团队建设，实现"1+1>2"的效益。同时，充分利用信息化，拉近院区之间的距离，提高团队认同感和医院归属感，将同质化理念深入人心。

（二）一院多区后勤全面一体化管理

在现有的管理组织架构下，在院本部建立后勤一站式服务平台，并接入各个院区相关业务数据，通过后勤一站式服务平台对多个院区的保障工作进行集中调度、统一指挥、实施评价和监督。将各科室日常服务诉求（包括水、电、气、电梯、空调及医疗设备等设施日常维修保养）通过后勤一站式服务平台统一受理，平台明确各班组职责、及时监督服务响应，实现各院区服务全过程闭环管理，避免业务交叉而导致相互推诿和服务过程无人监督的现象。通过建立后勤一站式服务平台提高多个院区之间的协调管理能力，确保各院区间交叉业务无缝衔接，实现各院区工作统筹管理，从而提高服务的时效性及降低管理成本。

各科室通过终端APP程序提出业务需求，平台接受需求后指派相应班组受理，业务结束后可在APP上给出服务评价或反馈意见。在后勤一站式服务平台系统形成一个

数据中心，处理分析统计各个职能部门的管理数据、运行数据、资产情况、人员情况、绩效考核情况、设备设施运行状态情况以及提供模糊查询等功能和信息。通过系统分析得到所需的各类报表、图表曲线和其他重要数据。实现全院整体调度工作量、工单进度、工单完成率、耗材使用情况整体查看，并进行各院区工作效率对比分析，使信息得到充分利用和共享，实现全院业务"一张网、一盘棋"的管理模式，从而节约运营成本，提高管理效能，为医院快速发展提供坚强有力的保障。

（三）一院多区部分后勤业务一体化管理

基于"一体化服务保障，同品质服务"的多院区保障要求，加强主分院区之间的一体化管理，采取"总院垂直化，分院扁平化"策略，预算、招标、合同等业务由主院区相关职能科室统一管理，分院区具体的保障业务由分院区的一个班组总体负责。分院区班组承担与主院区班组同样的职责，分院区院内保障人员和所有第三方厂商作为班组成员由分院区班组长派单及督促处理。

使用后勤一站式服务平台对工单处理、巡检巡修等服务内容进行记录和数据分析，分院区可合理调配资源，对水、电、气、暖等各类设备设施进行更好地维护管理。同时，便于班组考评团队成员，医院也可根据数据监管及考核第三方厂商的工作情况（满意度、工单响应时间、完工时间等）及对建筑结构、装饰装修的常见问题进行分析处理。通过一站式服务平台，对内可发展核心业务，培养核心员工，打造核心团队；对外可剥离非核心业务，规范外包监管，保持适度相关多元化，推进医院服务社会化，降低运行成本。

第三节　从"后勤一站式服务"到"后勤指挥中心"

现阶段的医院管理从小到大、从简单到复杂、从低级到高级、从旧到新都经历着不断的变化，在这个过程中，由医院建筑设备不断增多带来的管理强度高、专业人员需求大、用能消耗多，导致医院管理存在信息孤岛、安全隐患不能及时发现、管理难度大等情况，给后勤管理带来巨大挑战。

传统的一站式服务以管理职能为宗旨进行设计，很难满足当下医院高质量发展的需求。在一站式服务基础之上，将一站式服务和其他系统数据进行融合，将设备数据、能耗统计、视频门禁、医院环境信息等有机结合，打造"后勤指挥中心"，有助于医院实现资源整合、综合管控，降低运营成本和提升工作效率，对医院的高质量发展、经济效益和社会效益都具有积极意义。

一、"后勤指挥中心"的管理目标

医院是开展医疗活动的支持和保障系统，服务质量、效率、成本等都关系到医院的整体运营能力和综合竞争力。近年来国家卫健委陆续出台了关于加强医院运营管理、公立医院绩效考核、智慧医院建设等相关政策，来引导医院改变传统的管理模式。

指挥中心的建设是国家政策、社会经济以及智能技术发展的新趋势，作为医院正常运行的基础与保障，影响着医院的整体管理效能和管理效益，也影响着医院的医疗质量，医院要高质量发展，需不断强化体系创新、技术创新、模式创新与管理创新。

（一）实现信息资源整合与利用

通过指挥中心建设，将原先分布在各业务系统中的信息整合到统一平台下，实现各个科室之间、与前端诊疗之间信息的互联互通，消除信息孤岛，解决院内各系统间单机报告、各科室自建独立系统间数据共享，最大限度地方便病人就医、方便医院一线医护人员工作、方便各类管理人员分析决策。

（二）提升标准化运营管理水平

通过指挥中心建设，制定统一数据字典，实现服务团队、医患人员与第三方服务团队的高效管理与协同，提高医院服务与管理的效率。以后勤保障服务为工作重点，以服务时效与服务质量为考核依据，通过安全监控与运维系统的有效融合，最终实现一体化与标准化的管理服务。

（三）提高部门人员管理效率

通过指挥中心建设，可对整个保障的服务内容、响应时间、过程回访、资源调度等数据进行统计分析，便于及时掌握医院整体保障运行状态。可通过系统查询自身的数据报表、分析报表内容，可通过对人员工单进行科学调度，实现设备、人员、工单的高效管理与联动，提高医院后勤保障管理效率。

（四）打造运维决策支撑体系

通过指挥中心，对业务态势进行整体把控，为运行决策提供数据支撑，形成一个信息互相协同的科学系统的可视化调度中心，能够实现资源的数字化智能调配，为管理层决策指挥提供全方面的数据支撑，持续不断优化运维流程，精进医院整体运维服务。

二、"后勤指挥中心"的智能化建设

(一)"后勤指挥中心"智能化的顶层设计

以数字化、数据化、可视化为中心,以设备运行管理、能耗监测分析、一站式服务管理、综合安全监控等功能为主要功能,结合3D可视化技术将以上功能进行系统融合、数据整合、业务融合,形成医院指挥中心,支撑系统的集成化管理、业务的可视化管理及业务流程的全闭环智能化管理,实现医院协同化、标准化、一体化智能综合管理,助力医院高质量发展。

1. 资源的数字化

实现医院全业务链数字化的基础是设备设施资源、服务管理的数字化,服务管理的数字化是设备、人力等与管理、服务、经营等服务管理数字化记录、分析的基础。

2. 业务过程数字化

服务从服务需求的产生到制定计划、维修、整改、验收、管理、反馈等过程的数字化,是实现服务质量追溯、运营成本追溯及智慧的基础,也是通过信息化解决医院资源供需分配不均衡的主要内容。

3. 管理数字化

管理数字化将医院内组织、人员、资产、供应商、科室、项目等主要业务数据进行统一规范的数字化管理,为业务交互集成及业务综合分析提供数据标准化基础。

(二)"后勤指挥中心"智能化管理平台建设

目前,我国信息系统应用仍以部分独立和全部独立运行为主,集成标准化的管理模式还屈指可数。同时,有价值的信息量普遍不高,尚未完全形成统一的数据标准和系统接口,各级业务间无法通过精准的管控去支撑决策体系。

通过建设指挥中心,将一站式服务、建筑空间系统信息与数字化创新融合,建立人、财、物、管、流的一体化管理体系,清晰化、直观化的掌握业务数据,可有效降低人力成本,提升管理效能,为医院管理者提供动态交互的一站式决策与支持,实现一中心(指挥中心)管全院的新模式。

"指挥中心"智能化管理平台包括数智安全管理系统、数智能源管理系统、数智服务管理系统、数智安消管理系统、数智运维管理系统等模块,各模块主要功能如下。

1. 数智安全管理系统

医院管理设备种类繁多,不仅包含传统楼宇机电设备管理,还需对大量的医疗特殊设备进行管理。各设备系统都是独立存在,而且分散在各个区域,难以在出现故障或隐患的第一时间发现问题,即使发现问题如何去处理,处理结果也没有相应的信息化流程进行监管。

系统基于3D可视化技术对医院设备设施的运行数据与环境因素进行立体测控,能够快速定位故障设备及告警位置,可根据故障级别及人员层级分别推送APP通知、短信、电话等告警信息。基于大数据分析实现对设备设施故障隐患的精准预测,通过"按需性"保养预防安全事故发生,延长设备使用寿命,提升安全管理水平。

通过指挥中心,对设备运行数据、告警处理流程到视频实时监控及联动等,实现远程实时查看及告警处置调度,并且可对业务场景中的巡检、维修进行操作和处理,实现底层数据的信息实现互通互联。当设备出现异常时,报警信息自动推送通知多方相关人员,如设备出现故障需要维修,通过平台一键报修及派单服务,维修人员可快速进行维修任务及情况汇报,各部门高效衔接,提升设备设施的统一管理及维修的响应速度。

2. 数智能源管理系统

医院建筑能耗水平在公用建筑中较高,主要原因是医院建筑自身功能的复杂性。同时,随着经济发展和社会进步,患者和医务工作者对医院环境舒适度的需求也越来越高,从而导致医院能耗不断上升与医院绿色双碳发展之间的矛盾逐渐凸显。

系统对医院建筑设备运行数据及水、电、气等各项能耗数据进行实时采集,对全院能源消耗分布状况、能耗报警及院内分类能耗变化趋势进行分析展示。建立可供分析的数据积累,同时以智能化方式实时监测室内环境温度、能耗数据的变化,通过分析计算、自主调节、优化运行参数等控制策略和运行模式,保证最优的能源利用率和舒适的室内环境。

通过指挥中心,让医院管理者实时掌控医院的能源成本比重、耗能趋势,随时了解节碳量、节能率,提高医院的能源利用效率,降低日常管理中的能耗成本,满足万元收入能耗支持考核要求。从能效提升、品质保障两方面着手,提升系统性能,实现医院绿色发展。

3. 数智服务管理系统

"一站式服务"包含报修管理、维修管理、巡检管理、运送管理、合同管理、仓储管理、固定资产、医废管理等功能模块,一站式服务将临床科室报修工单、设备告警工单集成到调度中心,实现统一登录入口、统一调度、统一监管,实现全过程的监督、跟踪、回访、评价的闭环管理,实现了从"被动服务"到"主动服务"的转变,提升服务质量。

结合当下医院管理需求，将一站式服务功能及业务数据集成到"指挥中心"之中，当设备、系统发生故障时，利用一站式服务的维修、巡检项目执行检查跟踪机制，与设备档案信息、设备维保信息、设备保养信息、设备巡检缺陷管理记录以及设备预警告警记录进行数据整合，实现科学调度与智慧运维，高效高质提升管理水平。

"一站式服务"的核心价值在于闭环管理，通过"指挥中心"的建设，将信息的申报、整合、分派、处理以及评价和反馈等都统一纳入到中心管理，根据各系统数据支撑一站式服务功能的优化落地。在医院的管理服务中，只有真正形成闭环服务平台，各项事件才能真正意义地实现一站式管理，服务的优势才能得以发挥。

4. 数智安消管理系统

传统的医院管理将安防与消防相对独立，这使得整个指挥中心建设功能单一，信息化下的数据支撑等功能不够强大，并且无法实现联动控制。

指挥中心集成视频监控、消防系统、门禁、巡更、设备安全报警联动等多类别的安全管理模块，将报警与空间物理位置关系、报警与视频信号进行关联，可实现三维可视化场景下的安消一体化管理。

通过各类物联网感知前端，实时在线进行智慧用电、消防用水、烟雾、异常温度等异常监测，还可以通过视频图像对烟雾、异常火源及消防通道、疏散通道进行智能监测预警。通过指挥中心可大大弥补管理人员能力不足的问题，实时查看医院内消防、安防数据等信息，消防与安防应用的有效融合，能够打破信息孤岛，在发生突发事件时，快速提高事件处置速度和效率，实现医院安全管理的统一指挥、集中调度和闭环管理。

5. 数智运维管理系统

传统信息系统大多是孤立的，没有接入平台进行统一管理，对设备生命周期与运行、效率、运维质量、服务满意度没有科学数据来评定，没有精细化的有效数据来支撑管理决策，运维成本过高。

以指挥中心为依托，以建筑空间数据为基础，建立统一数据标准，对设备资产管理、环境质量管理、成本效益管理、应急预案管理等各类业务场景实现可视化集成展示，将医院综合运维的房屋空间管理、设备与效益管理、能耗与环境管理、工单与耗材管理、事故与预案管理等内容实现统一管理，实现制度规范化、流程标准化、操作专业化以及考核指标化。

从"后勤一站式服务"到"后勤指挥中心"，医院管理将更加科学、更加规范、更加高效。随着技术的发展和成熟、运营模式的持续优化，医院管理会从最开始的自动化、信息化、数字化等过程,最终步入智能化。以安全、绿色、高效为目标,医院指挥中心将实现全场景、全业务的智能化管理,为前端的医疗、教学、科研工作提供强有力的支撑保障,使医院更好、更多地服务于社会和人民,创造更大的社会价值。

案例 ××医院加快信息化建设,用科技助力医院后勤管理

××医院加快信息化建设,用科技助力医院后勤管理。具体举措包括:智慧服务、智慧物业和智慧管理三部分,各部分内容如下。

一、智慧服务

智慧服务方面,包括上线运用了报修系统、智慧食堂系统、智能保洁及运送等:

(1)上线运用报修系统,实施线上报修。临床可直接通过"我要管家"APP快速下单,上传现场故障图片或视频,这样对应维修人员就可以基本判断故障情况,准确的配备相关维修材料,节省来回路程时间;维修人员在接单、维修中、维修后都会进行系统反馈,报修人员可通过手机实时查看进展。维修结束后,只有达到响应+质量+态度三方面考核评价五分满意,才是临床真的满意。该做法为临床提供保障服务便捷途径,同时加强追踪督导及过程实时管控,前后对比明显,团队满意度快速提升,达到96%以上。

(2)上线智慧食堂系统,实施智能点餐。临床膳食保障更加便捷,支付更加灵活,同时为物料管理及会计核算作有效支持。

(3)上线智能保洁及运送,实现线上智能派单、临床应急需求下单。运营更加精准,对环卫作业情况了然于心,院区环境卫生得以提升。

智慧服务的信息化建设,有效推进服务智能、规范和精准,提升服务效率和品质。

二、智慧物业

(1)运用BIM技术,提升了设备设施的维护保养。BIM将房屋空间管理可视化,能够为房屋空间分配、规划提供直观、精确的空间信息,同时减少患者和家属排队,营造良好的工作氛围。基于BIM可视化+物联网智能感知相结合技术,建立智能可视化医院设备设施和管线全生命周期管理,通过建立多专业、海量数据的变配电、暖通空调、锅炉、给排水、医用气体、电梯等设施设备的可视化管理系统,实现运行集中监控管理和安全隐患预防式管理,在大幅度降低运行成本的同时,最大程度提升设备设施的安全运行,杜绝重大安全事故的发生。

(2)运用能源管理系统,实现了能耗数据在线采集和能耗分析,对全院能耗做到按楼层划分的精细化管理（日、月、年，分区）。对用能异常情况能进行及时有效的告警；过程中实时数据统计和分析，以便更好地支撑管理的优化，提高了精细化管理程度，同时为科室核算做数据支撑。

智慧物业的信息化建设，实现了运维可视化把控，大幅度降低了人力成本，提升了医院保障服务安全和效率，给医院带来了管理理念的升级，有效降低了万元收入能耗支出。

三、智慧管理

在专业团队的助力下，研发了项目内控管理系统，从项目立项、执行、实施到完成，工作落实节点可控，实现了项目全生命周期管理。该系统的建设有利于团队清晰事前规划、便捷执行控制、支持决策分析、提高管理水平及工作效能，并沉淀经验硕果。系统的运用能够大幅度降低人力投入成本，减轻追踪工作负荷，同时也为各部门高效规范执行预算项目、落实年度工作计划、动态实时考核提供可视化的管理支持，有效促进内控管理前移，将主动服务临床落到实处，更高效满足临床需求。

第十六章 医院智慧后勤及数字化转型

信息技术已经融入经济社会生活的方方面面,信息新技术的发展正在推动传统行业数字化转型和时代变革。随着医院电子病历、智慧服务、智慧管理"三位一体"的智慧医院顶层设计相关文件出台,医院后勤管理也在积极推进智慧化建设。随着业务的发展、评审目标的要求、自身管理水平的提升,医院后勤在数字化、智慧化等方面还有很多提升的方面,让信息化真正能够发挥价值,是摆在后勤管理者面前的重要课题。

本章将从智慧后勤、数字化转型的概述开始,再对几项常用信息技术进行技术介绍和应用分析,期望能为后勤智慧化建设、数字化转型的实际落地提供有益的参考和借鉴。

第一节 医院智慧后勤及数字化转型概述

医院智慧后勤及数字化转型正成为推动医疗行业发展的重要趋势。通过引入信息技术,可以全面优化医院后勤管理,在提高效率和降低成本的同时,为医院提供更精确、高效的数据管理手段,有效改变传统后勤管理模式效率低下、信息沟通流程繁琐等状况。通过实时监测和数据分析,可以更好地进行安全保障、成本管理、品质提升与集中管理。

一、智慧后勤及数字化转型背景

(一)智慧后勤发展背景

随着科技发展进步,物联网(IoT)技术逐渐完善,社会的数字化、网络化和智能化给大众带来了诸多便利。2008年,IBM公司看到了这一巨大的潜在市场,率先提出了"智慧地球"的概念。这进而引发了智慧城市建设的热潮,涉及到城市管理、医疗、教育、房地产、交通运输、公用事业和公众安全等多个城市领域。不同领域的智慧化转型探索,都无一不在强调物联网、互联网、人工智能等先进技术的使用,从而达到提高效率、降低成本、提升服务质量的目的。

智慧医院于 2009 年在美国医疗健康论坛上首次被提出，指的是将智能技术广泛应用于医院各个科室和部门。作为智慧城市的重要组成部分，伴随着我国对智慧城市的大力推广，也在高速发展。我国原国家卫计委规划发展与信息司、医疗管理服务指导中心于 2014 年成立了智慧医疗项目组，随后制订了关于智慧医院的评价指标体系总体框架和评价指标。

医院后勤管理作为保证医院医疗、教学、科研等业务顺利开展的基础，是医院智慧化转型中重要的一环。我国医院后勤智慧化转型，起源于以电子病历为核心的医院信息化建设，医院智慧化的概念开始主要集中在智慧医疗方面，随后拓展到服务、管理方面，进一步在智慧管理建设中对后勤智慧化转型提出了具体要求。

近年来，关于智慧服务、智慧管理等智慧医院的分级评估标准体系的文件相继出台，逐渐完善了对于医院智慧化转型的政策指引。2021 年，国家卫健委发布的《医院智慧管理分级评估标准体系（试行）》（以下简称《评估标准体系》），对后勤智慧化转型提出了指导意见和具体评价标准，进一步推进了医院后勤精细化管理水平。

（二）数字化转型发展背景

数字化转型（Digital Transformation）是指人们利用信息技术来改造自身的业务，通过推广数字化流程来取代非数字化或人工作业流程，或用较新的信息技术取代旧的信息技术。数字化转型核心动能是以"互联网+"为代表的大数据、云计算、物联网、人工智能等最新 IT 技术，重视对于数据的获取和数据反哺业务，主要特征为业务的智能化。即"互联"是数字化转型的起点，"精细"是数字化转型的支撑、"智能"是数字化转型的成果。

如今，互联网已变得无所不在，传感器体积变得更小、性能更强大、成本也更低，人工智能和机器学习崭露锋芒，新兴技术和创新成果大规模涌现，遍及各领域且快速传播，信息世界与物理世界融合掀起了一场数字化革命。中国经济正经历由传统经济向数字经济的转型，数字化所带来的新的理念和商业模式加快了我国传统行业数字化转型。为把握这次技术变革机会，企业、政府、国家、社会及个人都应积极推进数字化转型，这种趋势势不可挡。

医院作为典型的传统行业，使用传统的人财物管理运营支撑知识密集型的诊疗业务，也需面向医院高质量发展要求，从简单的数字化向综合利用多种技术的创新模式转型，顺应数字化转型大趋势。医院管理的基础是对医院各类业务活动数据的掌控，医院后勤管理数字化转型的关键是引入数字化技术，从根本上调整后勤运行模式，建设虚拟状态的后勤服务系统，从而扩大后勤管理的宽度和深度。这可以更好地保障后勤系统安全运行，有效提供后勤各类服务。

二、智慧后勤及数字化转型意义

运用人工智能、大数据、物联网技术、互联网技术、自动化设备、BIM可视化技术、智能工作流等新技术，可以帮助医院实现更安全、更节约和高品质的管理目标。对比粗放式的后勤管理，智慧后勤及数字化转型可通过采用信息化、数字化新技术多方面提高精细化管理水平。

（一）安全保障

1. 设备安全运行

智慧后勤对医院的机电设备进行统一综合运行监控，并整合机电系统数据，形成相关数据的联动处理。同时建立预防式维护体系，可预测机电设备设施故障风险，进行预防式维护保养，有利于降低故障发生的概率，保障医院设备设施的安全运行。

2. 安全防范

将医院现有的安全防范系统集成到一个平台，并利用BIM可视化技术，实现可视化安全综合管理，以及各系统的联动与快速应急处置，有利于保障医院人、财、物的安全。

3. 院感安全

加强保洁、运送、医废管理的信息化建设，通过信息化规范服务标准和服务流程，减少服务过程中不规范的操作与失误带来的院感风险。

（二）成本管理

通过运用信息化手段，采取科学合理及先进的管理措施，推进减少能源消耗、降低人力成本、控制物资浪费等，进行资源合理配置，提高医院后勤精细化管理水平，降低医院运营成本。

1. 减少能源消耗

加强能耗远程监测点的能源资源计量器具配备，实现能源资源的分区分项计量，建设功能全面的能源管理系统，实时在线监测各类能源消耗情况，通过对能耗数据分析，找出能源消耗异常值，挖掘医院节能空间，为管理节能与技术节能提供依据，提升医院能源管理信息化水平。引进新型节能技术，对医院主要用能设备如空调、锅炉、电梯等用能大户进行节能技术改造和应用,达到节约能源资源、降低碳排放和能源费用支出的目标。

2. 降低人力成本

利用物联网、互联网、智能化等技术,通过对设备设施及机房的相关数据实时采集和分析,实现设备设施运行自动巡查,减少机房值守与巡检人员,降低人力成本。依托智慧后勤管理的大数据支撑后勤管理,对后勤各个业务进行资源整合与流程再造,精简各业务服务流程,全面提升服务效率,实现减员增效。

3. 控制物资成本

利用信息化技术,对医院后勤的物资从计划、购置、入库、领用、统计等进行透明化管理,减少库存和资金的积压,为医院提供物资成本核算依据。

(三)品质提升与集中管理

1. 服务品质提升

建设后勤"一站式服务"中心,实现前端需求的快速响应,提升后勤服务满意度。利用信息化提升后勤各项工作效率,建设智慧后勤综合管理平台,实现临床需求的快速响应,以及对后勤各业务进行PDCA戴明环全过程管理,被服务人员可对服务做出评价,使后勤服务不断改进,同时利用平台大数据分析功能为后勤各业务模块建立规范的标准和流程,严格按照标准执行,保障服务质量,提升医院后勤服务品质和服务满意度。

2. 集中管理

医联体/集团医院是为深化医药卫生体制改革,解决区域医疗卫生机构之间或医疗集团之间的业务联动、决策管理,推进建立大医院带小医院、基层社区医院的新型服务模型,建立医疗、康复、护理有序衔接的服务体系。当前大部分医院已成立了医联体/集团医院,因此在管理方面需要利用互联网技术、云技术等新技术,实现多院区的集中式、标准化管理,利用大数据分析技术,通过智慧后勤综合管理平台采集到的数据形成各个维度的分析,向医院领导定期输出多维度分析报告,使医院所有决策都有数据进行支撑。

智慧后勤建设的发展趋势是朝着平台化、一站式的目标进行横向与纵向发展,利用技术手段建立完整的后勤标准化服务体系,实现后勤服务需求统一响应、统一调度、标准化服务、全过程监管、数字化管理和量化考核,逐步构建全面的智慧后勤,作为智慧医院的重要支持和组成部分。

三、智慧后勤及数字化转型内容

2021年,国家卫健委发布的《评估标准体系》,完善了智慧医院建设的顶层设计,并对医院智慧管理后勤领域提出了指导意见和具体评价标准,这为如何进一步推进后勤精细化及智慧医院中后勤管理如何智慧化转型提供了政策指导。《评估标准体系》中对设备设施管理、运行保障管理、基础与安全等涉及的具体业务内容进行了5个等级的划分,从功能和效果两个方面提出了不同的评价要求。评估分级最高的5级要求医院初步建立医院智慧管理信息系统,实现高级业务联动与管理决策支持功能。

智慧后勤建设涉及后勤日常管理、服务管理、资产管理、安全管理、能效监测、机电管控、项目管理、成本控制,总结《评估标准体系》部分5级评价内容,智慧后勤应朝着以下方向发展。

(一)设备设施与楼宇管控

1. 设备设施运维管理

能够统一展示和查询设备运维管理综合数据,建立运维管理指标库,通过移动端执行运维任务,有运维相关知识库。

2. 楼宇管控

做到能耗量及费用计量,拥有全院统一的综合智能楼宇信息系统,针对房屋面积、维修、空调、管线、弱电、强电、燃气、水、消防、监控、医用气体等至少5项的运行数据能够进行管理,能够充分利用数据。

(二)安全保卫与后勤服务

1. 安全保卫管理

安保信息全院统一管理,可实时查看全院范围监控视频记录的集中视频监控系统,集中管理医院门禁,医院重点管理内容能够通过监测与报警系统将报警信息传送到安保部门。

2. 后勤服务管理

统一后勤服务信息,工程维修记录能够与医院成本控制、材料管理系统衔接,物流运送系统具有传送过程追踪功能并与相应医疗系统进行信息对接,餐饮服务系统能够与患者膳食医嘱对接,后勤成本对接医院成本,后勤服务成本信息能够与医院成本管理系统共享对接。

(三)医疗废弃物管理

医疗废弃物管理方面,要求建立医废数据库,可随时查询产生情况,医废处理费用能够计入本科室成本，并用于科室运行效益分析。

可以看出，应用信息化手段开展后勤管理，得到的大量数据是智慧后勤的基础。同时应将流程、数据、技术三者合一，并推动所有信息化系统的全流程打通，运用大数据做详细的分析和决策，从而推动后勤管理智慧化转型。这与数字化转型的理念高度一致，最终目标都是通过智慧化的后勤管理助力医院高质量发展。

目前尚未有全国医院智慧管理评级的结果公布，《关于印发公立医院高质量发展促进行动（2021—2025年）的通知》指出，到2022年智慧管理平均级别力争达到1级和2级，反映出全国医院的整体智慧管理水平仍然存在较大的提升空间。

第二节　人工智能技术应用探索

人工智能技术迅速发展，潜力巨大，得到各行各业的重视，医疗行业开始积极探索将其应用于医院后勤领域。医院发挥其数据分析能力，可以更好地进行物资调配、人力资源利用，发挥其智能监控、自动化处理流程的能力，可以更好提供安全保障，且减少人力资源的浪费；人工智能技术还可以对潜在风险进行预警。相信在未来的医院后勤管理中，人工智能技术还将提供更多的创新解决方案。

一、人工智能技术概况

人工智能（Artificial Intelligence，简称AI）是指由人制造出来的机器所表现出来的智能，通常是指通过普通计算机程序来呈现人类智能的技术。核心问题包括建构能够跟人类似甚至超卓人类的推理、知识、计划、学习、交流、感知、移动、移物、使用工具和操控机械的能力等。伴随大数据、云计算、互联网、物联网等信息技术的发展，近年来AI技术也在高速发展中，语音图像识别、人机对话、人机对弈、自动驾驶、机器人等诸多切实应用的场景帮助人类更好地发现问题和解决问题，提高了工作效率。面向特定任务的专用人工智能（Special-purpose AI或Narrow AI）已经硕果累累，近期OpenAI推出的大型语言模型ChatGPT、Midjourney推出的AI作画工具等通用人工智能（Artificial General Intelligence，AGI）产品让我们再次看到了AI技术无法估量的巨大潜力。

AI技术因其技术特点，具备以下多种优势。

（1）高效性。AI 可以在很短的时间内处理大量数据，调用资源处理资源，比人类更快地完成任务，提高了效率。

（2）精度高。AI 可以快速而准确地识别模式、检测错误和异常，比人类更能够发现问题。

（3）智能性。AI 可以模拟人类智能，具有学习和适应能力，能够在不断的学习中不断改进和提高自己的能力。

（4）可重复性。AI 可以重复执行相同的任务，不会因为疲劳或情绪等因素而出错，能够保持一致性。

（5）无偏见性。AI 不会受到种族、性别、年龄、文化背景等因素的影响，基于事实而不是基于情感，能够提供公正的决策。

（6）可扩展性。AI 可以在处理大量数据的同时，轻松地扩展到更多的计算资源上。

2017 年 7 月国务院发布的《新一代人工智能发展规划》，将新一代人工智能放在国家战略层面进行部署。在医疗领域，AI 技术已有一些成熟应用，如 AI 医学影像、手术机器人、基因检测序列等，未来 AI 技术还将助力智慧医疗在诊断疾病、个体化用药、药物开发、临床研究、放射治疗和放射学、电子健康记录等多方面取得进展。

当前很多医院在后勤领域已建成多套信息系统，如医疗废弃物管理系统、智能被服管理系统、智能安防系统、智能设备监控系统和智能能源管控系统等。这些信息系统的运行及管理过程中采集了众多数据，形成了相应专业领域的知识库，这为 AI 技术的应用提供了良好的数据基础及信息化基础。应提早重视 AI 技术对于传统行业的冲击，积极拥抱 AI 技术对医院后勤业务的渗透和融合。

在可见的未来，AI 技术的应用还将降低部分后勤岗位的工作难度甚至取代部分工作，将工作人员从琐碎繁杂的工作中解放出来，创新后勤专业技术和管理方法，提供更好地后勤保障服务，助力医院高质量发展。

二、人工智能技术实践探索

（一）××医院无人智能化管理仓

××医院结合传统的低值耗材仓库管理模式现状，创新运用了二级仓库低值耗材无人智能化管理系统。该系统结合了视觉、人工智能、重力传感、生物识别等技术，通过各子系统与设备的联动，与医院 HRP 系统实现数据互联互通，对低值耗材的库位、进出、效期、盘点和进出放、取人员身份结合进行实时的动态跟踪与监控，使低值耗材在二级仓库的管理更加精细化、科学化和智能化,达到了低值耗材管理降本增效的目的。××医院无人智能化管理仓见图16-1。

在使用无人智能化管理系统后,物料盘点时间得到了极大的缩短,物料控制的差错率显著降低,管理效率显著提高,管理人员满意度达到了100%,且在其他方面也具有一定优势,确保了二级仓库在无人值守的情况下全天24小时工作,并实现了库内电子引导、无感上货、即领即走、实时自动盘点等功能,将智能化、自动化管理渗透到了低值耗材在二级库的库位管理、入库、申领、领用、补货、盘点、记账过程中的每个环节,获取了每个环节的精准数据,强化了医用耗材管理的全程监管和动态监控,使低值耗材的管理更加规范化、科学化、透明化和高效。

（二）后勤纺品管理系统-AI检测模块

基于全院纺品全生命周期、精细化管理的纺品系统,内含一套集光、机、电、计算机技术为一体的AI检测模块。其中视觉检测部分是核心,包括高速线阵相机、专用镜头、LED光源、图像处理、信号控制、数据存储及显示等几部分,搭载自有算法为基础的视觉AI检测平台及自动化分拣系统。后勤纺品管理系统-AI检测模块见图16-2。

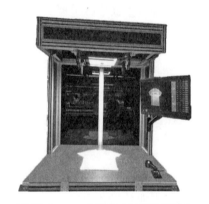

图16-1 ××医院无人智能化管理仓

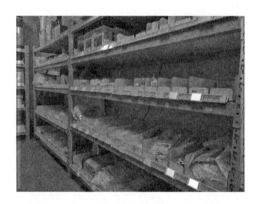

图16-2 后勤纺品管理系统-AI检测模块

纺品管理系统-AI检测模块帮助后勤浆洗部门快速完成纺品洗涤后污渍、破损、掉扣、缩水检测,实现不合格纺品发出前完成质量确认、分科、分码、发放等功能,不合格标注,及系统后台、小程序客户端提示;进一步提升后勤智能化装备及科室服务水平。

（三）智慧后勤-机电设备虚拟现实安全运维平台

实时监测建筑设备能源运行状态,建立运维知识库,运用AI模型技术设置报警比对模型,实现设备故障隐患与异常用能系统判断处置。参见图16-3。

其中，实时中央空调系统的温度、压力、流量、热量等运行参数，根据设备运行数据通过AI模型计算进行节能运行，同时全方位监测设备的运行参数，准确预判设备运行故障，节约能源。平台通过对设备运行历史数据的周期性分析，为用户提供科学的维护保养建议，提高设备运行效率，保证中央空调系统的运行安全。

安消联动管理中消防智能分析板块使用视频AI进行视频监控，实现远程监测消防终端产品及周边环境的状态，通过可视化大屏弹窗、语音/短信、APP推送及时告知工作人员，实现早发现、早报警、早处理，多方位保障生命及财产安全。

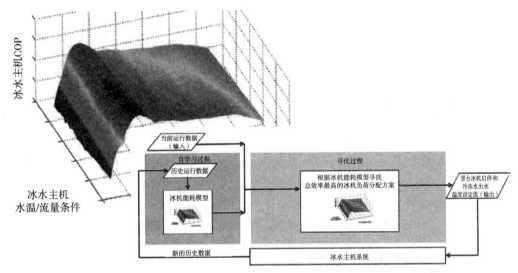

图16-3　智慧后勤－机电设备虚拟现实安全运维平台

（四）供应商智慧对接窗口

研发基于人工智能技术，实现信息智慧采集、比对分析，实现档案电子化统一管理，优化流程、规避风险。节约人力成本，便于报名资料、合同等统一、规范化处理。

基于供应商谈判会议纪要的关键内容，在填写合同模板时，支持文本分权签字，要点标注、关键字凸显、限制区域编辑，层层审批编辑修改，修改留痕等功能具备在线电子合同内容与会议纪要智能比对功能，支持合规性校验及电子盖章、签名，实现对电子合同统一管理规避风险。同时，与院办合同系统对接，实现合同全生命周期管理。

三、人工智能技术应用分析

在医院后勤管理领域，AI技术的应用已经初见成效，当前主要发挥了AI在图像识别、文本识别、数据分析预测等功能上的优势，应用于设备维护、设备故障预测、供应链管理等医院后勤管理中。AI技术成熟度还在不断提高，结合后勤业务AI应用场景也需继续进行拓宽。

AI技术的在医院后勤领域的应用也存在一些困难，首先AI技术的应用需要大量的数据支持，由于医院后勤领域数据来源的分散性和数据的保密性，设备设施系统的互联互通状况不够理想，获取数据较为困难。医院可以建立数据共享平台，允许各设备系统之间分享数据，同时采用先进的数据采集和处理技术，以提高数据的数量、质量和处理效率。医院多样化的设备之间的兼容性也可能存在问题，需要将AI技术与不同设备进行兼容性测试，以确保设备可以顺利使用AI技术。

基建管理方面，应用AI技术无需对已有的后勤基建设施进行大规模改造或重建，对于新老院区来说AI的初步应用难度都不高。但AI技术的充分利用需要大量的数据和算力支持，因此医院需要进行数据和算力、算法等基础设施的升级和改造，推动设备的更新和改造以兼容AI技术，更好地适应AI技术的应用。对新设备也需要进行兼容性测试，以确保设备能够无缝集成AI技术。

为了更好地将AI技术应用到医院后勤管理中，需要相关的技能和知识，故而首先医院技术人员需要提高自身技能和知识水平，同时需要招聘更多具备AI技术应用经验的人才。

可以看出，AI的充分利用需要投入大量的成本，包括人力成本、技术成本、设备成本等，对于一些小型医院来说投入这些成本可能会带来不小的压力，可以优先考虑成熟度高、成本低而提升效果明显的AI技术，逐步在整个后勤领域应用AI技术。

另外，在应用AI技术时，需要加强对隐私的保护，避免隐私泄露的风险。

综上所述，医院后勤领域的AI技术应用已经初见成效，但仍然还面临一些问题和挑战。医院需要加强基础设施的建设和技术的投入，同时加强人才引进和培养，根据具体情况优化应用场景，推动AI技术的不断发展。

第三节　大数据技术应用探索

随着医疗相关数据的不断积累，大数据技术的应用帮助医院后勤部门更好地理解和利用各种数据资源，做出更明智的决策，将为医院后勤管理带来革命性变化。通过传感器、医疗设备和信息系统等手段收集各种与后勤管理相关的数据，将数据存储在大数据平台或云服务器中，利用数据清洗、整合和标准化等技术，确保数据的准确性和一致性后，从大数据中提取有价值的信息和模式，从而支持后勤管理的决策和优化。大数据技术的应用极大改善了传统手工处理和经验判断导致的效率低下、容易出错的状况，保障了设备管理、库存控制、供应链管理、资源调配等后勤管理环节的高效运转。

一、大数据技术概况

大数据，指无法在可承受的时间内用软硬件进行捕捉、管理和处理的数据集合，需要新处理模式才能使数据集合成为具有更强的决策力、洞察力和流程优化等能力的海量、多样化的信息资产。

百度百科对大数据的解释：大数据指无法在一定时间范围内用常规软件工具进行捕捉、管理和处理的数据集合，是需要新处理模式才能具有更强的决策力，洞察发现力和流程优化能力的海量、高增长率和多样化的信息资产。

简而言之，大数据是现有数据库管理工具和传统数据处理应用方法很难处理的大型、复杂的数据集，大数据技术的范畴包括大数据的采集存储、搜索、共享、传输、分析和可视化等。大数据技术具有以下特点：

（1）规模性（Volume）。大数据需要采集、处理、传输的数据量大，处理PB级的数据是比较常态的情况。企业内部的经营交易信息，网络世界中的商品、物流信息，人与人的交互信息，位置信息等都是大数据的主要来源。

（2）多样性（Variety）。大数据的种类多，复杂性高，大数据有不同格式，有结构化的关系型数据，有半结构化的网页数据，还有非结构化的视频音频数据。而且非结构化数据广泛存在于社交网络、物联网、电子商务之中，其增长速度比结构化数据快数十倍。

（3）高速性（Velocity）。大数据需要频繁的采集、处理并输出，因为数据会存在时效性，需要快速处理并得到结果，如一些电商数据，如果当天的信息不处理，就将会影响到很多需要立即做出的商业决策，要达到立竿见影而非事后见效，实现实时获取需要的信息，一秒是临界点，即对于很多实时大数据应用而言，数据必须要在一秒钟内进行处理，否则处理结果就是过时和无效的。

（4）价值密度低（Value）。大数据不经过相应的处理则价值较低，挖掘大数据的价值类似于沙里淘金，以视频为例，一个1小时的监控视频数据，可能有用的数据只有一两秒，如何通过强大的算法更迅速地完成数据的价值"提纯"，是目前大数据技术研究的重要课题。

二、大数据技术实践探索

相较于智慧医院建设中的智慧医疗、智慧服务等内容，后勤智慧管理水平还存在较大的差距。医院后勤工作是医院日常工作的重要组成部分，是医院服务质量和经济社会效益水平提升的重要保障。随着大数据时代的到来，如何通过医院后勤智能管理平台收集大数据，利用大数据分析提升后勤管理质量，用数据说话，用数据管理，通过大数据技术全面提高医院后勤保障服务水平，降低医院运营成本，提升人员工作效能，实现后勤规范科学、优质低耗、高效管理的高质量发展，是医院后勤管理者正在探索的重要课题。

（一）基于大数据的设备安全智能管理

医院的设备种类繁多，后勤建设过程中应用了大量的系统，各设备系统或医疗设备都是独立存在的，而且分散在各个区域，即便建成有监控系统也只是采用本地监控的方式，无法在出现故障或隐患的第一时间发现问题，及时处置。利用大数据技术对采集的数据从监测、报警、到视频实时分析，并且可对业务场景中的巡检、维修进行操作和处理。从相对独立的信息孤岛转向信息系统全面整合，实现闭环控制，安全管控。当设备出现异常时，利用设备运行的历史数据库，通过对大数据的计算和分析，可更迅速地发现设备在运行中的异常变化，相比传统经验式管理方式能更早地发现运行中存在的问题，实现早期预警设备故障的目的。

（二）基于大数据的综合服务智能管理

通过将各科室业务相互打通，把所有临床科室报修、设备告警工单集成到一站式调度中心，统一登录，统一调度，统一监管，打破系统之间的信息孤岛，重塑业务流程。将设备档案信息、维护保养信息、故障预警告警记录进行数据整合，利用大数据分析优化后勤班组的人力资源配置，为后勤管理效率做加法，管理难度做减法。为临床工作做减法，为临床服务做加法。结合管理人员手机的应用，实现移动化办公及实时跟单处理，满足工作需要，实现无纸化管理，达到提高后勤整体工作效率，提升后勤服务水平的目标。

（三）基于大数据的医院能源分析管控

通过对医院设备设施的动静态监测，及时对能耗异常进行大数据分析，发现用能规律和特点，快速定位用能负荷高峰，发现用能设备存在的安全隐患，科学管理降低能耗使用成本。实现能源消耗可视化、提示、预警和故障监测，对高耗能设备实时能效进行监控诊断出现异常及时告警，以此实现能耗的科学安全管理。利用大数据分析、核心节能控制等技术与智能规划、自动化监测、智慧节能等多种手段，全方位对院区进行能源进行管控，让管理者实时掌控医院的能源成本比重、耗能趋势，利于提高医院的能源利用效率并降低日常管理中的能耗成本。从能效提升、品质保障两方面着手，提升系统性能，实现医院能源节约。

（四）基于大数据的医院后勤科学运维

基于大数据分析可对实时采集的设备运行数据与历史数据库进行综合分析，对设备使用状况进行比对分析、预测设备和零部件的可使用寿命。精准锁定偏离正常值的设备和零部件，实时分析故障原因，方便工作人员快速定位故障部位及时维修保养，缩短设备故障的维修时间，避免因故障带来的人身及财产安全。提高维修所需的前置期，与以往的维保方式相比时间急剧缩短；同时，可以在接近使用寿命极限时更换零部件，避免过度保养带来的资源浪费。根据设备数据库对人员工作合理安排，编制整体维修、维护任务进度的安排计划，提高后勤人员工作效率，实现医院后勤科学决策运维管理。

三、大数据技术应用分析

大数据技术的应用，使医院后勤的传统管理模式发生了深度变革。通过智能终端采集了海量数据，运用大数据分析，对采集的各项数据进行快速存储、汇总、分析、判断，对设备出现的运行异常、故障及时做出预警，对用能设备运行进行优化控制，以数据驱动服务流程优化，提升医院后勤的质量和效率，降低运营成本。然而，在大数据应用方面也还面临最多问题和挑战，需要不断探索并陆续解决。具体表现在以下方面。

（1）后勤系统繁杂，始终缺乏科学、有效、统一的指标体系，存在部分评价指标缺乏客观性、定义不明确、灵敏度不高，部分指标数据真实性不可靠、来源不准确等问题。而指标的全面性和准确性，对后勤管理质量提升有着至关重要的作用。

（2）目前大数据分析能够预测设备设施安全隐患，但主动解决措施还显不足，依然靠传统人工方式去处置解决，这种"发现问题，整改问题"的方法存在滞后性。

（3）目前后勤决策管理方法因其历史原因，存在着不系统、不规范的地方，以及从业人员专业知识架构不完整，管理经验不足等问题，导致后勤管理在大数据等新型技术方面决策的主观性，使得这些决策问题存在着一定的风险。

（4）近年来，我国医疗机构尤其是三级医疗机构信息化建设水平已有显著提高，后勤信息化建设保障体系日趋完善。然而，很多医院后勤系统数据仍处于孤岛状态，无法实现数据交互，无法实现对数据信息的合理利用。如何有效运用数据发挥应有的价值，是急需解决的难题。

第四节　物联网技术应用探索

在数字化时代，物联网技术成为推动各个行业变革的重要力量。因为物联网技术的引入，医院后勤管理中设备管理、库存控制、环境监测等多个环节，实现了设备之间的互联互通、数据的实时监测，为人工智能技术、大数据技术的应用提供了数据基础，为医院管理人员提供智能化决策支持，从而提高工作效率、降低成本并优化医疗服务。此外，通过环境监测和智能调控，物联网技术还可以直接为医护患等人群提供更舒适、安全的医疗环境，提升患者就医体验。

一、物联网技术概况

物联网（Internet of Things，IoT）是一种计算设备、机械、数字机器相互关系的系统，具备通用唯一识别码（UID），并具有通过网络传输数据的能力，无需人与人或人与设备的交互。物联网的架构由底层至上层依序为感知设备层、网络连接层、平台工具层与应用服务层。物联网通过给每一个设备分配唯一标识或地址将现实世界数码化，并使用蓝牙、WiFi、NFC、RFID、5G、低功率广域网、以太网等多种联网技术将物与物联系起来，广泛应用于运输和物流、工业制造、健康医疗等领域。近些年，与人工智能技术相结合的智慧物联网（AIoT）使得物联网运作更加高效。物联网是打破数据孤岛的重要基础，解决了以往数据产生即消失的问题，在数字化转型中充当非常重要的角色。

物联网技术因其技术特点具备以下多种优势。

（1）数据的实时采集和监控。物联网设备可以实时采集并传输大量的数据，这些数据可以对设备和业务进行实时监控和分析，帮助企业和个人做出更加准确的决策。

（2）自动化控制。物联网技术可以通过自动化控制系统来控制物理设备，从而实现自动化生产和管理。

（3）降低成本、提高效率。因为生产和管理的自动化，一些繁琐的工作可以得到自动化处理，从而提高效率、节约时间和人力成本。

（4）提高安全性。实时监控物理设备的运行状态能够及时发现故障和异常，提高安全性。

（5）良好的扩展性。物联网技术可以扩展到不同领域和应用场景，满足不同需求。

2009年，物联网被正式列为国家新兴战略性产业，写入政府工作报告。2013年，《国务院关于推进物联网有序健康发展的指导意见》指出需要在医疗卫生领域围绕管理模式和服务模式，创新实施物联网典型应用示范工程。2021年，工信部、卫健委等多部门联合印发了《物联网新型基础设施建设三年行动计划（2021—2023年）》，进一步推动了卫生健康传统基础设施的改造升级，提升公共服务的智能化水平。

在智慧医院方面，物联网通过传感器和增强现实等感知技术有效解决了智慧医院及医院数字化转型中的感知问题，加强了患者、医护、设备、药品间的信息交互、传输和共享，通过物联网技术采集的数据将被用于大数据、人工智能等技术分析，更好地指导医院业务开展、医院管理和后勤保障服务，同时物联网的自动化控制可以提供精确迅速的响应服务，达到更高效、节能、安全、环保的目标。

二、物联网技术实践探索

随着物联网技术的日趋成熟，在医院中的应用也越来越广泛，目前物联网技术在医院中主要应用于人员管理智能化、医疗过程智能化、供应链管理智能化、健康管理智能化以及医院后勤管理等方面。在医院后勤管理方面，主要应用于以下方面。

（一）设备监控

包括对照明、空调、给排水、供配电、供氧、电梯等多种设备的监控。采用物联网技术，一方面可以通过设备的传感器和控制器实时掌握系统中建筑设备的运行情况和工作模式；另一方面，还可以通过监控系统中的控制程序，实现系统的自动优化运行，在系统中的某个设备发生故障时，及时上传报警信息。管理人员配备各种数据终端（如计算机及手机等），当发生异常情况时，报警信号会及时反馈到终端。

（二）节能管理

节能是衡量智能建筑的一项重要指标，物联网技术为智能建筑的节能降耗提供了技术支撑。利用物联网技术，通过分布在建筑中的计量仪表对各种能耗数据进行分类采集，然后进行统计和分析，使管理者能够掌握建筑的能耗状况，并通过数据挖掘等方法建立用能模型，实现对建筑用能的科学预测和优化。

（三）即时环境监测

环境质量直接影响着医患人员的身心健康。采用物联网技术，通过分布在建筑中的光照、温度、湿度、噪声等各类环境监测传感器，实时传输建筑室内的环境参数信息，使管理人员及时掌握建筑室内的环境质量状况。同时，还可通过联动空调系统对环境质量进行调节。

（四）智能物流传输

物流传输系统是指借助信息技术、光电技术、机械传动装备等一系列技术和设施在设定的区域内运输物品的传输系统。医院常用的物流传输系统包括：医用气动物流传输系统、轨道式物流传输系统和AGV自动导引车传输系统等。气动物流传输是基于物联网控制技术并以空气为动力的运载方式，它是一种融合了计算机控制技术、现代通信技术、光电机电一体化技术、空气动力技术的传输系统，传输瓶在管道里的高速可达6～8m/s，低速为2.5～3m/s；一般用于传输5kg以下的小型物品。轨道式物流传输系统的载物小车内有无线射频智能控制器，实时与控制中心通信，其横向行走速度一般为1m/s左右，纵向行走速度约为0.6m/s，其特点是：传输效率高（用于传输大输液、检验标本、耗材等），但出现单点故障会导致传输系统受阻。AGV自动导引车传输系统又名物流机器人系统，自动导引运输车在计算机和无线网络控制下，经激光、传感器等引导，沿程序设定的路径运行，完成物品搬运工作，最大行驶速度一般为1m/s，可传输重达500kg的物品，其特点是：运载量大（可运输药品、医疗器械、餐饮、被服等），安装灵活，无须对楼宇进行改造，适合新建和改建医院。

（五）高效停车管理

全自动停车系统，驾驶员只需将汽车停放在指定的车库，然后下车出库，智能停车系统的搬运设备把汽车送入停车位。取车时，用户只要在电子终端上输入车牌号，搬运设备即把汽车送回车库。全自动停车系统根据运输方式不同分为轨道运输和机器人运输，轨道运输设备在土建完成后即可进场施工安装，而机器人运输系统对地面的平整度和清洁度以及内部环境要求较高，需要专业化处理。

（六）现代安防管理

一卡通系统在医院的应用较为广泛，它涉及物联网技术的3个层面：卡、网络和数据库。刷卡时通过网络连接后台数据库，判定刷卡人身份。通过应用互联网+视频监控技术，在医院主要出入口、收费结算窗口等重点区域安装视频探头，实现诊疗数据和服务影像的实时对比、同步在线监控，更好收集和锁定违法违规证据，提升监管效能。刷脸自助交费，使用具有刷脸支付功能的自助收银机后，收银结算效率可提升50%以上，大大减少患者的排队等候时间。核实进行检查、治疗的患者方面，在医院管理趋于无纸化的今天，帮助核实进行检查和治疗的患者，特别是进行大型检查和损伤性治疗的患者。提高手术室行为管理水平，对人员进出进行精准管理，提高手术室的利用率，严控外来人员的干扰；智能存衣柜、智能发衣机的应用方便了医护人员。

加强重要场所的进出管理，例如：药库、试剂库、器械库、实验室、配电房等。加强职工食堂就餐、购物管理，很多医院每月给职工就餐卡充值，将其作为职工的福利，但转让和出借情况较多，采用智能餐盘＋刷脸付费方式后，可有效减少这种情况。

三、物联网技术应用分析

当前，物联网技术已经发展到相当成熟的阶段且得到了广泛的应用，而嵌入式应用的大规模部署让现实世界和虚拟世界无缝融合的未来变得越来越近。在医院的应用中主要存在以下几个问题：一是物联网的网络安全存在一定隐患；二是物联网技术标准不统一；三是物联网没有形成完整的体系，呈现出碎片化状态，不能真正实现万物互连。

在医院已投用楼栋中引进应用物联网技术会涉及对已有设备的改造，主要是根据运行监测目标或控制需求在已有设备上增加传感器和控制器，同时将数据接入信息化平台或新建信息化平台，从而实现数据的获取传输和硬件的反馈控制。对于新建院区，可以提前全面、系统性的做好物联网技术应用的规划，避免楼栋施工完成后期改造空间不足、软硬件兼容性不佳、早期建设废弃导致浪费的问题。

物联网的技术不仅涉及大量传感器等硬件，还涉及到控制系统等软件系统建设，技术应用成本相对较高。但其在智慧医院建设、助力医院数字化转型过程中发挥着重要核心作用，是众多信息技术（如5G、大数据、AI技术）的硬件基础和技术应用的落脚地。

另外，在医院管理上，将物联网技术与医院现有的HIS、LIS、PACS、电子病历、EPR、BAS、智能物流等系统融合集成，可用于医院患者管理、医务人员管理、医疗设备管理、用血安全管理、医药供应管理以及医疗废物管理等等；还可用于对医院设施设备、病区环境、消防、安保等进行自动控制和集中管理。大小医院均应积极拥抱物联网技术，可从关键设备起逐步全面应用物联网技术。

第五节 5G 技术应用探索

5G 技术作为新一代移动通信技术的代表,具有高速度、低延迟、接入设备能力强和安全性高等特点,保障了信息的及时交流和决策的迅速实施,从而实现了实时、高效、智能化的后勤管理。通过 5G 技术的应用打破空间距离的限制,实现实时的设备监测、数据共享和远程协作。同时,5G 网络具有更高的安全性和隐私保护能力,可以加密敏感数据的传输,防止数据泄露和攻击,确保后勤管理的安全性和稳定性。

一、5G 技术概况

5G(5th Generation Mobile Communication Technology,简称 5G)是第五代移动通信技术的简称,是具有高速率、低时延和大连接特点的新一代宽带移动通信技术,是实现人机物互联的网络基础设施。

与 4G、3G、2G 不同的是,5G 并不是独立的、全新的无线接入技术,而是对现有无线接入技术(包括 2G、3G、4G 和 Wi-Fi)的技术演进,以及一些新增的补充性无线接入技术集成后解决方案的总称。从某种程度上讲,5G 将是一个真正意义上的融合网络。以融合和统一的标准,提供人与人、人与物以及物与物之间高速、安全和自由的联通。

5G 技术因其技术特点具备以下多种优势。

(1)高速度。由于 5G 的基站大幅提高了带宽,因此使得 5G 能够实现更快的传输速率。同时 5G 使用的频率远高于以往的通信技术,能够在相同时间内传送更多的信息。具体可以表现在比 4G 快 10 倍的下载速率,峰值可达 1Gbps(4G 为 100Mbps)。

(2)低延时。相对于 4G,5G 技术可以将通信延时降低到 1ms 左右,因此许多需要低延迟的行业将会从 5G 技术中获益,如自动驾驶等相关行业,采用 5G 网络后能提高自动驾驶的反应速度。

(3)泛在网。5G 能够达到泛在网的概念,实现无死角的覆盖网络,在任何时间、任何地点都能畅通无阻的通信。有效改善 4G 网络下的盲点,实现全面覆盖。

(4)低功耗。5G 网络采用高通的 eMTC 和华为的 NB-IoT 技术,降低了物联网设备的功耗,使得物联网设备能够长时间不换电池,有利于大规模的部署物联网设备。

(5)万物互联。与 4G 相比,5G 系统大幅提高了支持百亿甚至千亿数据级的海量传感器接入，能够很好的满足数据传输及业务连接需求。将人、流程、数据和事物结合一起，使连接更紧密。

（6）重构安全。5G通信在各种新技术的加持下，有更高的安全性，在未来的无人驾驶、智能健康等领域，能够有效的抵挡黑客的攻击，有利于保障各方面的安全。

二、5G技术实践探索

5G技术的到来为医院后勤智慧化建设带来进一步的变革。通过5G技术与医院后勤安全智能管理平台的有机融合，有力推动医院后勤的技术数字化、传输数据化、运营流程化、操作程序化、故障预警化、管理标准化、全程可视化，大大提升医院后勤工作的管理效率。

5G技术在医院后勤管理方面的应用主要体现在以下方面。

（一）5G视频联动抓拍

医院部分重要设备设施位于地下，4G网络信号稳定性相对较差，通过5G技术，针对电缆沟、强电井、地下管廊等信号传输不稳定的特殊环境，当测点告警产生时，5G的毫秒级时延特性，可快速联动摄像头自动拍摄现场图片，实现4K超高清视频图片的回传显示，给大数据分析带来了更清晰的图像资源和更多的海量数据，实现精准预警及快速确认，提高了医院后勤设备设施安全管理效率。

（二）5G多维数据传输分析

5G网络建立在超高频电波上，比4G可以传输更多的数据。基于5G网络大带宽特点，对监测设备设施的运行数据、现场影像、环境数据进行实时采集和同步传输，与云端的数据库同步比对分析，实现故障隐患的自动识别预警，自动转工单及进行处置，可有效防止安全事故发生。

（三）5G远程控制处置

发挥5G网络低延时的特点，为设备设施的远程控制，无人值守提供技术基础。通过PLC云组态平台实现对设备的远程监控和控制，设备发生严重告警时，工作人员对设备的开关、运行时间进行远程控制，可最大程度降低安全风险。

（四）5G全覆盖巡检

传统巡检方式受气候条件、环境因素、人员素质和责任心等多方面因素的制约，效率低且实时性差。5G使用微基站能覆盖任何角落都能连接网络信号，借助巡检机器人可实现特殊场景的7×24小时的高频率、无人化巡检。参见图16-4。

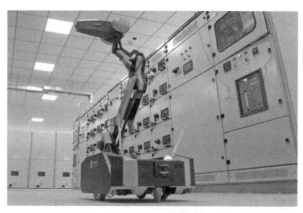

图 16-4　5G 全覆盖巡检

(五) 5G 数据互联整合

为了满足后勤业务的不同需求，医院通常建设有多套信息化系统，需要多种制式网络进行数据传输。而有线网络存在布线受限、组网不灵活、成本高等问题，4G 网络存在拥塞问题，很难满足统一网络承载不同业务需求的现实问题。应用技术可实现平台各大模块数据的无延迟同步传输，同时承载其他业务系统实现数据的互联整合，有利于打造医院后勤管理的大数据中心。

三、5G 技术应用分析

"5G 等技术的推进，为数字健康的发展带来了重要助力"，中国工程院院士杨胜利表示，通过数字创新来改造和提升医学是大势所趋。在医疗行业，5G 技术有效赋能远程医疗、医疗影像、急救车载、医院数字化服务及医疗大数据等多方面的应用场景，从而提升广大患者的就医体验，进一步提升医疗效率和诊断水平，提高医院的运营效率，降低医院的运营成本。

在医院后勤管理领域，依托医院 5G 医疗专网，在设备安全管理、重点场景巡检、视频监控调度等场景进行探索，给医院后勤管理水平带来了有效提升，也大大发挥了后勤智能化管理系统的应用价值。在实际推广应用过程中，5G 技术在后勤的规模化应用还有一些问题需要解决，同时也要加快 5G 与大数据、人工智能、3D/BIM 可视化等技术的融合应用，才能更好的让 5G 技术在医院后勤精细化科学化管理中发挥更大的价值。

相比 4G 技术，5G 频率高，需要的 5G 基站更密集，对网络规划、基站选址、设施建设、电力保障等都提出了更高要求。5G 网络的建设需要投入大量的资金和人力。一般老院区受限于原有条件，5G 专网建设及室内配套设备的置换成本较大，从投入产出比的角度考虑，老院区较难再进行较大资金投入进行改造。对于新院区建设来说，现在很多新院区都会进行 5G 专网建设，同时也将后勤智能综合管理系统规划其中，将 5G 技术与系统建设进行融合，提前做好室内基站和相关配套设备设施的采购，节省医院成本投入，实现 5G 技术在后勤管理中的规模化应用。

5G 技术在后勤管理应用场景还不够丰富，虽然 5G 技术有很多的优势，但缺乏切实可行的应用场景，导致医院用户体验不佳，影响了 5G 技术在后勤管理的规模化应用。例如 5G 高清视频传输、基于 5G 技术的远程低延时控制、基于 5G 技术的移动场景巡检等，虽然目前应用场景数量相对于其他领域稍显薄弱，有的甚至还不确定其实际应用价值，但这些研究确实为 5G 技术在后勤的应用和解决实际问题提供了宝贵经验。

展望未来，随着 5G 技术与物联网、大数据和人工智能结合发展，5G 技术也将在医院后勤管理中拓展更多应用场景，同时实际应用价值也将发挥得更大，必将大幅提升后勤管理时效，优化后勤业务流程，最终促进医院高质量的可持续发展。

参考文献

[1] W A H Holroyd. Hospital Traffic and Supply Problems [M]. London: King Edward's Hospital Fund.1968.

[2] Richard L. Kobus,Ronald L. Skaggs,Michael Bobrow,Julia Thomas,Thomas M.Payette. Building Type Basics for Healthcare Facilities [M].American:Wiley. 2005.

[3] Stephen Verderber and David J. Fine.Healthcare Architecture in an Era of Radical Transformation [M]. Yale University Press, New Haven and London, 2000.

[4] Garrisi G, Cervelló-Pastor C. Train-Scheduling optimization model for railway networks with multiplatform stations[J]. Sustainability, 2020, 12(1): 257.

[5] Jia X, Meng M Q H. A survey and analysis of task allocation algorithms in multi-robot systems[C]. IEEE International Conference on Robotics and biomimetics (ROBIO).IEEE, 2013: 2280-2285.

[6] Nesmachnow S. An overview of metaheuristics: accurate and efficient methods for optimisation [J]. International Journal of Metaheuristics, 2014, 3(4): 320-347.

[7] De Ryck M, Versteyhe M, Debrouwere F. Automated guided vehicle systems, state-of-the-art control algorithms and techniques[J]. Journal of Manufacturing.

[8] 习近平, 高举中国特色社会主义伟大旗帜 为全面建设社会主义现代化国家而团结奋斗——在中国共产党第二十次全国代表大会上的报告 [Z], 中国共产党第二十次全国代表大会, 2022.

[9] 中共中央办公厅. 中国共产党支部工作条例（试行）[Z], 2018.

[10] 刘薇. 新形势下党课在基层党建工作中的作用 [J]. 江苏卫生事业管理, 2015, 26(4): 2.

[11] 高颖, 沈静, 郭彦琨, 等. 医院党建"三会一课"制度落实 [J]. 解放军医院管理杂志, 2019, 26(2): 4.

[12] 王恩思, 苏畅, 孙建颂. 党课教育形式创新机制探索 [J]. 当代教育实践与教学研究, 2019.

[13] 中共中央办公厅. 中国共产党发展党教职工作细则 [Z], 2014.

[14] 中共中央办公厅. 中国共产党宣传工作条例 [Z], 2019.

[15] 王宏忠. 新常态下加强医院群团工作的实践与体会 [J]. 江苏卫生事业管理, 2017, 28(5): 2.

[16] 高颖, 丁晓宇, 吴萌. 医院统战工作机制探究 [J]. 解放军医院管理杂志, 2021, 28(6): 3.

[17] 项青, 许宏志. "智慧党建" 的五个建设要点 [J]. 人民论坛, 2018(20): 2.

[18] 王兴鹏. 医院后勤管理 [M]. 北京: 中国协和医科大学出版社, 2022.

[19] 王德智, 谢磊. 现代医院后勤管理实务 [M]. 北京: 研究出版社, 2022.

[20] 曹吉鸣, 缪莉莉. 综合设施管理理论与方法 [M]. 上海: 同济大学出版社, 2018.

[21] 卢斌, 马强. 医院后勤人力资源管理实务 [M]. 北京: 研究出版社, 2022.

[22] 鲁超, 李峰. 医院后勤标准化作业指导书 [M]. 北京: 研究出版社, 2020.

[23] 陈昌贵, 谢磊. 医院后勤应急管理指南 [M]. 北京: 研究出版社, 2018.

[24] 李建军. 医院后勤管理理论与实务 [M]. 北京: 经济管理出版社, 2019.

[25] 李志安. 厦门市医院后勤运营管理案例手册 [M]. 厦门: 厦门大学出版社, 2022.

[26] 毛向阳, 石苗, 田扬. 医院后勤人才队伍建设路径初探 [J]. 现代医院, 2017, 17(2): 190-192.

[27] 王小瑜, 康鉴等. S 省卫生健康委直属三级医疗机构基建部门人力资源现状调查及分析 [A]. 四川省医院协会医院后勤支持保障管理分会第三次会员代表大会暨 2022 年学术年会论文集.

[28] 熊威. 三级医院安全管理路径研究 [D]. 江苏: 苏州大学, 2011.

[29] 赵东方. 医院后勤安全管理指南 [M]. 北京: 中国出版集团研究出版社, 2019.

[30] 夏克云. 风险管理在医院安全保卫工作中的应用对策 [J]. 散文百家, 2018, 371(05): 234.

[31] 虎文燕, 尹科. 医院后勤安全风险分析及管理 [J]. 中国卫生标准管理, 2016, 7(07): 8-10.

[32] 杨传架, 陈磊, 杨汛, 等. 大型综合医院治安管理实践与探索 [J]. 解放军医院管理杂志, 2018, 25(7): 3.

[33] 谢小丽, 谭明树. 医院治安防范体系建设探索 [J]. 法制与经济 (上旬刊), 2017, 000(012): 189-191.

[34] 温九林. 综合性医院消防安全管理的探索 [J]. 消防界: 电子版, 2021.

[35] 冯小山. 大型综合性医院消防安全管理现状问题与对策 (综述)[J]. 现代医院, 2011(05): 1-4.

[36] 查红海.综合性医院的消防安全管理现状及应对举措[J].今日消防,2020,5(2):2.

[37] 高强,施维思,宋冰.新型冠状病毒肺炎疫情背景下医院后勤保障管理研究——以西安交通大学第一附属医院为例[J].西安交通大学学报(医学版),2022,43(06):935-938.

[38] 刘花兰,谭明树,鲜英.基于精细化管理的大型医院交通组织优化方案[J].中国医院建筑与装备,2022,23(01):60-63.

[39] 熊传银,张文伟,苟正先,等.大型综合医院交通秩序管理的难点及对策[J].现代医院管理,2018,16(01):84-86.

[40] 陈犟,李新佳,阳红卫,等.医院交通特性分析与规划管理研究[C]//中国城市规划学会城市交通规划学术委员会.2016年中国城市交通规划年会论文集,2016:11.

[41] 廖钦.论医院交通组织优化策略——以某大型民营综合医院为例[J].中国医院建筑与装备,2021,22(09):57-60.

[42] 吴函,高小坤,于静,等.三级综合医院危化品精细化管理实践[J].江苏卫生事业管理,2019,30(09):1163-1164.

[43] 梁乃军,王明余.如何使实验室危化品转"危"为安[J].中国教育技术装备,2018,427(01):103-105.

[44] 张宁宁,王黎梅.多部门联合精细化管理在提高医院危险化学品管理中的应用[J].现代实用医学,2017,29(09):1252-1253.

[45] 寇东涛.危化品储存场所消防隐患及监督检查要点[J].化工管理,2022,650(35):97-100.

[46] 何峰.高校化学实验室危化品管理的思考与实践[J].轻工科技,2022,38(06):124-126.

[47] 明子涵,夏墡.特种设备的信息化管理[J].电子技术与软件工程,2017(11):1.

[48] 张晓.政府危机新闻信息传播的评估知识框架体系探寻[J].西北大学学报哲学社会科学版,2017,47(2):164-169.

[49] 辛衍涛.医院应急管理应当遵循的基本理念与基本原则[J].中国应急管理,2007(09):39-42.

[50] 高小平,刘一弘.中国应急管理制度创新:国家治理现代化视角[M].北京:中国人民大学出版社,2020.

[51] 余玉花.科学防范现代危机的公共政策[M].上海:上海社会科学院出版社:201701.384.

[52] 葛雁, 蒋建平, 刘晓明, 朱明. 应急物资保障体系的标准化建设 [J]. 中国标准化, 2020(10): 82-85.

[53] 张伟. 从开源到节流——华西医院后勤管理创新 [M]. 北京: 人民卫生出版社, 2012.

[54] 刘晓勤, 王树峰. 医院管理学——后勤管理分册 [M]. 北京: 人民卫生出版社, 2013.

[55] 诸葛立荣. 医院后勤院长实用操作手册 [M]. 上海: 复旦大学出版社, 2014.

[56] 刘殿奎. 绿色医院节能建设与管理指南 [M]. 北京: 中国标准出版社, 2017.

[57] 丁超, 王天一. 基于绿色低碳理念的某医院节能改造实践 [J]. 新型工业化, 2022(001): 217-219.

[58] 周丰, 陈华北. 精细化管理在医院节能降耗中的实践和效果 [J]. 现代商贸工业, 2022, 43(18): 77-79.

[59] 许翔. 医院节能降耗经验探讨 [J]. 探索科学, 2020（7）: 197-198.

[60] 张俊, 胡明阳, 何建文. 对德阳市人民医院节能降耗工作探索与实践 [J]. 节能, 2019, 38(8): 173-174.

[61] 潘君, 陈松, 钱凯, 等. 医院节能降耗综合管理体系研究与实践 [J]. 中国医院, 2021. 80-81

[62] 高霞, 张桂蓉, 裴勇. 大型公立医院节能管理体系研究 [J]. 节能, 2020, 39(11): 115-116.

[63] 崔俊奎, 秦颖颖, 王瑞祥, 等. 北京某医院节能改造效果后评价 [J]. 建筑科学, 2017(6).79-84.

[64] 王传亮. 医院节能降耗工作的探讨 [J]. 中国设备工程, 2022(10): 261-263.

[65] 魏钰澎, 单清, 班毅. 医院节能管理措施对能耗影响的分析——以扬州大学附属医院为例 [J]. 能源研究与利用, 2021(6): 46-48.

[66] 陈昡姿. 基于能耗分析的医院节能管理模式研究与实践 [J]. 中国医院建筑与装备, 2022(002): 92-95.

[67] 赵晓伟, 高嵩, 蔡东盛. 医院节能管理实践与节能经济思考 [J]. 中国医院建筑与装备, 2019, 20(11): 55-57.

[68] 黄海斌. 医院用水与节水管理 [J]. 中国科技信息, 2020(24): 102-103.

[69] 邓超, 闫石, 王金良, 等. 基于能耗监管系统的医院节水管理研究 [J]. 医院管理论坛, 2020(11): 72-75.

[70] 李建平. 电梯产品全生命周期的思考 [J]. 中国电梯, 2005, 16(8): 48-53.

[71] 李娟,陈树芳,胡素峰,等.电梯质量安全追溯体系建设研究[J].标准科学,2021(2).108-112

[72] 郑昆明.基于全生命周期的电梯安装项目风险评估机制研究[D].山东大学,2011.

[73] 窦永磊,王璇.电梯全生命周期信息化管理的探讨[J].中国特种设备安全,2020,36(8).90-93

[74] 林葳.电梯产品生命周期管理系统的体系结构及关键技术研究[J].科学与财富,2016,7：43-44.

[75] 程哲,叶亮,王永青.电梯产品全生命周期追溯信息研究[J].中国电梯,2022,33(8)：18-20.

[76] 李银.面向产品全生命周期的质量管理关键技术及系统研究[J].中国新技术新产品,2021(1)：110.

[77] 白彩颖.丁晓华,潘玮华.医院噪声污染现状及控制方法[J].护理研究,2019,33（22）：3898-3901.

[78] 晏培.室内环境空气质量监测与污染治理技术探究[J].商品与质量,2020(10)：52-53.

[79] 万澧.上海高校校园建筑热环境性能化评价与建筑设计策略初探[D].同济大学,2008.

[80] 杨峻.基于环境能源效率的门诊楼热环境设计研究[D].北京建筑大学.2019.

[81] 龚旎.医院建筑热湿环境舒适与健康影响研究[D].重庆大学.2011.

[82] 郝鸿睿.综合医院室内照明对人的情绪影响研究[D].南京林业大学.2018.

[83] GB 50034—2013,建筑照明设计标准[S].北京：中国建筑工业出版社.2013.

[84] 刘珊珊.医疗建筑的光色质环境初探[D].西安建筑科技大学.2008.

[85] 王岳.医院环境标识导向系统研究[D].江西师范大学.2017.

[86] 朱娜.现代医院建筑公共空间人性化设计研究[D].西南交通大学,2009.

[87] 刘萌,周伟.论健康建筑及其物理环境[J].江西科学,2012(05)：672-675.

[88] WS 436—2013,医院二次供水运行管理[S].北京：中华人民共和国国家卫生和计划生育委员会,2013.

[89]《中国医院建设指南》编撰委员会.中国医院建设指南[M].北京：研究出版社,2019.

[90] 朱敏生,许云松.医院水系统规划与管理[M].南京：东南大学出版社,2019.

[91] CJJ 92—2016,城市供水管网漏损控制及评定标准[S].北京：中华人民共和国住房和城乡建设部,2016.

[92] GB 50015—2019,建筑给水排水设计标准[S].北京:中华人民共和国住房和城乡建设部,2019.

[93] GB 51039—2014,综合医院建筑设计规范[S].北京:中华人民共和国住房和城乡建设部,2014.

[94] GB 50013—2018,室外给水设计标准[S].北京:中华人民共和国住房和城乡建设部,2018.

[95] 09S303.医疗卫生设备安装[S].北京:中国计划出版社,2009.

[96] GB 50014—2006,室外排水设计规范(2016年版)[S].北京:中华人民共和国住房和城乡建设部,2016.

[97] GB 50014—2021,室外排水设计标准[S].北京:中华人民共和国住房和城乡建设部,2021.

[98] WS 488—2016.医院中央空调运行管理标准[S].中华人民共和国国家卫生和计划生育委员会,2016.

[99] GB 50365—2019.空调通风系统运行管理标准[S].北京:中国建筑工业出版社,2019.

[100] GB 50736—2012.民用建筑供暖通风与空气调节设计规范[S].北京:中华人民共和国住房和城乡建设部,2012.

[101] GB 50189—2015.公共建筑节能设计标准[S].北京:中华人民共和国住房和城乡建设部,2015.

[102] TSG 08—2017.特种设备使用管理规则[S].北京:国家市场监督管理总局,2017.

[103] WS 437—2013.医院供热系统运行管理[S].北京:中华人民共和国国家卫生和计划生育委员会,2013.

[104] GB 50041—2020.锅炉房设计标准[S].北京:中华人民共和国住房和城乡建设部,2020.

[105] GB 55010—2021.供热工程项目规范[S].北京:中华人民共和国住房和城乡建设部,2021.

[106] CJJ 88—2014.城镇供热系统运行维护技术规程[S].北京:中华人民共和国住房和城乡建设部,2014.

[107] TSG 11—2020.锅炉安全技术规程[S].北京:国家市场监督管理总局,2020.

[108] TSG 08—2017.特种设备使用管理规则[S].北京:国家市场监督管理总局,2017.

[109] 张建忠，朱永松．医院物理环境安全规划、建设与运行管理 [M]．上海：同济大学出版社，2019．

[110] 田宏．特种设备安全管理中的问题与对策 [J]．石化技术，2017, 24(8)：1．

[111] 刘元明，刘欢．医院特种设备的使用管理 [J]．中国医疗设备，2012, 27(11)：3．

[112] 王瑜．医院后勤部门合同管理探讨 [J]．现代企业文化，2021．

[113] 周军民．浅谈如何加强医院经济合同管理 [J]．现代经济信息．2015, 4：60．

[114] 孙思伟、白杨、何小璐．北京某公立医院合同管理与控制的实践探索．北京管理论坛．2022.08．

[115] 朱文坤．基于内部控制下医院合同管理的几点思考 [J]．审计与理财，2020．

[116] 李明，张倩倩，袁巧菊．公立医院行政后勤绩效考核的重要性 [J]．投资与创业，2020, 31(24)：100-102．

[117] T/CSCA120034-2020．医院物业管理服务认证要求 [S]．

[118] 陈志成．PY医院后勤服务质量保障研究 [D]．武汉工程大学，2017．

[119] GB 50751—2012．医用气体工程技术规范 [S]．住房和城乡建设部，国家质量监督检验检疫总局，2012-03-30．

[120] WS 435—2013．医院医用气体系统运行管理 [S]．卫生部，2013-09-08．

[121] 谭西平．医用气体系统规划建设与运行管理 [M]．北京：研究出版社，2020．

[122] 赵东方，卢平．应对公共卫生事件的医院后勤保障实务 [M]．北京：研究出版社，2022．

[123] 石应康，张伟．从开源到节流——华西医院后勤管理创新 [M]．北京：北京人民卫生出版社，2012．

[124] 郭伟，孔维铭，熊钰忠，等．医用气体系统的安全管理探讨 [J]．医疗卫生装备，2015, 36(1)：3．

[125] 姚冠新．物流系统规划与设计 [M]．镇江：江苏大学出版社，2016．

[126] T/CAME 27-2021．医院物流传输系统设计与施工规范 [S]．北京：中国医学装备协会，2021．

[127] JB/T 14403—2022．智能化轨道物流系统传输系统 [S]．北京：中华人民共和国工业和信息化部，2022．

[128] 吴菁．德国医院物流发展综述 [J]．北京：中国医疗设备．2009.10．

[129] 倪丽云，苏靓靓．公立医院后勤人力资源管理的研究分析 [J]．江苏卫生事业管理，

2022, 33(12): 1598-1600.

[130] 黄宇, 孙凯洁, 罗涛, 等. 公立医院后勤基础运行队伍岗位调查与分析 [J]. 临床医药实践, 2018, 27(08): 637-639.

[131] 方洁, 林军, 张焱祥, 等. 公立医院后勤社会化人力资源配置分析 [J]. 现代医院, 2016, 16(10): 1536-1538.

[132] 张冬娟, 陈源, 王晶桐, 等. 后勤社会化促进医院人力资源优化的实践与探讨 [J]. 医院管理论坛, 2015, 32(07): 10-12.

[133] 冯文, 任涛. 某市医院后勤部门人力现状分析 [J]. 中国医院, 2014, 18(09): 71-73.

[134] 孙麟, 王军, 谢磊, 等. 医院后勤人员职业规划与人力资源规划 [J]. 中国医院, 2013, 17(11): 1-3.

[135] 本书编写组. 习近平总书记教育重要论述讲义 [M]. 北京: 高等教育出版社, 2020: 163.

[136] 钟朱炎. 标准操作规范-SOP介绍 [J]. 中国护理管理, 2010, 10(2): 79-80.

[137] 陈水红等. 建立突发事件标准作业流程以提高医院应急能力 [J]. 中华医院管理杂志, 2012, 28(8): 632-634.

[138] GB 50333—2013. 医院洁净手术部建筑技术规范 [S]. 北京: 中国计划出版社, 2013

[139] GB 50591—2010. 洁净室施工及验收规范 [S]. 北京: 中国计划出版社, 2010.

[140] WS/T 368—2012. 医院空气净化管理规范 [S]. 北京: 中国计划出版社, 2012.

[141] 高国兰. 现代医院6S管理实践 [M]. 北京: 人民卫生出版社, 2015.

[142] 滕宝红. 6S精益推行图解手册 [M]. 北京: 人民邮电出版社, 2014.

[143] 占必考, 刘玲峰, 杨庆伟. 6S精益管理: 方法、工具与推行指南 [M]. 北京: 电子工业出版社, 2022.

[144] 刘庭芳, 刘勇. 中国医院品管圈操作手册 [M]. 北京: 人民卫生出版社, 2017.

[145] 陈俊凯, 黄建丰, 王彦婷. 玩转品管圈 [M]. 北京: 光明日报出版社, 2015.

[146] 张幸国, 王临润, 刘勇. 医院品管圈辅导手册 [M]. 北京: 人民卫生出版社, 2012.

[147] 王临润, 李盈, 汪洋. 课题达成型品管圈操作手册 [M]. 浙江: 浙江大学出版社, 2018.

[148] 罗思仪. 分级诊疗背景下基层公立医院门诊流程精益优化研究—以某三级公立医院托管某二级公立医院为例 [D]. 广州: 南方医科大学, 2016.

[149] 马克·格雷班. 精益医院: 世界医院管理实践(第三版)[M]. 张国萍, 王泽瑶, 等译.

3 版 . 北京：机械工业出版社 , 2018：56-70.

[150] 马巧玲 . 医院医疗设备维修精益化管理的必要性和措施 [J]. 医疗装备 , 2018, 31(19)：87.

[151] 张秀珍 , 余蕾 , 罗庆华 . 公立医院对新型冠状病毒肺炎疫情受赠物资应急管理的策略 [J]. 安徽医学 , 2020, 41(9)：1100-1102.

[152] 姜晓超 , 朱恺 , 孙云岚 . 后疫情时代突发公共卫生事件应急物资储备和利用策略研究 [J]. 中国公共卫生管理 , 2021, 37(4)：443-446.

[153] 傅正堂 , 董沛武 , 李周秩 , 等 . 突发公共卫生事件下疫情防控与医疗物资协同保障研究 [J]. 工业工程与管理 , 2021, 26(3)：15-17.

[154] 杨桂霞 , 魏麟苏 . 突发公共卫生事件下应急物资储备及配送研究 [J]. 经济研究导刊 , 2021(31)：26-28.

[155] 张怡 , 王晨光 , 金成华 , 等 . 我国重大疫情控制与物资保障体系的检视与完善：以新冠肺炎疫情应对为例 [J]. 中国医院 , 2021, 25(1)：21-23.

[156] 王蕾 , 李盈涛 . 新冠肺炎疫情防控常态化下医院后勤保障方案的探讨 [J]. 中国医院建筑与装备 , 2022, 23(11)：68-72.

[157] 翁飞 , 姚洪生 . 新冠肺炎疫情防控期间防护物资管理问题及对策 [J]. 中国医院建筑与装备 , 2020, 21(12)：97-99.

[158] 邹佩琳 , 涂宣成 , 肖万超 , 等 . 新冠肺炎疫情防控下医院后勤保障应急管理探讨 [J]. 中国卫生质量管理 , 2020, 27(6)：129-131.

[159] 廖家智 . 现代医院智慧后勤建设与管理指南 [M]. 北京：研究出版社 , 2022.

[160] 卢斌 , 虞玉津 . 医院后勤管理信息化应用指南 [M]. 北京：研究出版社 , 2019.